耳内镜解剖与手术技巧

Endoscopic Ear Anatomy and Surgery Techniques

耳内镜 解剖与手术技巧

Endoscopic Ear Anatomy and Surgery Techniques

主　　编　杨海弟　郑亿庆

副 主 编　张志钢　陈穗俊

编　　委 （以姓氏拼音为序）

蔡跃新　陈穗俊　陈越勃　高敏倩　黄秋红　梁茂金　林瀚青　区永康

司　瑜　王雅静　吴敏健　熊　浩　许耀东　杨海弟　张志钢　张雪媛

郑亿庆

编者单位　中山大学孙逸仙纪念医院

秘　　书　高敏倩　林瀚青（中山大学孙逸仙纪念医院）

绘　　图　杨杼柔

视频制作　高敏倩（中山大学孙逸仙纪念医院）

人民卫生出版社

·北　京·

图书在版编目（CIP）数据

耳内镜解剖与手术技巧 / 杨海弟，郑亿庆主编 . —
北京：人民卫生出版社，2021.2
ISBN 978–7–117–30930–1

Ⅰ．①耳⋯ Ⅱ．①杨⋯②郑⋯ Ⅲ．①内窥镜 – 应用
– 耳疾病 – 人体解剖 – 图谱 Ⅳ．①R764–64

中国版本图书馆 CIP 数据核字（2020）第 239651 号

人卫智网 www.ipmph.com	医学教育、学术、考试、健康，	
	购书智慧智能综合服务平台	
人卫官网 www.pmph.com	人卫官方资讯发布平台	

耳内镜解剖与手术技巧
Erneijing Jiepou yu Shoushu Jiqiao

主　　编：杨海弟　郑亿庆
出版发行：人民卫生出版社（中继线 010-59780011）
地　　址：北京市朝阳区潘家园南里 19 号
邮　　编：100021
E - mail：pmph @ pmph.com
购书热线：010-59787592　010-59787584　010-65264830
印　　刷：人卫印务（北京）有限公司
经　　销：新华书店
开　　本：889×1194　1/16　印张：35
字　　数：983 千字
版　　次：2021 年 2 月第 1 版
印　　次：2021 年 3 月第 1 次印刷
标准书号：ISBN 978-7-117-30930-1
定　　价：298.00 元
打击盗版举报电话：010-59787491　E-mail：WQ @ pmph.com
质量问题联系电话：010-59787234　E-mail：zhiliang @ pmph.com

主编简介

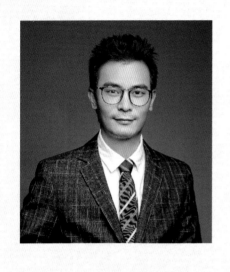

杨海弟

中山大学孙逸仙纪念医院耳鼻咽喉头颈外科主任医师,医学博士,博士生导师

耳鸣及中枢认知专科主任

兼任广东省临床医学学会耳内镜专业委员会常务副主任委员,广东省医学会耳鼻咽喉科学分会青年委员会副主任委员,中国医疗保健国际交流促进会耳内科分会青年委员会副主任委员,中山大学新华学院听力与言语科学系听力与言语康复学专业主任等。

从事耳鼻咽喉头颈外科临床、科研及教学工作17年,曾于英国进修学习,主持多项国家自然科学基金、省部级基金资助,在研基金近200万元,发表论文60余篇,其中第一作者或通讯作者的SCI论文20余篇,主编或参与编写专著3本,获"广东省杰出青年医学人才"、"广州科普名师"、中山大学孙逸仙纪念医院"博济优秀医学人才"。

系国内最早开展耳内镜微创手术的专家之一。他在国内最早组织全国耳内镜技术及进展学习班,目前已成功举办4届。成立国内第一家耳内镜专委会,并在广东省多地建立耳内镜培训基地,赴全国各地多家三甲医院会诊及指导耳内镜手术,每年执行院外耳内镜手术200余台,共计执行院内耳内镜手术近千余台。作为共同主编出版了《耳内镜治疗诊断学》,全面推进耳内镜技术在全国特别是华南地区的发展。擅长耳显微外科、耳内镜外科、中耳炎规范化治疗、人工耳蜗等听觉植入,听力损失、耳鸣、眩晕的治疗以及耳郭畸形序贯治疗等。

主编简介

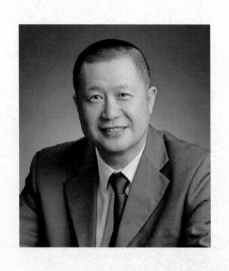

郑亿庆

中山大学孙逸仙纪念医院院长助理，耳鼻咽喉头颈外科主任、教研室主任

中山大学听力与言语研究所所长，中山大学新华学院听力与言语科学系主任

兼任中国医疗保健国际交流促进会听力学分会副主任委员，中国医师协会耳鼻咽喉科分会常务理事，中华医学会耳鼻咽喉头颈外分会委员，广东省医师协会耳鼻咽喉科分会主任委员，广东省医学会耳鼻咽喉科分会前主任委员，广东省康复医学会听力及言语康复专业委员会主任委员，广东省临床医学学会耳内镜专业委员会主任委员等。

从事耳鼻咽喉头颈外科临床、科研及教学工作38年，曾于美国进修学习。主持多项国自然、省级科技创新战略专项、省科委科研课题，发表论文210余篇，其中第一作者或通讯作者的SCI论文近百篇，主编或参与编写专著12本，获2018年首届"广东省医师奖"、2019年"中国防聋治聋事业杰出贡献奖"。

有丰富的临床经验，擅长耳鼻咽喉头颈外科疑难疾病的诊断和治疗，尤其对听力损失、耳鸣、眩晕、中耳炎、咽鼓管相关疾病、面神经疾病、喉部疾病、头颈肿瘤、声嘶、男声女调等疾病的诊断和治疗有深入的研究。

前　言

随着科学技术的进步，内镜技术在临床医学中应用越来越广泛，许多既往通过传统手术治疗的疾病也可采用内镜微创技术来治疗。同样地，耳内镜手术也成为耳科手术的一种常用术式。目前耳内镜技术已经从单纯检查及诊断走向手术领域，并建立中耳通气功能、结构解剖、疾病发病机制及微创手术理念、技术革新等全新理论体系，同时在内镜技术及光学等基础研究不断创新的推动下，耳内镜技术不断发展，出现"变色龙"耳内镜、超高清耳内镜、3D 耳内镜以及耳内镜任意角度支架、外视镜、显微镜耳内镜一体机等，耳内镜手术范畴及手术技巧更是不断扩展、日新月异，逐渐形成了独特的耳内镜外科体系。

本书作为《耳内镜治疗诊断学》的姊妹篇，通过大量精美、清晰的图片及手术视频系统、详尽地介绍了：耳内镜外科概论、耳内镜下耳解剖、耳内镜手术的术前准备和操作技巧、各类耳内镜手术、耳内镜手术术后随访、耳内镜在侧颅底手术中的应用，以期为广大对耳内镜外科技术感兴趣的同道提供一本便于读者深入了解耳内镜外科技术的"案头书"。

中山大学孙逸仙纪念医院耳鼻咽喉头颈外科是国内较早引进并开展耳内镜手术单位之一，2005 年开办国内第一届耳内镜培训班，至今累计完成耳内镜手术 2 000 余例，手术包括耳内镜下鼓膜成形术、耳内镜下鼓室成形术、耳内镜下中耳胆脂瘤清除手术、耳内镜下镫骨手术、耳内镜下听骨链畸形手术及耳内镜辅助侧颅底手术，临床疗效显著，积累了较为丰富的临床经验，提高了全国特别是华南地区耳科疾病诊断与治疗的水平，促进耳科精准医疗及个体化医疗的发展。

本书是为即将开展耳内镜手术及已经开展手术的医生奉上的一本不可或缺的参考书籍，也是基层医生很好的参考教案。我们乐于与广大耳科同行分享我们在耳内镜外科工作方面的心得与体会，同时也期盼与各位同行一起为提高耳内镜外科技术添砖加瓦。

杨海弟　郑亿庆
2020 年夏

目 录

第四篇　各类耳内镜手术　**177**

书中视频观看方法：

1. 手机下载"人卫图书增值"App 或登录 jh.ipmph.com，并注册登录。

2. 在"人卫图书增值"App 中，扫描封底圆标二维码，输入激活码，激活本书视频；或按网站提示输入激活码，激活本书视频。

3. 用 App 扫描书中视频二维码，即可观看视频；或在网站在线观看视频。

第一篇
耳内镜外科概论

第一章

耳内镜外科发展史

20 世纪 50 年代,双目显微镜的使用推动了耳外科的革命性发展。然而,中耳腔内仍有部分结构(如后鼓室等)无法经外耳道在双目显微镜下暴露,同时中耳腔内的部分精细结构也显示不清。如何更直接、清晰地观察到全部中耳结构成为耳科医生的探索方向。1966年,Hopkins 教授同 Karl Storz 公司合作发明了应用冷光源的硬质内镜,通过这种内镜可成功观察到清晰鼓膜像。1967 年,Mer 首次报道应用可弯曲的纤维内镜观察尸头和活动物的中耳腔。1975 年,Marquet 应用直径为 1.7mm 的硬质内镜通过鼓膜穿孔观察患者的中耳腔。1982 年,Marquet 又发明了不同角度的硬质内镜系统。至此,耳内镜系统已经初步建立,但其应用仍然局限于疾病的诊断。

耳内镜在中耳手术中的应用则是由 Ohnsorge 于 1977 年首次报道。随后,Wullstein 于 1984年率先使用直径为 2.7mm 的耳内镜进行手术中的应用。然而,当时的耳内镜装置需要双手持握,因此其应用价值仅限于术中观察。1993 年,Thomassin 和 McKennan 分别报道使用耳内镜进行的中耳胆脂瘤二次手术。两位医生均通过首次手术的耳后瘢痕切口置入耳内镜,并交替使用 30° 和 70° 耳内镜观察并清除鼓窦、后鼓室和乳突术腔的残余胆脂瘤。值得注意的是,两人首次将电视摄录系统与耳内镜技术结合。在同一年,Poe 报道了耳内镜下外淋巴瘘修补手术。随后 Poe 于 2000 年首次报道了耳内镜下镫骨手术。Tarabichi 进一步发展了耳内镜手术,并于1997 年和 1999 年分别总结并发表了耳内镜手术治疗中耳胆脂瘤和鼓膜穿孔的大量病例报道。

进入 21 世纪之后,随着对中耳解剖和生理功能研究的深入以及高清数码摄录技术的进步,耳内镜外科得到飞速发展,手术范围也从中耳乳突扩大到侧颅底。2013 年,Marchioni系统研究了耳内镜下从外耳道到内耳道的解剖和手术径路。同年,Presutti 首次报道耳内镜下经外耳道耳蜗神经鞘瘤切除术。2014 年,Marchioni 报道耳内镜下人工耳蜗植入术。2017年,Marchioni 报道耳内镜下经扩大外耳道、鼓岬径路暴露内耳道切除前庭神经鞘膜瘤。

至此,耳内镜在耳科手术中的应用已发展成为与显微镜耳科手术并列的独立体系。当前耳内镜手术大致分为两类:①所有操作均在耳内镜下完成的"完全耳内镜手术(total endoscopic ear surgery)";②将耳内镜作为术中辅助作用的"联合耳内镜手术(combinatory endoscopic ear surgery)"。

借助于对中耳解剖和生理认识的深入、高清影像设备的更新及耳内镜专业器械的发明,耳内镜外科在世界范围内正处于如火如荼的高速发展阶段。在部分中耳手术中,耳内镜的优势已明显超过显微镜。但需要注意的是,耳内镜只是一种技术手段,一部分疾病的手术治疗可以完全在耳内镜下完成;而对于另外一些疾病,耳内镜是作为显微镜的辅助和补充。是否应用耳内镜手术,并不是一个"非好即坏"的选择,而是需综合考虑于病变范围、性质以及术者的经验和技巧。相信随着技术和理念的更新,耳内镜手术将会拥有更加广阔的发展空间。

第二章

耳内镜手术的设备与器械

与耳显微镜手术相比,耳内镜手术具有的最大优势在于耳内镜可以直接通过外耳道等自然腔道近距离暴露术腔,并且具有较显微镜更宽广的视野,同时术野清晰真实,可以观察到术腔深处的隐蔽病变及解剖结构,从而减少了显微镜耳科手术过程中的骨质磨除,能够真正达到微创的目的。耳内镜手术这些优势的取得依赖于近 20 年来耳内镜相关仪器设备及专用手术器械的开发及应用。然而,耳内镜手术也同时存在无法回避的缺陷,比如非立体视觉、无景深感、需频繁清洁镜头、单手操作等。如何克服这些问题是未来耳内镜手术设备与器械研发的重点。本章将重点介绍当前耳内镜手术专用设备及器械。

一、耳内镜系统简介

耳内镜系统由光学成像系统和照明系统组成。

(一)光学成像系统

光学成像系统包括高清数字摄像头、高清数字显示屏和数据管理及记录系统。

高清数字摄像头通过连接耳内镜镜头在一个或多个屏幕上播放实时图像。目前最新的高清数字摄像头是三芯片摄像头,可高效自动地调控图像颜色、亮度、白平衡等功能,从而形成高质量图像。

高清数字显示屏是目前耳内镜手术的标准配置。通常显示屏和记录系统安装在一个可以移动的成像系统上,可用于任何高清图像或录像的数据管理。

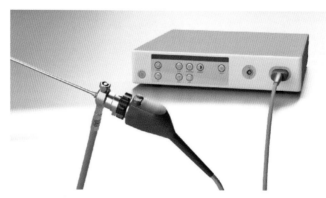

图 2-0-1 3D 耳内镜摄像系统

(二)照明系统

其由冷光源和光导纤维组成。光导纤维采用六角蜂窝排列,提高了导光束的透光率和分辨力。冷光源照明(早期多为卤素灯,现在多为氙灯)可消除色差,根据需要可自动调整亮度。目前最佳的光源是氙灯,其照明原理是通过光纤将冷光输送到耳内镜中。

二、硬质耳内镜

硬质耳内镜是耳内镜手术最核心的工具,具有图像清晰度高(最高分辨率可以达到1 920×1 080像素)、色彩逼真等优点。它与摄像系统连接,可以使镜下所见实时显示,利于手术指导者、术者及助手观察。

光学成像系统由物镜、棒镜、目镜组成。物镜位于耳内镜的最前端,通常由2~3片镜片合成,主要是把物体成像至镜头前,焦距3.5~6.5cm,焦距越短,视野越大,焦距越长,视野越小,角度耳内镜的物镜则会放置不同转向的棱镜。目镜的主要功能是放大作用,放大倍数一般在10~20倍,放大倍数越大,亮度越低。

1. **镜头视角参数** 目前常用的硬质耳内镜按镜头视角不同可分为0°、30°、45°、70°、90°。不同的角度耳内镜对深在的腔隙、隐蔽的组织结构具有良好的暴露作用,这也正是耳内镜拥有较显微镜更广角术野的基础。

(1)0°耳内镜又称直视镜,是耳内镜手术最常用的镜头,可以暴露绝大部分中耳术腔和病变区域。

(2)30°耳内镜是最为常用的角度耳内镜,大部分时候30°耳内镜足以观察到中耳术腔几乎所有残留病变组织。

(3)45°耳内镜是较为常用的角度耳内镜,其角度足以完整观察中耳手术中的术腔结构及病变部位。

(4)70°耳内镜多用于观察乳突术腔上下方,在颅中窝径路、迷路后径路甚至乙状窦后径路入颅时经岩锥背面进入,可观察到面神经、听神经束进入内耳道区,并可暴露在其上方的三叉神经和深面的舌咽神经,有效地弥补显微镜下该处暴露盲区的不足。

(5)90°耳内镜较少使用,多适于观察后上鼓室及后鼓室。

2. **其他参数** 硬质耳内镜的外周直径的常见规格有1.9、2.7、3.0、4.0mm,长度的常见规格有6、11、14、18cm。镜体越粗,所容纳光导纤维越多,图像越清晰。

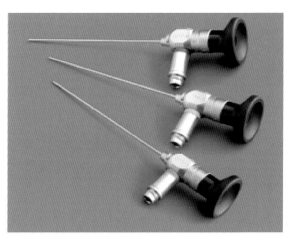

图2-0-2 不同角度的耳内镜

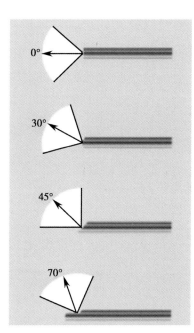

图2-0-3 不同角度的耳内镜头视角

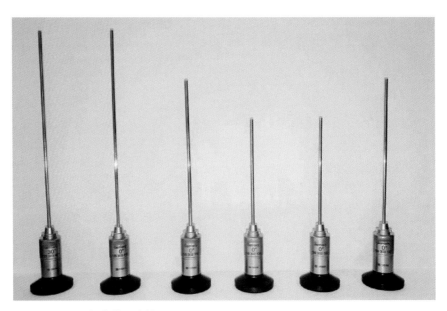

图 2-0-4 不同长度的耳内镜

三、耳内镜手术专用器械

耳内镜手术所面临的最大问题是手术操作空间小,且只能单手操作。虽然常规显微器械能满足大部分耳内镜手术需求,但在耳内镜手术实践中,不断有新的耳内镜器械通过常规显微器械改造而开发出来,从而更好地满足耳内镜手术的特殊需求。

常用的与耳内镜手术器械通用的显微器械包括吸引管、剥离子、刮匙、钩针、显微钳、皮瓣刀、镰状刀等。作为耳内镜专用器械,设计的理念包括长度、直径、弯曲的方向、单器械的多功能等。因为耳内镜手术是经外耳道操作,所以器械要尽量长,尽量细,同时要有多种方向可以弯曲的器械用于清除术野各个方向的病变。耳科手术中常用的操作是吸、剥、切、剪。这其中,及时吸引对于暴露术野及清除病变尤为重要,所以耳内镜专用器械通常都兼具吸引功能,从而可以帮助术者单手完成操作。

1. 分离吸引管 分离吸引管(suction dissector)用于清除术野出血、分泌物及微小的病变组织,暴露操作区域。分离吸引管种类较多,外径大小 0.5~4.5mm 不等,且具备不同曲度,可根据病变位置选择用于剥离鼓膜、鼓室窦等部位病变。

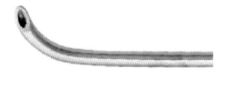

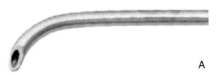

A

A. 用于去除前鼓室胆脂瘤的分离吸引管头

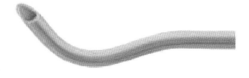

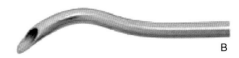

B

B. 用于去除鼓室窦胆脂瘤的分离吸引管头

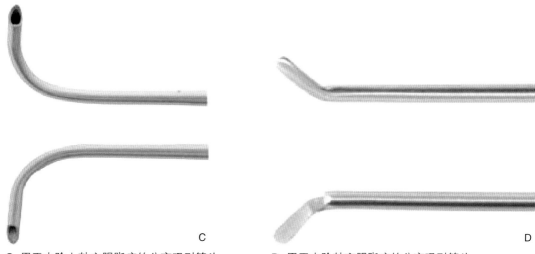

C. 用于去除上鼓室胆脂瘤的分离吸引管头　　　D. 用于去除鼓窦胆脂瘤的分离吸引管头

图 2-0-5　不同用途的分离吸引管头

2. 带吸引功能的皮瓣刀　带吸引功能的皮瓣刀（suction separator）用于分离外耳道皮 - 鼓膜瓣，可通过及时清除皮瓣出血而加快单手分离速度。规格有：①皮瓣刀内侧吸引器，直径为 2.5mm；②皮瓣刀外侧吸引器，直径有 2.0、2.5mm 两种规格。

3. 吸引剥离子　吸引剥离子（suction separator）用于切开及去除鼓膜。

4. 吸引镰状刀　吸引镰状刀（suction sickle knife）长度为 13cm，多用于切割软组织、清除附着于听小骨上的病变组织。

5. 吸引微型钩　吸引微型钩（suction micro hook）直径 1.0mm，多用于分离砧镫关节、抬起镫骨。

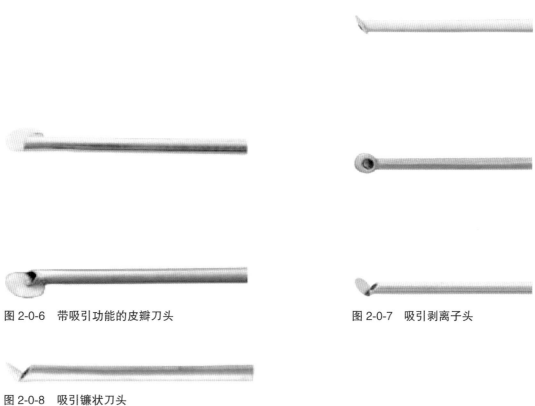

图 2-0-6　带吸引功能的皮瓣刀头　　　　　　图 2-0-7　吸引剥离子头

图 2-0-8　吸引镰状刀头

6. 吸引刮匙 吸引刮匙（suction curette）用于刮除少量骨质。

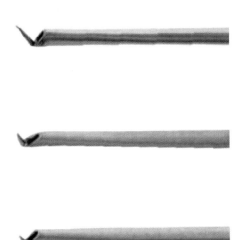

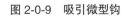

图 2-0-9 吸引微型钩

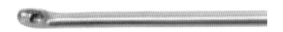

图 2-0-10 吸引刮匙

四、动力系统

适用于耳内镜下耳部骨质切削打磨，也适用于镫骨足板打孔及耳蜗打孔术，特别适用于增厚和封闭型足板，和激光相比有很好的性价比、耐用性，且操作方便。转速为 12 000 转 / 分，连接专用脚踏。

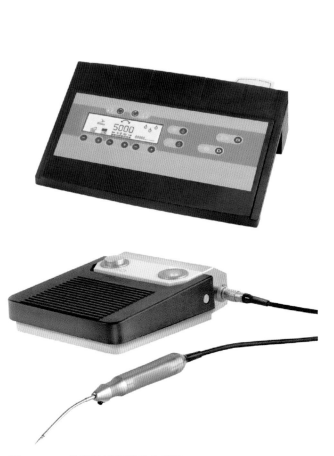

图 2-0-11 某品牌型号的动力系统

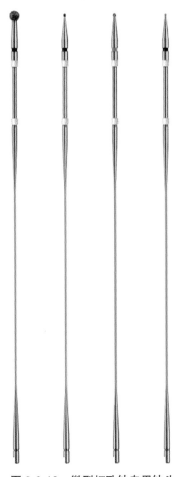

图 2-0-12 微型打孔钻专用钻头

五、超声骨刀

超声骨刀的工作原理是利用高强度聚焦超声技术,将电能转化为机械能,经高频超声震荡,使所接触的组织细胞内水份汽化,蛋白质的氢键断裂,从而将手术中需要切割的骨组织彻底破坏。在使用时,超声刀刀头的温度低于38℃,周围传播距离小于200μm。由于该高强度聚焦超声波只对特定硬度的骨组织具有破坏作用,不仅不会破坏到血管和神经组织,还能对手术伤口起到止血作用,进一步缩小微创手术的创口,极大地提高了手术的精确性、可靠性和安全性。超声骨刀首先应用于骨科和颌面外科,近年来已开始在耳科手术中应用。

六、耳内镜手术器械包

1. **鼓室包** 鼓室包主要用于耳内镜下鼓室成形Ⅰ、Ⅱ、Ⅲ型。

表 2-0-1 鼓室包器械表

手术器械	备注
Plester 皮瓣刀	垂直,卵圆,直径 3.5mm×2.5mm,长 16.5cm
Rosen 剥离子	1.2mm×12mm,长 16.5cm
骨膜剥离子	4mm,长 15.5cm
耳刮匙	①锐利,微弯,0 号,直径 2mm,长 16cm ②锐利,微弯,2 号,直径 3mm,长 16cm
Wullstein 显微针	微微弯曲,尖头
Wullstein 显微探钩	① 45°,直径 0.8mm,长 16.5cm ② 90°,直径 0.8mm,长 16.5cm ③ 90°,直径 1.5mm,长 16.5cm
Halsey 针持	钨化碳涂层,精细,长 13cm
Rosen 圆刀	45°,长 16.5cm,直径 1.8、2.5mm
Joseph 剪刀	尖,弯,长 14.5cm
Wullstein 剪刀	逐渐变细的尖或钝头,弯,长 15cm
耳科剪	直,直径 8mm,长 8cm
通用剪	带弧度,一钝一尖,长 13cm
Dieter 上开口骨锤骨剪	精细
解剖敷料镊	①直径 1.7mm,长 14.5cm ②直径 2.0mm,长 14.5cm
外科敷料镊	1∶2 齿,直,直径 1.4mm,长 14.5cm
软骨镊	直,长 10cm
外科敷料钳	直,直径 2.8mm,长 15cm
Hartmann 耳科钳	带锯齿,直,精细

续表

手术器械	备注
显微耳科钳	卵圆杯状,直,精细,直径 0.8mm×1.3mm,长 8cm
压钳(筋膜压钳)	11mm×14mm,长 18cm
蚊式解剖血管钳	弯,长 9cm
巾钳	锐利,弯,长 9cm
Wullstein 吸引器手柄	带吸引控制,长 11cm,直径 11cm
House 吸引管	带 Luer 锁,长 7cm,直径 0.8、1.2、1.5、2.0mm
咽鼓管探针	银材质
鼓窦钩	钝头,钩宽 4mm
娥眉凿(圆凿)	长 13.5cm,直径 2、4、6、8mm
平凿	长 13.5cm,直径 2、4、6、8mm
骨锤	金属,长 18、21cm

2. 乳突包　乳突包主要用于耳内镜下改良乳突根治术、耳内镜联合显微镜下开放乳突根治术、改良乳突根治术。下附帕内蒂(Panetti)器械配套,其与鼓室包、乳突包的不同之处在于所有耳显微器械均带吸引功能。

表 2-0-2　乳突包器械表

手术器械	备注
Plester 皮瓣刀	垂直,卵圆,直径 3.5mm×2.5mm,长 16.5cm
Rosen 剥离子	1.2mm×12mm,长 16.5cm
骨膜剥离子	4mm,长 15.5cm
耳刮匙	0 号:锐利,微弯,直径 2mm,长 16cm 2 号:锐利,微弯,直径 3mm,长 16cm
Wullstein 显微针	微微弯曲,尖头
Wullstein 显微探钩	① 45°,直径 0.8mm,长 16.5cm ② 90°,直径 0.8mm,长 16.5cm ③ 90°,直径 1.5mm,长 16.5cm
Halsey 针持	钨化碳涂层,精细,长 13cm
Rosen 圆刀	45°,长 16.5cm,直径 1.8、2.5mm
Joseph 剪刀	尖,弯,长 14.5cm
Wullstein 剪刀	剪尖逐渐变细,钝头,弯,长 15cm
耳科剪	直,直径 8mm,长 8cm
通用剪	带弧度,剪尖一钝一尖,长 13cm

续表

手术器械	备注
解剖敷料镊	直径 1.7mm,长 14.5cm 直径 2.0mm,长 14.5cm
外科敷料镊	1∶2 齿,直,1.4mm,长 14.5cm
软骨镊	直,长 10cm
外科敷料钳	直,2.8mm,长 15cm
Hartmann 耳科钳	带锯齿,直,精细
显微耳科钳	卵圆杯状,直,精细,直径 0.8mm×1.3mm,长 8cm
压钳(筋膜压钳)	11mm×14mm,长 18cm
蚊式解剖血管钳	弯,长 9cm
巾钳	锐利,弯,长 9cm
Wullstein 吸引器手柄	带吸引控制,长 11cm,直径 11cm
House 吸引管	带 Luer 锁,长 7cm,直径 0.8、1.2、1.5、2.0mm
骨钻手持配件	1∶1,带角度,用于 70mm 钻头,外置冲洗冷却
用于钻头器械的清洁刷	柄带毛刷
骨刨削钻头	钨化碳材质,6~16 个旋转叶片,直径 0.5、0.8、1.0、1.2、1.4、1.6、1.8、2.1、2.7、3.5、4.5、5.0、6.0、7.0mm
金刚钻头	中等颗粒,直径 0.6、0.7、0.8、1.2、1.6、2.1、2.5、2.9、3.5、4.5、6.0、7.0mm
骨切割钻头	不锈钢材质,普通切割合并金刚钻,12 旋转叶片,直径 5mm,圆形和 / 或芽形
骨切割钻头	不锈钢材质,普通切割合并金刚钻,16 旋转叶片,直径 7mm,圆形和 / 或梨形
乳突牵开器	①3∶3 齿,半锐利叶片,11cm ②3∶3 齿,半锐利叶片,17cm,带关节 ③4 个锐利齿,直,长 10cm ④弯,直径 8mm,长 17cm
咽鼓管探针	银材质
鼓窦钩	钝头,钩宽 4mm
娥眉凿(圆凿)	长 13.5cm,直径 2、4、6、8mm
平凿	长 13.5cm,直径 2、4、6、8mm
骨锤	金属,长 18cm、21cm
金属碗	①直径 40mm,容量 20mL,高度 19mm ②直径 60mm,容量 60mL,高度 39mm ③直径 110mm,容量 400mL,高度 55mm

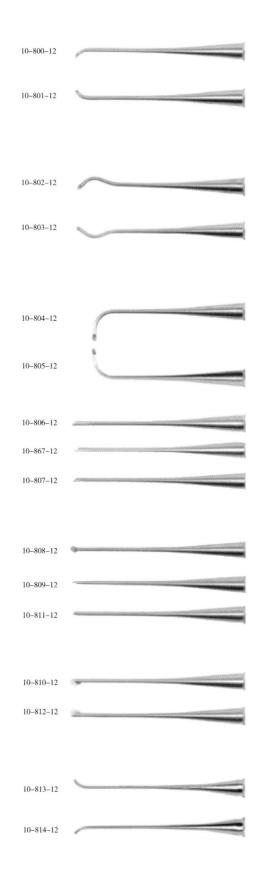

吸引剥离子（鼓膜）单弯，3mm

型号	方向
10-800-12	左弯
10-801-12	右弯

吸引剥离子（鼓室窦）双弯，6mm

型号	方向
10-802-12	向后，左弯
10-803-12	向后，右弯

吸引剥离子（上鼓室）双弯，6mm

型号	方向
10-804-12	向前，左弯
10-805-12	向前，右弯

45° 吸引显微钩针

型号	钩长/mm
10-806-12	1.0
10-867-12	1.5
10-807-12	2.0

45° 吸引剥离子

型号	描述	ϕ/mm
10-808-12	内侧开口吸引	2.5
10-809-12	外侧开口吸引	2.0
10-811-12	外侧开口吸引	2.5

吸引卵圆刀

型号	描述
10-810-12	左侧开口
10-812-12	右侧开口

吸引剥离子（鼓膜）单弯，超精细

型号	描述
10-813-12	左侧开口
10-814-12	右侧开口

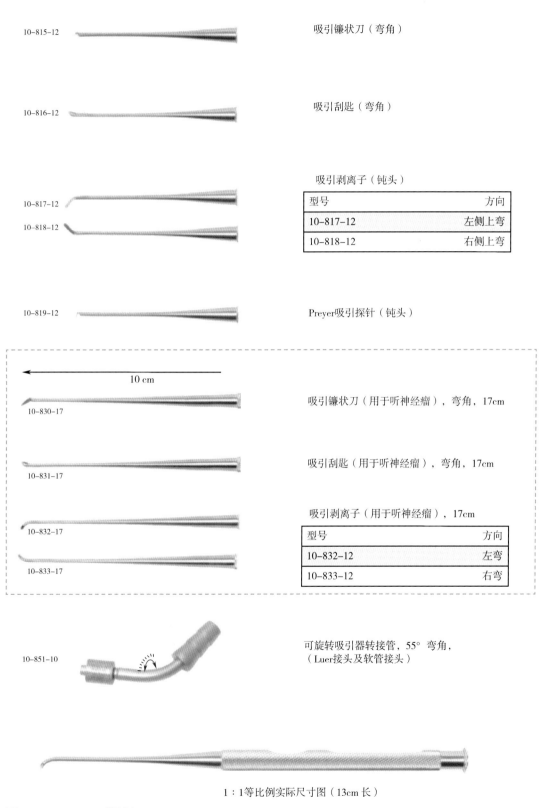

10-815-12　　吸引镰状刀（弯角）

10-816-12　　吸引刮匙（弯角）

吸引剥离子（钝头）

10-817-12
10-818-12

型号	方向
10-817-12	左侧上弯
10-818-12	右侧上弯

10-819-12　　Preyer吸引探针（钝头）

10 cm

吸引镰状刀（用于听神经瘤），弯角，17cm
10-830-17

吸引刮匙（用于听神经瘤），弯角，17cm
10-831-17

吸引剥离子（用于听神经瘤），17cm
10-832-17

10-833-17

型号	方向
10-832-12	左弯
10-833-12	右弯

10-851-10　　可旋转吸引器转接管，55°弯角，（Luer接头及软管接头）

1∶1等比例实际尺寸图（13cm长）

图 2-0-13　Panetti 器械包

中文名称	形状	方向	Sz.	QTY
吸引剥离子（鼓膜）	单弯	向左	3mm	1
吸引剥离子（鼓膜）	单弯	向右	3mm	1
吸引剥离子（鼓膜窦）	双弯	向后，左侧开口	6mm	1
吸引剥离子（鼓室窦）	双弯	向后，右侧开口	6mm	1
吸引剥离子（上鼓室）	双弯	向前，左侧开口	6mm	1
吸引剥离子（上鼓室）	双弯	向前，右侧开口	6mm	1
吸引显微钩针	45°		1.0mm	1
吸引显微钩针	45°		2.0mm	1
吸引剥离子（盘状）	45°	内侧开口	2.5mm	1
吸引剥离子（盘状/细）	45°	外侧开口	2.0mm	1
吸引卵圆刀		左侧开口		1
吸引剥离子（盘状）	45°	外侧开口	2.5mm	1
吸引卵圆刀		右侧开口		1
吸引剥离子（鼓膜/精细）	单弯	向左		1
吸引剥离子（鼓膜/精细）	单弯	向右		1
吸引镰状刀	弯角		长13cm	1
吸引刮匙	弯角		长13cm	1
吸引剥离子（钝头）	钝头	左侧上弯		1
吸引剥离子（钝头）	钝头	右侧上弯		1
吸引探针	钝头			1
吸引镰状刀（用于听神经瘤）	弯角		长17cm	1
吸引刮匙（用于听神经瘤）			长17cm	1
吸引剥离子（用于听神经瘤）	单弯	左	长17cm	1
吸引剥离子（用于听神经瘤）	单弯	右	长17cm	1
吸引显微钩针	45°		1.5mm	1
可旋转吸引器转接管	弯角		55°	2
耳钳（卵圆杯，细）钳口0.8×1.3mm	上弯		8cm	1
耳钳（卵圆杯，超精细）钳口0.5×1.0mm	平直		8cm	1
耳钳（卵圆杯，细）钳口0.8×1.3mm	下弯		8cm	1
Preyer牵开器（窄叶片，金色手柄，可拆卸）			11cm	1
Panetti器械专用消毒盒				1
Panetti器械冲洗套件				2

图 2-0-14　Panetti 器械配套包

3. **穿刺包**　穿刺包主要用于耳内镜下鼓膜切开、中耳置管。

手术器械	备注
Buck 耳刮匙	微弯，钝，直径 2.5mm
Wullstein 镰状刀	精细，长 16cm
Hartmann 耳钳	精细，带锯齿，直，长 8cm，钳口面积 0.8mm × 7mm
Wullstein 显微钩针	90°，长 16.5cm，直径 0.8mm
Wullstein 显微针	微弯，尖，长 16.5cm
Wullstein 吸引管手柄	带吸引控制孔

手术器械	备注
House 吸引管	带 Luer 锁,长 7cm,直径 1.0、1.2、1.5、2.0mm
中耳通气管	金属钛,环扭型,1.5mm

4. 镫骨包 镫骨包主要用于耳内镜下镫骨足板钻孔或切除 + 人工镫骨活塞植入术。

手术器械	备注
Rosen 剥离子	1mm×12mm,长 16cm
骨膜剥离子	细长,直径 8mm
耳刮匙	0 号:锐利,微弯,直径 2mm,长 16cm 2 号:锐利,微弯,直径 3mm,长 16cm
显微刮匙	15°,1 号、2 号、3 号
Wullstein 显微针	微弯,尖
Wullstein 显微钩针	① 45°,长 16.5cm,直径 0.6、0.8mm ② 90°,长 16.5cm,直径 0.6、0.8、1.5mm
Halsey 针持	钨化碳涂层,精细,长 13cm
Rosen 圆刀	45°,长 16.5cm,直径 1.2、1.8、2.5mm
卵圆刀	长 25cm
镰状刀	微弯,精细,长 16cm
Joseph 剪	尖,弯,长 14.5cm
Wullstein 剪	钝头,弯,长 14.5cm
通用剪	带弧度,一钝一尖,长 13cm
Dieter 上开口骨锤骨剪	精细
解剖敷料镊	①直径 1mm,长 14.5、15.0cm ②镊尖宽 2mm,长 14.5cm
外科敷料镊	直径 1mm,长 14.5cm
软骨镊	直,长 11cm
耳科钳	①卵圆匙状,直,精细 ②带锯齿,直,精细
Hartmann 耳科钳	带锯齿,直,特别精细
Bellucci 耳科钳	直,特别精细
McGee 钢丝闭合钳	直
压钳(筋膜压钳)	11mm×14mm,长 18cm
House 吸引管	带 Luer 锁,长 7cm,直径 0.8、1.2、1.5、2.0mm
Frazier 吸引管	6 号、10 号,圆锥形,泪滴形吸引控制器,长 8cm
Wullstein 吸引管	银,圆柱形,直径 2mm,可弯
Wullstein 吸引器手柄	带吸引控制,长 11cm,直径 11cm
咽鼓管探针	银材质
鼓窦钩	钝头,钩宽 4mm
Plester 镫骨足板钩	圆,钩宽 0.4mm
中耳赝复物测量杆	测量范围 0~7mm

续表

手术器械	备注
Fisch 镫骨足板钻孔器	直径 0.3、0.5mm
截短和准备模具	用于镫骨赝复物，0.4mm
筋膜和软骨准备模具	玻璃材质
金属碗	①直径 40mm，容量 20mL，高度 19mm ②直径 60mm，容量 60mL，高度 39mm ③直径 110mm，容量 400mL，高度 55mm

5. 侧颅底包　侧颅底包主要用于耳内镜辅助下侧颅底手术。

手术器械	备注
蛇形固定软臂	用于固定
环把弧度剪	长 23cm，钨碳合金镶片
枪剪	工作长度 13.5cm
弹簧剪	长 20cm，带锁，扁平手柄
平台镊	①长 21cm，直径 1mm，直 ②长 19cm，直，钛质
枪状电凝镊	长 15.5cm，镊头 0.7、1.0、1.3mm
杯状钳	①杯口 0.5mm，工作长度 14cm ②杯口 1mm，工作长度 14cm，全长 18.5cm ③杯口 2mm，工作长度全长 18cm
圆刀	①长 19cm，直径 3mm ②长 22cm，直径 3mm，直
剥离子	长 22cm，宽
鸭嘴剥离子	长 19cm，弯
骨膜剥离子	①长 18.5cm，弯 ②全金属手柄，刃宽 8mm，长 19.7cm
双头剥离子	长 19cm，圆柄
神经钩	长 18.5cm，90°，尖头，1mm
神经拉钩	①长 18.5cm，小号，球头 ②长 24cm，直径 5mm ③长 24cm，直径 7mm，球头 ④长 25cm，中号，球头
吸引管	长 12.5cm，直径 3、5、7、10、12mm，弯
枪状剪	长 21cm，尖，直头，上弯头
双关节牵开器	长 20cm，3×4 齿，锐、钝
环把剪刀	①单侧锋利，右弯，长 18cm ②超锋利，长 18cm，精细剪口 ③精细，长 18cm，鲨鱼锯齿 ④精细，长 23cm，精细剪口

（郑亿庆　熊　浩　杨海弟）

第二篇
耳内镜下耳解剖

第三章
耳内镜下外耳道解剖

　　耳内镜手术多经外耳道入路,因此有必要了解耳内镜下外耳解剖。本章将简单介绍耳内镜下外耳道解剖。

　　外耳道(external auditory meatus)起自耳甲腔底,向内达鼓膜,长约 2.5~3.5cm。成人外耳道呈 S 形弯曲,前 1/3 为软骨部,后 2/3 为骨部。新生儿无骨性外耳道,一般而言外耳道 3 岁骨化,9 岁时可发育接近成人外耳道。

　　Wan-Hsuan Sun 等报道,成人外耳道口直径平均为 8.2mm,儿童为 5.9mm;成人外耳道峡部直径为 6.9mm,而儿童为 5.4mm。经外耳道耳内镜手术要求外耳道峡部直径比耳内镜的外径大 1mm,这样才能进行基本手术探查和操作,对于外耳道狭窄患者,可选用小外径耳内镜进行手术,具体参考第六章第二节"耳内镜手术的术野暴露"。

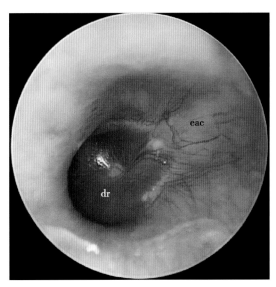

图 3-0-1　耳内镜下儿童外耳道及鼓膜观
eac. 外耳道　dr. 鼓膜

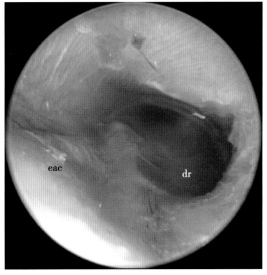

图 3-0-2　耳内镜下成人外耳道及鼓膜观
eac. 外耳道　dr. 鼓膜

第四章
耳内镜下中耳解剖

耳内镜手术技术和标准耳显微镜手术技术相似,但中耳空间狭小,某些区域显微镜无法直接窥及,通过耳内镜可以弥补这一缺陷,例如对鼓室窦、前上鼓室和前鼓室的观察。另外,耳内镜可以通过外耳道径路或小切口辨识鼓室内解剖标志。

本章节将对耳内镜下鼓室的几个解剖亚区进行详细说明与讨论,包括:上鼓室(epitympanum)、中鼓室(mesotympanum)、下鼓室(hypotympanum)、后鼓室(protympanu)、前鼓室(retrotympanum)。

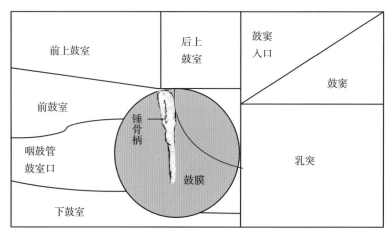

图 4-0-1　中耳解剖分区示意图(左)

第一节　耳内镜下上鼓室解剖

上鼓室(epitympanum)是鼓膜紧张部上缘平面以上的中耳气化部分。上鼓室上界为鼓室盖,下界为鼓膜紧张部上缘,外侧界为上鼓室外侧骨壁,向后开放于鼓窦入口。上鼓室内外径为 6mm,依据齿突、鼓膜张肌皱襞、匙突水平的一个冠状平面,将上鼓室分为前上鼓室、后上鼓室。常规显微镜下手术时必须通过开放上鼓室外侧壁(盾板)才能窥及上鼓室结构。而 45° 耳内镜可直接观察其结构,如砧镫关节和匙突、鼓膜张肌肌腱间隙。

一般认为上鼓室系中耳解剖最为精细、复杂的部分,原因在于上鼓室外侧连接乳突、鼓窦,上鼓室内侧连接中鼓室、后鼓室,因此上鼓室是乳突—鼓室—咽鼓管的中耳通气引流系统的主要组成部分。病灶特别是胆脂瘤组织往往先破坏上鼓室结构,从上鼓室起往内侧或外侧侵犯中鼓室、后鼓室、乳突、鼓窦等结构。因此,耳内镜下充分认识、深入了解上鼓室解剖及其生理功能,对处理临床耳科疾病有一定的指导意义。

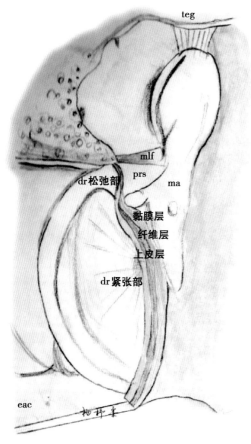

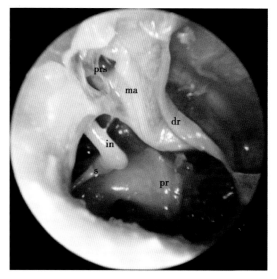

图 4-1-1　Prussak 间隙前面观和鼓膜分层示意图
ma. 锤骨　prs. Prussak 间隙
teg. 鼓室盖　mlf. 锤骨外侧韧带皱襞
eac. 外耳道　dr. 鼓膜

图 4-1-2　耳内镜下掀开外耳道皮 - 鼓膜瓣后 Prussak
间隙和鼓膜观
dr. 鼓膜　ma. 锤骨　in. 砧骨　s. 镫骨
prs. Prussak 间隙　pr. 鼓岬

一、后上鼓室

后上鼓室以锤砧外侧皱襞为界，分成两部分，分别为后上鼓室上部和后上鼓室下部。砧骨体、砧骨短脚、锤骨头、锤砧关节位于后上鼓室。

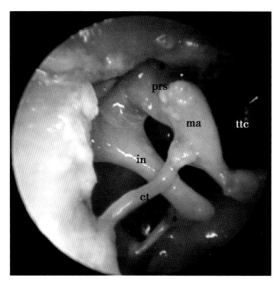

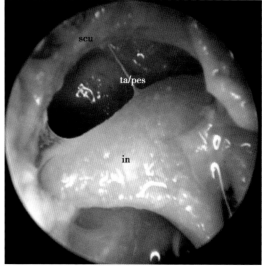

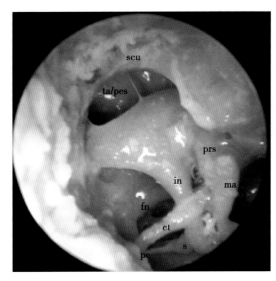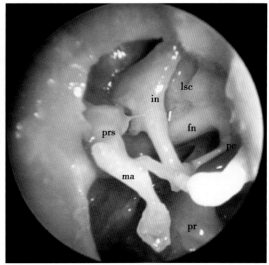

图 4-1-3　耳内镜下后上鼓室解剖
　　ma. 锤骨　in. 砧骨　s. 镫骨　prs. Prussak 间隙　ct. 鼓索　ttc. 鼓膜张肌半管
　　pes. 后上鼓室　pe. 锥隆起　fn. 面神经　pr. 鼓岬　scu. 盾板　lsc. 外半规管

　　1. 后上鼓室上部　后上鼓室上部上界为鼓室盖,下界为锤砧外侧皱襞,通过下方鼓峡与中鼓室相通,向后开放于鼓窦入口。鼓峡是后上鼓室上部的主要通气道路。

　　上鼓室、中鼓室几乎被听骨链韧带及黏膜皱襞完全分隔,仅有鼓峡相通。鼓膜张肌肌腱之后、砧骨长脚与镫骨之前为鼓前峡,而砧骨间皱襞(即砧骨短脚与长脚间皱襞)之后、锥隆起之前、镫骨肌腱和镫骨以外为鼓后峡。鼓峡的大小在出生后一般是恒定不变的。

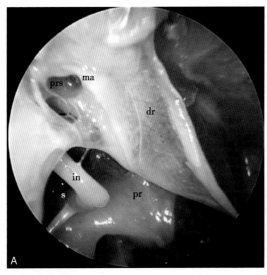

A. 掀开鼓膜前　　　　　　　　　　　　　　　　B. 掀开鼓膜后

图 4-1-4　耳内镜下后上鼓室上部解剖
　　dr. 鼓膜　ma. 锤骨　in. 砧骨　s. 镫骨　prs. Prussak 间隙　pr. 鼓岬　et. 咽鼓管

　　2. 后上鼓室下部　后上鼓室下部上界为锤砧外侧皱襞,下界为鼓膜紧张部上缘,外侧界为盾板内侧面,通过鼓室隔与中鼓室相通。砧骨体、砧骨短脚位于后上鼓室下部。中鼓室是后上鼓室下部的主要通气道路。

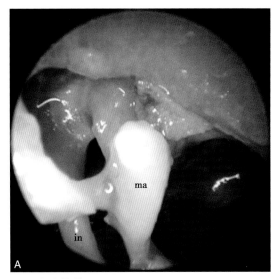

A. 取出砧骨前

B. 取出砧骨后

图 4-1-5 耳内镜下后上鼓室下部解剖

　　ma. 锤骨 in. 砧骨 ct. 鼓索 fn. 面神经 lsc. 外半规管 pes. 后上鼓室

二、前上鼓室

　　前上鼓室上界为鼓室盖,下界为鼓膜张肌皱襞,外侧界为颞骨鼓部和鼓索,内侧界为分隔膝状窝的骨板,膝神经节位于膝状窝之内。前上鼓室常被胆脂瘤累及。

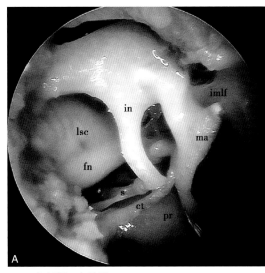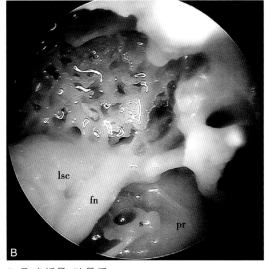

A. 取出锤骨、砧骨前

B. 取出锤骨、砧骨后

图 4-1-6 耳内镜下前上鼓室解剖

　　ma. 锤骨 in. 砧骨 s. 镫骨 imlf. 锤砧外侧皱襞 ct. 鼓索 fn. 面神经 pr. 鼓岬 lsc. 外半规管

第二节　耳内镜下中鼓室解剖

　　中鼓室(mesotympanum),是鼓膜紧张部上缘平面和下缘平面之间的中耳气化部分。中鼓室上界为鼓膜紧张部上缘,下界为鼓膜紧张部下缘。在鼓膜上以锤骨短突为标记,在鼓室内壁以面神经鼓室段为标记,分隔上鼓室与中鼓室。中鼓室内外径,即鼓膜脐与鼓岬之间的距离为 2mm。砧骨长脚、锤骨短突、锤骨柄、豆状突、砧镫关节、镫骨、镫骨肌腱、舌咽神经鼓室支、面神经、匙突、岩浅大神经、鼓膜张肌等包含于中鼓室内。

一、听骨链

砧骨长脚、锤骨短突、锤骨柄、豆状突、砧镫关节、镫骨、镫骨肌腱等包含于中鼓室内。

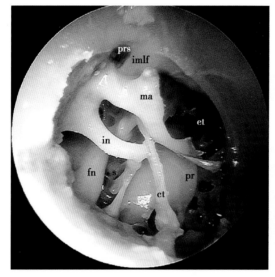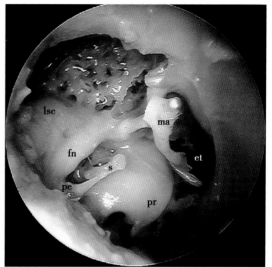

图 4-2-1 取出锤骨头、砧骨前的中鼓室
ma. 锤骨　in. 砧骨　s. 镫骨
imlf. 锤砧外侧皱襞　ct. 鼓索
fn. 面神经　pr. 鼓岬　et. 咽鼓管

图 4-2-2 取出锤骨头、砧骨后的中鼓室
ma. 锤骨　s. 镫骨　fn. 面神经
pr. 鼓岬　et. 咽鼓管　pe. 锥隆起
lsc. 外半规管

二、面神经

面神经(facial nerve)系人体中穿过骨管最长的脑神经,出脑桥后全长可分 6 段,分别是脑桥小脑角段、内耳道段、迷路段、水平段(含鼓室段和椎体段)、垂直段(乳突段)、颞骨外段。

面神经鼓室段和锥体段系膝神经节起向后并微向下,经过鼓室内壁的骨管,通过前庭窗上方、外半规管下方,到达鼓室后壁的锥隆起平面。其中,岩浅大神经系由膝神经节前方分出,支配泪腺、腭、鼻黏膜的腺体分泌;镫骨肌支自锥隆起后方分出;鼓索则由面神经垂直段分出。

匙突是辨认膝神经节的解剖标志,国外学者依据面神经鼓室段位置与匙突关系,分面神经鼓室段为匙突前段和匙突后段。匙突后界前上为面神经鼓室段匙突前段,匙突后界以后为面神经鼓室段匙突后段。

不去除听骨链时,耳内镜下暴露面神经的唯一部位是匙突后段最后处(面神经管第二膝和锥隆起紧靠的部位)。去除锤骨、砧骨后,耳内镜下可完全暴露面神经鼓室段。磨除匙突正前上方的前上鼓室部分骨质,可完全暴露膝神经节(位于匙突正前上方,水平走行平行于鼓膜张肌半管)。

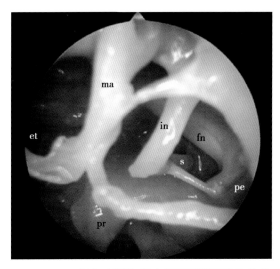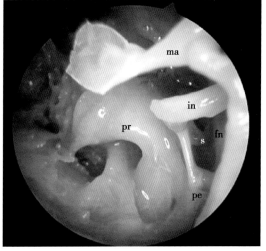

图 4-2-3　不去除听骨链,耳内镜下暴露面神经的唯一部位
　　　　　ma.锤骨　in.砧骨　s.镫骨　pe.锥隆起　pr.鼓岬　fn.面神经　et.咽鼓管

　　特别注意,术中损害面神经任一部位,依据其受累水平不同,术后伴发的症状也有所不同。如损害膝神经节可导致术后周围性面瘫、舌前 2/3 味觉障碍、唾液分泌障碍、听觉过敏、泪液分泌障碍等;损伤镫骨肌支以上部位可导致术后周围性面瘫、舌前 2/3 味觉障碍、唾液分泌障碍、听觉过敏;损害鼓索支以上导致术后周围性面瘫、舌前 2/3 味觉障碍、唾液分泌障碍。

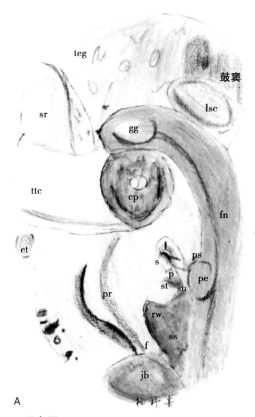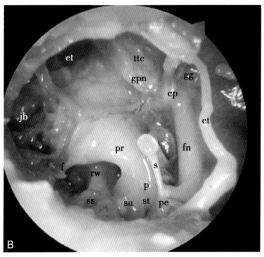

A. 示意图　　　　　　　　　　　　　　　　　　B. 耳内镜下观

图 4-2-4　听骨链切除后,面神经鼓室段匙突前段、匙突后段
　　　　　cp.匙突　fn.面神经　ttc.鼓膜张肌半管　teg.鼓室盖　sr.咽鼓管上隐窝　pr.鼓岬　s.镫骨
　　　　　p.岬小桥　st.鼓室窦　pe.锥隆起　su.岬下脚　ss.下鼓室窦　f.岬末脚　jb.颈静脉球
　　　　　et.咽鼓管　gg.膝神经节　lsc.外半规管　ps.后鼓室窦　rw.蜗窗　gpn.岩浅大神经

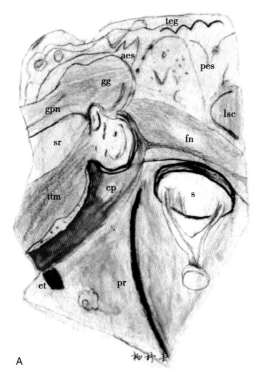

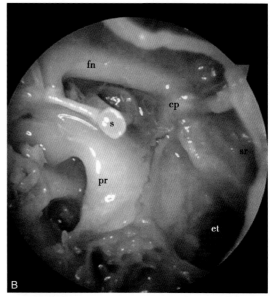

A. 示意图   B. 耳内镜下观

图 4-2-5 听骨链切除后，面神经鼓室段匙突前段、匙突后段的不同走向
　　gpn. 岩浅大神经　cp. 匙突　fn. 面神经　ttm. 鼓膜张肌　s. 镫骨　sr. 咽鼓管上隐窝
　　pr. 鼓岬　et. 咽鼓管　gg. 膝神经节　lsc. 外半规管　aes. 前上鼓室　pes. 后上鼓室

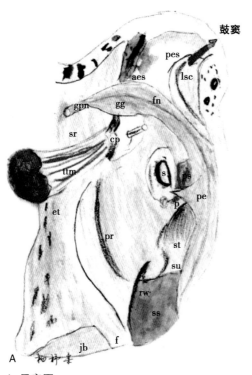

A. 示意图   B. 耳内镜下观

图 4-2-6 打开鼓膜张肌半管后，观察面神经鼓室段和岩浅大神经、鼓膜张肌之间的关系
　　gpn. 岩浅大神经　cp. 匙突　fn. 面神经　ttm. 鼓膜张肌　sr. 咽鼓管上隐窝　pr. 鼓岬　s. 镫骨
　　p. 岬小桥　st. 鼓室窦　pe. 锥隆起　su. 岬下脚　ss. 下鼓室窦　f. 岬末脚　jb. 颈静脉球
　　et. 咽鼓管　gg. 膝神经节　lsc. 外半规管　ps. 后鼓室窦　rw. 蜗窗　aes. 前上鼓室

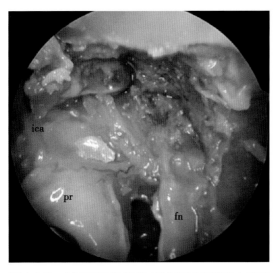

图 4-2-7　打开面神经管后,耳内镜下观察颈内动脉和面神经的关系

　　pr.鼓岬　fn.面神经　ica.颈内动脉

图 4-2-8　打开面神经管后,耳内镜下观察面神经乳突段走向

　　fn.面神经

三、舌咽神经鼓室支

　　舌咽神经鼓室支(Jacobson nerve)起自舌咽神经颈静脉孔处的下感觉神经节,通过鼓室小管下口进入中耳,传递中耳感觉信息。舌咽神经鼓室支含有副交感神经纤维,控制腮腺分泌,在鼓岬部神经呈扇形开放。

　　注意,起源于鼓室的舌咽神经鼓室支(Jacobson's nerve)及迷走神经耳支(Arnold's nerve)的化学体瘤称为鼓室球体瘤,又称副神经节瘤。临床表现为:①单侧搏动性耳鸣,搏动频率与脉搏一致;②鼓室球体瘤侵犯至鼓室腔内时呈传导性听力下降;③伴有颅神经损害时出现周围性面瘫。查体见鼓膜灰蓝色,可透过鼓膜见搏动性红色或蓝色肿物。

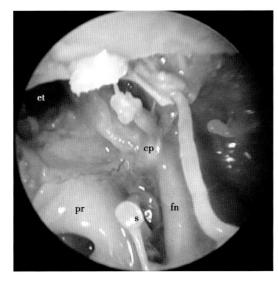
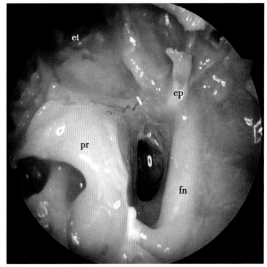

图 4-2-9　耳内镜下舌咽神经鼓室支解剖

　　s.镫骨　pr.鼓岬　fn.面神经　et.咽鼓管　cp.匙突

第三节　耳内镜下下鼓室解剖

下鼓室（hypotympanum），是鼓膜紧张部下缘平面以下，位于颞骨鼓部与岩部交界处的中耳气化部分。通常为不规则骨沟状，下鼓室的底连接下鼓室内壁、鼓室外壁，分隔下鼓室腔和颈静脉球。

如存在颈静脉球高位，则下鼓室腔变小甚至消失。

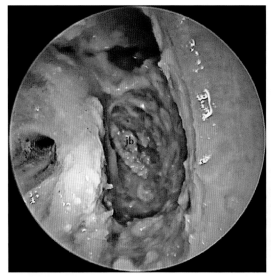

图 4-3-1　耳内镜下颈静脉球解剖
jb. 颈静脉球

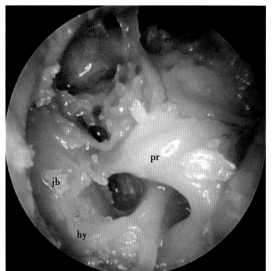

图 4-3-2　耳内镜下见颈静脉球高位
jb. 颈静脉球　pr. 鼓岬　et. 咽鼓管
hy. 下鼓室

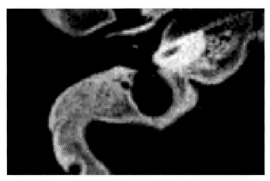

图 4-3-3　颞骨高分辨 CT 显示右颈静脉球高位

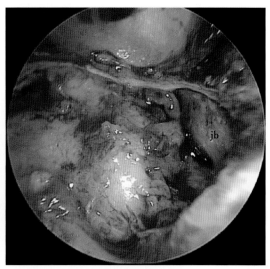

图 4-3-4　耳内镜下见颈静脉球
jb. 颈静脉球

第四节　耳内镜下前鼓室解剖

前鼓室（retrotympanum），是鼓膜紧张部前缘以前、前上鼓室之下、下鼓室之上的中耳气化部分。前鼓室上界为匙突、鼓膜张肌皱襞、鼓膜张肌半管，后界一般认为是鼓岬。咽鼓管上隐窝、咽鼓管鼓室口包含于前鼓室内。

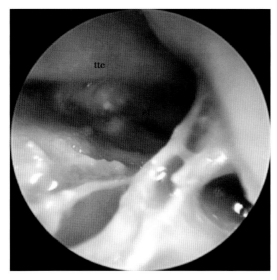

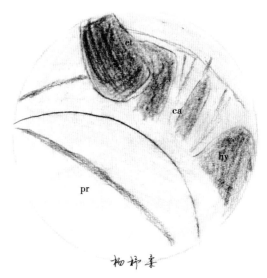

图 4-4-1　耳内镜下前鼓室和咽鼓管鼓室口解剖
ttc. 鼓膜张肌半管　et. 咽鼓管

图 4-4-2　前鼓室示意图
et. 咽鼓管　pr. 鼓岬　ca. 颈内动脉
hy. 下鼓室

一、咽鼓管鼓室口

咽鼓管鼓室口直径一般为 11~12mm，形状各异。45° 耳内镜下探查咽鼓管鼓室口，探查时注意咽鼓管鼓室口是否存在膜性闭锁，解剖发育良好者可直接观察到咽鼓管峡部。以往

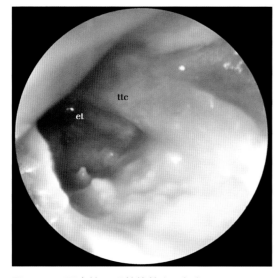

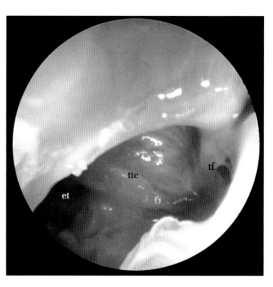

图 4-4-3　耳内镜下咽鼓管鼓室口解剖
ttc. 鼓膜张肌半管　et. 咽鼓管　tf. 鼓膜张肌皱襞

咽鼓管功能障碍时需行显微镜下二期手术,现咽鼓管功能障碍者可同期行内镜下经口、经鼻、经鼓室口径路咽鼓管球囊扩张术。

二、咽鼓管上隐窝

咽鼓管上隐窝与鼓膜张肌皱襞走向相关,鼓膜张肌皱襞走向角度越大,咽鼓管上隐窝越大。

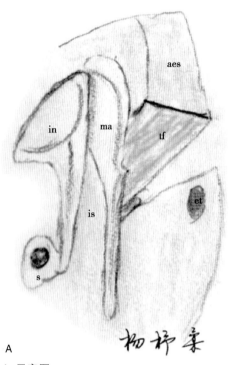

A. 示意图　　　　　　　　　　　　　　　　　B. 耳内镜观

图 4-4-4　咽鼓管上隐窝不存在
　　　tf. 鼓膜张肌皱襞　et. 咽鼓管　ttc. 鼓膜张肌半管　ma. 锤骨　in. 砧骨　s. 镫骨　is. 鼓峡
　　　aes. 前上鼓室

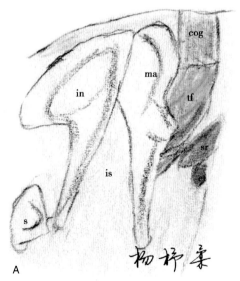
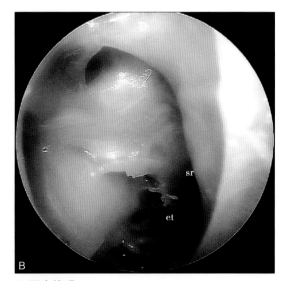

A. 示意图　　　　　　　　　　　　　　　　　B. 耳内镜观

图 4-4-5　咽鼓管上隐窝存在且较宽
　　　　sr. 咽鼓管上隐窝　tf. 鼓膜张肌皱襞　et. 咽鼓管　ma. 锤骨　in. 砧骨　s. 镫骨　is. 鼓峡　cog. 齿突

第五节　耳内镜下后鼓室解剖

一、后鼓室

后鼓室（protympanum）是鼓膜紧张部后缘以后的中耳气化部分。一般认为锥隆起、面隐窝、外侧鼓室窦、后鼓室窦、鼓室窦、下鼓室窦、鼓索嵴、鼓索隆起、岬小桥、岬下脚、岬末脚、鼓岬、后柱、前柱、茎突复合体等包含于后鼓室内。

后鼓室以锥隆起为"支点"，以面神经垂直段为"分界"，锥隆起向前内侧伸出岬小桥达鼓岬，分隔上方的后鼓室窦、下方的鼓室窦；锥隆起向后外侧伸出鼓索嵴达鼓索隆起，分隔上方的面隐窝、下方的外侧鼓室窦。茎突隆起伸出岬下脚达蜗窗龛后唇，分隔上方的鼓室窦、下方的下鼓室窦。茎突隆起伸出岬末脚达蜗窗龛前下唇，系下鼓室窦的下界。

耳内镜可充分发挥其优势，通过45°耳内镜进入外耳道，可观察到鼓室窦和岬小桥内侧。

二、鼓室窦

鼓室窦上界为岬小桥，下界为岬下脚，外侧界为后半规管和前庭，内侧界为锥隆起、镫骨肌、面神经垂直段。鼓室窦大小形状变异较大，国外学者将鼓室窦的形态依据术中分类和岬小桥变化而分。

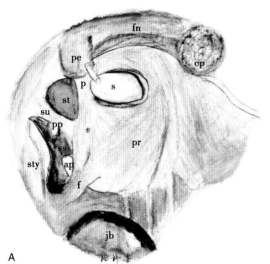

A. 示意图

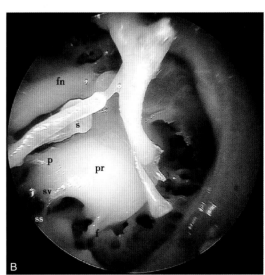

B. 耳内镜观

图 4-5-1　后鼓室内侧解剖

可见茎突隆起伸出岬下脚达蜗窗龛后唇，分隔上方的鼓室窦、下方的下鼓室窦

pr. 鼓岬　s. 镫骨　f. 岬末脚　ap. 前柱　pp. 后柱　jb. 颈静脉球　ss. 下鼓室窦
sty. 茎突复合体　su. 岬下脚　p. 岬小桥　st. 鼓室窦　pe. 锥隆起　fn. 面神经
cp. 匙突

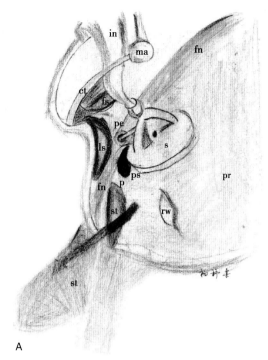

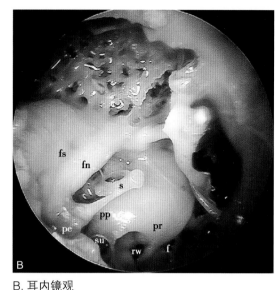

A. 示意图

B. 耳内镜观

图 4-5-2　后鼓室外侧、内侧解剖

可见锥隆起向前内侧伸出岬小桥达鼓岬,分隔上方的后鼓室窦、下方的鼓室窦;锥隆起向后外侧
伸出鼓索嵴达鼓索隆起,分隔上方的面隐窝、下方的外侧鼓室窦

pr. 鼓岬　　s. 镫骨　　su. 岬下脚　　p. 岬小桥　　st. 鼓室窦　　ps. 后鼓室窦　　pe. 锥隆起
fn. 面神经　　fs. 面隐窝　　ls. 外侧鼓室窦　　rw. 蜗窗　　in. 砧骨　　ma. 锤骨　　ct. 鼓索

鼓室窦按形状分为经典型、汇合型、分隔型、受限型。

1. 经典型　岬小桥完整,鼓室窦上界为岬小桥,下界为岬下脚,外侧界为后半规管和前庭,内侧界为锥隆起、镫骨肌、面神经垂直段。

2. 分隔型　岬小桥完整,面神经垂直段伸出骨嵴达鼓岬,将鼓室窦分隔成两个。

3. 受限型　岬小桥完整,颈静脉球高位,鼓室窦上界为岬小桥,下界为颈静脉球。

4. 汇合型　岬小桥缺如,鼓室窦和后鼓室窦融合,其下界为岬下脚,上界为镫骨。

这里要特别提到鼓室窦的深度与耳内镜手术适应证的关系。鼓室窦越深,彻底清除鼓室窦胆脂瘤越困难,特别是巨大鼓室窦,若是巨大鼓室窦后界超过面神经垂直段前界、后界,往后延伸,在这样的巨大鼓室窦内藏匿胆脂瘤上皮,此时需要耳内镜联合显微镜下彻底清除胆脂瘤组织。

鼓室窦按深度分为小鼓室窦、深鼓室窦、后延伸鼓室窦。

1. 小鼓室窦　鼓室窦内侧界"局限在"面神经垂直段,鼓室窦较小,并不向面神经垂直段内侧、后侧延伸。注意,胆脂瘤组织隐匿在小鼓室窦,可选择耳内镜下清除胆脂瘤组织。

2. 深鼓室窦　鼓室窦内侧界为面神经垂直段,鼓室窦较深并稍微延伸在面神经垂直段下方。注意,胆脂瘤组织隐匿在深鼓室窦,可在合适角度耳内镜下清除胆脂瘤组织。

3. 后延伸鼓室窦　鼓室窦内侧界为面神经垂直段后方,鼓室窦十分深,"越过"面神经垂直段并向其后延伸,部分鼓室窦"隐藏"在面神经垂直段下方。注意,若胆脂瘤组织隐匿在后延伸鼓室窦内,则建议显微镜下后入路,联合耳内镜彻底清除胆脂瘤组织。

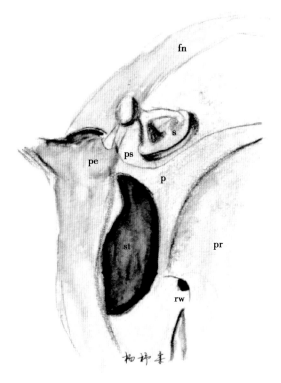

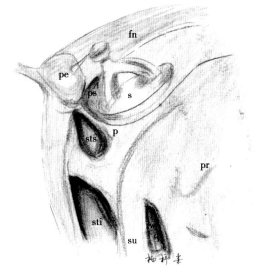

图 4-5-3　经典型鼓室窦示意图
pr. 鼓岬　p. 岬小桥　st. 鼓室窦
ps. 后鼓室窦　pe. 锥隆起　fn. 面神经
rw. 蜗窗　s. 镫骨

图 4-5-4　分隔型鼓室窦示意图
pr. 鼓岬　su. 岬下脚　sti. 鼓室窦下部
sts. 鼓室窦上部　pe. 锥隆起
fn. 面神经　p. 岬小桥　ps. 后鼓室窦
s. 镫骨　rw. 蜗窗

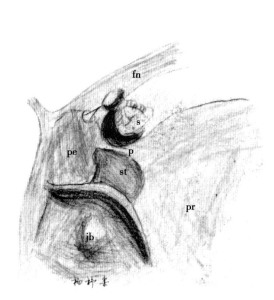

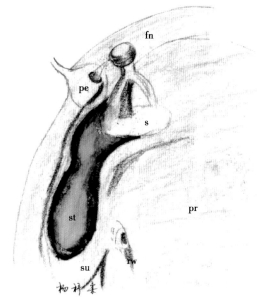

图 4-5-5　受限型鼓室窦示意图
pr. 鼓岬　st. 鼓室窦　pe. 锥隆起
fn. 面神经　s. 镫骨　ps. 后鼓室窦
jb. 颈静脉球　p. 岬小桥

图 4-5-6　汇合型鼓室窦示意图
pr. 鼓岬　su. 岬下脚　st. 鼓室窦
pe. 锥隆起　fn. 面神经　rw. 蜗窗
s. 镫骨

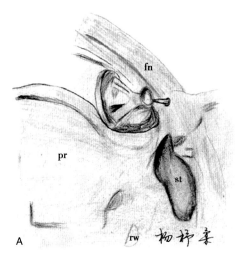
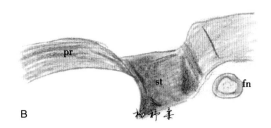

图 4-5-7　小鼓室窦示意图

　　　　pr. 鼓岬　st. 鼓室窦　fn. 面神经　rw. 蜗窗

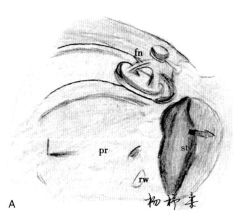
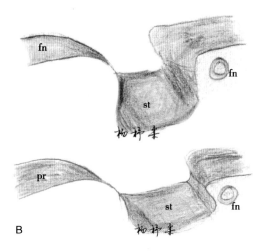

图 4-5-8　深鼓室窦示意图

　　　　pr. 鼓岬　st. 鼓室窦　fn. 面神经　rw. 蜗窗

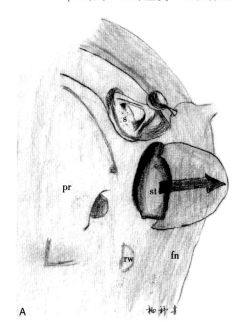
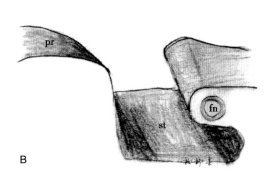

图 4-5-9　后延伸鼓室窦示意图

　　　　pr. 鼓岬　st. 鼓室窦　fn. 面神经　rw. 蜗窗

三、岬小桥

岬小桥是指锥隆起向前内侧伸向鼓岬的骨嵴。岬小桥按解剖变异类型分为经典完整型岬小桥、不完整型岬小桥、交通型岬小桥。

1. **经典完整型岬小桥**　岬小桥完整，分割鼓室窦和后鼓室窦。

2. **交通型岬小桥**　岬小桥呈"桥状"，鼓室窦和后鼓室窦相连于岬小桥下方。注意，胆脂瘤组织容易残留于岬小桥下。

3. **不完整型岬小桥**　岬小桥缺如，鼓室窦和后鼓室窦融合。

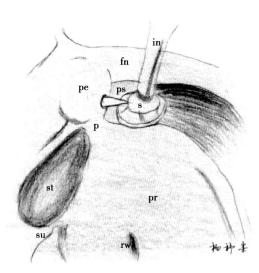

图 4-5-10　经典完整型岬小桥示意图
pr. 鼓岬　su. 岬下脚　p. 岬小桥
s. 镫骨　ps. 后鼓室窦　pe. 锥隆起
fn. 面神经　rw. 蜗窗　in. 砧骨

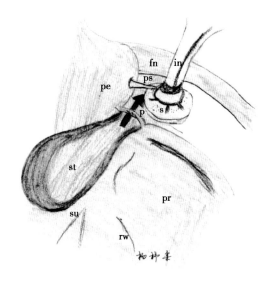

图 4-5-11　交通型岬小桥示意图
pr. 鼓岬　su. 岬下脚　st. 鼓室窦
s. 镫骨　ps. 后鼓室窦　p. 岬小桥
pe. 锥隆起　fn. 面神经　rw. 蜗窗
in. 砧骨

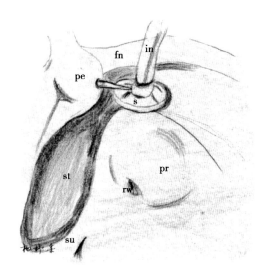

图 4-5-12　不完整型岬小桥示意图
pr. 鼓岬　su. 岬下脚　st. 鼓室窦　s. 镫骨
pe. 锥隆起　fn. 面神经　rw. 蜗窗　in. 砧骨

四、岬下脚

岬下脚是指茎突隆起伸向蜗窗龛后唇的骨嵴。岬下脚按解剖变异类型分为完整型岬下脚、不完整型岬下脚、交通型岬下脚。

1. **完整型岬下脚**　岬下脚分隔上方的鼓室窦和下方的下鼓室窦。

2. **交通型岬下脚**　岬下脚呈"桥状",鼓室窦和下鼓室窦相连于岬下脚下方。注意,胆脂瘤组织容易残留于岬下脚下。

3. **不完整型岬下脚**　岬下脚缺如,鼓室窦和下鼓室窦融合。

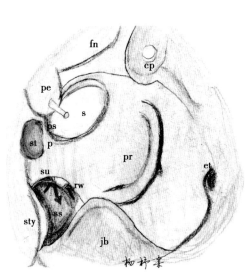
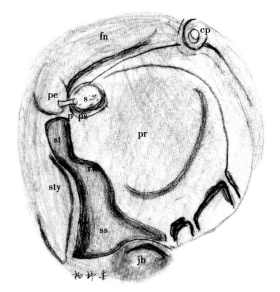

图 4-5-13　完整型岬下脚示意图
pr. 鼓岬　su. 岬下脚　st. 鼓室窦
s. 镫骨　et. 咽鼓管　jb. 颈静脉球
ss. 下鼓室窦　sty. 茎突复合体
ps. 后鼓室窦　p. 岬小桥　pe. 锥隆起
fn. 面神经　cp. 匙突　rw. 蜗窗

图 4-5-14　不完整型岬下脚示意图
pr. 鼓岬　st. 鼓室窦　s. 镫骨
jb. 颈静脉球　ss. 下鼓室窦
sty. 茎突复合体　ps. 后鼓室窦
p. 岬小桥　pe. 锥隆起　fn. 面神经
cp. 匙突　rw. 蜗窗

五、锥隆起和锥下间隙

锥下间隙是指后鼓室气化扩展入锥隆起下方的隐窝。锥下间隙后上界为面神经骨管,下界为岬小桥,外侧界为锥隆起内侧面,内侧界为锥隆起外侧壁。

锥下间隙解剖变异取决于锥隆起内侧发育程度、岬小桥解剖位置,分为完整型锥下间隙、部分型锥下间隙、缺失型锥下间隙。

1. **完整型锥下间隙**　锥隆起内侧面完全发育,锥隆起完全形成,锥下间隙连通于鼓室窦和/或后鼓室窦,锥下间隙大,形似"三角形"。

2. **部分型锥下间隙**　锥隆起内侧面部分发育,锥隆起部分形成,锥下间隙"隐藏"于锥隆起下方,锥下间隙深或狭窄,呈"线状"。耳内镜不能探及其后部。注意,锥下间隙越深,手术残留胆脂瘤风险越大,此时耳内镜探查十分重要。

3. **缺失型锥下间隙**　锥隆起内侧骨壁不存在,或与后鼓室内侧壁完全融合,锥下间隙与后鼓室窦融合,故称为"缺失型"。

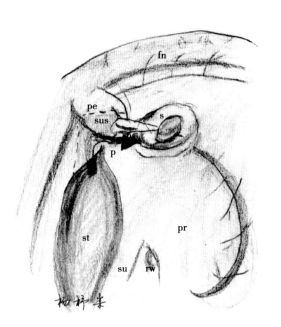
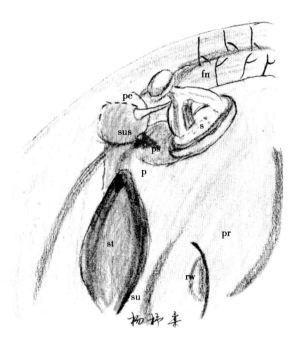

图 4-5-15　完整型锥下间隙正面观示意图
锥隆起内侧面完全发育,锥隆起完全形成,锥下间隙连通于鼓室窦和 / 或后鼓室窦,锥下间隙大,形似"三角形"
pr. 鼓岬　s. 镫骨　p. 岬小桥　st. 鼓室窦　pe. 锥隆起　fn. 面神经　sus. 锥下间隙　ps. 后鼓室窦　rw. 蜗窗
su. 岬下脚

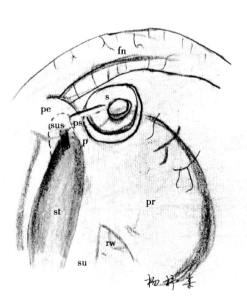
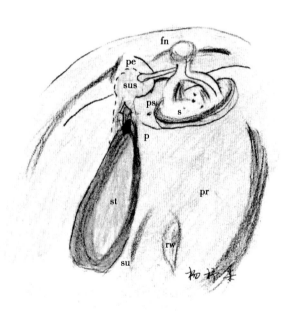

图 4-5-16　部分型锥下间隙正面观示意图
锥隆起内侧面部分发育,锥隆起部分形成,锥下间隙"隐藏"于锥隆起下方,锥下间隙深或狭窄,呈"线状"
pr. 鼓岬　s. 镫骨　p. 岬小桥　st. 鼓室窦　pe. 锥隆起　fn. 面神经　su. 岬下脚　sus. 锥下间隙
ps. 后鼓室窦　rw. 蜗窗

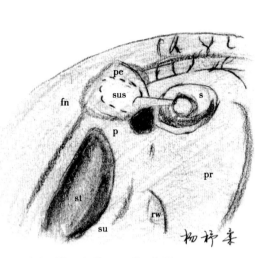

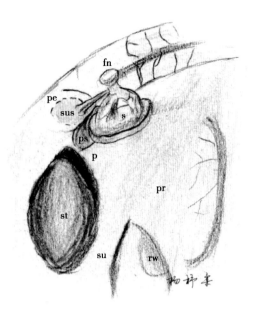

图 4-5-17　缺失型锥下间隙正面观示意图
　　　　　锥隆起内侧骨壁不存在,或与后鼓室内侧壁完全融合,锥下间隙与后鼓室窦融合
　　　　　pr. 鼓岬　s. 镫骨　p. 岬小桥　st. 鼓室窦　pe. 锥隆起　fn. 面神经　su. 岬下脚　sus. 锥下间隙
　　　　　ps. 后鼓室窦　rw. 蜗窗

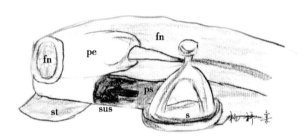

图 4-5-18　完整型锥下间隙侧面观示意图
　　　　　pr. 鼓岬　s. 镫骨　p. 岬小桥　st. 鼓室窦
　　　　　pe. 锥隆起　fn. 面神经　sus. 锥下间隙
　　　　　ps. 后鼓室窦

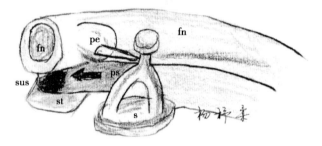

图 4-5-19　部分型锥下间隙侧面观示意图
　　　　　pr. 鼓岬　s. 镫骨　p. 岬小桥　st. 鼓室窦
　　　　　pe. 锥隆起　fn. 面神经　sus. 锥下间隙
　　　　　ps. 后鼓室窦

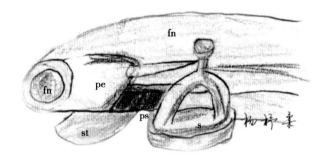

图 4-5-20　缺失型锥下间隙侧面观示意图
　　　　　s. 镫骨　st. 鼓室窦　pe. 锥隆起　fn. 面神经
　　　　　ps. 后鼓室窦

六、岬末脚

　　岬末脚为茎突隆起伸向蜗窗龛前下唇的骨嵴。

　　岬末脚按解剖变异类型分为交通型岬末脚、不完整型岬末脚。

　　1. 交通型岬末脚　岬末脚呈"桥状",下鼓室窦和下鼓室相连于岬末脚下方。注意,胆脂瘤组织容易残留于岬末脚下。

　　2. 不完整型岬末脚　岬末脚缺如或缺失,下鼓室窦和下鼓室融合。

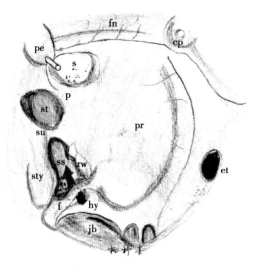

图 4-5-21　交通型岬末脚示意图

　　　　　　红色箭头表示下鼓室和下后鼓室沟通区域

　　　　　　f. 岬末脚　pr. 鼓岬　su. 岬下脚　p. 岬小桥

　　　　　　st. 鼓室窦　s. 镫骨　ss. 下鼓室窦　pe. 锥隆起

　　　　　　fn. 面神经　rw. 蜗窗　hy. 下鼓室　cp. 匙突

　　　　　　jb. 颈静脉球　sty. 茎突复合体　et. 咽鼓管

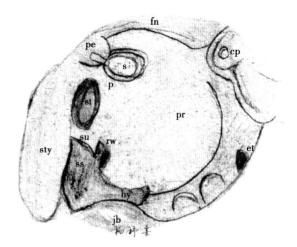

图 4-5-22　不完整型岬末脚示意图

　　　　　　下鼓室和下后鼓室融合

　　　　　　pr. 鼓岬　su. 岬下脚　p. 岬小桥

　　　　　　st. 鼓室窦　s. 镫骨　ss. 下鼓室窦

　　　　　　pe. 锥隆起　fn. 面神经　rw. 蜗窗

　　　　　　hy. 下鼓室　jb. 颈静脉球　sty. 茎突复合体

　　　　　　et. 咽鼓管

七、下鼓室窦

　　下鼓室窦,后上界为岬下脚,前下界为岬末脚,后外界为茎突隆起,后内界为听囊,向前内开放于蜗窗龛。

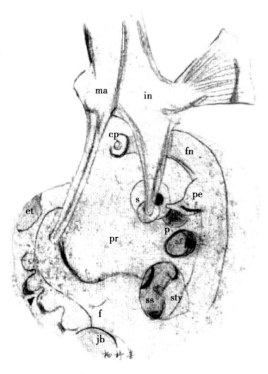

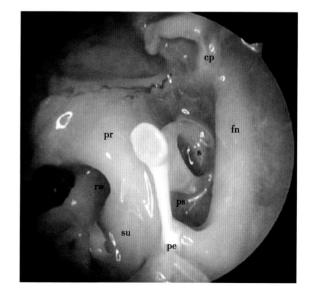

图 4-5-23　下鼓室窦示意图

　　　　　　f. 岬末脚　pr. 鼓岬　su. 岬下脚　p. 岬小桥　s. 镫骨　ss. 下鼓室窦　ps. 后鼓室窦　pe. 锥隆起　fn. 面神经

　　　　　　cp. 匙突　jb. 颈静脉球　sty. 茎突复合体　et. 咽鼓管　ma. 锤骨　in. 砧骨

39

第六节　耳内镜下中耳通气引流系统

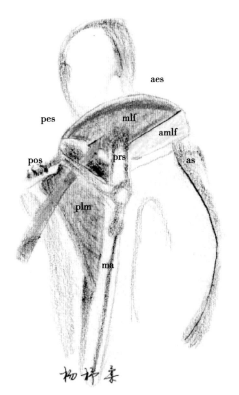

图 4-6-1　上鼓室隔外侧面观示意图

橙色箭头表示 Prussak 间隙的通气路径

pes. 后上鼓室　aes. 前上鼓室　pos. 后棘

plm. 锤骨后韧带皱襞　mlf. 锤骨外侧韧带皱襞

amlf. 锤骨前韧带皱襞　prs. Prussak 间隙

as. 前棘　ma. 锤骨

一、上鼓室隔和 Prussak 间隙

上鼓室隔（epitympanic diaphragm），由 Proctor 提出的由锤骨前韧带皱襞、锤骨外侧韧带皱襞、锤骨后韧带皱襞、砧骨后韧带皱襞、鼓膜张肌皱襞、锤砧外侧皱襞、锤骨、砧骨组成。其中，鼓膜张肌皱襞和锤砧外侧皱襞是单纯膜性皱襞。

Prussak 间隙（Prussak space），又称为鼓室上隐窝（epitympanic recess）、鼓膜上隐窝（superior recess of tympanic membrane），1967 年俄国耳科学家 Alexander Prussak 首次描述，外侧界为鼓膜松弛部，内侧界为锤骨颈，上界为锤骨外侧韧带皱襞，下界为锤骨短突。

Pslva 等研究上鼓室通气引流：气体从咽鼓管出来，直接到达中下鼓室，通过鼓峡到达上鼓室。

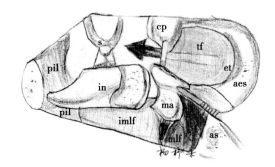

图 4-6-2　上鼓室隔上面观示意图

蓝色箭头表示上鼓室和乳突通过鼓峡的主要通气路径

pil. 外侧和内侧砧骨后韧带　imlf. 锤砧外侧皱襞

mlf. 锤骨外侧韧带皱襞　tf. 鼓膜张肌皱襞

et. 咽鼓管　aes. 前上鼓室　as. 前棘

cp. 匙突　ma. 锤骨　in. 砧骨

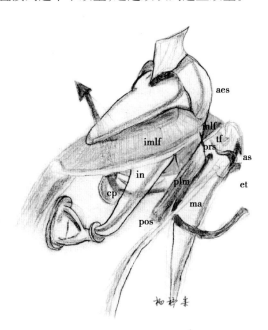

图 4-6-3　上鼓室隔后面观示意图

蓝色箭头表示上鼓室和乳突通过鼓峡的主要通气路径，橙色箭头表示 Prussak 间隙的通气路径

pil. 外侧和内侧砧骨后韧带　plm. 锤骨后韧带皱襞

imlf. 锤砧外侧皱襞　mlf. 锤骨外侧韧带皱襞

tf. 鼓膜张肌皱襞　prs. Prussak 间隙　et. 咽鼓管

aes. 前上鼓室　as. 前棘　pos. 后棘　cp. 匙突

ma. 锤骨　in. 砧骨

上鼓室隔有 2 个开口,称为"鼓室峡",又称"鼓峡"(tympanic isthmus),连通于管鼓室腔(tubotympanic cavity)、上鼓室乳突气腔(atticomastoid air space),1962年由 Proctor 首次命名,将其分为 Proctor 前鼓峡、Proctor 后鼓峡。

Proctor 前鼓峡,系砧镫关节、匙突、鼓膜张肌腱之间的"狭窄通道";Proctor 后鼓峡,系锥隆起、砧骨短突之间的"狭窄通道"。鼓峡使中上鼓室气流通畅,鼓峡阻塞,容易引起颞骨气化障碍。

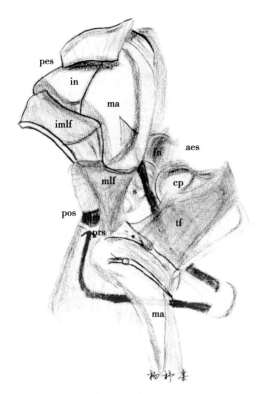

图 4-6-4 上鼓室隔前面观示意图
蓝色箭头表示上鼓室和乳突通过鼓峡的主要通气路径,橙色箭头表示 Prussak 间隙的通气路径
pes. 后上鼓室 aes. 前上鼓室
imlf. 锤砧外侧皱襞 mlf. 锤骨外侧韧带皱襞
tf. 鼓膜张肌皱襞 plm. 锤骨后韧带皱襞
prs. Prussak 间隙 pos. 后棘 fn. 面神经
ma. 锤骨 in. 砧骨 s. 镫骨 cp. 匙突

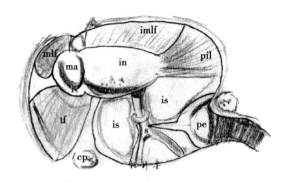

图 4-6-5 上鼓室隔上面观示意图
pil. 外侧和内侧砧骨后韧带 imlf. 锤砧外侧皱襞
mlf. 锤骨外侧韧带皱襞 tf. 鼓膜张肌皱襞
ma. 锤骨 in. 砧骨 s. 镫骨 cp. 匙突
is. 鼓峡 pe. 锥隆起

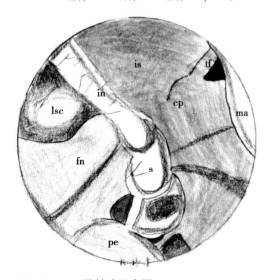

图 4-6-6 Proctor 前鼓峡示意图
tf. 鼓膜张肌皱襞 ps. 后鼓室窦 s. 镫骨
cp. 匙突 ma. 锤骨 in. 砧骨 is. 鼓峡
fn. 面神经 pe. 锥隆起 lsc. 外半规管

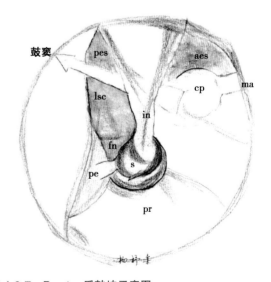

图 4-6-7 Proctor 后鼓峡示意图
橙色箭头表示通气从咽鼓管通过鼓峡抵达鼓窦的路径
pes. 后上鼓室 aes. 前上鼓室 s. 镫骨
cp. 匙突 ma. 锤骨 in. 砧骨 fn. 面神经
pe. 锥隆起 lsc. 外半规管 pr. 鼓岬

二、锤砧外侧皱襞

锤砧外侧皱襞,将后上鼓室分隔为后上鼓室上部(靠近内侧)和后上鼓室下部。

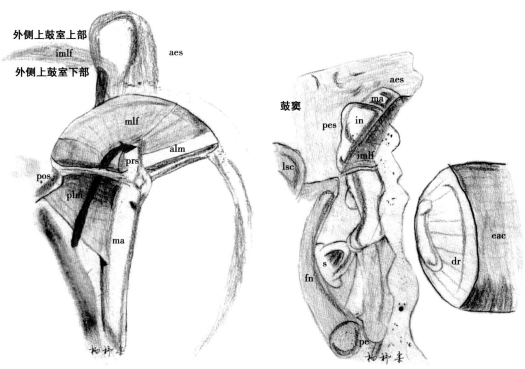

图 4-6-8　锤砧外侧皱襞将后上鼓室分隔为后上鼓　图 4-6-9　锤砧外侧皱襞示意图
室上部(靠近内侧)和后上鼓室下部　　　　　　　　pes. 后上鼓室　aes. 前上鼓室
aes. 前上鼓室　pos. 后棘　　　　　　　　　　　　aml. 锤骨前韧带　imlf. 锤砧外侧皱襞
plm. 锤骨后韧带皱襞　　　　　　　　　　　　　　ma. 锤骨　s. 镫骨　in. 砧骨　fn. 面神经
mlf. 锤骨外侧韧带皱襞　aml. 锤骨前韧带　　　　　eac. 外耳道　dr. 鼓膜　pe. 锥隆起
imlf. 锤砧外侧皱襞　prs. Prussak 间隙　　　　　　lsc. 外半规管
ma. 锤骨

三、鼓膜张肌皱襞

鼓膜张肌皱襞按照其对于前上鼓室通气的影响分为两种情况,一种是鼓膜张肌皱襞完整,另一种是鼓膜张肌皱襞缺如。鼓膜张肌皱襞完整,阻止了咽鼓管上隐窝和前上鼓室的通气,这种情况下前上鼓室只由鼓峡提供通气。鼓膜张肌皱襞缺如,通气路径有二,一是鼓峡提供通气,二是咽鼓管上隐窝和前上鼓室直接通气。

对于分泌性中耳炎、慢性化脓性中耳炎、上鼓室内陷袋、上鼓室内陷袋胆脂瘤、中耳胆脂瘤、耳后骨膜下脓肿等因上鼓室通气不良甚至阻塞所致的病变,耳内镜手术原则为重新建立上鼓室通气路径:①清除鼓峡周围炎性病变,重新建立鼓峡通气路径;②切开较薄的中央部鼓膜张肌皱襞,建立咽鼓管上隐窝和前上鼓室的通气路径。如合并咽鼓管功能不良可行内镜下经口、经鼻、经鼓室咽鼓管球囊扩张术。

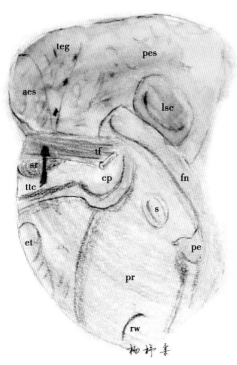

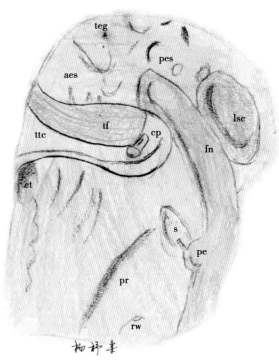

图 4-6-10　鼓膜张肌皱襞呈垂直走向，齿突为前上鼓室和后上鼓室的分界线，鼓膜张肌皱襞将其分隔为咽鼓管上隐窝和前上鼓室
tf. 鼓膜张肌皱襞　et. 咽鼓管　cp. 匙突
s. 镫骨　aes. 前上鼓室　pes. 后上鼓室
fn. 面神经　ttc. 鼓膜张肌半管　pe. 锥隆起
lsc. 外半规管　teg. 鼓室盖　pr. 鼓岬
rw. 蜗窗　sr. 咽鼓管上隐窝

图 4-6-11　鼓膜张肌皱襞呈水平方向，没有咽鼓管上隐窝
tf. 鼓膜张肌皱襞　et. 咽鼓管　cp. 匙突
s. 镫骨　aes. 前上鼓室　pes. 后上鼓室
fn. 面神经　ttc. 鼓膜张肌半管　pe. 锥隆起
lsc. 外半规管　teg. 鼓室盖　pr. 鼓岬
rw. 蜗窗

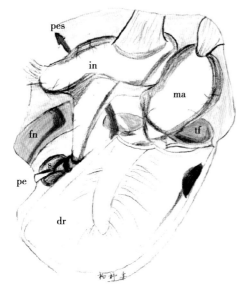

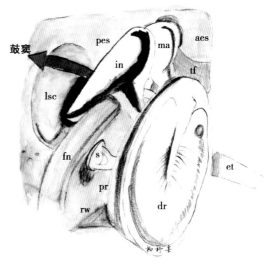

图 4-6-12　鼓膜张肌皱襞完整示意图
ma. 锤骨　in. 砧骨　tf. 鼓膜张肌皱襞
s. 镫骨　pes. 后上鼓室　fn. 面神经
pe. 锥隆起　dr. 鼓膜

图 4-6-13　鼓膜张肌皱襞完整示意图
箭头表示气体从咽鼓管到上鼓室、鼓窦、乳突的通气路径
ma. 锤骨　in. 砧骨　tf. 鼓膜张肌皱襞
et. 咽鼓管　s. 镫骨　aes. 前上鼓室
pes. 后上鼓室　fn. 面神经　dr. 鼓膜

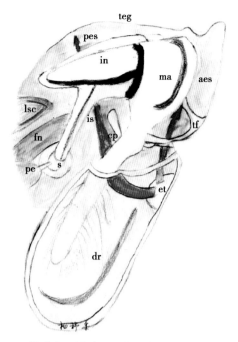

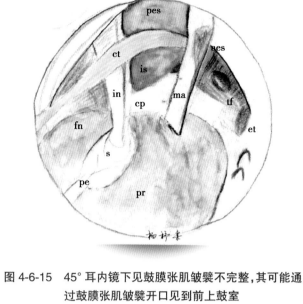

图 4-6-14 鼓膜张肌皱襞不完整示意图
　　　　　箭头表示气体从咽鼓管到上鼓室、鼓窦、乳突的
　　　　　通气路径和通过鼓膜张肌皱襞的额外通气路径
　　　　　ma. 锤骨　in. 砧骨　is. 鼓峡　tf. 鼓膜张肌皱襞
　　　　　et. 咽鼓管　cp. 匙突　s. 镫骨　aes. 前上鼓室
　　　　　pes. 后上鼓室　fn. 面神经　pe. 锥隆起
　　　　　lsc. 外半规管　teg. 鼓室盖

图 4-6-15 45° 耳内镜下见鼓膜张肌皱襞不完整，其可能通
　　　　　过鼓膜张肌皱襞开口见到前上鼓室
　　　　　ma. 锤骨　in. 砧骨　is. 鼓峡　tf. 鼓膜张肌皱襞
　　　　　et. 咽鼓管　cp. 匙突　s. 镫骨　aes. 前上鼓室
　　　　　pes. 后上鼓室　fn. 面神经　pe. 锥隆起

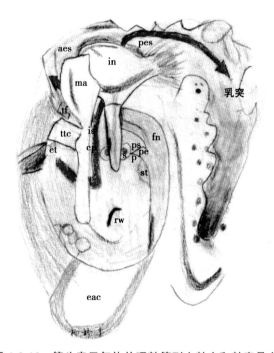

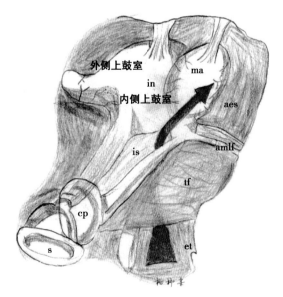

图 4-6-16 箭头表示气体从咽鼓管到上鼓室和鼓窦是主要
　　　　　通气路径
　　　　　ma. 锤骨　in. 砧骨　is. 鼓峡　tf. 鼓膜张肌皱襞
　　　　　et. 咽鼓管　cp. 匙突　s. 镫骨　aes. 前上鼓室
　　　　　pes. 后上鼓室　fn. 面神经　pe. 锥隆起
　　　　　eac. 外耳道　rw. 蜗窗　ttc. 鼓膜张肌半管

图 4-6-17 内侧→外侧，箭头表示气体从咽鼓管到上鼓室
　　　　　和鼓窦是主要通气路径
　　　　　ma. 锤骨　aes. 前上鼓室　s. 镫骨　in. 砧骨
　　　　　is. 鼓峡　tf. 鼓膜张肌皱襞　et. 咽鼓管
　　　　　cp. 匙突　amlf 锤骨前韧带皱襞

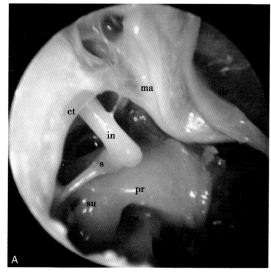

A. 鼓室局部观（见鼓膜、听骨链、鼓岬）

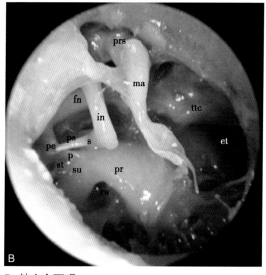

B. 鼓室全面观

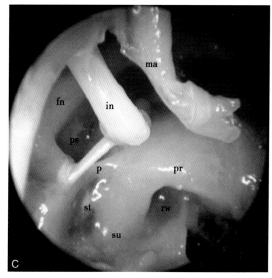

C. 鼓室局部观（见听骨链、面神经、鼓岬等）

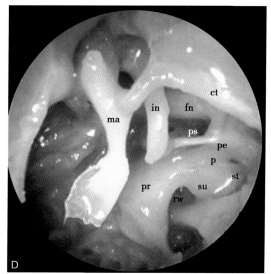

D. 鼓室局部观（见听骨链、咽鼓管鼓室口、鼓岬等）

图 4-6-18　耳内镜下中耳解剖

dr. 鼓膜　ma. 锤骨　in. 砧骨　s. 镫骨　ct. 鼓索　pr. 鼓岬　prs. Prussak 间隙

rw. 蜗窗　fn. 面神经　st. 鼓室窦　pe. 锥隆起　p. 岬小桥　ps. 后鼓室窦　su. 岬下脚

ttc. 鼓膜张肌半管　et. 咽鼓管

第五章
耳内镜下内耳解剖

内耳(inner ear),又称为迷路(labyrinth),前外侧为中耳腔,前内侧为颈内动脉,后外侧为鼓窦,后内侧为脑桥小脑角区。内耳由膜迷路和骨迷路构成:①膜迷路由膜半规管、膜蜗管、球囊、椭圆囊组成;②骨迷路由骨半规管、耳蜗、前庭组成。膜迷路内为内淋巴,膜迷路和骨迷路之间为外淋巴,内淋巴、外淋巴互不相通,膜迷路借由纤维束固定于骨迷路内。本章将简单介绍耳内镜下骨半规管、耳蜗、前庭解剖。

第一节　耳内镜下骨半规管解剖

骨半规管位于前庭的后上方,骨半规管有 3 个,分别为外半规管、前半规管、后半规管。外半规管、前半规管、后半规管的两端均开口于前庭,膨大端称之为壶腹。其中,前半规管的内端和后半规管的上端合成并开口于前庭,称为总脚。因此,3 个骨半规管共有 5 个开口连通于前庭后上部。

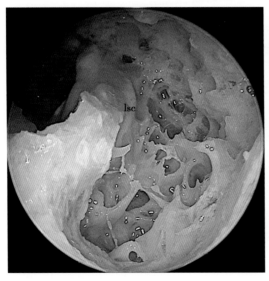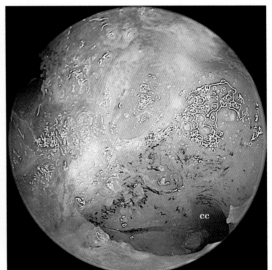

图 5-1-1　骨半规管耳内镜下解剖
lsc.外半规管　cc.总脚

第二节 耳内镜下耳蜗解剖

耳蜗位于前庭的前下方,形似蜗牛壳,由蜗轴、骨蜗管构成。骨蜗管向上旋转约 90°,绕蜗轴约 $2\frac{1}{2}$~$2\frac{3}{4}$ 转,底转相当于鼓岬,骨螺旋板顶端形成螺旋板钩,蜗轴顶端形成蜗轴板。骨蜗管管腔有 3 个,由上而下分别为前庭阶、中阶、鼓阶:①前庭阶通过一椭圆形小孔连于前庭前下部,内含外淋巴;②中阶为膜蜗管,内含内淋巴;③鼓阶起自蜗窗,一般被蜗窗膜封闭,内含外淋巴。前庭阶外淋巴和鼓阶外淋巴通过由螺旋板钩、蜗轴板和膜蜗管顶盲端围成的蜗孔相连通。

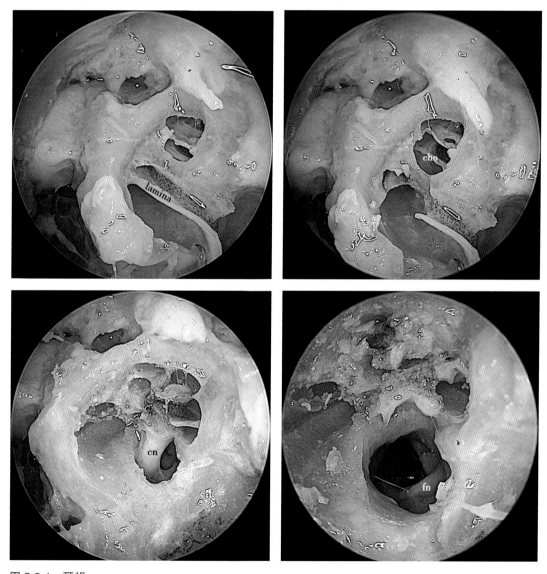

图 5-2-1 耳蜗

lamina. 螺旋板 cho. 耳蜗 cn. 蜗神经 fn. 面神经

第三节　耳内镜下前庭解剖

前庭位于骨半规管和耳蜗之间，前庭前下部通过一椭圆形小孔连入耳蜗前庭阶，前庭后上部连通于 3 个骨半规管的 5 个开口。前庭外壁为鼓室内侧壁，通过前庭窗连通于中耳，前庭窗一般被镫骨足板封闭，前庭内侧壁为内耳道底一部分。

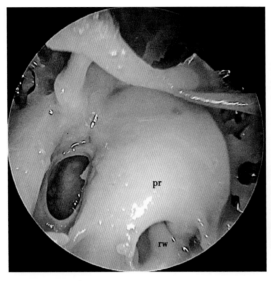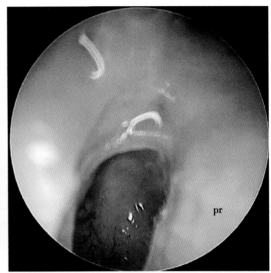

图 5-3-1　前庭
pr. 鼓岬　rw. 蜗窗

（杨海弟　蔡跃新　林瀚青　高敏倩）

第三篇
耳内镜手术的术前准备和操作技巧

第六章

耳内镜手术的术前准备和基本操作技巧

熟识耳内镜手术操作技巧,有助于提高手术工作质量和效率,是耳内镜手术的基本功。本章内容涵盖:①耳内镜手术的术区准备,包括剃发备皮、外耳道脱毛、外耳道清理等;②耳内镜手术的术野暴露规范;③耳内镜手术的基本操作技巧,包括术中出血的预防、外耳道狭窄的应对、外耳道皮肤 - 鼓膜瓣的制作;④耳内镜下鼓室探查、鼓室重建技巧,包括鼓膜移植床制作、鼓膜移植材料制备、上鼓室外侧壁重建、外耳道重建、听骨链重建、乳突腔重建等;⑤耳内镜手术的鼓室填塞及外耳道填塞。

第一节　耳内镜手术的术区准备

一、手术周围区域准备

剃发备皮,指的是术前对患者的手术区域皮肤采用专用备皮器或脱毛剂进行剃除毛发并清理污垢的操作。剃毛备皮的意义在于在不损伤皮肤完整性的前提下尽量减少皮肤细菌数量,保持术野清洁,利于手术进行,预防手术部位感染(surgical site infection,SSI),降低手术后切口感染率。

美国围手术期注册护士协会(Association of Perioperative Registered Nurses,AORN)提议剃发备皮在术前 2 小时进行,备皮过程应在手术室之外。用一次性使用的电动备皮器在妨碍手术进行的毛发部位进行备皮。

耳显微镜手术的备皮范围需依据术式及切口选择而定,常规耳后切口需在术前将头发剃至耳上 3cm,耳后 4cm;耳前切口需将鬓角至耳郭上缘的头发剃除。耳内镜手术相比常规显微镜手术,一般具有无需做皮肤切口的优势,因其经过外耳道径路即可完成中耳胆脂瘤清除等手术操作。加上术前抗生素的应用、术腔重建技术的改进和消毒液消毒效果的提高,也可以不进行剃发,仅将鬓角及影响术区的头发进行梳理,这是耳内镜手术较显微镜手术的一大优势。而对于部分存在外耳道狭窄或者病变范围广泛的患者,考虑可能需要联合耳外切口显微镜手术的,才需进行剃发。

备皮前应先与患者沟通,解释备皮的意义及相关注意事项。长发患者须将术侧头发梳发辫至非术侧,并用橡皮筋固定、绑紧,防止松脱。叮嘱患者向健侧卧位,防止弄乱梳理好的发型。凡士林和 / 或发胶将备皮区域周围的短小毛发粘向发辫,或用剪刀剪去。备皮过程中应动作轻柔,切勿损伤皮肤。

术区皮肤清洁是指手术前对术区皮肤进行清洁,耳内镜手术的术区皮肤清洁主要是耳周皮肤清洗,术前需用肥皂水清洗耳周皮肤,擦干后使用碘伏擦洗。

二、外耳道准备

1. 外耳道脱毛　相比常规显微镜手术经耳后切口或耳前辅助切口形成的宽大径路,耳内镜手术以外耳道为径路。在相对狭小的空间进行手术操作,外耳道口的毛发容易遮挡耳内镜视野,毛发黏附的血迹、病变组织等在耳内镜进出外耳道时容易污染内镜,为得到耳内镜下手术更加清晰的术野,外耳道脱毛尤为重要。外耳道脱毛指的是使用脱毛膏和/或剃刀剔除外耳道及外耳道口耳毛,并清除外耳道耵聍,意义在于为术者提供清晰的术野,减少术中、术后感染率。

剃刀、脱毛膏、剪刀为 3 种常见的外耳道脱毛工具。1970 年,Seropian 等学者研究表明使用剃刀剃毛的术后感染率为 5.6%,使用脱毛膏的术后感染率为 0.6%,Shi 等学者研究表明剃刀剃毛的术后感染率为 2.3%,使用剪刀剪毛的术后感染率为 1.7%。故笔者建议采用脱毛膏进行外耳道脱毛。

脱毛膏一般使用巯基乙酸类制剂,具体操作如下:棉签均匀涂抹脱毛膏于外耳道皮肤上,10 分钟后细致轻柔地清理脱毛膏。上述操作重复 3 次。注意,第 1 次厚涂,第 2 次和第 3 次涂抹的量可稍少于第 1 次。

2. 外耳道清理　外耳道清理指的是术前清理外耳道的分泌物、痂皮,并同时处理简单病变,如肉芽、感染灶等。一方面可以形成干净的外耳道径路,利于耳内镜手术暴露鼓膜及中耳腔,提高手术效率;另一方面可通过处理病变,减少术后感染发生率,有利于伤口愈合,取得良好的手术效果。

常规在使用额镜、头灯等情况下,可向成人患者后上方牵拉耳郭,向儿童患者后下方牵拉耳郭,拉直外耳道,观察外耳道情况,明确外耳道是否有脓性分泌物、胆脂瘤、痂皮、真菌菌丝等。

外耳道有脓液和/或分泌物时,需先取脓液进行细菌和真菌培养及药敏试验。随后用外用生理盐水清洁外耳道,并用棉签拭干。而外耳道的痂皮、真菌菌丝、肉芽等,在常规的额镜、头灯直视下存在盲区,往往需要耳内镜下进行清理。清理的方式主要包括负压吸引、钩除、钳除、冲洗、搔刮等。使用钩针清理干性耵聍及痂皮,要先找到痂皮与正常外耳道壁交界处,在痂皮与外耳道壁间制造间隙,用钩针或吸管向内推挤痂皮扩大其与外耳道壁间隙并由外向内逐渐分离,分离后使用鳄鱼钳将其整块或分块取出。对于肉芽组织可用杯状钳直接钳除或激光烧灼清除。大块肉芽钳除时多有出血,此时可用含肾上腺素的棉粒压迫止血后继续钳除,对肉芽基底部可予 50% 三氯醋酸进行烧灼。

清理脓性分泌物和/或痂皮后,可经验性采用氧氟沙星或妥布霉素等滴耳液冲洗外耳道,也可根据药敏结果选择敏感抗生素溶液进行冲洗,并口服或静脉用抗生素进行抗感染治疗。

对于合并有外耳道真菌的患者,术前需耳内镜下清理黄色或白色粉末状、绒毛状、苔膜状的外耳道真菌,均匀涂抹间苯二酚、硝酸咪康唑等抗真菌药。

对于鼓膜穿孔并有鼓室积脓的患者,可采用地塞米松和抗生素制剂冲洗中耳腔,清除脓液,目的在于提供干洁的术野及降低术中、术后感染率,提高耳内镜手术效率。

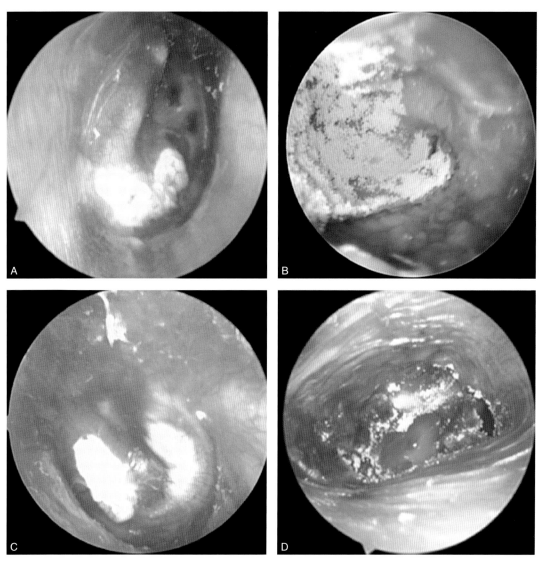

图 6-1-1 外耳道真菌感染的耳内镜下表现
可见鼓膜上（A 和 C）、外耳道壁（B 和 D）黄色苔膜状真菌感染灶，鼓膜灰白色粉末状真菌感染灶

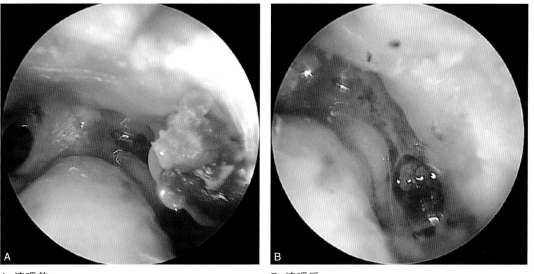

A. 清理前 B. 清理后

图 6-1-2 耳内镜下清理外耳道胆脂瘤上皮

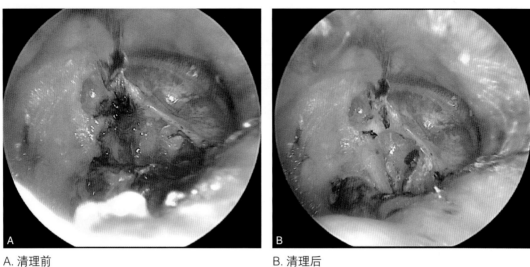

A. 清理前

B. 清理后

图 6-1-3 耳内镜下清理鼓膜表面脓性分泌物及痂皮

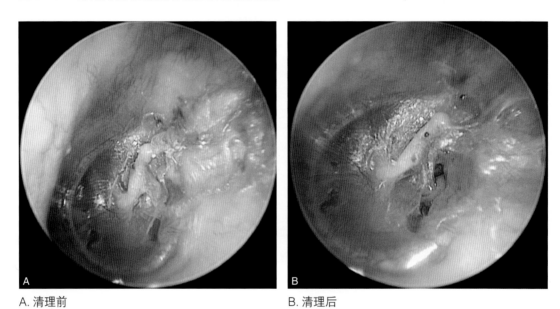

A. 清理前

B. 清理后

图 6-1-4 耳内镜下清理鼓膜表面痂皮后可见鼓膜后上象限边缘性穿孔

第二节 耳内镜手术的术野暴露

一、术中出血的预防

随着耳内镜技术的发展,耳内镜手术逐步得到耳外科医生的重视和积极开展,但由于耳内镜单手操作的特点,术中出血导致术野不清成为耳内镜手术进一步开展的一大阻碍。分离外耳道皮肤-鼓膜瓣及清理病变过程使用肾上腺素棉粒收缩血管、使用带负压吸引的耳内镜专用器械进行手术操作,可充分降低术中出血对术野暴露的影响。而通过采用术中控制性低血压、术中行外耳道局部浸润麻醉等方法,可充分减少耳内镜手术术中出血,具体如下。

1. 术中控制性低血压 术中控制性低血压于 1917 年由 Cushing 提出,1946 年 Gardener

应用至临床,1948 年 Griffiths 和 Gillies 在此基础上发展出椎管内低血压技术。控制性低血压指的是在全身麻醉术中期间,在保证无重要器官的缺血缺氧损害的前提下,联合应用降压药物与技术,人为将平均动脉压降低并控制在一定水平内,如收缩压降低至 80~90mmHg,或将平均动脉压降至 50~65mmHg。这可以使术野出血量随血压降低而相应减少,其目的在于改善术野条件,保证术野清晰,减少术中出血,缩短手术时间,提高手术精确性、安全性。

采用术中控制性低血压技术时必须实时监测动脉血压、心电图、脉搏、血氧饱和度、尿量、呼气末 CO_2 分压等数据,出血量多者,还应测定中心静脉压、血电解质、红细胞比容等。

2. 术中外耳道局部浸润麻醉 将 10mL 1.0% 利多卡因 +10~15 滴 1‰肾上腺素配比的注射液注射于外耳道后壁骨膜行局部浸润麻醉,在外耳道前、后上及后下壁注射麻醉药,浸润麻醉至外耳道皮肤因麻醉药的血管收缩作用而微微发白。中耳黏膜的麻醉可使用浸有麻醉药的棉片,在相应区域稍置片刻。

值得注意的是,局部浸润麻醉需在骨膜层进行,若仅麻醉至真皮组织,则难以起到收缩血管、减少出血的作用,并容易出现外耳道皮肤破损等手术并发症。

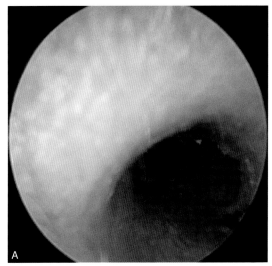

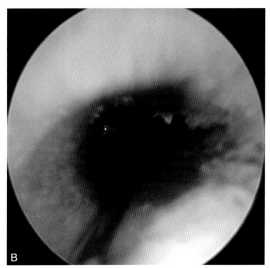

A. 局部浸润麻醉前　　　　　　　　　　　　　B. 局部浸润麻醉后

图 6-2-1　外耳道局部浸润麻醉的耳内镜下表现

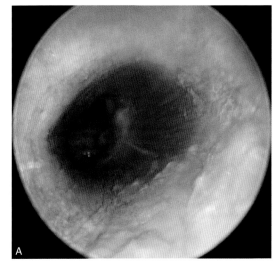

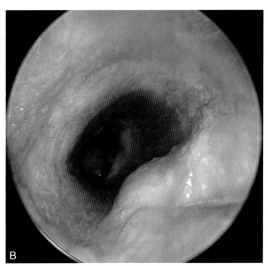

A. 收缩血管前　　　　　　　　　　　　　　　B. 收缩血管后

图 6-2-2　浸润麻醉至外耳道皮肤因肾上腺素的血管收缩作用而微微发白

二、外耳道皮肤 - 鼓膜瓣的制作

外耳道皮肤 - 鼓膜瓣的制作对耳内镜手术的术野暴露尤为重要,将外耳道后壁的皮瓣连同鼓膜向前方翻转,可以清晰保留外耳道后壁骨质、上鼓室外侧壁和锤骨、砧骨长脚等结构,并提供良好的手术操作空间。

外耳道皮肤 - 鼓膜瓣的制作可采用不同的工具做切口,如外耳道皮瓣刀、激光、钨针等。外耳道内切口的位置需要根据手术探查要求来进行选择。对于仅需探查中鼓室的患者,切口可选择在距纤维鼓环 1cm 处;对于需要开放上鼓室的患者,切口可选择在距纤维鼓环约 1.5cm 处;对于胆脂瘤患者术前评估需开放乳突腔者,切口需选择更靠外侧,可在距外耳道口约 0.5cm 处。

操作时可于外耳道后壁沿 6~12 点钟方向 180° 环形切开外耳道后壁皮肤及皮下组织,必要时可扩大切口至 1 点钟方向。如外耳道皮肤 - 鼓膜瓣过短,会影响上鼓室外侧壁骨质的去除和乳突腔的开放;如外耳道皮肤 - 鼓膜瓣过长,则容易遮挡视野。

环形切开后可将显微剥离子置于外耳道皮肤与骨质直径,从两侧向中间、自上而下分离外耳道皮肤 - 鼓膜瓣直至鼓环处,分离过程中可将 1‰肾上腺素溶液浸泡过的明胶海绵或棉球置于外耳道皮肤 - 鼓膜瓣和外耳道骨壁之间,一方面有助于减少出血,另一方面可减少皮瓣撕裂,保证皮瓣的完整性。

到达纤维鼓环后,用钩针或者镰状刀将鼓环挑起,可从鼓膜松弛部与紧张部交界处(即鼓环起始部)开始挑起鼓环内侧缘,将外耳道皮肤 - 鼓膜瓣从锤骨后襞逐渐分离出来,并向前方翻起,将鼓膜与锤骨柄剥离。剥离过程应当仔细并轻柔地将鼓膜从锤骨短突沿着锤骨柄向下分离,直至脐部,并贴附于脐部,必要时用显微剪从脐部离断鼓膜瓣,将整个鼓膜瓣移至下方,暴露中鼓室。

鼓索大多被骨性鼓环后上部分遮挡,或直接贴附于鼓环。钩针分离鼓索,向前将其推向后方锤骨柄处。

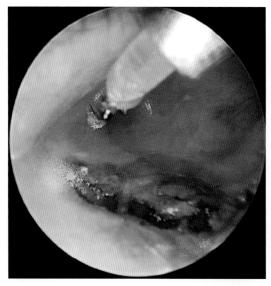 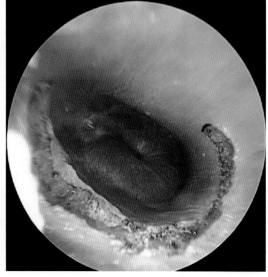

图 6-2-3　耳内镜下激光制作外耳道皮肤 - 鼓膜瓣切口　　图 6-2-4　耳内镜下钨针制作外耳道皮肤 - 鼓膜瓣切口

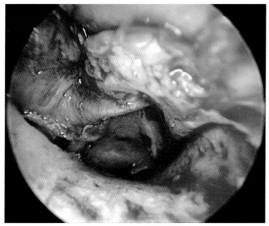
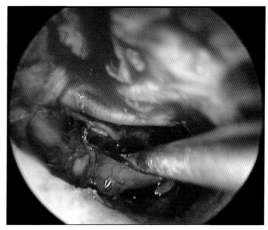

图 6-2-5 耳内镜下掀开外耳道皮肤 - 鼓膜瓣见上 鼓室、中鼓室内部分结构

图 6-2-6 耳内镜下见膜性结构

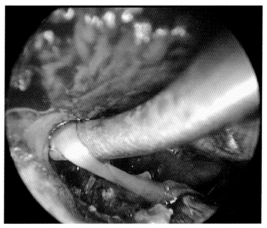

图 6-2-7 耳内镜下凿除上鼓室外侧壁部分骨质，暴 露上鼓室见砧骨长脚缺如

图 6-2-8 耳内镜下在骨性鼓环后壁下方小心分离 鼓索

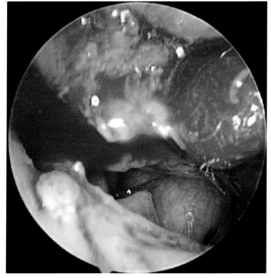
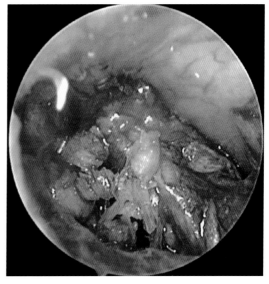

图 6-2-9 耳内镜下显露蜗窗龛、砧镫关节

图 6-2-10 耳内镜下凿除上鼓室外侧壁部分骨质

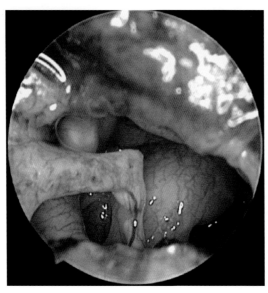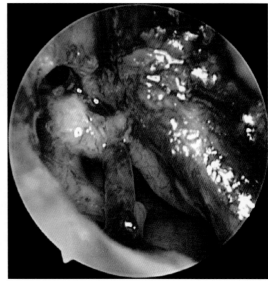

图 6-2-11　耳内镜下探查见面神经、砧骨、蜗窗龛、　图 6-2-12　耳内镜下显露鼓索
砧镫关节、镫骨

三、外耳道狭窄的应对

外耳道外起于耳甲腔的外耳门，内至鼓膜，形成一长 2.5~3.5cm 的盲管，是耳内镜手术的径路。其前 1/3 为软骨部，后 2/3 为骨部，略呈 S 形弯曲，共有两处狭窄：一为骨部与软骨部交界之处，二为骨部距鼓膜 0.5cm 处，亦称为外耳道峡。Wan-Hsuan Sun 等报道，成人外耳道口直径平均为 8.2mm，儿童为 5.9mm；成人外耳道峡部直径为 6.9mm，而儿童为 5.4mm。进行经外耳道径路的耳内镜手术，要求外耳道峡部直径比耳内镜的外径大 1mm 才能进行基本手术探查和操作：若使用直径 3mm 耳内镜，84% 儿童的外耳道满足手术操作要求（>4mm）；若使用 1.9mm 耳内镜，则 94% 儿童的外耳道满足手术操作要求（>2.9mm）。故对于外耳道狭窄患者，可选用小外径耳内镜进行手术，而对于峡部直径 <3mm 的患者，则需同期行外耳道重建，一方面可方便手术操作，另一方面也可改善由于外耳道狭窄导致的听力损失。

第三节　耳内镜手术的鼓室探查技巧

Daniele 等将鼓室分为 5 个解剖亚区：中鼓室（耳内镜或显微镜经外耳道可观察到的区域，及其上方的上鼓室、下方的下鼓室、前方的前鼓室、后方的后鼓室，各个亚区具有重要解剖结构（详见第四章"耳内镜下中耳解剖"），熟知各个解剖结构及其相对关系和走向是进行鼓室探查的基础。为了清晰暴露解剖结构及病灶，探查过程中往往需去除上鼓室外侧壁骨质、固定的听小骨及胆脂瘤上皮、肉芽组织等。骨质的去除可采用磨钻磨除或骨凿凿除骨质。使用磨钻时，可助手扶镜，术者持磨钻和吸引器进行操作，也可由助手持吸引器，术者持耳内镜和磨钻进行操作，需术者和助手配合有一定的默契。采用骨凿进行操作时，则由术者持骨凿和耳内镜进行操作，助手持锤协助。开始时骨凿与外耳道骨壁呈 30°~40° 角，随后逐渐减小骨凿与外耳道骨壁之间的角度，将骨质呈片状凿除。清除听小骨表面附着的病灶时动作应当轻柔,沿着听小骨表面进行剥离。对于听小骨表面的肉芽组织,若不影响听骨链活动及中耳腔通气,则不强求将肉芽组织完全清除,而听小骨表面附着的胆脂瘤上皮则要求完全清除。

一、探查并清除病变

我们发现,较之传统的显微镜,耳内镜具有角度多、术野广、内部结构显示清晰的优点。在暴露上鼓室、下鼓室、听骨链及面隐窝、鼓窦、咽鼓管鼓室口等部位时具有独到的优势,这使得耳内镜下中耳乳突病灶清除更彻底,提高了手术成功率。

1. **探查上鼓室**　不同角度的耳内镜探查上鼓室,可观察是否存在峡部堵塞和鼓膜张肌皱襞,观察上鼓室通气引流功能是否完整。耳内镜下全方位地探查鼓峡,其范围可从砧骨后韧带皱襞内侧后方到鼓膜张肌肌腱前方,向后显露砧骨后韧带皱襞内侧部分,向前显露鼓膜张肌之间大鼓峡的全貌。切开后鼓室,探查上鼓室后部、锥隆起、砧骨短突之间的间隙(Proctor 后鼓峡)。

耳内镜下广泛切开上鼓室前部,显露前上鼓室,更好地观察鼓膜张肌皱襞上缘。探查前鼓室、咽鼓管鼓室口、咽鼓管上隐窝,良好暴露鼓膜张肌皱襞下缘。

2. **探查听骨链**　探查听骨链并清除周围病变,不同病变有不同的处理方式,具体情况分述如下:

(1)听骨链周围可逆性病变,如肉芽组织、黏膜水肿、粘连,均影响到听骨链活动。这些肉芽组织、瘢痕组织、鼓膜及中耳内侧壁相连的粘连带,特别是遮挡前庭窗的瘢痕和肉芽组织均需在重建听骨链前清理干净。对听骨链活动无影响者可予以保留,防止过度振动听骨链造成术后感音神经性听力损失。

(2)听骨链周围不可逆性病变,如硬化灶。听骨链周围的硬化灶必须全部清除,特别是后鼓室、鼓窦这些难以探查的结构。锤砧关节、砧镫关节固定者,离断其关节后探查锤骨及镫骨足板活动度,必要时可离断锤骨,行人工听骨听力重建。

(3)听骨链周围侵袭性病变,如胆脂瘤组织。胆脂瘤组织在锤砧外侧,未侵及听骨链,听骨链完整、活动度良好,耳内镜下仅去除胆脂瘤组织,无需重建听骨链。胆脂瘤组织在听骨链内侧,伴或不伴听骨链骨质破坏,耳内镜下均去除砧骨,暴露、探查并清理上鼓室内侧胆脂瘤组织,去除被胆脂瘤组织侵袭的听小骨,植入人工听骨 PORP 或 TORP 重建听骨链。

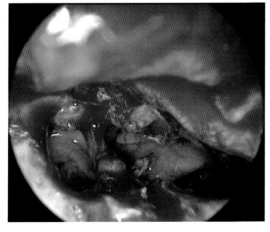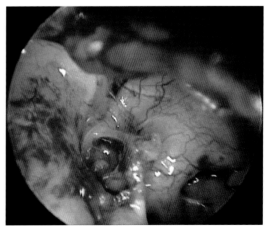

图 6-3-1　耳内镜下去除砧骨体,剪断锤骨头　　　图 6-3-2　耳内镜下彻底清除镫骨周边肉芽组织

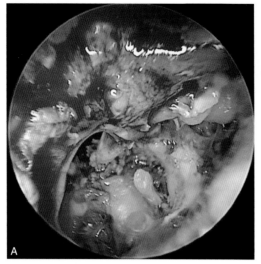

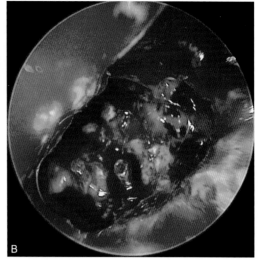

A. 去除硬化灶

B. 去除后

图 6-3-3　耳内镜下去除听骨链周围硬化灶

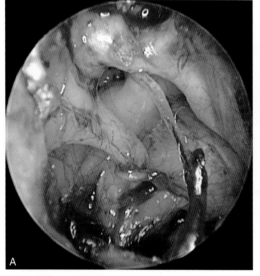

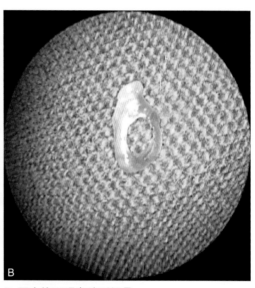

A. 耳内镜下去除畸形镫骨后

B. 耳内镜下观察畸形镫骨

图 6-3-4　离断砧镫关节,去除畸形的镫骨

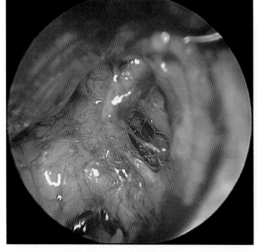

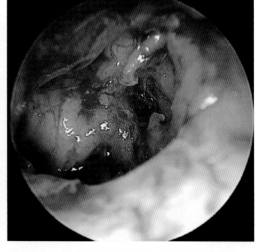

图 6-3-5　听骨链畸形合并耳硬化症的耳内镜下表现　　图 6-3-6　耳内镜下去除砧骨,行镫骨足板钻孔

二、功能评估

1. **听骨链活动** 鼓膜穿孔合并鼓室硬化常常并发于慢性化脓性中耳炎,鼓室硬化常常累及鼓膜、上鼓室、前庭窗和蜗窗、鼓膜张肌肌腱、鼓岬。有时鼓室硬化斑块可从中耳黏膜突出,看上去是鼓室腔内的白色块状物。钩针轻触锤骨柄和砧骨长脚、镫骨上结构或镫骨足板,探查其活动度是否良好,两窗功能是否完整。分述听小骨的不同固定情况、周围病变情况。

(1)砧骨固定:处理砧骨前,先探查鼓室腔内侧的面神经情况。胆脂瘤组织侵犯在听骨链内侧一般要去除砧骨,以便暴露鼓室内侧病变。

(2)锤骨固定:影响鼓室成形术术后听力改善效果的关键因素在于锤骨柄、鼓膜张肌肌腱、镫骨上结构是否存在。锤骨柄能稳定PORP,鼓膜张肌肌腱稳定锤骨柄,故保留这些结构至关重要。听骨链固定在上鼓室,移除砧骨后,探查锤骨活动情况,锤骨固定,做小范围的上鼓室开放,暴露锤骨颈,用锤骨剪切断颈部,去除锤骨头。然后再探查锤骨柄活动,探查锤

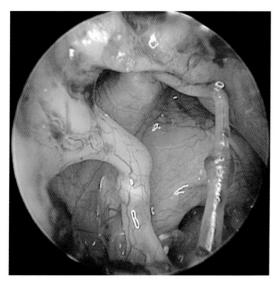

图 6-3-7 听骨链畸形的耳内镜下表现

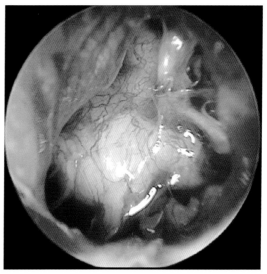

图 6-3-8 听骨链畸形合并耳硬化症的耳内镜下表现

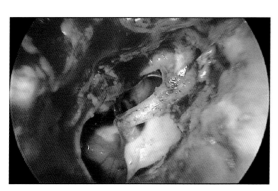

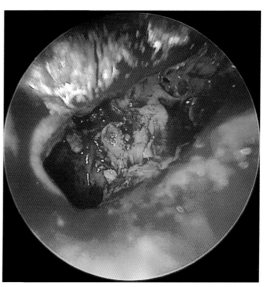

图 6-3-9 耳内镜下探查见听骨链周围有硬化灶

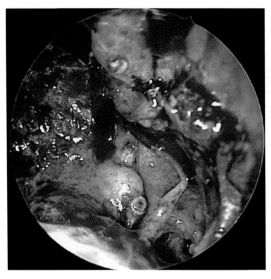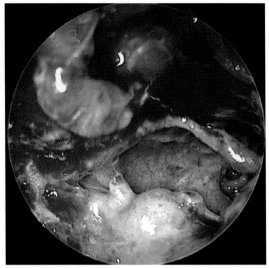

图 6-3-10　耳内镜下见面神经低垂遮盖至前庭窗

骨肌腱,如肌腱钙化可能会限制锤骨柄运动,这时候需切断锤骨肌腱。锤骨向内移位,使鼓室腔狭窄,剪断锤骨肌腱后再行听骨链重建。

（3）镫骨固定:镫骨固定可以发生在镫骨肌腱、镫骨上结构、镫骨足板。剪断镫骨肌腱或可重获镫骨足板活动。镫骨足板活动良好,即可 PORP 或 TORP 重建听骨链。

2. **两窗功能**　借助耳内镜能够深入鼓室内,观察蜗窗、前庭窗。

3. **咽鼓管功能**　耳内镜下能够清晰显露咽鼓管鼓室口及周围结构,有利于彻底清理咽鼓管鼓室口肉芽和胆脂瘤等病变。

三、注意事项

该操作中应注意面神经的保护。借助耳内镜,能够清晰暴露面神经鼓室段及周围结构,可以看到面神经垂直段位于骨迷路中轴线位置,面神经鼓室段介于外半规管和镫骨头之间。手术中,经常需要在面神经鼓室段表面进行病变清理,这时需要小心进行,尽量避免损伤,尤其是要注意面神经骨管破坏、面神经裸露的情况。

第四节　耳内镜手术的重建技巧

一、鼓膜移植床制作

根据鼓膜移植物位置不同,鼓膜修补方法可分为外植法、夹层法和内植法,不同手术方法中,鼓膜移植床的制作稍有不同,但都是以形成具有血供的新鲜移植床,促进鼓膜移植物成活,提高愈合率为目的。

1. **外植法**　在切除穿孔内缘上皮环后,去除残余鼓膜外侧的上皮层,将移植物置于鼓膜纤维层的外侧面及相邻的外耳道骨壁上,以修复穿孔。

优点:移植物周围依托鼓环的支撑,避免了术后移植物内移或凹陷。

缺点：可能残留鼓膜上皮组织，术后发生胆脂瘤；术后鼓膜外移化。

2. **夹层法**　在纤维层表面分离残余鼓膜的上皮层，将移植组织置于两层之间，适用于中等大小的鼓膜穿孔。

优点：既有外植法的充分移植床和良好血供，也使移植物能够固定良好，外移及内陷的危险性减小。

缺点：仅适用于鼓环完整的情况，对于修补鼓膜松弛部穿孔的难度较大。

3. **内植法**　为目前应用最为广泛的方法。将移植物置于鼓膜内侧面黏膜层的移植床上作为支架，修复穿孔的方法。适用于中小穿孔，或次全穿孔，在伴有乳突气房切除术的鼓室成形术中，也常采用内植法进行鼓膜的修补。术者左手持耳内镜，用小镰刀或细钩针环形去除穿孔边缘上皮组织1mm，搔刮鼓膜内侧黏膜及包绕裸露锤骨柄的上皮组织，在鼓膜穿

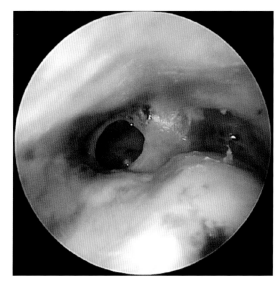

图 6-4-1　耳内镜下见鼓膜前下象限中央型穿孔，大小约 4mm×3mm，残余鼓膜增厚

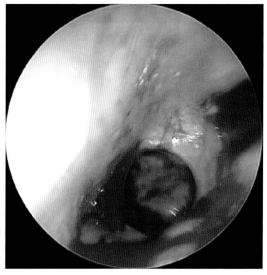

图 6-4-2　耳内镜下环形去除穿孔边缘上皮组织 1mm，搔刮鼓膜内侧黏膜的上皮组织

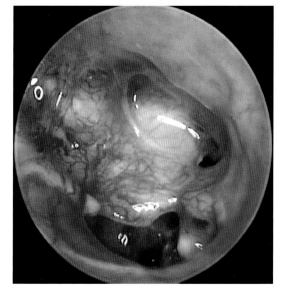

图 6-4-3　术后再次穿孔的耳内镜下表现。鼓膜前下象限中等大小穿孔，后下象限小穿孔

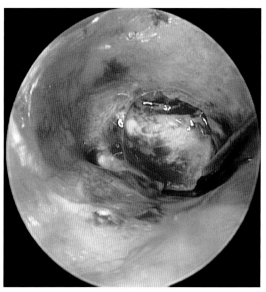

图 6-4-4　耳内镜下去除初次手术的鼓膜移植物

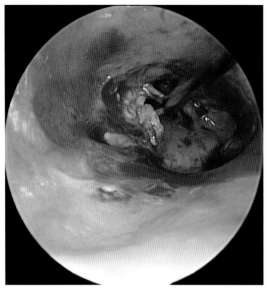

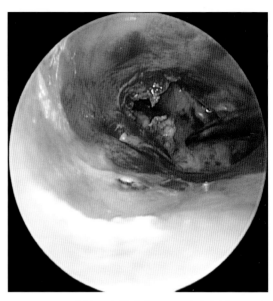

图 6-4-5　耳内镜下去除锤骨柄及残余鼓膜的胆脂　　图 6-4-6　耳内镜下在鼓膜内侧面形成新鲜的移植床
　　　　　瘤上皮组织

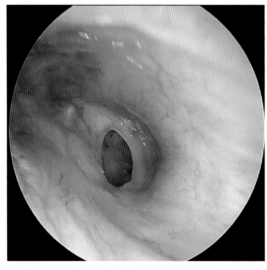

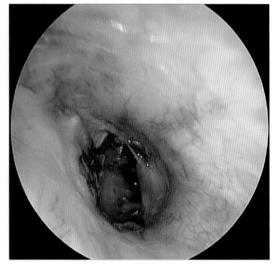

图 6-4-7　耳内镜下鼓膜紧张部中央型大穿孔,残余　　图 6-4-8　耳内镜下去除残余鼓膜表面致密钙化斑,
　　　　　鼓膜钙化斑形成　　　　　　　　　　　　　　　　　搔刮鼓膜内侧黏膜的上皮组织

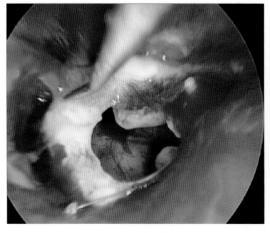

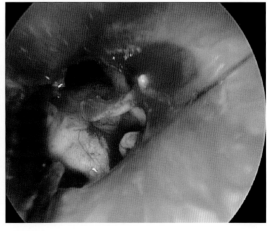

图 6-4-9　耳内镜下去除残余鼓膜钙化灶　　　　　　图 6-4-10　耳内镜下显露锤骨柄

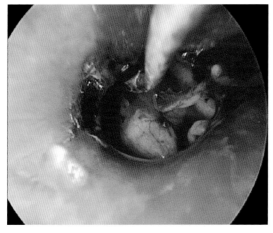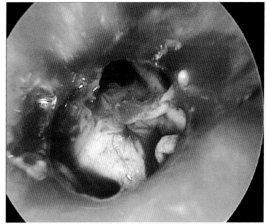

图 6-4-11　耳内镜下搔刮鼓膜内侧面黏膜

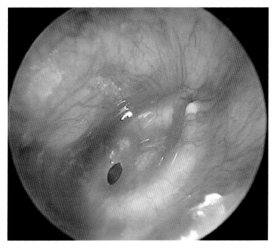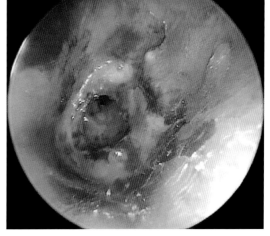

图 6-4-12　耳内镜下见鼓膜前下象限小穿孔，残余　　图 6-4-13　耳内镜下环形搔刮穿孔边缘 1mm，残余
　　　　　　鼓膜钙化斑形成　　　　　　　　　　　　　　　　　　鼓膜钙化斑不影响上皮化予以保留

孔边缘及鼓膜内侧面形成新鲜的鼓膜移植床，新鲜血供的移植床边缘创面存在少许渗血。鼓膜次全穿孔可将前方鼓环或皮肤分离形成 2mm 以上的移植床。

　　制作移植床的过程中，注意去除鼓膜穿孔缘的外翻黏膜、鼓膜表面致密钙化斑、无上皮层的肉芽性鼓膜，有助于更好地上皮化，促进鼓膜移植物成活，提高愈合率。搔刮时避免损伤中耳内壁黏膜，同时要全部清除移行上皮防止术后医源性胆脂瘤形成。

二、鼓膜移植材料制备

　　鼓膜移植材料可分为自体材料和异体材料，自体材料包括耳屏软骨、耳屏软骨膜、耳屏软骨 - 软骨膜、脂肪和颞肌筋膜，异体材料包括脱细胞真皮。

　　1. 自体材料　自体组织作为修补材料尤其是中胚层组织的优点：代谢率低、抗感染力强、成活率高，符合生理要求，促进鼓膜生长，鼓膜愈合率高，无过敏或排异现象，并且组织具有足够的强度和韧性。但也有一定的缺点：需再做切口，取材有限尤其是二次同部位的手术等。

　　自体组织取材要注意：①取材区要止血彻底，避免术后继发出血或局部血肿形成；②头皮瘢痕，切口处局部不长毛发，术中头皮毛囊勿损伤；③取材区感染，如取耳屏软骨后并发铜绿假单胞菌性软骨膜炎，注意无菌操作和合理应用抗生素，术前耳分泌物需做细菌培养和药物敏感检测;④取材区外形改变,如取耳屏软骨后有耳屏缩小变形,耳郭外观改变,耳屏软骨应保留 0.4cm 以上;⑤瘢痕体质,瘢痕形成。

(1)耳屏软骨膜:耳屏软骨膜与正常鼓膜结构相似,成活率高,功能恢复好;且耳屏切口损伤小,取材方便,愈合后不影响外观,易被患者接受。但其取材大小受限,不适用于较大穿孔,以鼓膜中小穿孔、残缘者为宜,术中应至少保证耳屏软骨膜与残余鼓膜重叠 2mm,以便建立良好的血供,促进上皮再生,防止移植物皱缩而遗留缝隙。

耳屏软骨膜制备:一般在同侧耳屏切取。局麻下,切口选取在耳屏的游离边缘最方便,但考虑遗留的手术瘢痕有一定的外观影响,对外观有要求者,可改在耳屏的耳甲腔相对一侧,距游离缘约 1mm 处做切口,即可术后自然遮盖手术瘢痕。将耳屏软骨膜从耳屏软骨上分离后切下即可。耳屏软骨膜取下后处理同颞肌筋膜,75% 乙醇溶液固定风干。

(2)耳屏软骨 - 软骨膜:耳屏软骨 - 软骨膜与单纯的耳屏软骨膜、颞肌筋膜一样具有取材方便的优势,但不同的是它含纤维组织较少,却富含弹性蛋白,硬度更好,便于放置,而且术后不易发生变形、萎缩,有利减少术后鼓膜塌陷及再穿孔的发生,是合并咽鼓管功能不良、粘连性中耳炎或鼓膜完全性大穿孔等疑难病例的最佳选择,手术成功率可达 92.4%。

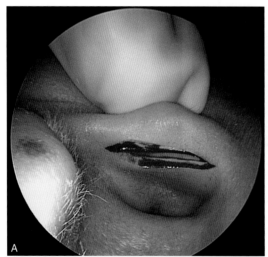

A. 在距耳屏的游离边缘 1mm 处做切口

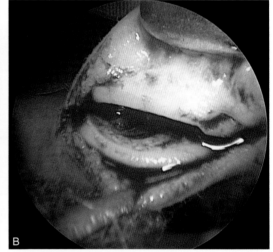

B. 钝性分离耳屏软骨膜

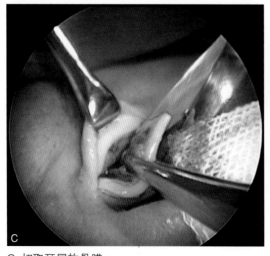

C. 切取耳屏软骨膜

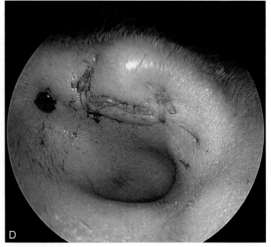

D. 切口缝合完毕

图 6-4-14　耳内镜下耳屏软骨膜的制取

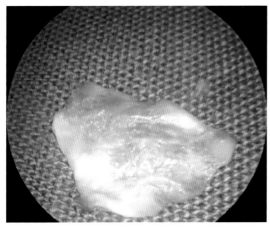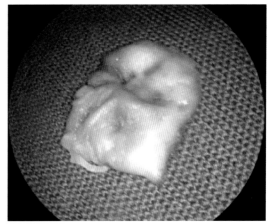

图 6-4-15　耳屏软骨膜制作的耳内镜下表现

制作时,在同侧耳屏距离耳屏游离缘 1~2mm 做弧度切口,切口可连同软骨一同切开,在软骨另一侧(耳屏软骨前面一侧)分离耳屏软骨膜,保留耳屏软骨后面的耳屏软骨膜,制作单面带软骨膜的耳屏软骨 - 软骨膜。分离皮肤及皮下组织,缝合皮肤,注意此时勿让软骨暴露,以免引起炎症。

依据鼓膜穿孔大小,耳屏软骨光面处去除边缘部分软骨,保留中央处软骨,必要时稍削薄软骨,或制作成栅栏状软骨,制备成耳屏软骨 - 软骨膜后 75% 酒精固定风干。

目前临床推荐的有薄层软骨 - 软骨膜、栅栏状软骨两种技术形式,可根据术式、穿孔大小、手术难度以及术者习惯选择不同的技术。

1)薄层软骨 - 软骨膜技术:薄层软骨 - 软骨膜不仅具有软骨的硬度及物理稳定性,可以起到良好的支撑作用,增加移植物的术后稳定性,避免胆脂瘤的形成;同时保留的耳屏软骨膜与外耳道及残余鼓膜接触,可以加速血管形成,促进鼓膜愈合。厚的耳屏软骨对低频声音信号的传导性低,而 0.5mm 厚的耳屏软骨既具有较好的物理稳定性,又能减少声能在传导过程中的损失。但是薄层软骨的制作将增加手术的技术难度。

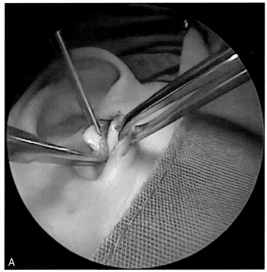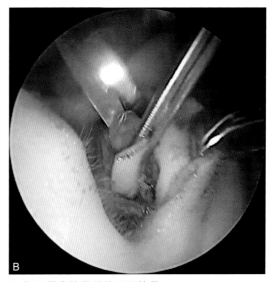

A. 做耳屏切开,游离耳屏软骨　　　　　　　　B. 切取带有软骨膜的耳屏软骨

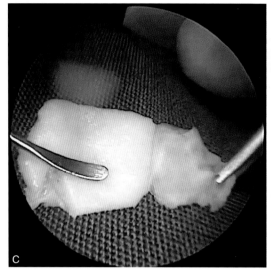

C. 耳屏软骨膜从耳屏软骨上分离

图 6-4-16　耳屏软骨 - 软骨膜制作

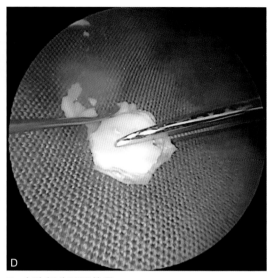

D. 去除部分耳屏软骨

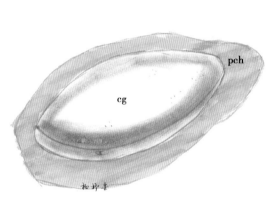

图 6-4-17　依据鼓膜穿孔大小制备耳屏软骨 - 软骨膜的示意图
cg. 耳屏软骨 - 软骨膜移植物
pch. 软骨膜层

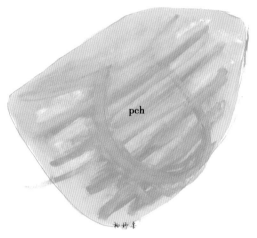

图 6-4-18　塑形耳屏软骨 - 软骨膜的示意图
pch. 软骨膜层

2）栅栏状软骨技术：最早由 Heermann 于 1962 年提出，在欧洲广范应用，特别是德国。它既可以达到与颞肌筋膜相似的声音传导功能，同时避免了制作薄层软骨 - 软骨膜带来的技术困难，适用于反复发作的鼓膜穿孔及疑难病例。

此处以 V 形薄层软骨 - 软骨膜制备为例：制备软骨 - 软骨膜步骤同上，取出的软骨 - 软骨膜根据穿孔的大小修整，去除周边少许耳屏软骨组织形成约 2mm 耳屏软骨膜缘，在上部去除 V 形切迹耳屏软骨组织。亦可削除约 2/3 厚度软骨组织，形成带薄层

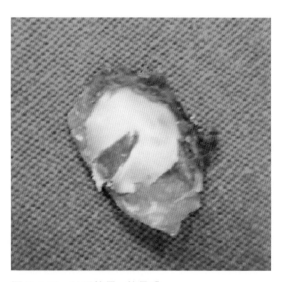

图 6-4-19　V 形软骨 - 软骨膜

软骨 - 软骨膜移植物,平铺备用。

（3）脂肪组织:1962 年 Ringerberg 首次提出脂肪组织也是一种安全有效的鼓膜修补材料。脂肪组织不仅可为穿孔的鼓膜提供生长支架,而且可分泌血管生成及生长因子促进鼓膜新生血管的形成及组织的修复,适用于鼓膜小穿孔的修补,愈合率可达 76%~100%。但不适用于穿孔直径 >5mm 或穿孔面积 >50% 的患者,原因可能是修补大穿孔时使用的脂肪块体积相对较大,新生血管生长路径及时间延长,使移植的脂肪团块难以成活,甚至出现液化坏死。

常选用取耳垂背面、脐旁、大腿内侧处的脂肪组织,这几处的脂肪组织包括致密的结缔连接组织,且脂肪细胞细小,优于腹部等部位,更有利于移植后移行上皮的生长。于耳垂背面 / 脐旁 / 大腿内侧做小切口,取 2~3 倍于穿孔大小的脂肪组织进行修剪。

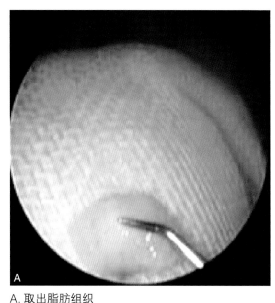 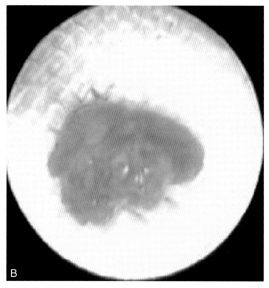

A. 取出脂肪组织　　　　　　　　　　　　　　B. 制备脂肪组织

图 6-4-20　脂肪组织制备的耳内镜下表现

（4）颞肌筋膜:颞肌筋膜于 1958 年由 Hagerman 首次引入鼓膜修补手术中,之后一直是临床上鼓膜移植术中最常见的选择。颞肌筋膜在单纯鼓膜修补术中的成活率可达到 80%~90%,但是在一些特殊病例中则可能下降到 56%~74%,如大穿孔、完全穿孔及前缘穿孔等修复术后可能会发生萎缩或移位,导致遗留穿孔或向中耳腔塌陷影响咽鼓管功能或形成胆脂瘤使手术失败。颞肌筋膜作为鼓膜修补材料也有其优势,首先其取材部位靠近手术切口,厚度接近正常鼓膜,来源丰富;其次它与正常鼓膜一样来源于中胚层,且基础代谢率低,成活率高。但是它取材需术前备皮,影响美观也是其缺点之一。

制作时,在耳郭上方发际约一横指处做一长约 1.5~2.0cm 的横切口,分离皮下组织,暴露色白坚韧的颞肌筋膜,切取直径为 1.5~2cm 的圆形颞肌筋膜,压薄,依据鼓膜穿孔大小进行适当塑形,75% 乙醇溶液固定风干后备用。

2. 同种异体材料　不需另行切口,无附加损伤。与自体材料的种类相同,要求供者没有各种传染病,既往报道的有异体角膜、人羊膜、硬脑膜、鼓膜、心包膜等。相对于自体材料,上述同种异体材料目前在临床使用数量较少,用的相对较多的是脱细胞真皮基质黏膜组织补片。

脱细胞真皮基质黏膜组织补片经过严格有效的脱细胞处理,去除了诱发宿主排斥的细胞成分,使其具有良好的生物和结构相容性,同时保留了原生胶原蛋白、弹性蛋白矩阵和基底膜复合物,具有网状胶原蛋白支架特有的三维空间结构,为宿主细胞生长和快速血管化提供了良好的支架,具有调节、引导细胞长入,促进血管化和上皮形成的功能。并且脱细胞真皮在人体内完全降解的时限为 6 个月左右,其生物降解速率与鼓膜的修复速率较契合,避免了移植物在鼓膜愈合期提前降解或者在中耳腔长期残留等情况。

Farahani 等于 2015 年用包皮制备的脱细胞真皮修复豚鼠完全鼓膜穿孔和部分鼓膜穿孔,愈合率分别为 83.3% 和 94.4%,从临床角度验证了上述动物实验结果。Fayed 等和 Fishman 等用脱细胞真皮修复鼓膜愈合率分别为 87.5% 和 84%。我国李特等报道耳内镜下脱细胞真皮修补鼓膜愈合率为 92.98%,邹嘉平和杨超报道鼓膜愈合率为 93%。

使用时,将脱细胞真皮先放入无菌生理盐水浸泡 1 分钟以上,反复 3 次挤压排出气泡,将其水化至半透明、柔软、无气泡状态。将充分水化后的脱细胞真皮用纱布吸水至半干,依据穿孔大小修剪后备用。

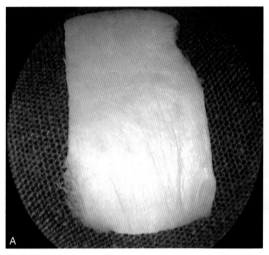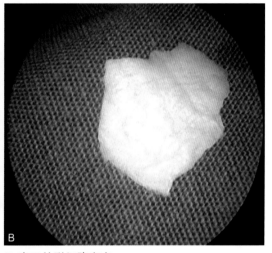

A. 充分水化的脱细胞真皮　　　　　　　　　B. 半干的脱细胞真皮

图 6-4-21　脱细胞真皮外观

3. 异体材料　常用的材料有消毒棉片、鸡蛋内膜等,但随着新型材料的出现和手术技术的进步,目前仅用于鼓膜穿孔贴补术。鼓膜穿孔贴补术是将材料贴附于鼓膜表面,为上皮细胞生长和连接提供桥梁支架,加速穿孔的愈合速度,提高穿孔愈合率。早期应用于外伤型鼓膜穿孔,可立即封闭穿孔恢复或提高听力及减轻耳鸣症状,减少中耳感染机会。

鼓膜修补材料有颞肌筋膜、耳屏软骨膜、耳屏软骨-软骨膜、脂肪组织、脱细胞真皮基质黏膜组织补片等,具体优缺点如下表所示。

表 6-4-1　常用的鼓膜修补材料优、缺点比较

鼓膜修补材料	优点	缺点
颞肌筋膜	传统鼓膜修补材料 取材容易 易于生长 损伤小	易感染 易再次穿孔 不能抵抗负压 咽鼓管功能不良容易致其内陷或粘连

续表

鼓膜修补材料	优点	缺点
耳屏软骨膜	特别适用于修补 > 鼓膜 1/2 面积的大穿孔 质地较坚韧 抗感染 / 抗负压 / 防止粘连	类似颞肌筋膜
脂肪组织	直径 <3mm 的鼓膜小穿孔 + 中鼓室干燥患者术后愈合率高 取材容易,一般选取耳垂 / 腿部 / 腹部脂肪 与鼓膜一样来自中胚层,组织相容性好 鼓膜活动度好,有利于听力提高	有报告指出愈合率低于颞肌筋膜植入 不适用于大穿孔及听骨链重建
耳屏软骨 - 软骨膜	国内区永康等报道手术成功率均达 90% 以上 与鼓膜一样来自中胚层,组织相容性好 新鼓膜与正常鼓膜一样,具有 3 层结构 提高鼓膜机械稳定性 / 抗感染力 / 抗鼓室负压强度能力	取材不当影响耳屏外观 部分影响鼓膜运动,从而继发分泌性中耳炎难处理
脱细胞真皮基质黏膜组织补片	新型材料,无需额外切口 国内研究 30 例鼓膜愈合率 93.3%	异体材料、普及度低,较昂贵

三、听骨链重建

重建听骨链的材料需要考虑其稳定性、生物兼容性、经济成本效益等因素,一般选用人工听骨 PORP 或 TORP。

多次冲洗术腔,检查术腔无病变残留后,0.9%NaCl 溶液浸润的小块吸收性明胶海绵填塞鼓室,鼓膜移植物放置于残余鼓膜和锤骨柄内侧。依据听骨链病变及清除病变后听骨链状态,选择合适的假体植入。

如镫骨上结构存在,镫骨足板活动度良好,两窗功能正常,PORP 连接鼓膜移植物和镫骨颈或镫骨足板。如镫骨上结构缺失,TORP 连接锤骨和镫骨足板。如镫骨足板固定,行二期耳内镜下镫骨足板钻孔或切除 + 人工镫骨活塞植入术。

PORP 不能与鼓膜直接接触,在 PORP 外侧盘面与鼓膜移植物之间嵌入一软骨片,防止术后听小骨脱出,以及避免其活动受限和 / 或影响声音到耳蜗的传递。

TORP 与鼓膜直接接触,0.9%NaCl 溶液浸润的小块吸收性明胶海绵填塞在整个 TORP 周围,直到鼓膜水平。

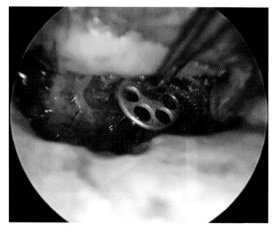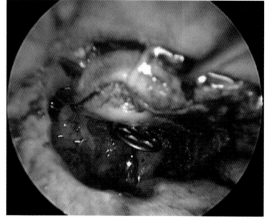

图 6-4-22　耳内镜下右鼓室探查术 + 鼓室成形 Ⅱ 型 + 人工听骨听力重建 + 耳屏软骨 - 软骨膜鼓膜修补

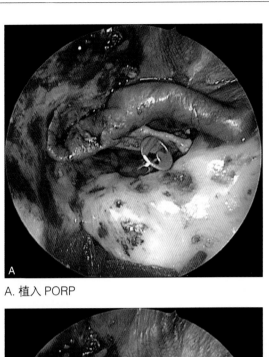

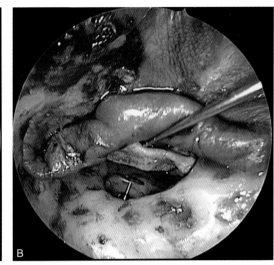

A. 植入 PORP

B. 植入后探查见听骨链活动度可

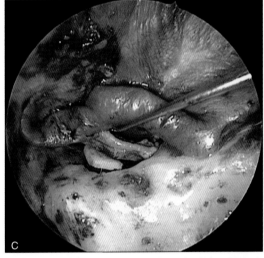

C. 在 PORP 外侧盘面与鼓膜移植物之间嵌入一软骨片

D. 行耳屏软骨 - 软骨膜鼓膜修补

图 6-4-23　耳内镜下右改良乳突根治术 + 鼓室成形Ⅱ型 + 人工听骨听力重建 + 耳屏软骨 - 软骨膜鼓膜修补

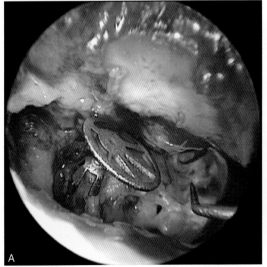

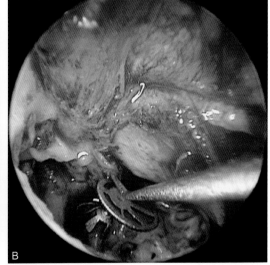

A. 植入 PORP

B. 植入 PORP 后轻触 PORP, 保证术后听骨链活动正常

图 6-4-24　耳内镜下右人工听骨听力重建

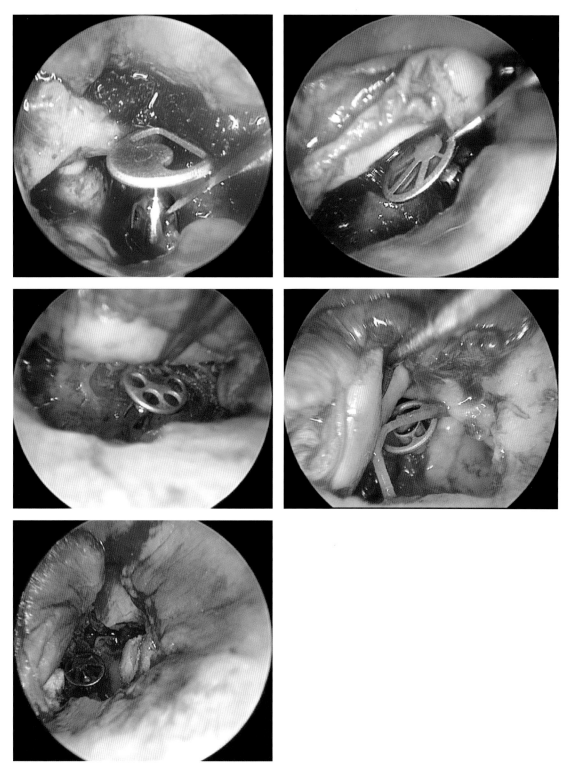

图 6-4-25 耳内镜下植入不同类型的 PORP

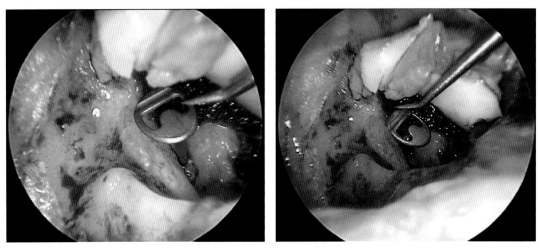

图 6-4-26　耳内镜下右改良乳突根治术 + 右鼓室成形Ⅲ型 + 人工听骨听力重建 + 耳屏软骨 - 软骨膜鼓膜
　　　　　修补

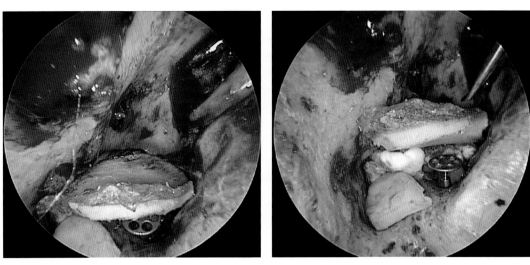

图 6-4-27　耳内镜下植入 TORP

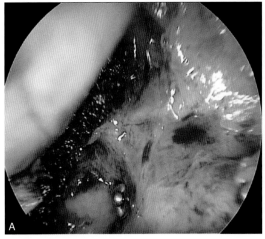

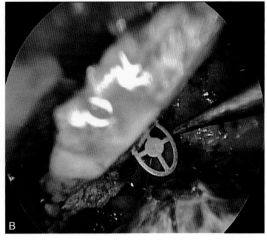

A. 植入 TORP 底座　　　　　　　　　　　　　　B. 植入 TORP,使其与底座固定

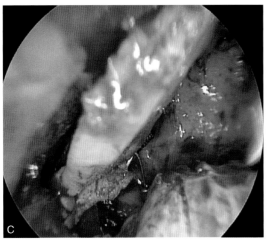
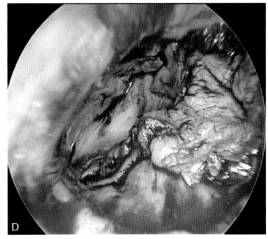

C. 探查发现听骨链活动良好　　　　　　　D. 复位外耳道皮肤 - 鼓膜瓣

图 6-4-28　耳内镜下右人工听骨听力重建

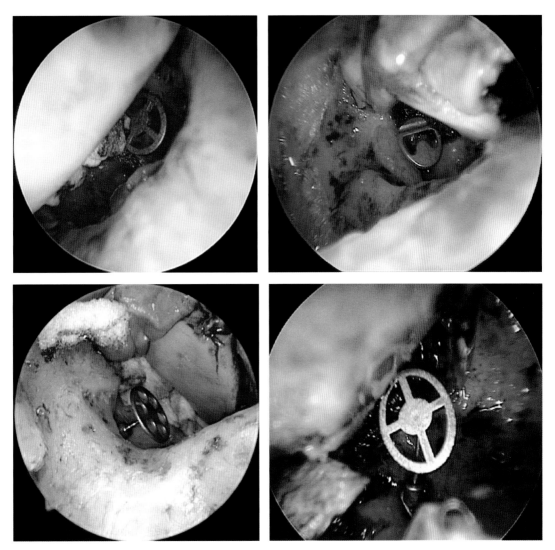

图 6-4-29　耳内镜下植入不同类型的 TORP

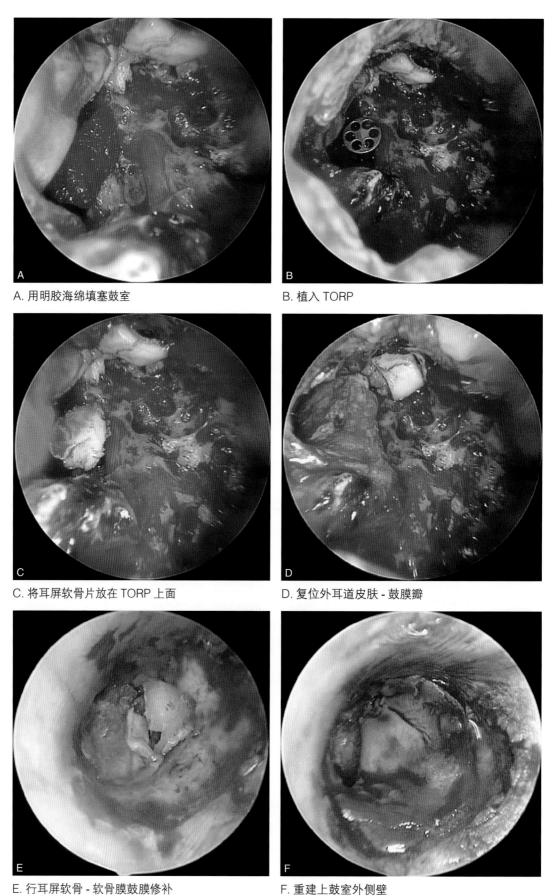

A. 用明胶海绵填塞鼓室

B. 植入 TORP

C. 将耳屏软骨片放在 TORP 上面

D. 复位外耳道皮肤 - 鼓膜瓣

E. 行耳屏软骨 - 软骨膜鼓膜修补

F. 重建上鼓室外侧壁

图 6-4-30　耳内镜下左人工听骨听力重建 + 耳屏软骨 - 软骨膜鼓膜修补 + 上鼓室外侧壁重建

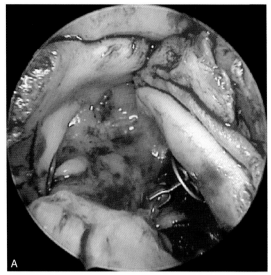

A. 植入 PORP

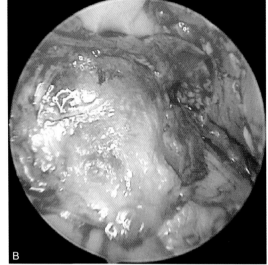

B. 复位外耳道皮肤 - 鼓膜瓣，重建上鼓室外侧壁

图 6-4-31　耳内镜下右人工听骨听力重建 + 耳屏软骨 - 软骨膜鼓膜修补 + 上鼓室外侧壁重建

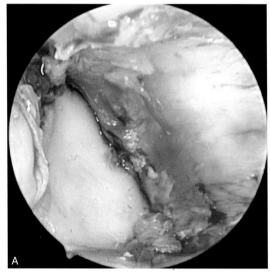

A. 清除上鼓室胆脂瘤，耳屏软骨 - 软骨膜鼓膜修补

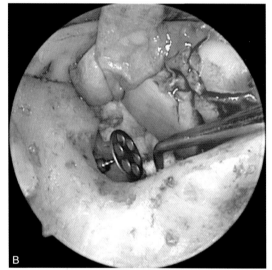

B. 植入 TORP

图 6-4-32　耳内镜下右鼓室探查术 + 鼓室成形Ⅲ型 + 人工听骨听力重建 + 耳屏软骨 - 软骨膜鼓膜修补

四、上鼓室外侧壁重建

重建上鼓室外侧壁目的，主要为保留中耳正常含气腔及通气功能，防止人工听骨脱出，预防外耳道皮肤 - 鼓膜瓣、鼓膜移植物内陷形成胆脂瘤回缩袋，造成术后医源性胆脂瘤。上鼓室骨壁重建的材料较多，包括自体材料、同种异体材料、人工材料，可根据具体情况选用。

自体材料包括耳甲腔软骨、耳屏软骨、耳屏软骨 - 软骨膜、乳突皮质骨、骨片等；同种异体材料如鼻中隔软骨；人工材料如骨水泥等。目前常用的是耳屏软骨、耳屏软骨 - 软骨膜或颞肌筋膜，在进行上鼓室外侧壁重建的同时可以进行鼓膜修补。

五、外耳道重建 / 乳突腔填塞

中耳胆脂瘤病变清除根据病变特点将其手术方式分为完壁式和开放式两种。对于乳突气化很好、范围较大的胆脂瘤以及儿童患者，通常采取完壁式手术，乳突腔无需特殊处理。

如果胆脂瘤局限、乳突硬化，则手术不需要将乳突轮廓化，可选择自体骨、软骨或生物材料等修复外耳道缺损。对于病变较大、乳突腔中等气化的胆脂瘤，手术除切除病变组织，还需要开放乳突气房、鼓窦、上鼓室等结构，使乳突轮廓化，遗留大乳突术腔。这类手术不建议单纯在耳内镜下进行乳突轮廓化，而应选用显微或耳内镜辅助显微镜进行手术，术后按照显微镜下手术步骤进行乳突腔填塞，常选用的材料有带蒂肌瓣、带蒂肌骨膜瓣、带蒂筋膜 - 骨膜瓣、软骨、骨粉以及骨水泥等。

第五节 耳内镜手术的鼓室及外耳道填塞技巧

鼓室成形术后需要进行外耳道填塞，主要是为了固定修补的鼓膜、压迫止血，并使外耳道皮肤 - 鼓膜瓣原位愈合。

理想的外耳道填塞材料应具备以下特点：①能对外耳道起支撑作用，促进外耳道皮肤 - 鼓膜瓣对位愈合；②具有抗菌作用，不易引起感染；③不易导致过敏；④无论是填塞外耳道的过程还是取出时都应尽量避免引起患者的不适；⑤填塞材料容易获得而且填塞方法操作简便。

1. 碘仿纱条是最常用的传统外耳道填塞物之一，填塞支撑作用理想，具有抗菌作用，且价格低廉易获得，但不可降解，容易刺激皮肤引起过敏或不适反应。

2. 膨胀海绵填塞和取出过程患者无明显不适，但是要保持膨胀海绵浸湿，如果患者配合度低而导致膨胀海绵干燥和移位，取出时也会导致不适。

3. 可降解耳鼻止血棉作为可降解吸收的新型材料，不易黏附切口、组织相容性高，取出时疼痛和出血程度均较轻，但价格较前两种昂贵。

具体选用哪一种填塞材料可根据手术和患者情况由术者决定。但无论选用哪一种填塞材料，在放置时均要注意轻柔、缓慢，勿移动已经复位的外耳道皮肤 - 鼓膜瓣。

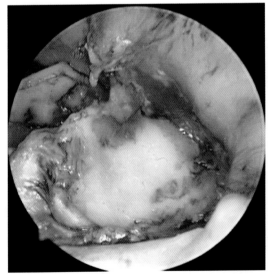

图 6-5-1 耳内镜下外耳道皮肤 - 鼓膜瓣复位

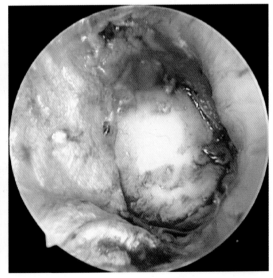

图 6-5-2 耳内镜下上鼓室外侧壁重建

（郑亿庆 张雪媛 陈越勃）

扫一扫观看
精选手术视频

第七章
耳内镜下中耳胆脂瘤病变清除技巧

　　耳内镜下中耳胆脂瘤切除术的原则为:在彻底清除胆脂瘤病灶的同时,尽可能地保留或重建原有正常解剖及其生理状态,通畅引流,以便更好地保持中耳内环境稳定,进一步改善听力,最后达到提高生活质量的目的。

　　耳内镜下中耳胆脂瘤切除手术的适应证为:①胆脂瘤病变局限于鼓室或鼓窦,乳突气化不良;②乳突气化良好,但胆脂瘤病变未超出乳突后缘。若胆脂瘤病变累及范围超出鼓窦,而侵及气化良好的乳突气房,甚至到达乳突尖区,则此时不能仅采用全耳内镜下手术,而应借助显微镜下乳突径路,联合耳内镜下经外耳道径路彻底清除病变,行改良乳突根治术 + 鼓室成形术。

　　本章将依次介绍耳内镜下对上鼓室内陷袋和中耳胆脂瘤的局部处理,耳内镜下对听骨链周围、咽鼓管鼓室口、面神经隐窝、上鼓室前隐窝、蜗窗龛 / 蜗窗膜、鼓岬、窦脑膜角、后鼓室、鼓室窦、鼓窦、乳突等部位胆脂瘤的清除技巧。

第一节　耳内镜下上鼓室内陷袋和中耳胆脂瘤的局部处理

　　依据上鼓室内陷袋类型,选择不同术式:①上鼓室内陷袋伴鼓室积液、鼓膜完整、乳突气化良好者,行耳内镜下上鼓室切开术 + 鼓膜置管术;②上鼓室内陷袋,鼓膜完整或穿孔,伴或不伴肉芽组织、胆脂瘤组织形成,行耳内镜下鼓室探查术 + 鼓室成形术,内陷袋破坏听小骨同期行耳内镜下人工听骨听力重建。上鼓室内陷袋伴鼓室积液可参考第十章"耳内镜下鼓膜置管术及激光鼓膜切开术"。

　　耳内镜下治疗局限性上鼓室内陷袋胆脂瘤的原则是,清除上鼓室的病变,建立上鼓室通气途径。耳内镜观察鼓膜内陷情况,评估内陷袋深度及大小。大多数的上鼓室内陷袋有完整的囊袋,易于清除,轻柔剥离内陷袋,切勿损伤任何一块听小骨。有三种途径恢复上鼓室通气道路:①去除鼓膜张肌皱襞,咽鼓管上隐窝相通于上鼓室,中耳分泌物直接从咽鼓管排出;②去除锤砧外侧皱襞,在砧骨短突和上鼓室外侧壁之间建立中鼓室和上鼓室之间的通道;③去除锤骨头,用刮匙去除骨隔开放上鼓室前隐窝,建立上鼓室前隐窝通气引流道路。

　　掀开外耳道皮肤 - 鼓膜瓣,凿除上鼓室外侧壁骨质,探查并清理 Prussak 间隙、听骨链、面神经、鼓岬、蜗窗龛、咽鼓管鼓室口、鼓窦入口等结构的胆脂瘤上皮、肉芽组织,清除上鼓室分泌物。注意,必须要彻底清除上鼓室内陷袋及胆脂瘤上皮,避免术后复发。

　　剥离上鼓室内陷袋的同时探查听骨链,探查上鼓室内陷袋是否累及听骨链,及其活动度是否良好,两窗功能是否完整,分述以下情况:

（1）上鼓室内陷袋有完整囊袋且无累及听骨链,耳内镜下将整个内陷袋由顶部起,向内侧、向下地与外耳道（上鼓室）骨面锐性分离,从上鼓室推向外耳道方向清除内陷袋,轻柔剥离不可损伤锤砧关节;暴露并探查锤砧关节、砧镫关节、镫骨足板,听骨链活动度良好,两窗功能正常,咽鼓管鼓室口通畅,修补鼓膜。

（2）上鼓室内陷袋有完整囊袋,累及锤骨、砧骨,耳内镜下分离砧镫关节,再将内陷袋小心剥离,注意不要损伤到镫骨,剥离内陷袋后探查镫骨足板活动度良好,两窗功能正常,植入人工听骨 PORP,修补鼓膜。

鼓膜后下象限内陷常伴有不同程度的听骨链受累,特别是显著的气 - 骨导差常提示内陷袋累及砧镫关节,如砧镫关节局限性部分缺损、砧骨和镫骨离断等,导致中耳传导功能下降,耳内镜下完全清除上鼓室内陷袋,同期行人工听骨听力重建,耳屏软骨加固鼓膜后上象限,修补鼓膜。咽鼓管功能不良者同期行内镜下经鼻、经口、经鼓室口咽鼓管球囊扩张术。

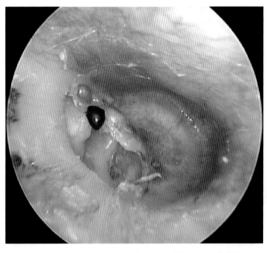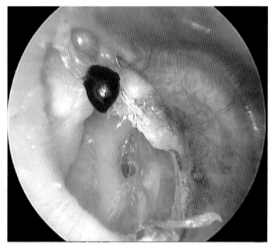

图 7-1-1　耳内镜下见上鼓室内陷袋,砧镫关节受累

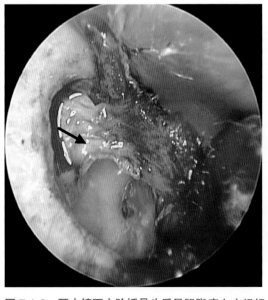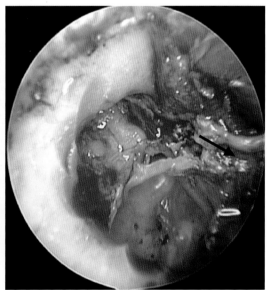

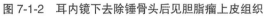

图 7-1-2　耳内镜下去除锤骨头后见胆脂瘤上皮组织

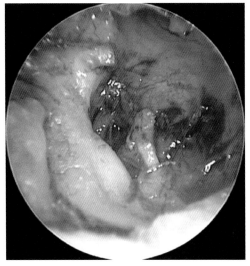

图 7-1-3　耳内镜下见镫骨足板活动度良好,两窗功能正常

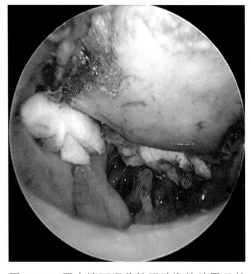

图 7-1-4　耳内镜下吸收性明胶海绵放置于鼓室内,耳屏软骨 - 软骨膜鼓膜修补

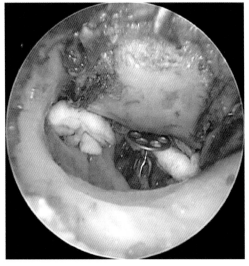

图 7-1-5　耳内镜下植入 PORP

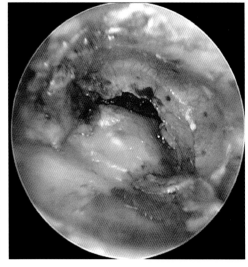

图 7-1-6　耳内镜下外耳道皮肤 - 鼓膜瓣复位

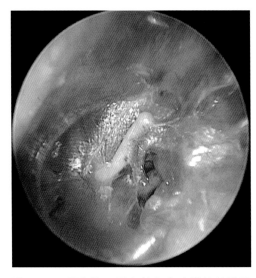

图 7-1-7　耳内镜下见上鼓室内陷袋伴鼓膜边缘性穿孔

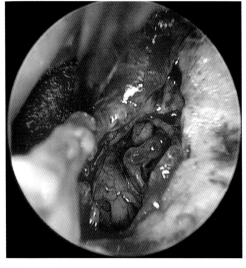

图 7-1-8　耳内镜下掀开外耳道皮肤 - 鼓膜瓣见砧镫关节、蜗窗龛

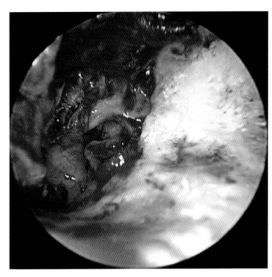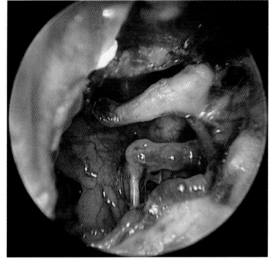

图 7-1-9 耳内镜下剥除外耳道皮肤 - 鼓膜瓣见听骨链完整,活动度良好,两窗功能正常

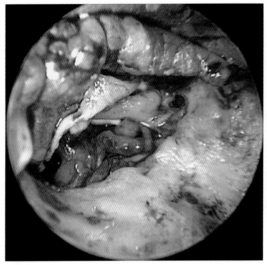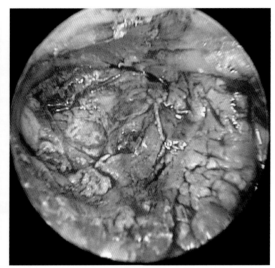

图 7-1-10 耳内镜下耳屏软骨 - 软骨膜鼓膜修补   图 7-1-11 耳内镜下外耳道皮肤 - 鼓膜瓣复位

第二节 清除听骨链周围胆脂瘤

(一)评估胆脂瘤累及听骨链情况

探查听骨链是否完整及其活动度是否良好、是否被胆脂瘤组织侵袭,接着彻底清除胆脂瘤组织,建立上鼓室 - 中鼓室 - 咽鼓管通气引流途径。

常见有以下几种情况:①胆脂瘤组织与听骨链无明显关联,听骨链完整且活动度良好,两窗功能完好,耳内镜下行鼓室探查(胆脂瘤清除)+ 鼓室成形 Ⅰ 型术;②胆脂瘤组织局限于上鼓室外侧壁,锤砧骨外侧,胆脂瘤组织仅贴附于听骨链表面,未侵犯至听骨链内部,听骨链完整,无需重建听骨链,耳内镜下行鼓室探查术(胆脂瘤清除)+ 鼓室成形 Ⅰ 型 + 上鼓室外侧壁重建术;③胆脂瘤组织累及上鼓室内侧壁或中鼓室,胆脂瘤侵犯听骨链,甚至位于其内侧,如胆脂瘤侵犯或胆脂瘤上皮移行进入砧骨和 / 或锤骨部分结构,无论听骨链是否完整,必须去除砧骨及部分或全部锤骨,充分暴露胆脂瘤边界并彻底清理,开放鼓峡通气路径,耳内镜下行鼓室探查术 + 鼓室成形Ⅱ型或Ⅲ型 + 人工听骨听力重建 + 上鼓室外侧壁重建术。具体手术步骤如下。

(二)处理

对于局限在上鼓室外侧壁,位于锤砧骨外侧,累及上鼓室前部,胆脂瘤未侵袭听骨链内部的局限性上鼓室胆脂瘤,凿除或刮除部分外耳道后上壁骨质,充分开放上鼓室前部及后部,暴露锤砧关节、锤骨头、砧骨体,将胆脂瘤囊袋顶部与鼓室盖小心分离,从上鼓室前上部起剥离上鼓室胆脂瘤囊袋,向下、后方轻柔地将其从骨质表面完整剥离。切除鼓膜张肌皱襞,建立前鼓室和前上鼓室的通气引流路径。注意探查听骨链时防止过度振动听骨链,以免造成术后不可逆的感音神经性听力损失。

当胆脂瘤组织侵犯至听骨链内侧,累及上鼓室内侧壁,无论听骨链完整与否,均在耳内镜下凿除或刮除鼓室盾板,形成鼓室盖 - 上鼓室前壁 - 外半规管凸的术腔。接着,先分离砧镫关节,随后用小钩针向外勾出砧骨长脚,使其朝外防止跌入上鼓室或鼓窦内,再分离锤砧关节,显微钳抓住砧骨长脚沿着上鼓室内侧壁,将其拉向下鼓室方向直至取出。注意,此时上鼓室外侧壁骨质去除范围应该足够大,以免影响砧骨的暴露及去除。去除砧骨后,常需去除锤骨头以暴露上鼓室内侧壁及上鼓室前隐窝,必要时,向下、向外稍移位残余锤骨,充分暴露上鼓室内侧面,并识别面神经鼓室段及外半规管两个解剖标志。

耳内镜下将上鼓室胆脂瘤囊袋从上鼓室前壁、面神经鼓室段、外半规管、鼓窦入口,从上向下、从前向后完整地剥离,清除上鼓室胆脂瘤,清理上鼓室内各皱襞、间隙内的胆脂瘤上皮和肉芽组织,探查镫骨上结构是否完整及其活动度,并探查镫骨肌腱、镫骨前后弓之间的间隙、镫骨足板是否隐匿胆脂瘤上皮,探查两窗功能是否良好、咽鼓管鼓室口是否通畅。若镫

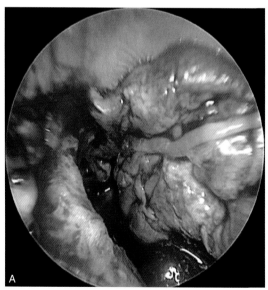 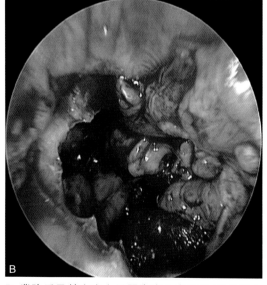

A. 凿除上鼓室外侧壁部分骨质前　　　　　　　B. 凿除后见鼓室内大量胆脂瘤上皮堆积,听骨链大部分骨质吸收破坏

图 7-2-1　耳内镜下凿除上鼓室外侧壁部分骨质

骨上结构完整,活动度良好,两窗功能正常,可植入人工听骨 PORP 重建听力,重建上鼓室外侧壁,修补鼓膜。清除胆脂瘤时须多次、充分冲洗术腔,清楚暴露,并防止损伤面神经造成术后面瘫。若镫骨足板及前、后脚均被胆脂瘤侵犯,离断镫骨肌腱,去除残存镫骨上结构,交替使用显微剥离子及吸引器,仔细吸出并彻底清除镫骨足板表面胆脂瘤上皮,探查镫骨足板完整,活动度良好,两窗功能正常,可植入人工听骨 TORP 重建听力,重建上鼓室外侧壁,修补鼓膜。

若镫骨足板固定,建议行二期耳内镜下镫骨足板钻孔或切除 + 人工镫骨活塞植入,避免中耳存在炎症时开放内耳引起迷路炎。清除胆脂瘤组织后,使用不同角度的耳内镜探查听骨链,确保胆脂瘤组织彻底清除,防止术后胆脂瘤复发。

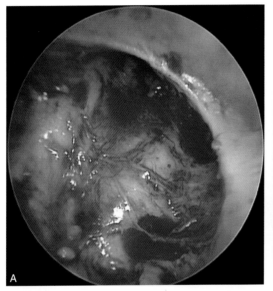 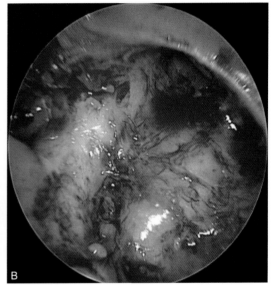

A. 清理前可见镫骨足板上胆脂瘤上皮　　　　　　　B. 清理后

图 7-2-2　耳内镜下清理镫骨足板表面的胆脂瘤上皮

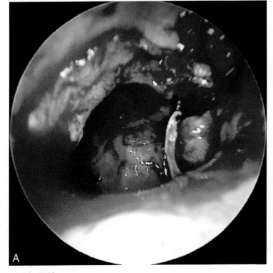 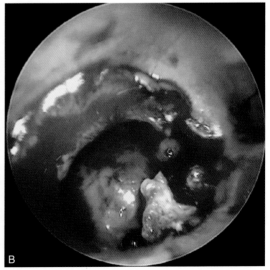

A. 清理前　　　　　　　　　　　　　　　　　　B. 清理堆积于听小骨附近的胆脂瘤上皮

图 7-2-3　中耳胆脂瘤术后复发清理

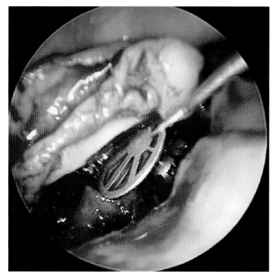
图 7-2-4　耳内镜下植入 PORP

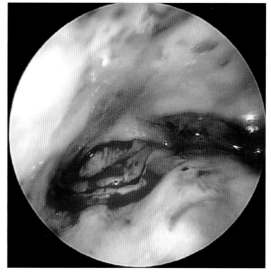
图 7-2-5　耳内镜下外耳道皮肤 - 鼓膜瓣复位

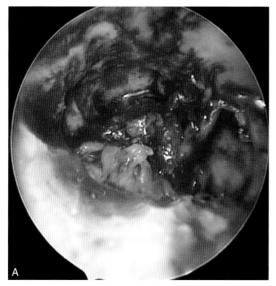
A. 凿除鼓室盾板及面神经嵴后拱柱前

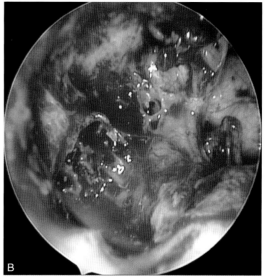
B. 凿除后清理听小骨表面大量胆脂瘤皮

图 7-2-6　耳内镜下凿除鼓室盾板及面神经嵴后拱柱后可见听小骨表面大量胆脂瘤皮,予以清理

第三节　清除咽鼓管鼓室口胆脂瘤

　　咽鼓管鼓室口、窦脑膜角、面神经隐窝、蜗窗龛等部位容易隐匿胆脂瘤上皮,术中未探查或未清理容易导致术后胆脂瘤复发。因此,术中除了探查上鼓室、中鼓室、下鼓室、后鼓室,还应探查前鼓室——咽鼓管鼓室口。

　　耳内镜下用显微鳄鱼钳将鼓膜从锤骨柄上端向脐部牵拉并分离,清楚暴露咽鼓管鼓室口并探查,可能有以下四种常见情况:①咽鼓管鼓室口通畅未见胆脂瘤上皮;②直视下未见胆脂瘤上皮,胆脂瘤上皮隐匿于咽鼓管鼓室口;③胆脂瘤上皮堆积于咽鼓管鼓室口,并清晰可见;④咽鼓管鼓室口膜性闭锁伴胆脂瘤上皮形成。耳内镜下用吸引器伸入咽鼓管鼓室口内清理胆脂瘤上皮、炎性肉芽组织,扩开膜性闭锁的咽鼓管鼓室口,保持咽鼓管通畅,保证术后咽鼓管正常开放,中耳分泌物引流良好,减少术后并发症。

咽鼓管上隐窝与中鼓室相通,容易藏匿胆脂瘤,耳内镜下术中探查,若有胆脂瘤组织则予以清理。若患者伴有咽鼓管功能障碍,可同期行内镜下经鼓室口咽鼓管球囊扩张术,建立咽鼓管—鼓室—鼓窦的正常引流系统。

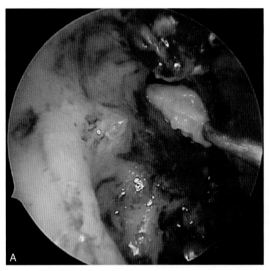

A. 清理前可见咽鼓管鼓室口胆脂瘤,吸引器予以清理　　B. 清理后

图 7-3-1　耳内镜下清除咽鼓管口胆脂瘤

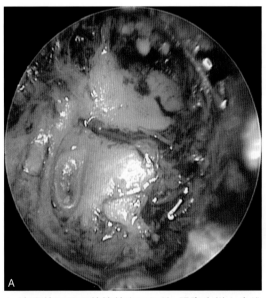

A. 清理前可见咽鼓管鼓室口闭锁,胆脂瘤样上皮堆积于咽鼓管鼓室口　　B. 清理后可见咽鼓管鼓室口通畅,无胆脂瘤样上皮

图 7-3-2　耳内镜下清除咽鼓管口胆脂瘤

第四节　清除面神经周围、面隐窝、上鼓室前隐窝胆脂瘤

面神经垂直段走行于外耳道后壁附近,乳突尖的二腹肌嵴的前方,其与鼓环距离仅为2~3mm,面神经鼓室段走行于中鼓室匙突的正上方,耳内镜下用刮匙刮除外耳道后壁骨质时,注意不要损伤到听骨链及面神经。

耳内镜下暴露匙突、砧骨短突、外半规管、乳突尖的二腹肌嵴、镫骨足板(前庭窗龛)等解剖标志,有助于识别面神经。

磨低面神经嵴,完全开放前上鼓室,取出砧骨,剪断锤骨头,刮匙去除骨隔,充分开放上鼓室前隐窝,并清除胆脂瘤上皮;进一步磨低面神经嵴至鼓窦水平,暴露外半规管、匙突,识别面神经鼓室段、面神经锥体段。刮匙凿除前拱柱、后拱柱,去除上鼓室的骨嵴和气房,冲洗,制造圆滑、连续、干净的术腔。尽可能地探查面神经,清理面神经表面的胆脂瘤上皮。探查面神经及清理胆脂瘤时,其走行方向须平行于面神经走行方向,不要垂直于面神经,以免损伤面神经,造成术后面瘫。必须全部凿除前拱柱,防止术后胆脂瘤上皮在其下方复发,特别注意不要损伤面神经后外侧的外半规管壶腹。

另外,若胆脂瘤上皮隐匿在面隐窝,术后胆脂瘤复发可能性大。因此,可在耳内镜下刮匙刮除外耳道后壁骨质,在面神经及鼓索之间开放面隐窝并探查,弯头剥离器彻底清除面隐窝处的胆脂瘤上皮。

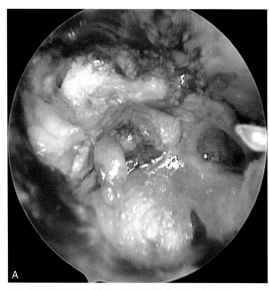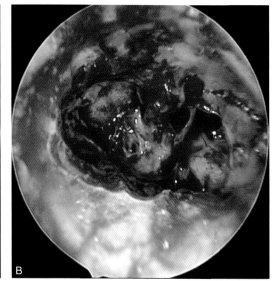

A. 清理前可见上鼓室大量胆脂瘤样上皮堆积　　　B. 清理后

图 7-4-1　耳内镜下清理上鼓室内胆脂瘤

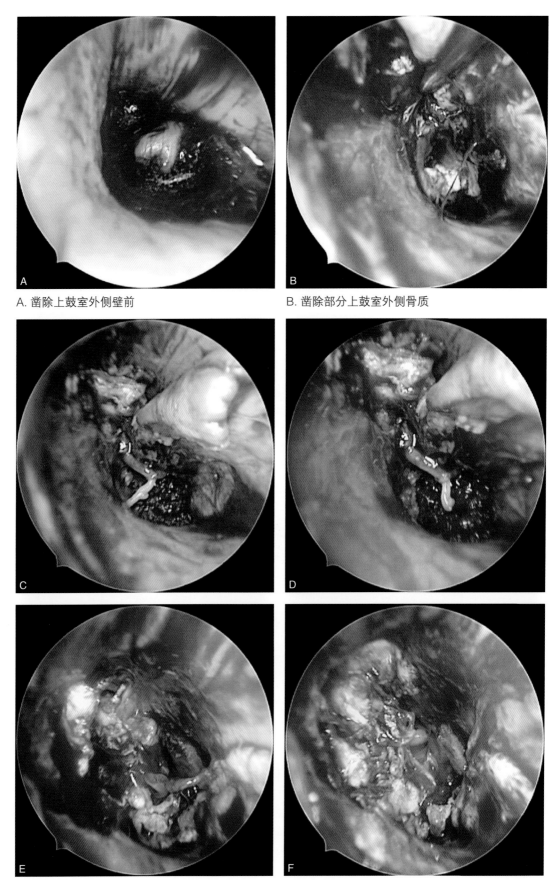

A. 凿除上鼓室外侧壁前

B. 凿除部分上鼓室外侧骨质

C~F. 凿除上鼓室外侧壁部分骨质后可见大量胆脂瘤组织堆积,予以清理

图 7-4-2 凿除上鼓室外侧壁部分骨质后耳内镜下清理上鼓室胆脂瘤

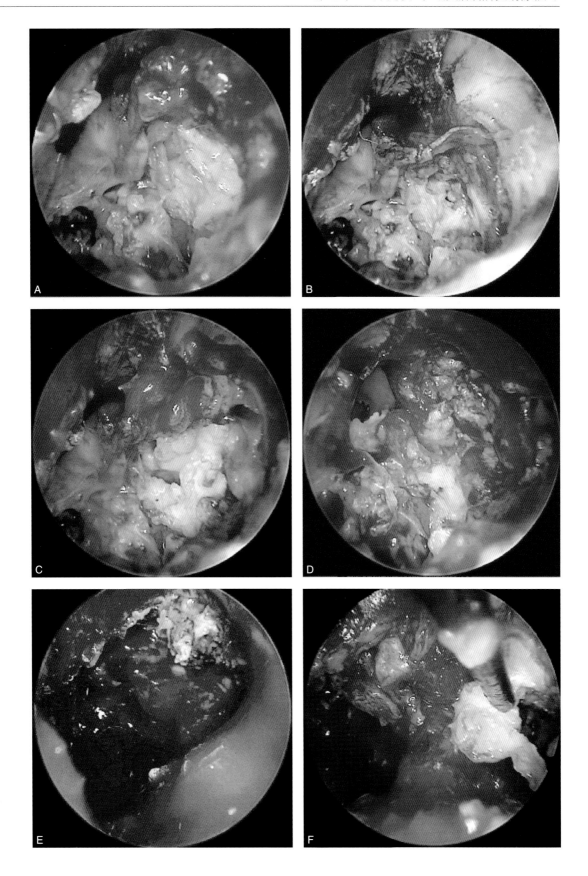

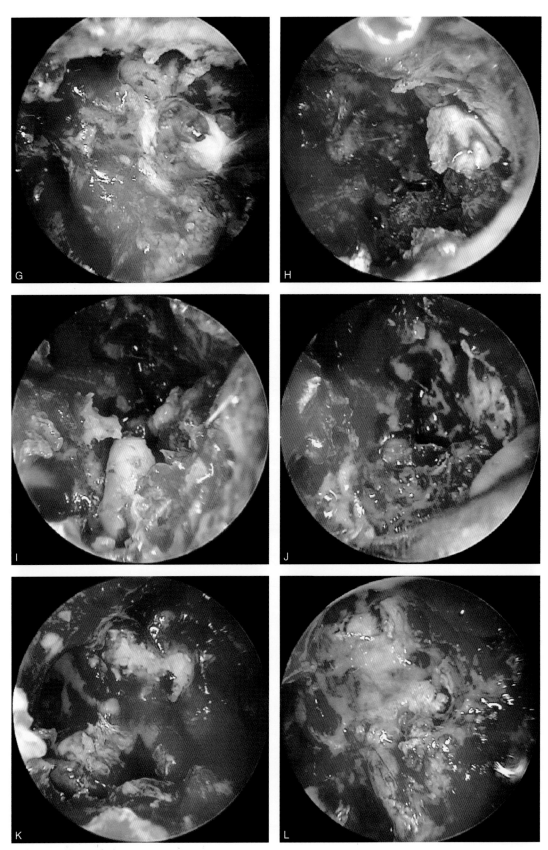

A~L. 清理鼓室胆脂瘤

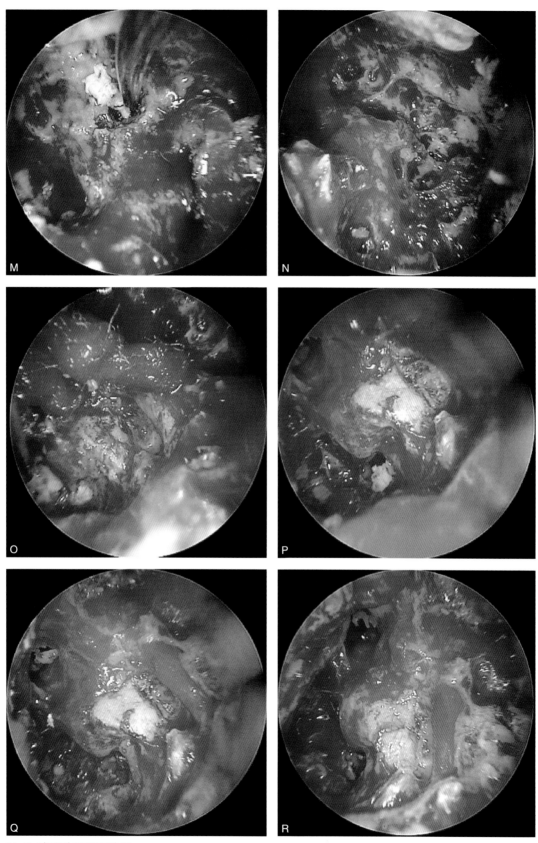

M~R. 清理并暴露面神经

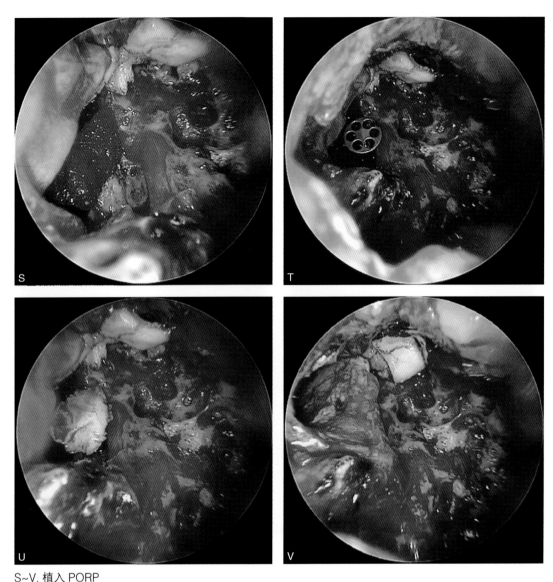

S~V. 植入 PORP

图 7-4-3　耳内镜下清理听骨链、面神经、上鼓室、后鼓室胆脂瘤

第五节　清除蜗窗龛 / 蜗窗膜胆脂瘤

　　耳内镜的优势在于多角度、近距离探查术腔，显微镜下有时无法见到胆脂瘤上皮隐匿在蜗窗膜、蜗窗龛上。耳内镜下探查蜗窗膜、蜗窗龛，剪开镫骨肌腱，去除蜗窗龛上唇、锥隆起部分骨质，用弯头吸引器从鼓岬或下鼓室方向向内清理隐匿在内的胆脂瘤上皮，并注意保护面神经锥体段。注意，此时勿将吸引器头直对蜗窗吸引，以免引起术后感音神经性听力损失或耳鸣。尽量勿使用过于尖锐的器械清除蜗窗周围或蜗窗龛内胆脂瘤，以免造成蜗窗膜破裂引起术后外淋巴漏。

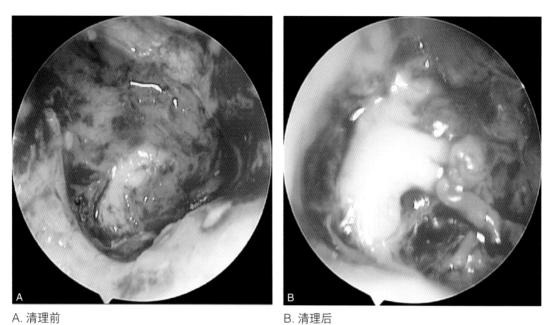

A. 清理前　　　　　　　　　　　　　　　　　　　B. 清理后

图 7-5-1　耳内镜下清理隐匿在蜗窗龛的胆脂瘤

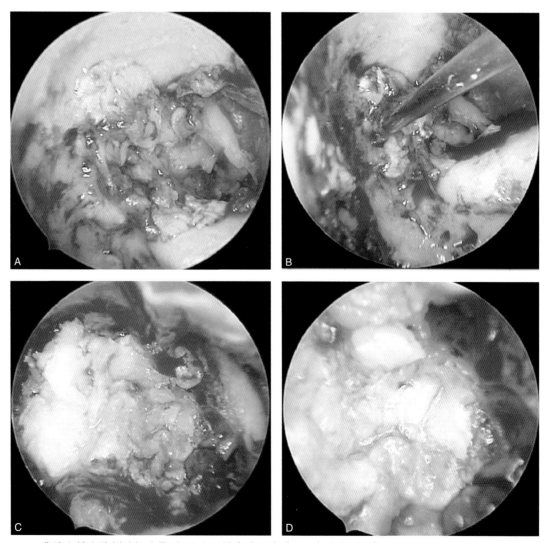

A~D. 凿除上鼓室外侧壁部分骨质,见大量胆脂瘤上皮堆积于蜗窗龛、后鼓室

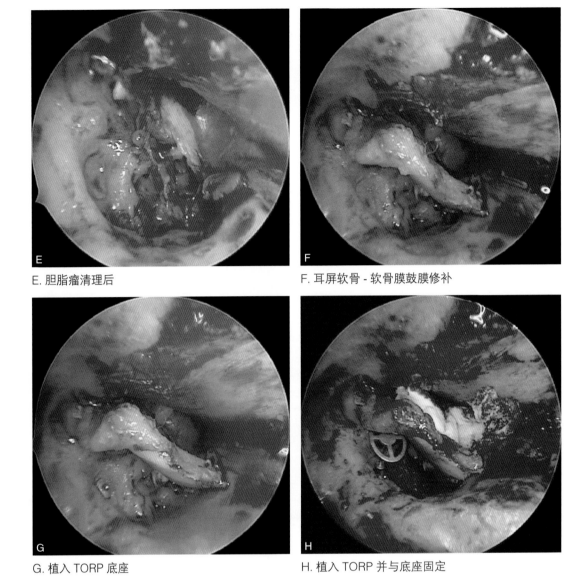

E. 胆脂瘤清理后

F. 耳屏软骨 - 软骨膜鼓膜修补

G. 植入 TORP 底座

H. 植入 TORP 并与底座固定

图 7-5-2　显微镜联合耳内镜下开放乳突根治术 + 鼓室成形Ⅲ型 + 人工听骨听力重建
　　　　　　耳内镜下清除蜗窗龛、后鼓室胆脂瘤,植入人工听骨 TORP+ 底座,耳屏软骨 - 软骨膜鼓膜修补

第六节　清除鼓岬胆脂瘤

探查听骨链活动度、两窗功能时,特别注意要探查镫骨前脚和后脚之间的间隙、镫骨上结构、镫骨足板、鼓岬是否存在胆脂瘤上皮,覆盖在鼓岬表面的胆脂瘤上皮必须彻底清除,清理后用抗生素和地塞米松反复冲洗术腔,以减少术后感染和粘连。

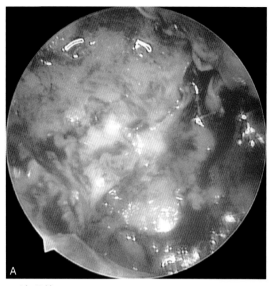

A. 清理前　　　　　　　　　　　　　　　　B. 胆脂瘤组织从鼓岬、听骨链、面神经表面清理出来

图 7-6-1　鼓岬、听骨链、面神经表面附着大量胆脂瘤组织

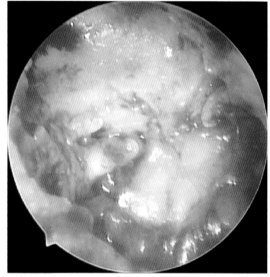
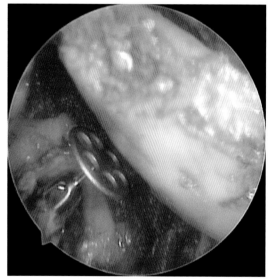

图 7-6-2　胆脂瘤上皮全部清除后，耳内镜下见镫骨　　图 7-6-3　耳内镜下植入人工听骨 PORP，耳屏软
　　　　　上结构活动良好，两窗功能完整　　　　　　　　　　　　骨 - 软骨膜鼓膜修补

第七节　清除窦脑膜角胆脂瘤

　　术中隐匿于窦脑膜角、乳突气房、面神经隐窝、上鼓室隐窝内的残留胆脂瘤上皮，容易导致术后胆脂瘤复发。清理窦脑膜角应行乳突轮廓化后方能彻底清除窦脑膜角胆脂瘤。

　　显微镜下将乳突充分轮廓化，清楚暴露窦脑膜角、乙状窦、颅中窝硬脑膜、乳突腔等结构，彻底清除窦脑膜角胆脂瘤上皮，并避免重要结构受损。然而术腔面积增大，术后乳突腔、鼓窦、上鼓室与外耳道相通连成一大腔，术后听力提高效果不如耳内镜下乳突根治术 + 鼓室成形术,且术腔上皮化困难。

采用耳内镜下单纯乳突根治术 + 鼓室成形术,依照胆脂瘤范围磨低外耳道后壁、凿除乳突盾板、磨低面神经嵴、去除锤骨、砧骨,充分轮廓化乳突,磨除术腔边缘悬垂的骨性结构,充分暴露窦脑膜角,探查见窦脑膜角胆脂瘤,耳内镜下彻底清除之。清除胆脂瘤上皮时注意不要损伤颅中窝硬脑膜,防止术后脑脊液漏,特别是老年患者。

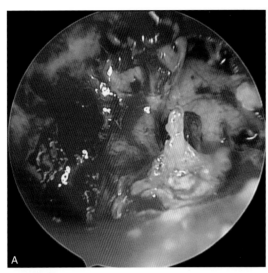 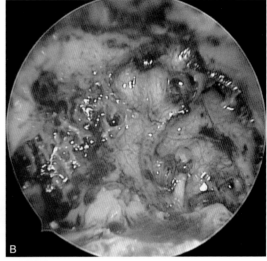

A. 清理前　　　　　　　　　　　　　　　　B. 清理后

图 7-7-1　耳内镜下去除锤砧骨后彻底清除上鼓室及窦脑膜角胆脂瘤,术中彻底清除完胆脂瘤后探查镫骨活动良好,两窗功能完整

第八节　清除后鼓室、鼓室窦胆脂瘤

耳内镜下小心清除后鼓室,特别是鼓室窦的胆脂瘤组织,依据胆脂瘤大小及累及范围、患者的鼓室窦解剖特点选择全耳内镜下清理胆脂瘤组织、耳内镜联合显微镜清理胆脂瘤组织。

清除术腔内大部分胆脂瘤组织后,开放后鼓室,充分暴露岬小桥、锥下间隙、岬下脚、岬末脚,探查鼓室窦、后鼓室窦、下鼓室窦。耳内镜下清理锥隆起表面的胆脂瘤上皮,识别岬小桥,锥隆起是辨认岬小桥的解剖标志。探查岬小桥,随后清理岬小桥表面、桥间隙中的胆脂瘤上皮,特别探查桥下间隙是否存在胆脂瘤上皮,用弯头吸引器小心剥离、清除胆脂瘤,注意勿损伤镫骨。

离断镫骨肌腱,去除锥隆起部分骨质,尽可能地在耳内镜下清理鼓室窦内的胆脂瘤上皮,注意保护面神经锥体段。若患者的鼓室窦堆积胆脂瘤上皮,其鼓室窦后界甚至超过面神经垂直段前界,此时应选择耳内镜联合显微镜清理胆脂瘤组织,显微镜开放乳突气房及鼓室窦,应用不同的角度耳内镜彻底清理胆脂瘤上皮。

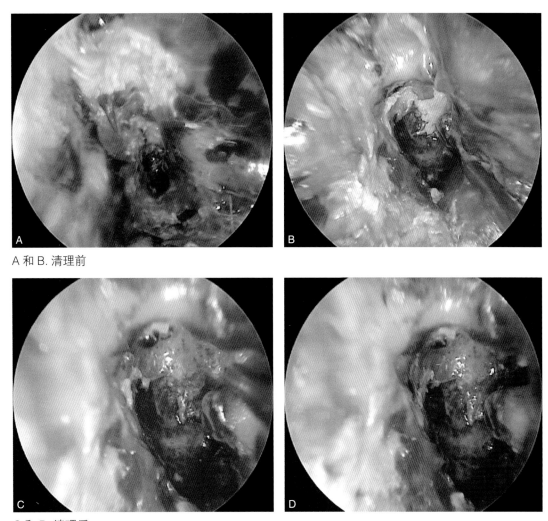

A 和 B. 清理前

C 和 D. 清理后

图 7-8-1　显微镜联合耳内镜下右改良乳突根治术 + 鼓室成形 II 型 + 人工听骨听力重建中耳胆脂瘤术后复发,耳内镜下清除鼓室窦胆脂瘤组织

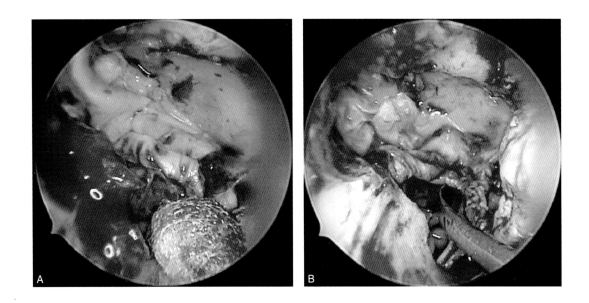

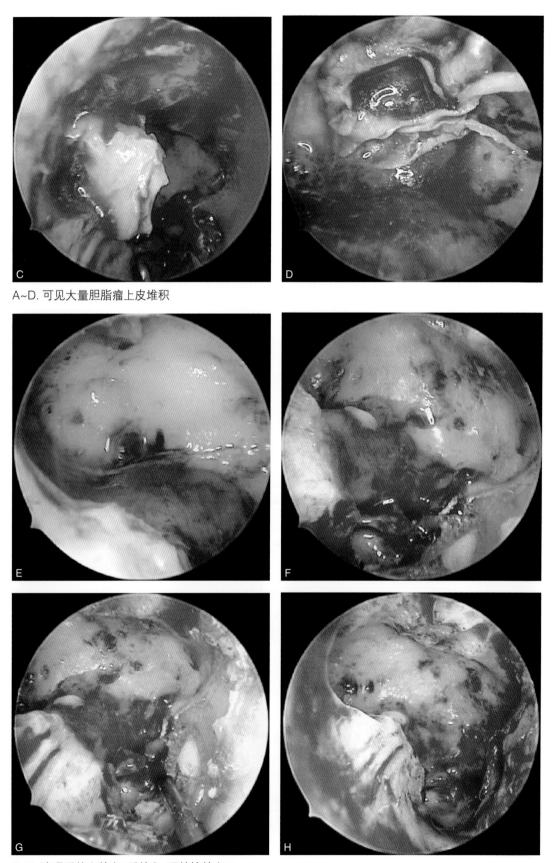

A~D. 可见大量胆脂瘤上皮堆积

E~H. 清理后的上鼓室、后鼓室、咽鼓管鼓室口

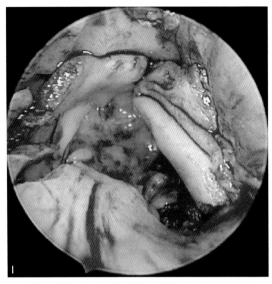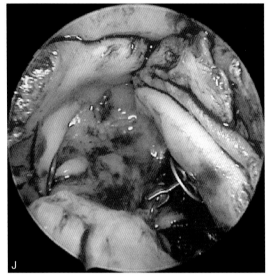

I~J. 用耳屏软骨 - 软骨膜行鼓膜修补,植入 PORP

图 7-8-2　大量胆脂瘤上皮堆积于上鼓室、后鼓室、咽鼓管鼓室口,耳内镜下予以清理,人工听骨 PORP 植入,用耳屏软骨 - 软骨膜行鼓膜修补

此外,岬末脚下方腔隙、下鼓室窦间隙等微小腔隙恰恰是胆脂瘤上皮隐匿的“好地方”,用不同的角度耳内镜尽可能地探查这些微小间隙,多次冲洗术腔,确保胆脂瘤组织的彻底清除,防止术后复发。

第九节　清除鼓窦和乳突胆脂瘤

要清除鼓窦和乳突胆脂瘤,需先磨除骨质至显露鼓室盖并开放鼓窦,注意辨识保护面神经鼓室段和外半规管隆突。磨除盾板,磨低外耳道后壁,形成鼓窦 - 鼓室的融合腔,小心分离及辨认胆脂瘤囊壁,沿着囊袋,向下、向后将之与骨面分离,将胆脂瘤囊袋整个剥离,清理鼓窦的胆脂瘤。

若胆脂瘤组织超出鼓窦,侵犯至乳突后,甚至到达乳突尖等部位,应显微镜联合耳内镜下行开放乳突根治术或改良乳突根治术 + 鼓室成形术。耳内镜下清除鼓室内胆脂瘤组织,显微镜开放乳突气房,轮廓化乳突腔,用不同角度的耳内镜探查及清理胆脂瘤组织,如用 45°、70° 耳内镜剥离器械从下至上、从后向前清除胆脂瘤组织。隐匿在乳突小气房内的胆脂瘤上皮必须予以清除。弯头吸引器吸引并清除隐匿于最深处的胆脂瘤组织,多次冲洗术腔,用不同角度的耳内镜多次探查,确保胆脂瘤组织已彻底清除,再行人工听骨听力重建及鼓膜修补。

清理胆脂瘤组织时注意保护面神经、外半规管,防止术后面瘫或迷路瘘术中形成鼓窦 - 鼓室的融合腔,术后可用软骨或骨片重建上鼓室外侧壁及外耳道后壁,以恢复其正常的生理性解剖结构。

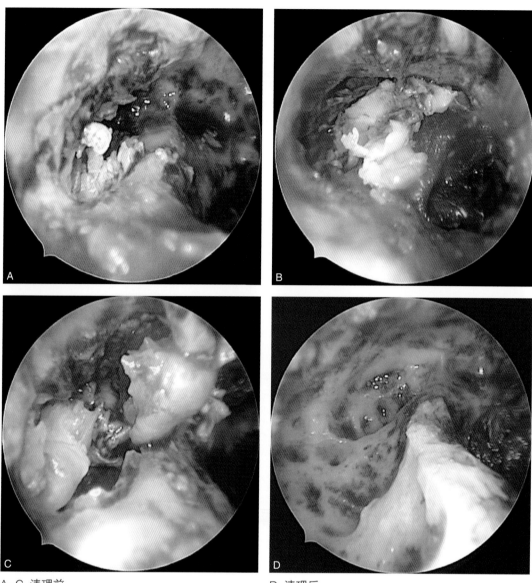

A~C. 清理前　　　　　　　　　　　　　　　　　　D. 清理后

图 7-9-1　耳内镜下清理乳突、乳突气房胆脂瘤上皮组织

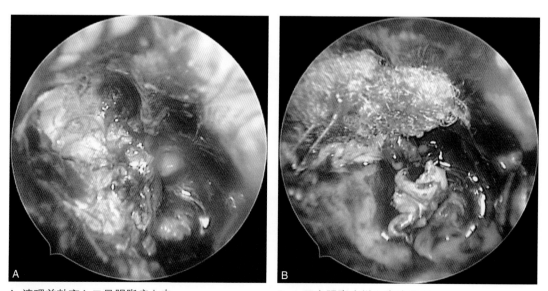

A. 清理前鼓窦入口见胆脂瘤上皮　　　　　　　　B. A 图中胆脂瘤样上皮清理后

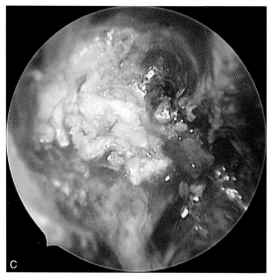
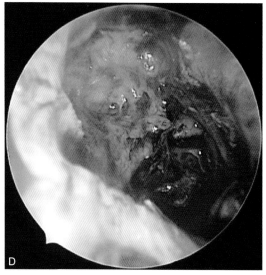

C.凿除部分骨质见鼓窦入口大量胆脂瘤上皮　　　　D.C图中胆脂瘤样上皮清理后

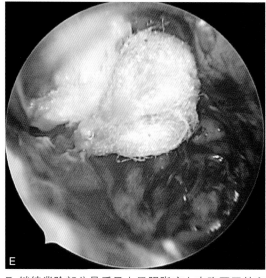

E.继续凿除部分骨质见大量胆脂瘤上皮隐匿于鼓窦　F.E图中胆脂瘤样上皮清理后
入口

图 7-9-2　耳内镜下见鼓窦入口隐匿大量胆脂瘤上皮组织,予以清理

第十节　典型病例分析及手术视频

病例一　耳内镜下左上鼓室内陷袋切除术

1. **病史**　女,68 岁,左耳听力下降 10 年,间断流脓 2 个月,偶带血,时觉耳闷塞感,无
耳鸣,无头痛头晕,无恶心呕吐,一直未予特殊治疗。

2. **术前检查结果**

(1)纯音测听:左耳中重度混合性听力损失,500、1 000、2 000、4 000Hz 平均气导听阈为
58dB HL。平均气 - 骨导差(A-B gap)为 16dB HL。

（2）耳内镜检查：见左鼓膜完整，稍内陷，松弛部见痂皮，未见鼓室积液征。

（3）术前颞骨HRCT：见左侧中耳鼓室少许软组织密度影，听骨链重建示左侧听小骨链骨质未见吸收或破坏。左侧耳蜗及半规管形态未见明确异常。

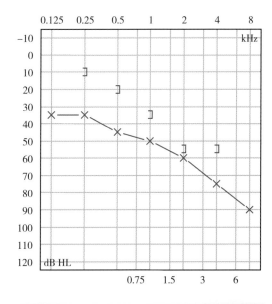

图 7-10-1　左耳纯音测听结果提示中重度混合性听力损失

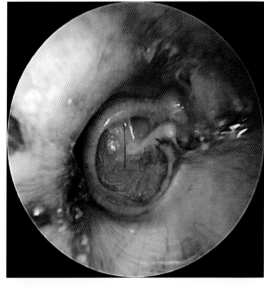

图 7-10-2　耳内镜下见左鼓膜完整，稍内陷，松弛部见痂皮，未见鼓室积液征

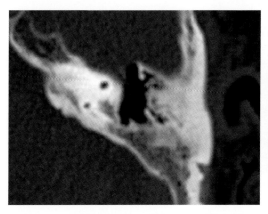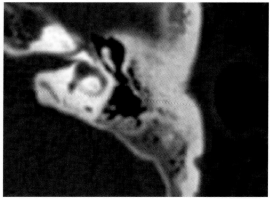

图 7-10-3　术前颞骨 HRCT 提示左侧慢性中耳乳突炎

3. 诊断　左上鼓室内陷袋。

4. 术式　耳内镜下左上鼓室内陷袋切除术。

5. 术中耳内镜下所见

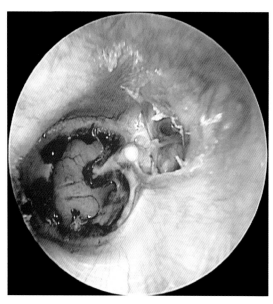

图 7-10-4　新鲜移植床制作,清除松弛部内陷袋

图 7-10-5　凿除上鼓室外侧壁部分骨质,探查鼓室

6. 术后检查结果

(1) 术后 3 个月纯音测听:左耳中度混合性听力损失,500、1 000、2 000、4 000Hz 平均气导听阈为 51dB HL。平均气 - 骨导差(A-B gap)为 7.5dB HL。

(2) 术后耳内镜检查:①术后 1 周耳内镜下见左鼓膜移植物完整;②术后 1 个月耳内镜下见左鼓膜移植物完整,生长良好;③术后 3 个月耳内镜下见左术腔上皮化良好,鼓膜移植物完整,生长良好。

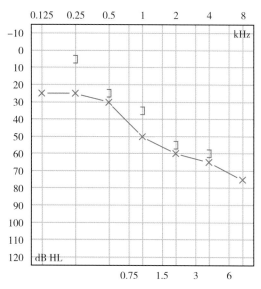

图 7-10-6　术后 3 个月复查提示左耳中度混合性听力损失

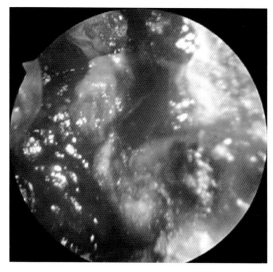

图 7-10-7　术后 1 周耳内镜下见左鼓膜移植物完整

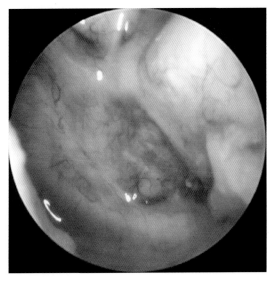

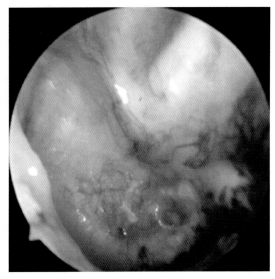

图 7-10-8　术后 1 个月复查耳内镜下见左鼓膜移植物完整,生长良好　　图 7-10-9　术后 3 个月复查耳内镜下见左术腔上皮化良好,鼓膜移植物完整,生长良好

病例二　耳内镜下右鼓室探查术 + 右鼓室成形Ⅱ型 + 人工听骨听力重建 + 耳屏软骨 - 软骨膜鼓膜修补

1. **病史**　女性,36 岁,右耳流脓伴听力下降、持续性低调耳鸣、耳闷塞感 20 余年,偶伴耳痛、头痛,无发热、眩晕。外院予以抗感染、滴耳液滴耳等对症治疗后症状加重收入院。

2. **术前检查结果**

(1) 纯音测听:右耳中重度传导性听力损失,500、1 000、2 000、4 000Hz 平均气导听阈为 70dB HL。平均气 - 骨导差(A-B gap)为 50dB HL。

(2) 耳内镜下见右外耳道胆脂瘤上皮堵塞,鼓膜窥不清。

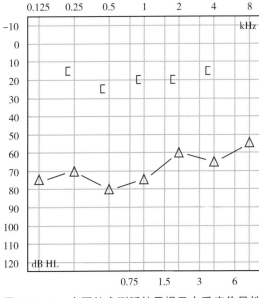

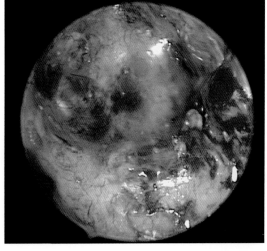

图 7-10-10　右耳纯音测听结果提示中重度传导性听力损失　　图 7-10-11　耳内镜下见右外耳道胆脂瘤上皮堵塞

（3）术前颞骨 HRCT：见右侧鼓室内听小骨周围及鼓室窦内软组织密度影，听小骨部分骨质吸收。右侧乳突呈板障型，蜂房气化不良，其内可见软组织密度影，局部骨质增生硬化。右侧耳蜗、半规管大小及形态未见异常。右侧内耳道对称无扩大。

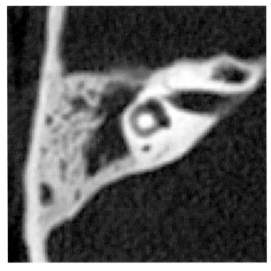
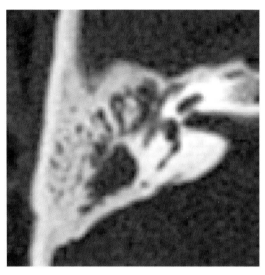

图 7-10-12　颞骨 HRCT 提示右侧慢性中耳乳突炎，右侧听小骨部分骨质吸收

3. **诊断**　右上鼓室胆脂瘤，右胆固醇肉芽肿，右粘连性中耳炎。

4. **术式**　耳内镜下右鼓室探查术 + 右鼓室成形 II 型 + 人工听骨听力重建 + 耳屏软骨 - 软骨膜鼓膜修补。

5. **术中耳内镜下所见**

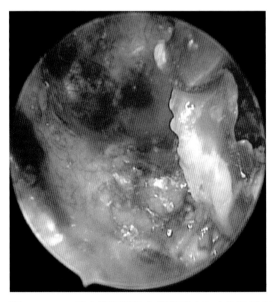
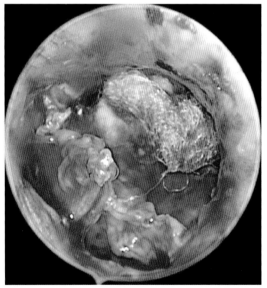

图 7-10-13　耳内镜下可见大量胆脂瘤上皮堆积于上鼓室外侧壁

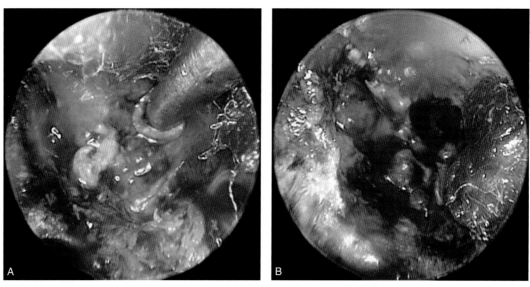

A. 清理前见鼓室内黄色分泌物,大量胆固醇肉芽组　B. 清理后
织包裹听骨链

图 7-10-14　清理鼓室前后耳内镜下所见

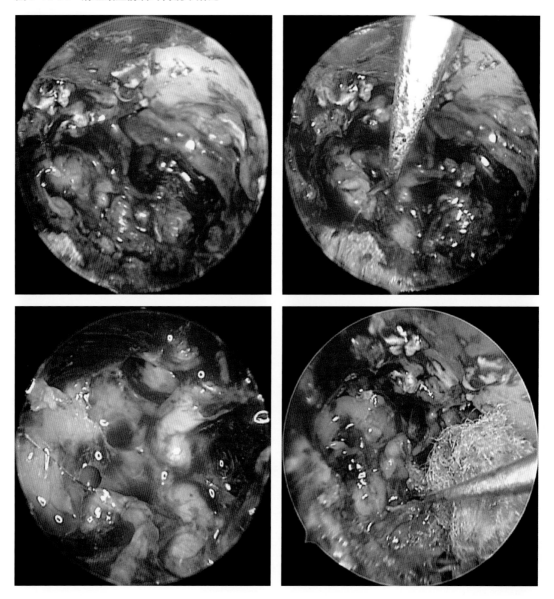

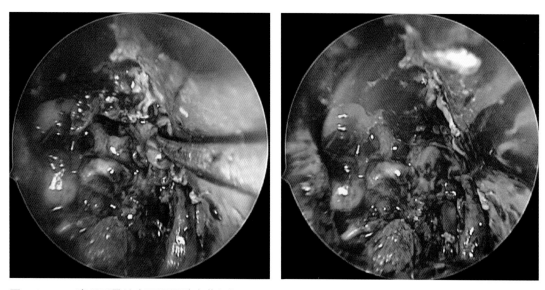

图 7-10-15　清理听骨链表面胆固醇肉芽组织

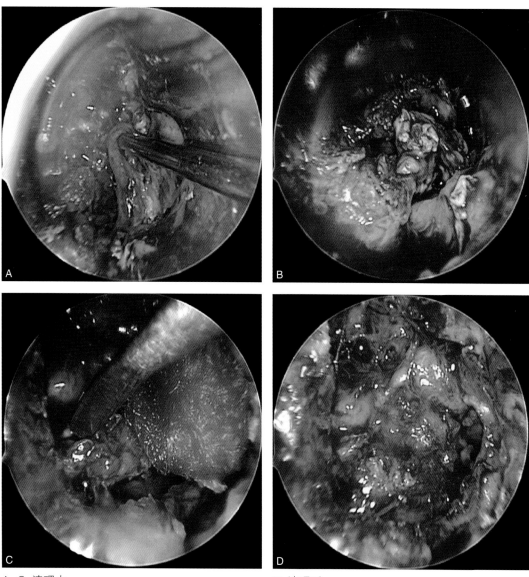

A~C. 清理中　　　　　　　　　　　　　　　　　D. 清理后

图 7-10-16　鼓室盾板大量胆脂瘤上皮堆积，予以清理

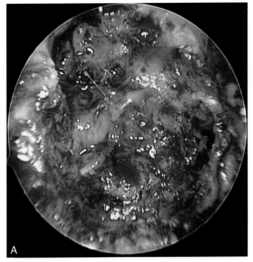

A. 多次冲洗术腔

B. 耳屏软骨 - 软骨膜鼓膜修补

图 7-10-17 多次冲洗术腔,耳屏软骨 - 软骨膜鼓膜修补

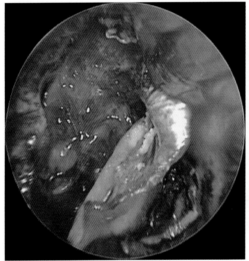

图 7-10-18 耳屏软骨 - 软骨膜鼓膜修补

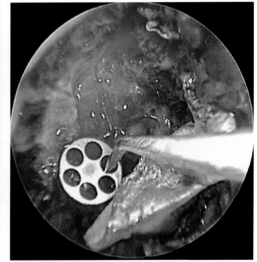

图 7-10-19 植入人工听骨 PORP

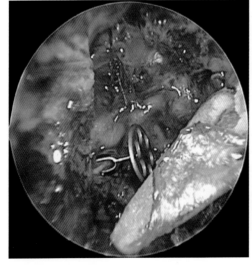

图 7-10-20 再次探查听骨链活动度良好

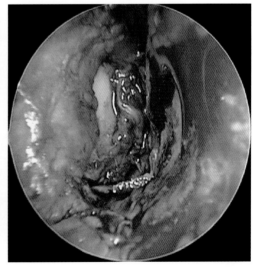

图 7-10-21 外耳道皮肤 - 鼓膜瓣复位,上鼓室
外侧壁重建

6. 术后检查结果

（1）术后1年复查纯音测听：右耳听力正常，500、1 000、2 000、4 000Hz平均气导听阈为19dB HL。平均气-骨导差（A-B gap）<10dB HL。

（2）术后耳内镜检查：术后1周，耳内镜下见右鼓膜移植物完整。

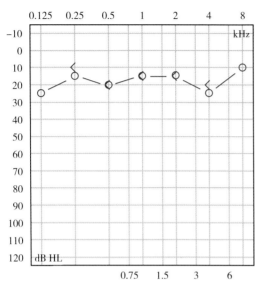

图7-10-22　术后1年复查提示右耳听力正常

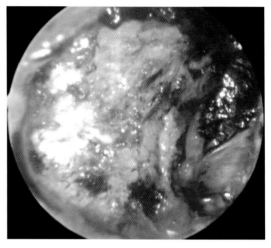

图7-10-23　术后1周耳内镜下见右鼓膜移植物完整

病例三　耳内镜下左鼓室探查术+左鼓室成形Ⅱ型+人工听骨听力重建+耳屏软骨-软骨膜鼓膜修补

1. 病史　男性，16岁，左耳反复流脓伴听力下降1年，加重半年。黄色脓液，恶臭。伴高调耳鸣，偶有耳痛，无耳闷塞感，无眩晕、发热。予以滴耳液滴耳后，右耳流脓次数减少，停止用药症状加重收入院。

2. 术前检查结果

（1）纯音测听：左耳轻度混合性听力损失，500、1 000、2 000、4 000Hz平均气导听阈为30dB HL。平均气-骨导差（A-B gap）为9dB HL。

（2）耳内镜下见左鼓膜边缘性穿孔，鼓室内见胆脂瘤、肉芽增生。

（3）术前颞骨HRCT：见左侧鼓室大量软组织密度影，听骨链骨质吸收。左侧耳蜗、半规管大小及形态未见异常。左侧鼓室窦口未见明显扩大。左侧乳突呈气化型，其内见软组织密度影，蜂房骨质未见破坏。鼓室盖完整。左侧内耳道对称无扩大。左侧颈静脉球高位。

3. 诊断　左上鼓室内陷袋胆脂瘤。

4. 术式　耳内镜下左鼓室探查术+左鼓室成形Ⅱ型+人工听骨听力重建+耳屏软骨-软骨膜鼓膜修补。

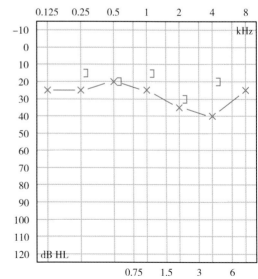

图7-10-24　左耳纯音测听结果提示轻度混合性听力损失

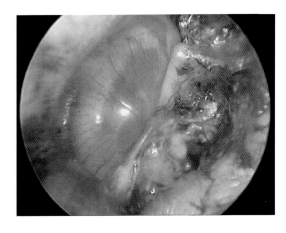

图 7-10-25　耳内镜下见左鼓膜边缘性穿
孔,胆脂瘤痂皮附着

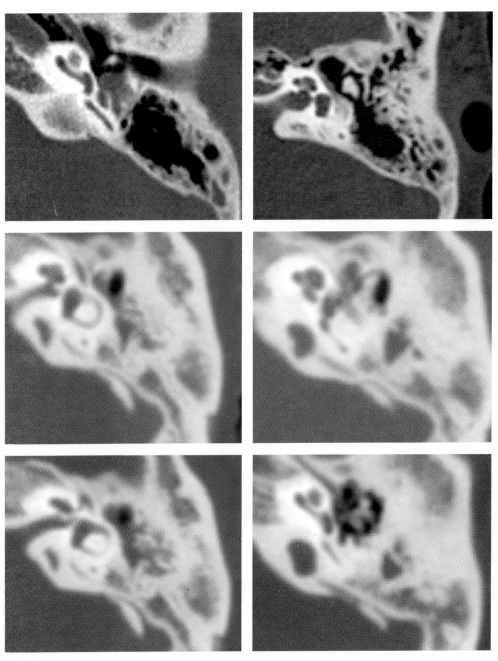

图 7-10-26　颞骨 HRCT 可见左侧鼓室、乳突大量软组织密度影,伴听小骨骨质吸收

5. 术中耳内镜下所见

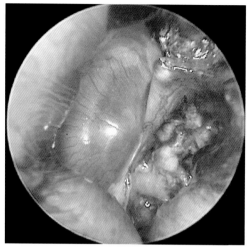

图 7-10-27　上鼓室内陷袋形成,伴上鼓室胆脂瘤

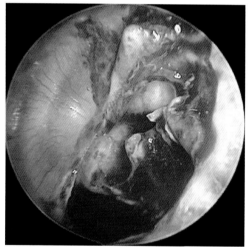

图 7-10-28　上鼓室胆脂瘤清除

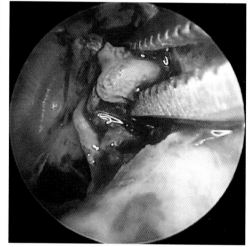

图 7-10-29　取出砧骨

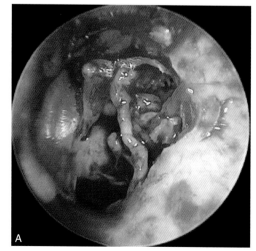

A. 掀开外耳道皮肤 - 鼓膜瓣

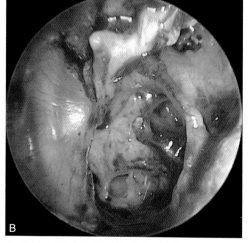

B. 凿除上鼓室外侧壁部分骨质,清理听小骨表面胆脂瘤上皮及肉芽组织

图 7-10-30　掀开外耳道皮肤 - 鼓膜瓣,凿除上鼓室外侧壁部分骨质,清理听小骨表面胆脂瘤上皮及肉芽组织

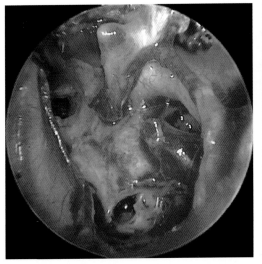

图 7-10-31 探查镫骨足板活动良好,两窗功能完整

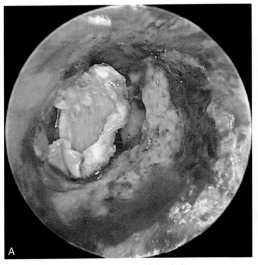

A. 放置耳屏软骨 - 软骨膜至鼓室腔内

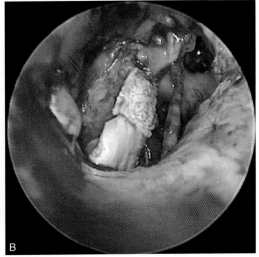

B. 固定移植物

图 7-10-32 耳屏软骨 - 软骨膜鼓膜修补

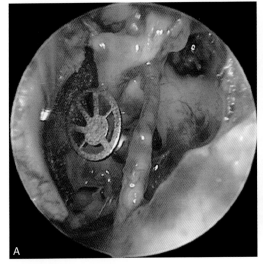

A. 放置 PORP 至鼓室腔内

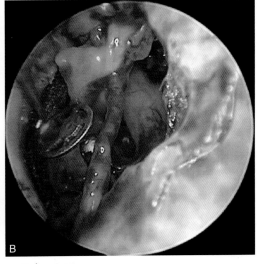

B. 固定 PORP

图 7-10-33 植入 PORP

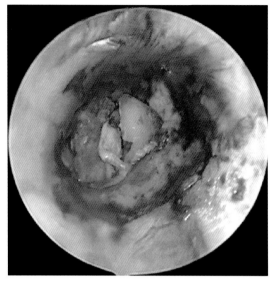

图 7-10-34　外耳道皮肤 - 鼓膜瓣复位

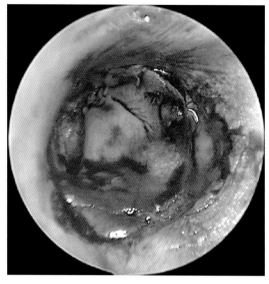

图 7-10-35　上鼓室外侧壁重建

6. 术后检查结果　术后半年耳内镜下见左鼓膜移植物生长良好,表面少许分泌物。

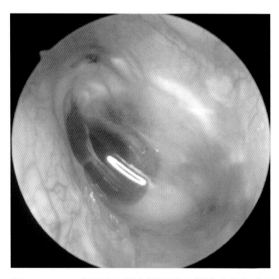

图 7-10-36　术后半年耳内镜下见左鼓膜移植物生长
　　　　　　良好,表面少许分泌物

病例四　耳内镜下左鼓室探查术 + 左鼓室成形Ⅱ型 + 人工听骨听力重建 + 耳屏软骨 - 软骨膜鼓膜修补

1. 病史　男性,39 岁,右耳流脓 6 年,偶伴耳鸣,4 天前右耳听力下降明显。左耳流脓伴渐进性听力下降 20 余年,无眩晕、头痛。

2. 术前检查结果

(1)纯音测听检查:左耳中重度混合性听力损失,500、1 000、2 000、4 000Hz 平均气导听阈为 70dB HL。平均气 - 骨导差(A-B gap)为 22.5dB HL。

（2）耳内镜下见左外耳道潮湿,见较多黑色痂皮样物,鼓膜窥不清。

（3）术前颞骨 HRCT:见左侧鼓室听骨链周围少许软组织密度影,左侧鼓室窦未气化,鼓室窦口未见明确扩大。左侧砧骨短脚较对侧短,左侧锤骨及镫骨未见明确异常。左侧耳蜗、半规管大小及形态未见异常。左侧鼓室窦口未见明显扩大。左侧乳突呈板障型,蜂房气化不良,其内可见软组织密度影,未见骨质破坏。左侧鼓室盖完整。左侧内耳道对称无扩大。

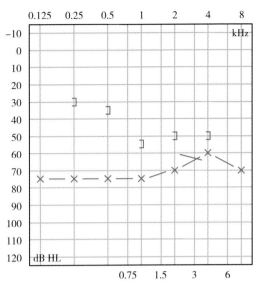

图 7-10-37　左耳纯音测听结果提示中重度混合性听力损失

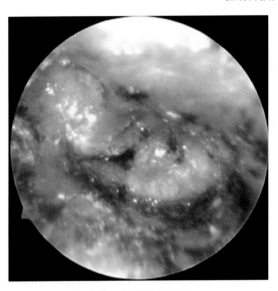

图 7-10-38　耳内镜下左鼓膜窥不清

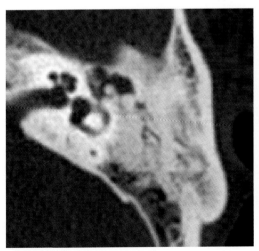
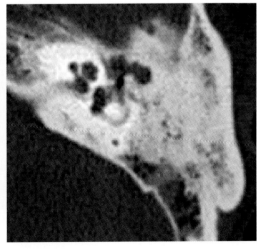

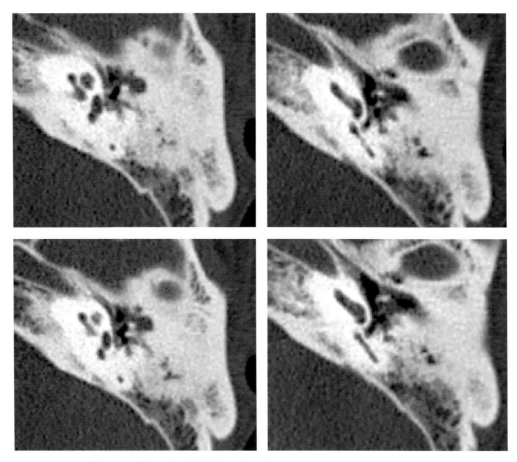

图 7-10-39　颞骨 HRCT 提示左侧慢性中耳乳突炎
可见左侧砧骨短脚较对侧短。左侧内耳未见明确异常

3. **诊断**　左上鼓室、后鼓室胆脂瘤。

4. **术式**　耳内镜下左鼓室探查术 + 左鼓室成形 Ⅱ 型 + 人工听骨听力重建 + 耳屏软骨 - 软骨膜鼓膜修补。

5. **术中耳内镜下所见**

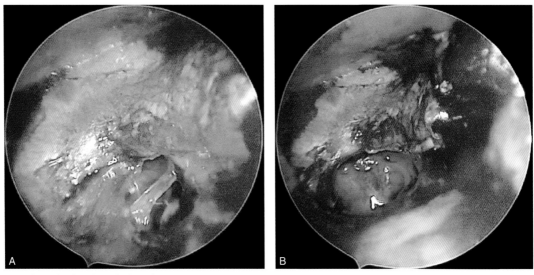

A. 钩针分离鼓膜穿孔边缘上皮　　　　　　　B. 搔刮内侧黏膜

图 7-10-40　钩针分离鼓膜穿孔边缘上皮,搔刮内侧黏膜

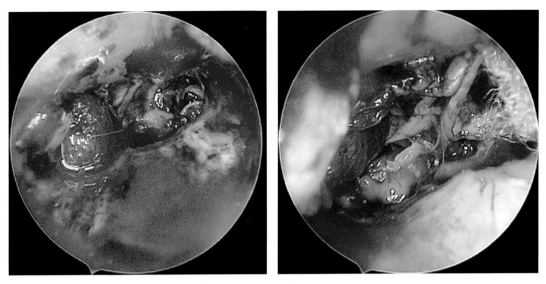

图 7-10-41　掀开外耳道皮肤 - 鼓膜瓣,耳内镜下见蜗窗龛

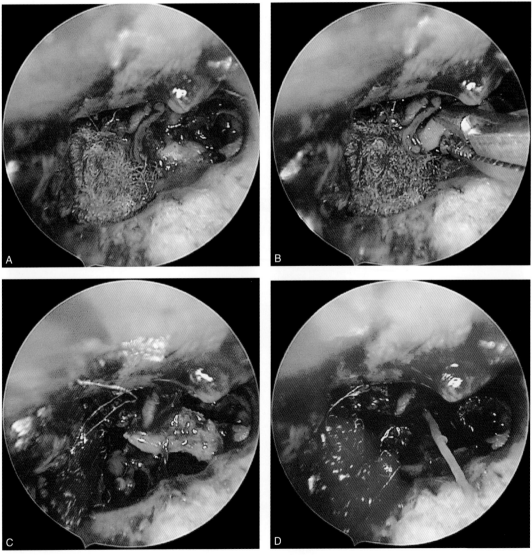

A~C. 去除前　　　　　　　　　　　　　　　　D. 去除后

图 7-10-42　去除砧骨

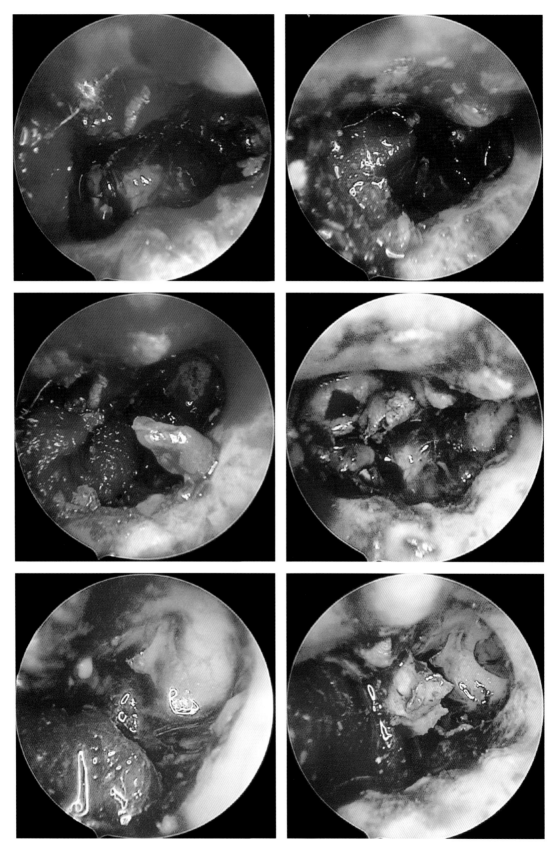

图 7-10-43 上鼓室、后鼓室大量胆脂瘤组织堆积,予以清理

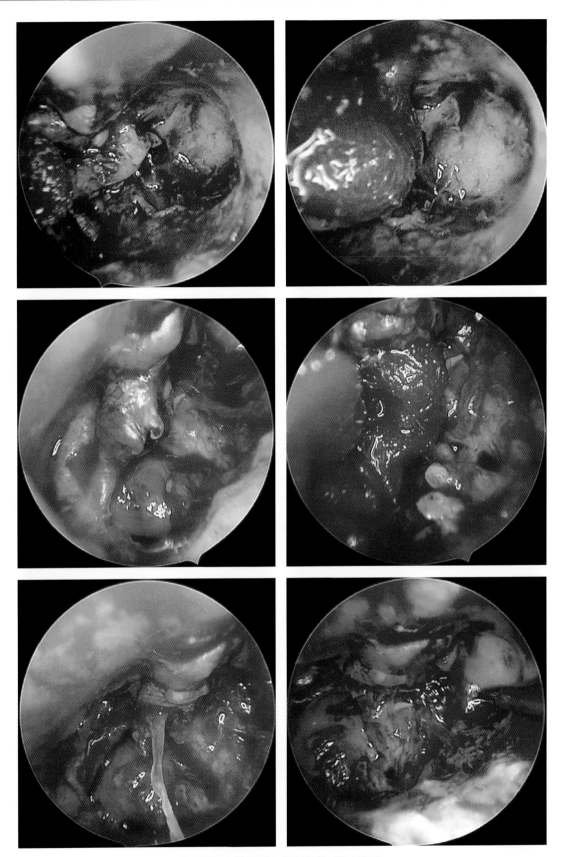

图 7-10-44 上鼓室、听小骨、面神经周围大量胆脂瘤组织堆积,予以清理

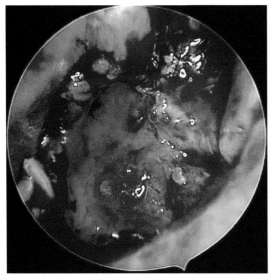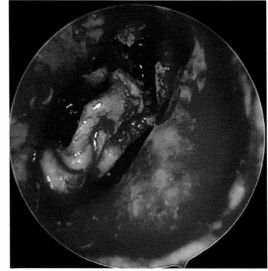

图 7-10-45　耳屏软骨 - 软骨膜鼓膜修补

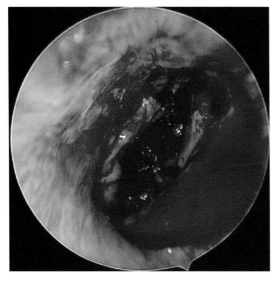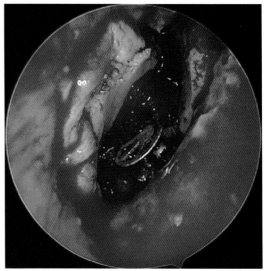

图 7-10-46　植入人工听骨 PORP，调整位置，固定

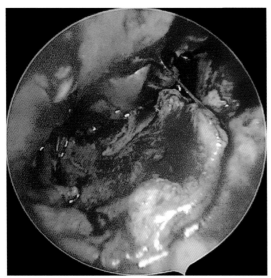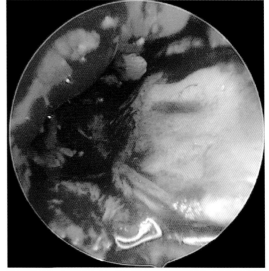

图 7-10-47　复位外耳道皮肤 - 鼓膜瓣，上鼓室外侧壁重建

6. 术后检查结果

（1）术后 3 个月纯音测听检查：左耳轻度感音神经性听力损失，500、1 000、2 000、4 000Hz 平均气导听阈为 31dB HL。平均气 - 骨导差（A-B gap）<10dB HL。

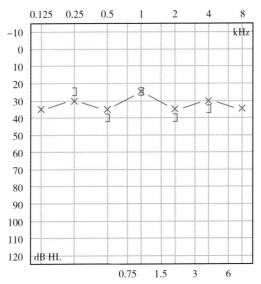

图 7-10-48　术后 3 个月纯音测听复查提示左耳感音神经性听力损失

（2）术后耳内镜检查：①术后 1 周，耳内镜下见左鼓膜移植物完整；②术后 1 个月，耳内镜下见左鼓膜愈合良好。

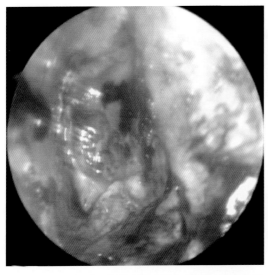 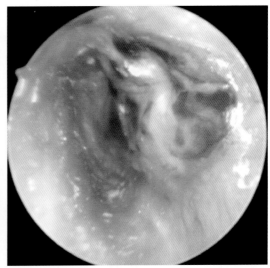

图 7-10-49　术后 1 周耳内镜下见左鼓膜移植物完整　　图 7-10-50　术后 1 个月耳内镜下见左鼓膜愈合良好

病例五　耳内镜下右鼓室探查术 + 右鼓室成形Ⅱ型 + 人工听骨听力重建 + 耳屏软骨 - 软骨膜鼓膜修补 + 上鼓室外侧壁重建

1. 病史　女，30 岁，右耳反复听力下降伴耳闷塞感 1 年余。患者诉 1 年前出现右耳闷塞感，并伴右耳耳鸣，呈嗡嗡声，对生活无明显影响，听力未觉明显下降，发作较频繁。

2. 术前检查结果

（1）纯音测听：右耳中度传导性听力损失，500、1 000、2 000、4 000Hz 平均气导听阈为 49dB HL。平均气 - 骨导差（A-B gap）为 35dB HL。

（2）耳内镜下见右鼓膜紧张部完整，松弛部内陷，未见鼓室内积液征。

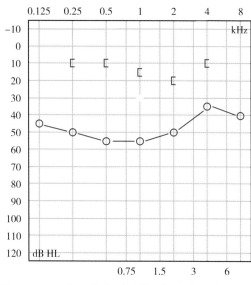

图 7-10-51　右耳纯音测听结果提示中度传导性听力损失

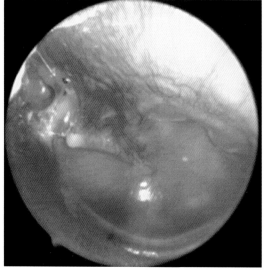

图 7-10-52　耳内镜下见右鼓膜紧张部完整，松弛部内陷，未见鼓室内积液征

3. 诊断　右上鼓室内陷袋胆脂瘤。

4. 术式　耳内镜下右鼓室探查术 + 右鼓室成形Ⅱ型 + 人工听骨听力重建 + 耳屏软骨 - 软骨膜鼓膜修补 + 上鼓室外侧壁重建。

5. 术中耳内镜下所见

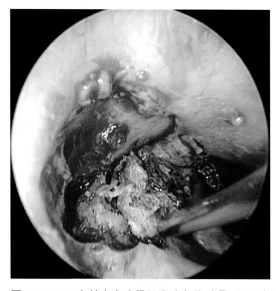

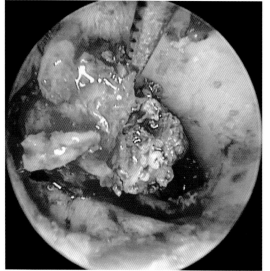

图 7-10-53　上鼓室内陷袋胆脂瘤包绕砧骨，予以清除

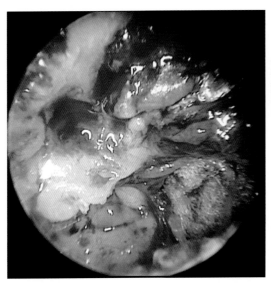
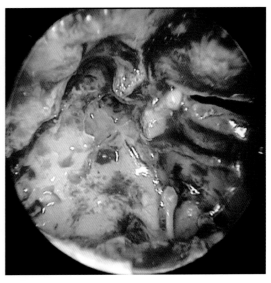

图 7-10-54　锤骨短突、锤骨长突均有不同程度的骨质吸收破坏,予以清除锤骨头、锤骨短突、锤骨长突

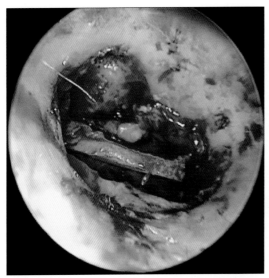
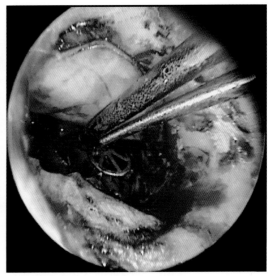

图 7-10-55　耳屏软骨 - 软骨膜鼓膜修补　　　　图 7-10-56　植入人工听骨 PORP

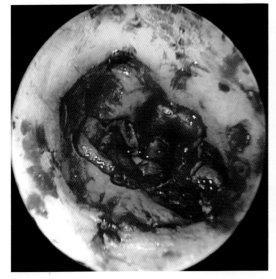
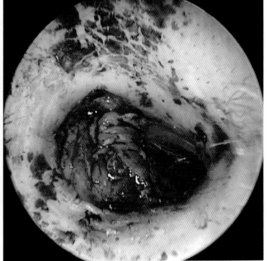

图 7-10-57　外耳道皮肤 - 鼓膜瓣复位,耳屏软骨上鼓室外侧壁重建

6. 术后检查结果

（1）术后3个月纯音测听：右耳轻度传导性听力损失，500、1 000、2 000、4 000Hz平均气导听阈30dB HL。平均气-骨导差（A-B gap）11dB HL。

（2）术后耳内镜检查：①术后1周耳内镜下见右鼓膜前下象限小穿孔，予以50%三氯醋酸烧灼穿孔边缘；②术后3个月耳内镜下见右鼓膜前下象限小穿孔愈合，鼓膜移植物完整，生长良好。

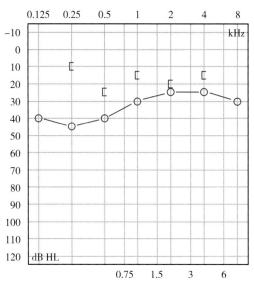

图 7-10-58　术后3个月复查提示右耳轻度传导性听力损失

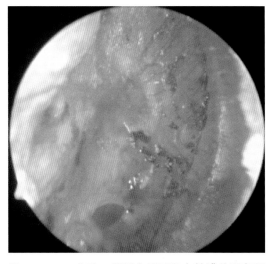

图 7-10-59　术后1周耳内镜下见右鼓膜前下象限小穿孔，予以50%三氯醋酸烧灼穿孔边缘

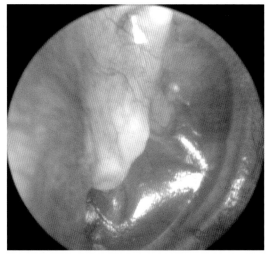

图 7-10-60　术后3个月耳内镜下见右鼓膜前下象限小穿孔愈合，鼓膜移植物完整，生长良好

病例六　耳内镜下右鼓室探查术＋右鼓室成形Ⅱ型＋人工听骨听力重建＋耳屏软骨-软骨膜鼓膜修补＋上鼓室外侧壁重建

1. 病史　男，33岁，双耳反复流脓伴听力下降20余年，因感冒后出现耳痛，伴外耳道流脓，经治疗后好转，之后反复出现耳流脓，伴听力下降，未彻底治疗。

2. 术前检查结果

（1）纯音测听：右耳中度传导性听力损失，500、1 000、2 000、4 000Hz平均气导听阈为45dB HL。平均气-骨导差（A-B gap）为35dB HL。

（2）耳内镜下右鼓膜紧张部可见穿孔，鼓室内可见脓性分泌物。

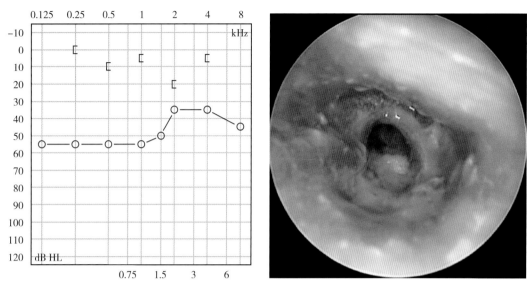

图 7-10-61　右耳纯音测听结果提示中度传导性听　图 7-10-62　耳内镜下右鼓膜紧张部可见穿孔,鼓室
　　　　　　 力损失 　　　　　　　　　　　　　　　　　　　　　内可见脓性分泌物

（3）术前颞骨 HRCT:术前颞骨 HRCT 影像见右侧鼓室内听小骨周围、鼓室窦入口及鼓室窦内软组织密度影,听小骨骨质形态尚可,右侧乳突窦口稍扩大。双侧乳突呈硬化型。

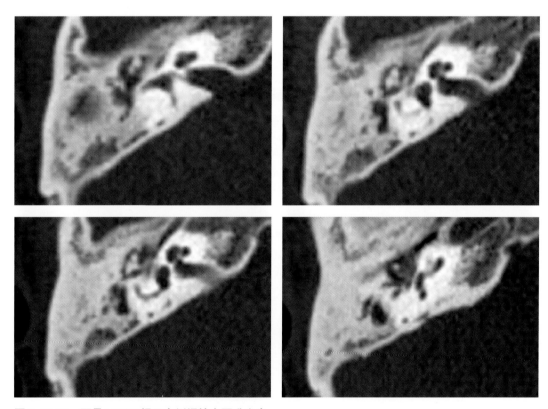

图 7-10-63　颞骨 HRCT 提示右侧慢性中耳乳突炎

3. **诊断**　右上鼓室胆脂瘤。

4. **术式**　耳内镜下右鼓室探查术 + 右鼓室成形 Ⅱ 型 + 人工听骨听力重建 + 耳屏软骨 - 软骨膜鼓膜修补 + 上鼓室外侧壁重建。

5. 术中耳内镜下所见

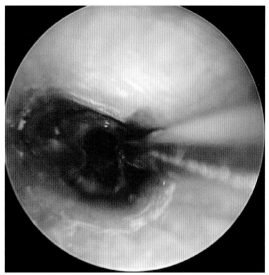

图 7-10-64　新鲜移植床制作

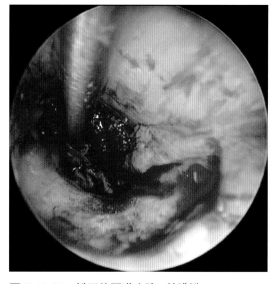

图 7-10-65　掀开外耳道皮肤 - 鼓膜瓣

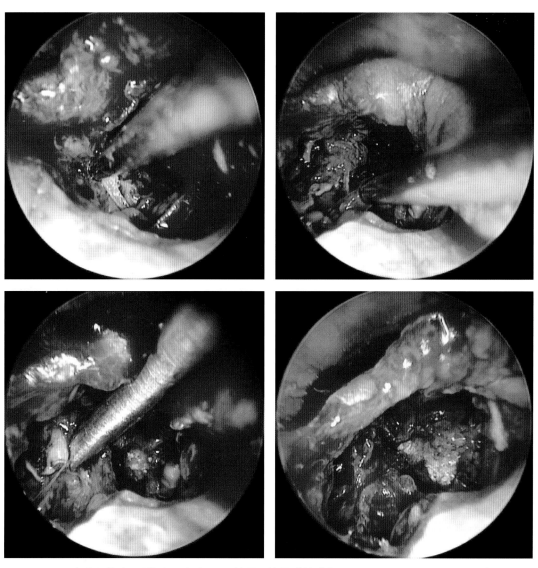

图 7-10-66　清除上鼓室、后鼓室胆脂瘤，耳屏软骨 - 软骨膜鼓膜修补

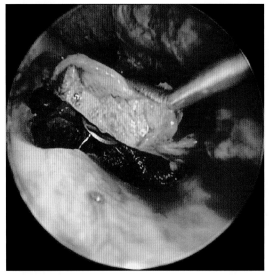

图 7-10-67　植入人工听骨 PORP

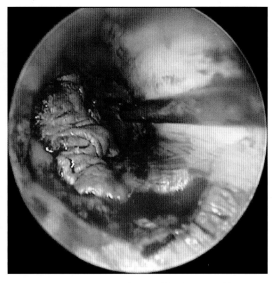

图 7-10-68　外耳道皮肤 - 鼓膜瓣复位,上鼓室外侧
壁重建

6. 术后检查结果

（1）术后 3 个月纯音测听:右耳轻度传导性听力损失,500、1 000、2 000、4 000Hz 平均气
导听阈为 40dB HL。平均气 - 骨导差（A-B gap）为 21dB HL。

（2）术后耳内镜检查:术后 1 周耳内镜下见右鼓膜移植物完整。

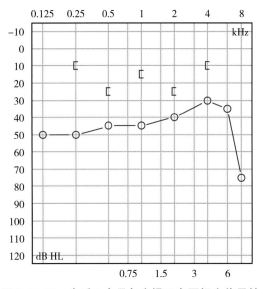

图 7-10-69　术后 3 个月复查提示右耳轻度传导性
听力损失

图 7-10-70　术后 1 周耳内镜下见右鼓膜移植物完整

病例七　外视镜联合耳内镜下右鼓室探查术 + 右鼓室成形 Ⅱ 型 + 人工听骨听力重建 + 耳屏软骨 - 软骨膜鼓膜修补

1. 病史　女,60 岁,右耳反复流脓伴听力下降 30 余年,外院予以对症支持治疗后症状
反复发作,听力进一步下降,小声说话听不清楚。

2. 术前检查结果

（1）纯音测听:右耳极重度混合性听力损失,500、1 000、2 000、4 000Hz 平均气导听阈为

93dB HL。平均气 - 骨导差（A-B gap）为 41dB HL。

（2）耳内镜下见右鼓膜紧张部大穿孔，残余鼓膜钙化灶形成，边缘鼓膜肉芽及瘢痕组织形成。

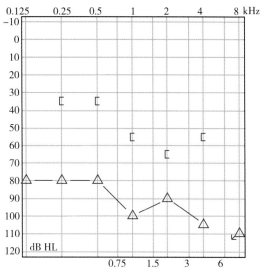

图 7-10-71　右耳纯音测听结果提示极重度混合性听力损失

图 7-10-72　耳内镜下见右鼓膜紧张部大穿孔，残余鼓膜钙化灶形成，边缘鼓膜肉芽及瘢痕组织形成

（3）术前颞骨 HRCT：术前颞骨 HRCT 影像见右侧鼓室内听小骨周围少许斑片状软组织密度影，右侧听骨链大小及形态未见异常。右侧耳蜗、半规管大小及形态未见异常。右侧鼓室窦口未见明显扩大。右侧乳突呈混合型，其内未见异常密度影，蜂房状骨质未见破坏。鼓室盖完整。

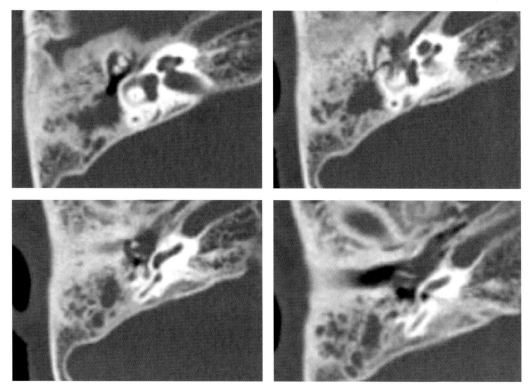

图 7-10-73　颞骨 HRCT 提示右侧慢性中耳乳突炎

3. **诊断**　右前上鼓室胆脂瘤。

4. **术式**　外视镜联合耳内镜右鼓室探查术 + 右鼓室成形 II 型 + 人工听骨听力重建 + 耳屏软骨 - 软骨膜鼓膜修补

5. **术中耳内镜下所见**

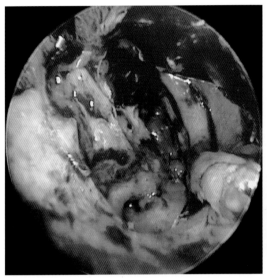

图 7-10-74　胆脂瘤组织包绕听骨链

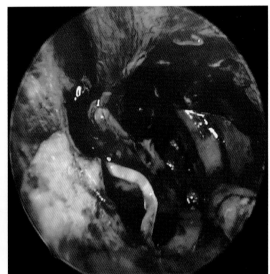

图 7-10-75　挑出鼓索

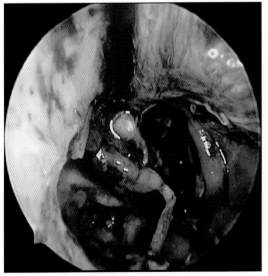

图 7-10-76　凿除上鼓室外侧壁部分骨质

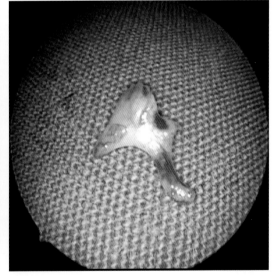

图 7-10-77　整个取出砧骨

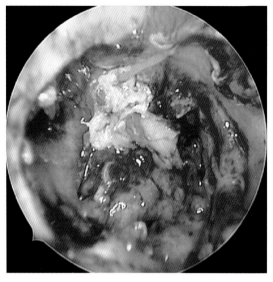

图 7-10-78　前上鼓室胆脂瘤清除

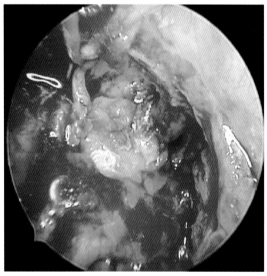
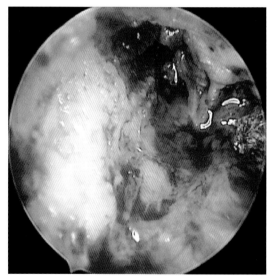

图 7-10-79　咽鼓管鼓室口胆脂瘤清除

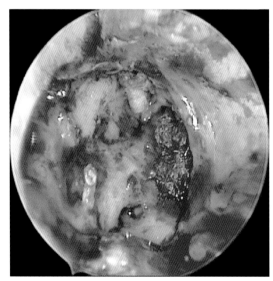
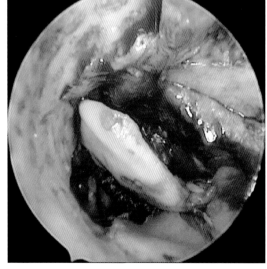

图 7-10-80　探查镫骨足板活动度良好,两窗功能完整　图 7-10-81　耳屏软骨 - 软骨膜鼓膜修补

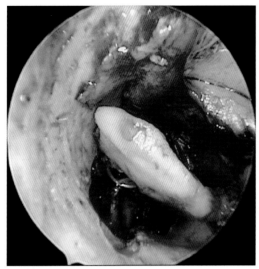

图 7-10-82　植入人工听骨 PORP

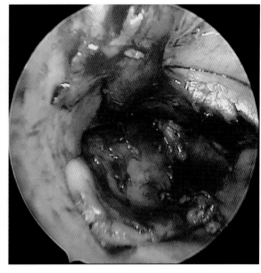

图 7-10-83　复位外耳道皮肤 - 鼓膜瓣

6. 术后检查结果

（1）术后 3 个月纯音测听：右耳极重度混合性听力损失，500、1 000、2 000、4 000Hz 平均气导听阈为 94dB HL。平均气 - 骨导差（A-B gap）为 29dB HL。

（2）术后耳内镜检查：①术后 1 周耳内镜下见右鼓膜移植物完整；②术后 1 个月耳内镜下见右鼓膜移植物完整，生长良好。

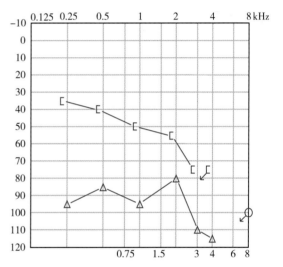

图 7-10-84　术后 3 个月复查提示右耳极重度混合性听力损失

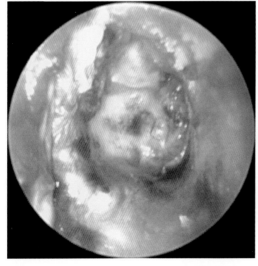

图 7-10-85　术后 1 周耳内镜下见右鼓膜移植物完整

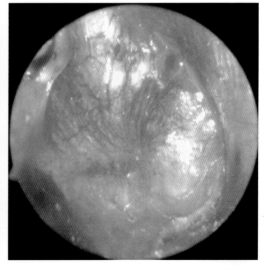

图 7-10-86　术后 1 个月耳内镜下见右鼓膜移植物完整，生长良好

病例八　耳内镜下右改良乳突根治术 + 右鼓室成形Ⅰ型 + 耳屏软骨 - 软骨膜鼓膜修补

1. 病史　男,20岁,右耳听力下降伴耳痛10年,流脓1月。脓液偶伴血性液体,无耳闷塞感,无耳鸣、头昏,无视物旋转。无面部麻木刺痛感,无嘴角歪斜、眼睑闭合不全。

2. 术前检查结果

(1) 纯音测听:右耳轻度传导性听力损失,500、1 000、2 000、4 000Hz平均气导听阈为29dB HL。平均气 - 骨导差(A-B gap)为25dB HL。

(2) 耳内镜下见右外耳道见粉红色新生物,鼓膜及鼓室结构无法窥清。

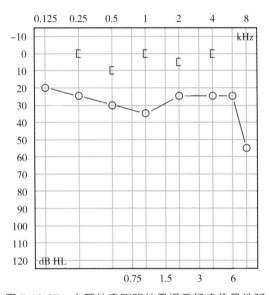

图 7-10-87　右耳纯音测听结果提示轻度传导性听力损失

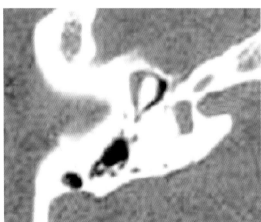

图 7-10-88　耳内镜下见右外耳道见粉红色新生物,鼓膜及鼓室结构未窥清

(3) 术前颞骨HRCT:术前颞骨HRCT影像见左侧鼓室内少许软组织密度影,听骨链大小及形态未见异常。鼓室窦口未见扩大。左侧耳蜗、半规管大小及形态未见异常。左侧乳突呈板障型。

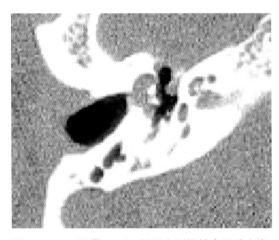
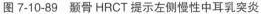

图 7-10-89　颞骨HRCT提示左侧慢性中耳乳突炎

3. **诊断**　右上鼓室外侧壁胆脂瘤。

4. **术式**　耳内镜下右改良乳突根治术 + 右鼓室成形 Ⅰ 型 + 耳屏软骨 - 软骨膜鼓膜修补。

5. **术中耳内镜下所见**

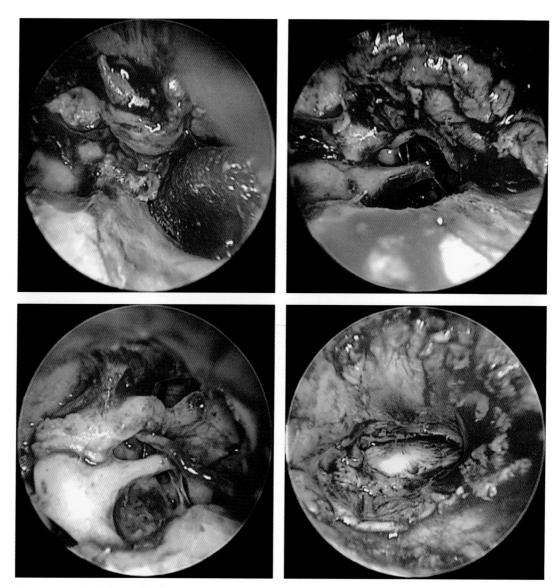

图 7-10-90　彻底清除上鼓室外侧壁胆脂瘤组织后，行耳屏软骨 - 软骨膜鼓膜修补

6. **术后检查结果**

（1）术后 3 个月纯音测听：右耳轻度传导性听力损失，500、1 000、2 000、4 000Hz 平均气导听阈为 20dB HL。平均气 - 骨导差（A-B gap）<10dB HL。

（2）术后耳内镜检查：①术后 1 周耳内镜下见右鼓膜移植物完整；②术后 2 个月耳内镜下见右鼓膜移植物完整，生长良好；③术后 4 个月耳内镜下见右术腔上皮化良好，鼓膜移植物完整，生长良好。

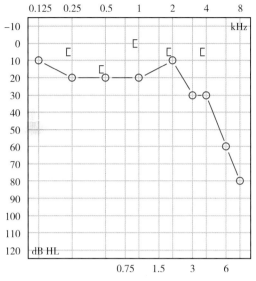

图 7-10-91　术后 3 个月复查提示右耳轻度传导性听力损失

图 7-10-92　术后 1 周耳内镜下见右鼓膜移植物完整

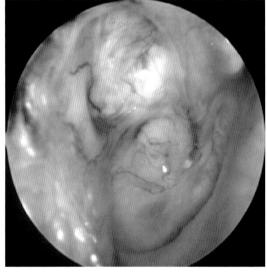

图 7-10-93　术后 2 个月耳内镜下见右鼓膜移植物完整,生长良好

图 7-10-94　术后 4 个月耳内镜下见右术腔上皮化良好,鼓膜移植物完整,生长良好

病例九　耳内镜下右改良乳突根治术 + 右鼓室成形 Ⅱ 型 + 人工听骨听力重建 + 耳屏软骨 - 软骨膜鼓膜修补

1. **病史**　男性,12 岁,右耳流脓伴听力下降 1 年余,脓液黏稠伴臭味,无血丝,伴少许豆渣样物,偶伴低调嗡嗡样耳鸣。无耳痛、耳闷塞感,无发热、眩晕。外院予以手术治疗(具体不详),1 个月前右耳流脓再发,伴听力下降收入院。

2. **术前检查结果**

(1)纯音测听:右耳中重度传导性听力损失,500、1 000、2 000、4 000Hz 平均气导听阈为 65dB HL。平均气 - 骨导差(A-B gap)为 44dB HL。

(2)耳内镜下见右外耳道肉芽、胆脂瘤组织,表面脓性分泌物附着,鼓膜窥不清。

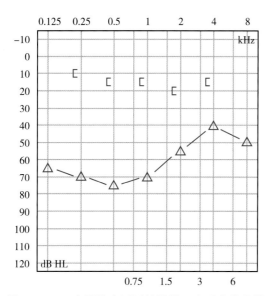

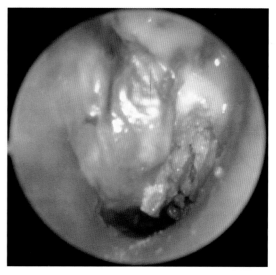

图 7-10-95　右耳纯音测听结果提示中重度传导性　　图 7-10-96　耳内镜下见右外耳道肉芽、胆脂瘤组
　　　　　　听力损失　　　　　　　　　　　　　　　　　　　织,表面脓性分泌物附着,鼓膜窥不清

　　(3)术前颞骨 HRCT:术前颞骨 HRCT 影像见右侧鼓室大量软组织密度影。听骨链骨质吸收。右侧耳蜗、半规管大小及形态未见异常。右侧乳突呈气化型,其内未见软组织密度影,蜂房骨质未见破坏。鼓室盖完整。右侧内耳道与左侧对称,无扩大。

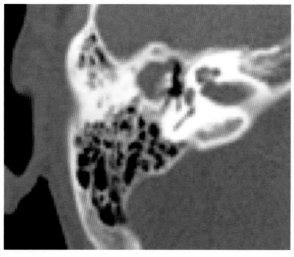

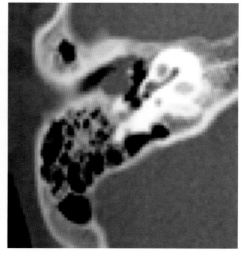

图 7-10-97　颞骨 HRCT 提示右侧鼓室大量软组织密度影,听小骨链骨质吸收

　　3. 诊断　右上鼓室胆脂瘤。

　　4. 术式　耳内镜下右改良乳突根治术 + 右鼓室成形Ⅱ型 + 人工听骨听力重建 + 耳屏软骨 - 软骨膜鼓膜修补。

5. 术中耳内镜下所见

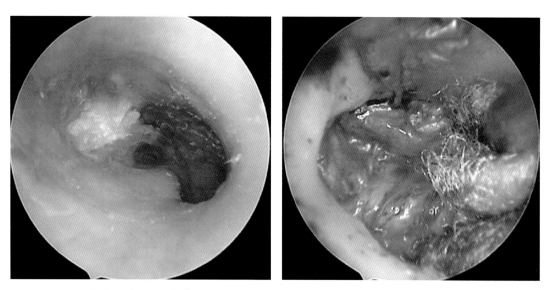

图 7-10-98　制作外耳道皮肤 - 鼓膜瓣,向下牵拉至纤维软骨环

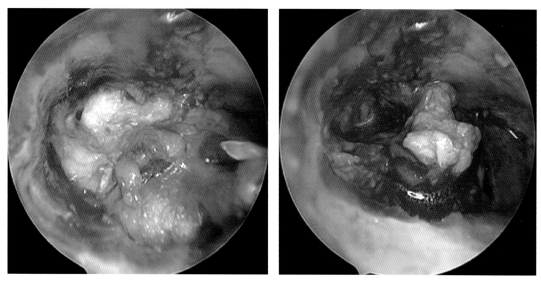

图 7-10-99　清理上鼓室内胆脂瘤痂皮

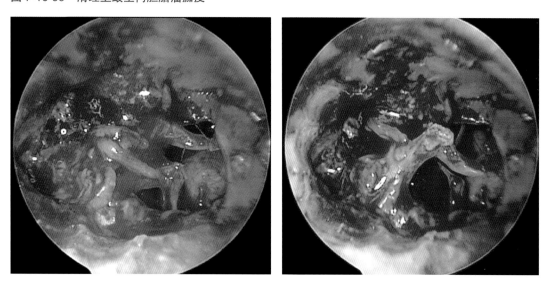

图 7-10-100　凿除上鼓室外侧壁部分骨质,清理听小骨表面胆脂瘤上皮组织

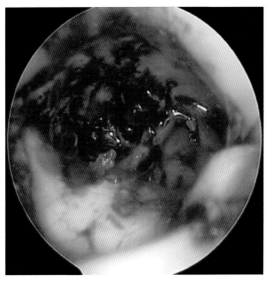

图 7-10-101　胆脂瘤上皮组织清理

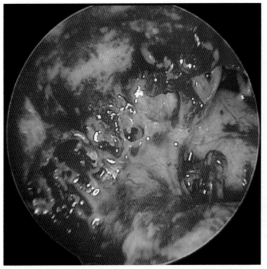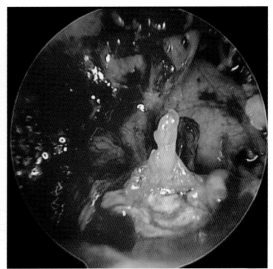

图 7-10-102　清除后鼓室、骨小桥、窦脑膜角胆脂瘤

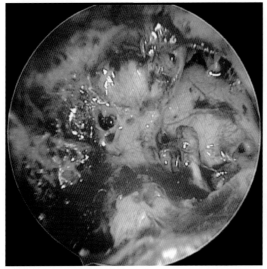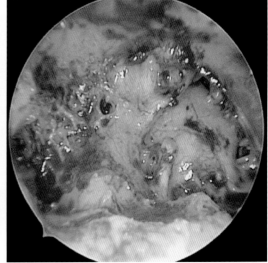

图 7-10-103　探查镫骨足板活动度良好,两窗功能正常

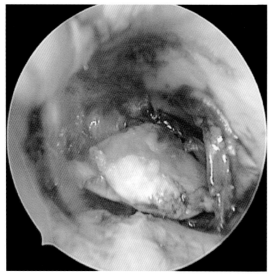

图 7-10-104　耳屏软骨 - 软骨膜鼓膜修补

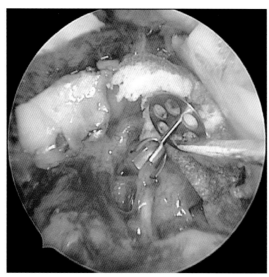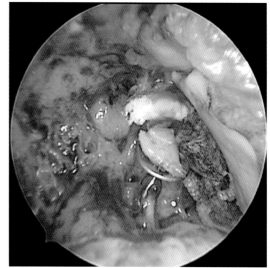

图 7-10-105　植入人工听骨 PORP，PORP 表面放置一软骨片

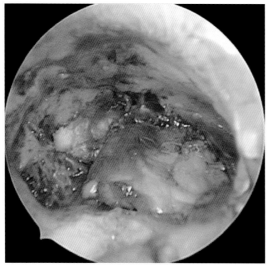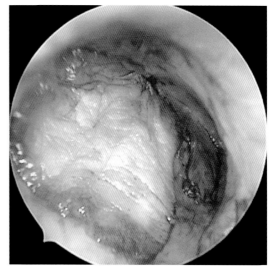

图 7-10-106　外耳道皮肤 - 鼓膜瓣复位　　　　图 7-10-107　上鼓室外侧壁重建

6. 术后检查结果

（1）术后 1 年纯音测听：右耳轻度传导性听力损失，500、1 000、2 000、4 000Hz 平均气导听阈为 27dB HL。平均气 - 骨导差（A-B gap）为 16dB HL。

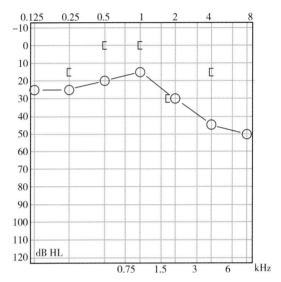

图 7-10-108　术后 3 个月提示右耳轻度传导性听力损失

（2）术后耳内镜检查：①术后 1 周，耳内镜下见右鼓膜移植物完整；②术后 1 个月，耳内镜下见右鼓膜愈合良好。

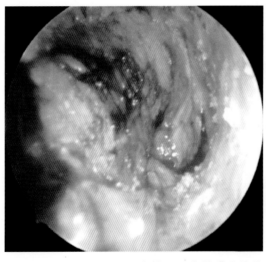
图 7-10-109　术后 1 周耳内镜下见右鼓膜移植物完整

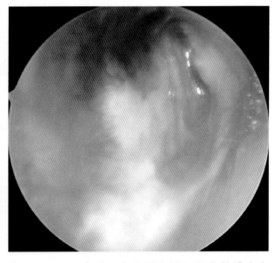
图 7-10-110　术后 1 个月耳内镜下见右鼓膜愈合良好

病例十　耳内镜下左改良乳突根治术 + 左鼓室成形 Ⅱ 型 + 人工听骨听力重建 + 耳屏软骨 - 软骨膜鼓膜修补

1. 病史　
女，33 岁，左耳流脓伴听力下降 7 年，无耳鸣、耳闷塞感、耳痛，无头痛、头昏。外院予以中耳炎手术，左耳流脓症状好转，听力无明显改善。

2. 术前检查结果

（1）纯音测听：左耳重度混合性听力损失，500、1 000、2 000、4 000Hz 平均气导听阈为

75dB HL。平均气-骨导差（A-B gap）为 50dB HL。

（2）耳内镜下见左鼓膜前下象限紧张部中央型穿孔，大小约 2mm×3mm，鼓室内尚干洁。

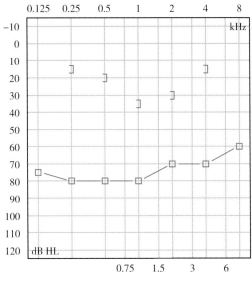

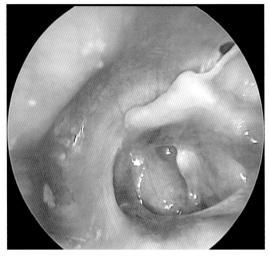

图 7-10-111　左耳纯音测听结果提示重度混合性听力损失

图 7-10-112　耳内镜下见左鼓膜前下象限紧张部中央型穿孔，大小约 2mm×3mm

（3）术前颞骨 HRCT：术前颞骨 HRCT 影像见左侧鼓室窦入口及鼓室窦内软组织密度影，听骨链、盾板及鼓室盖未见明显骨质吸收破坏。左侧鼓室内结构清晰，鼓室壁骨质未见异常，鼓室盖完整，听骨链大小及形态未见异常。左侧鼓室窦口未见扩大。左侧耳蜗、半规管大小及形态未见异常。左侧乳突呈板障型，其内可见软组织密度影充填。

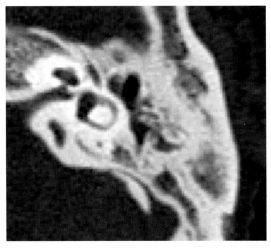
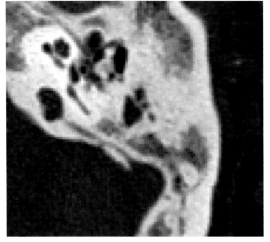

图 7-10-113　颞骨 HRCT 提示左侧慢性中耳乳突炎

3. **诊断**　左上鼓室胆脂瘤。

4. **术式**　耳内镜下左改良乳突根治术 + 左鼓室成形 Ⅱ 型 + 人工听骨听力重建 + 耳屏软骨-软骨膜鼓膜修补。

5. 术中耳内镜下所见

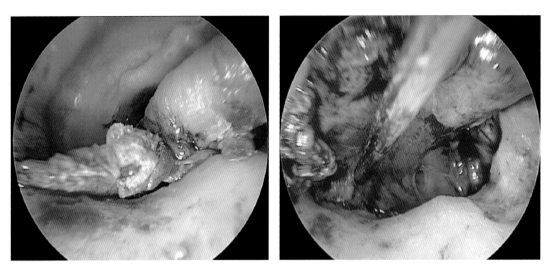

图 7-10-114 外耳道皮肤 - 鼓膜瓣制作

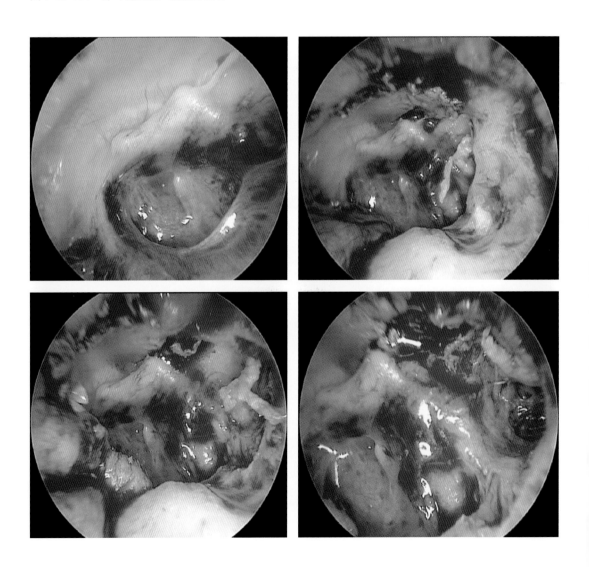

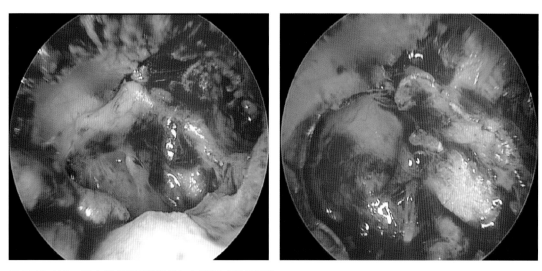

图 7-10-115　听小骨表面胆脂瘤上皮堆积,予以清理

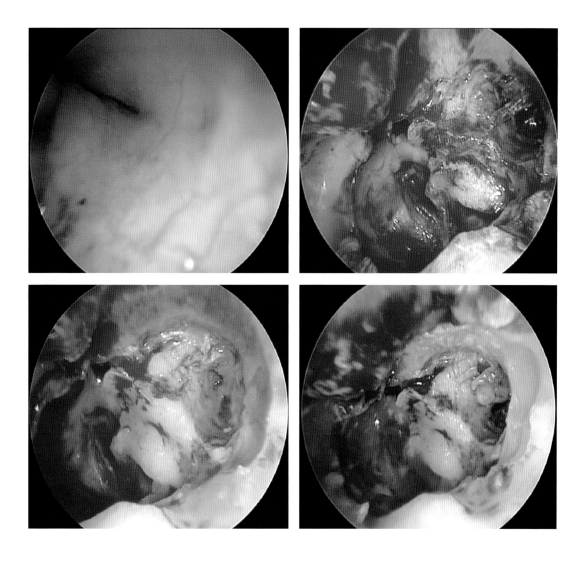

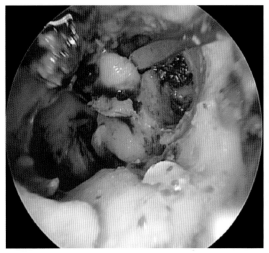

图 7-10-116　清理后鼓室胆脂瘤

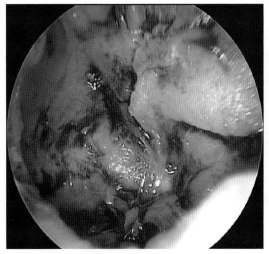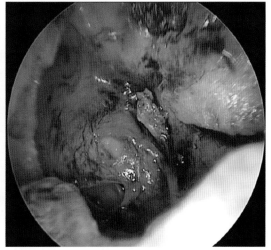

图 7-10-117　清除蜗窗龛胆脂瘤

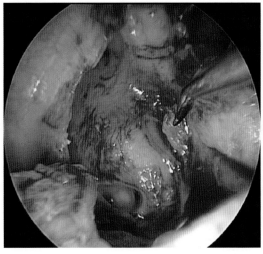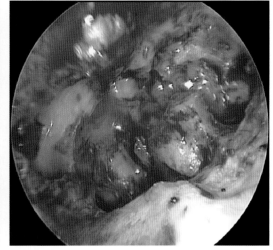

图 7-10-118　轻触镫骨足板活动度良好,两窗功能完整

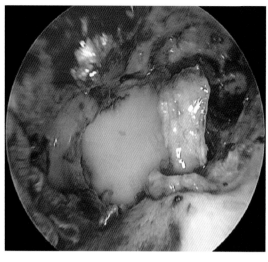

图 7-10-119　耳屏软骨 - 软骨膜鼓膜修补

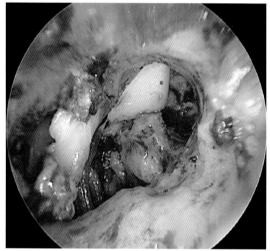

图 7-10-120　植入人工听骨 PORP

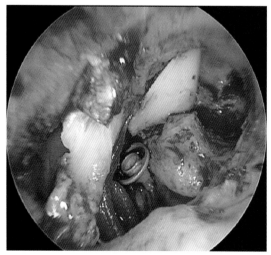

图 7-10-121　人工听骨调整,固定

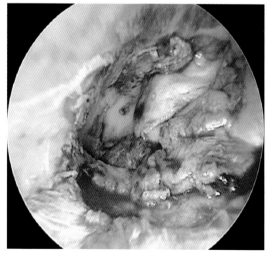

图 7-10-122　复位外耳道皮肤 - 鼓膜瓣

6. 术后检查结果

（1）术后4个月纯音测听：左耳轻度传导性听力损失，500、1 000、2 000、4 000Hz平均气导听阈为40dB HL。平均气-骨导差（A-B gap）为22.5dB HL。

（2）术后耳内镜检查：①术后1周耳内镜下见右鼓膜移植物完整；②术后1个月耳内镜下见左鼓膜移植物完整，生长良好；③术后2个月耳内镜下见左术腔上皮化良好，鼓膜移植物完整，生长良好；④术后3个月耳内镜下见左术腔上皮化良好，鼓膜移植物愈合良好。

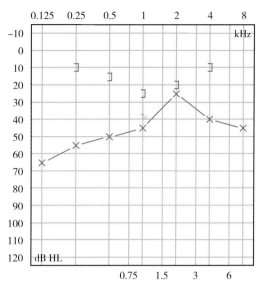

图 7-10-123 术后4个月复查提示左耳轻度传导性听力损失

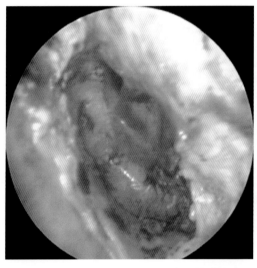

图 7-10-124 术后1周耳内镜下见左鼓膜移植物完整

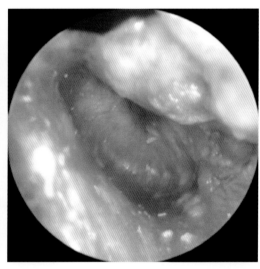

图 7-10-125 术后1个月耳内镜下见左鼓膜移植物完整，生长良好

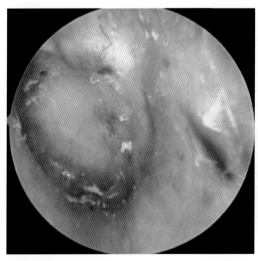

图 7-10-126 术后2个月耳内镜下见左术腔上皮化良好，鼓膜移植物完整，生长良好

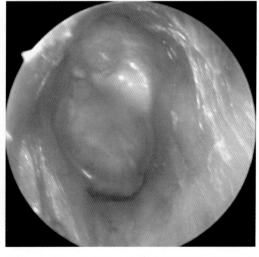

图 7-10-127 术后3个月耳内镜下见左术腔上皮化良好，鼓膜移植物愈合良好

病例十一　耳内镜下右改良乳突根治术 + 右鼓室成形 II 型 + 人工听骨听力重建 + 耳屏软骨 - 软骨膜鼓膜修补 + 上鼓室外侧壁重建

1. 病史　女,10岁,右耳流脓伴听力下降3年余,伴耳鸣,无耳痛,无头痛,无眩晕。半个月前患者至外院就诊,行"口服抗生素、滴耳"等治疗后无明显好转。

2. 术前检查结果

（1）纯音测听:右耳轻度传导性听力损失,500、1 000、2 000、4 000Hz平均气导听阈为31dB HL。平均气 - 骨导差（A-B gap）为22.5dB HL。

（2）耳内镜下见右鼓膜后方穿孔,鼓室见大块肉芽突出。

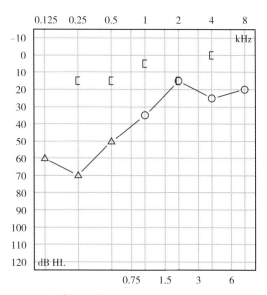

图 7-10-128　右耳纯音测听结果提示重度混合性听力损失

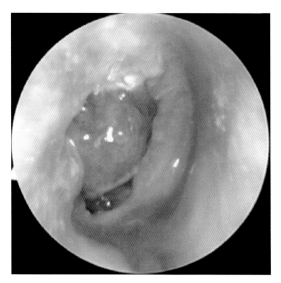

图 7-10-129　耳内镜下见右鼓膜后方穿孔,鼓室见大块肉芽突出

（3）术前颞骨 HRCT:术前颞骨 HRCT 影像见右侧鼓室内听骨周围软组织密度影。右侧砧骨骨质吸收破坏,右侧锤骨及镫骨形态未见明确异常。右侧乳突蜂房气化不良,其内见软组织密度影,乳突气房骨质吸收破坏。

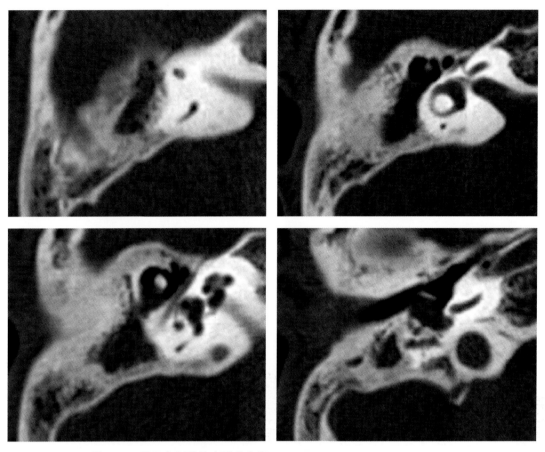

图 7-10-130　颞骨 HRCT 提示右侧慢性中耳乳突炎

3. **诊断**　右上鼓室、乳突胆脂瘤。

4. **术式**　耳内镜下右改良乳突根治术 + 右鼓室成形 Ⅱ 型 + 人工听骨听力重建 + 耳屏软骨 - 软骨膜鼓膜修补 + 上鼓室外侧壁重建。

5. **术中耳内镜下所见**

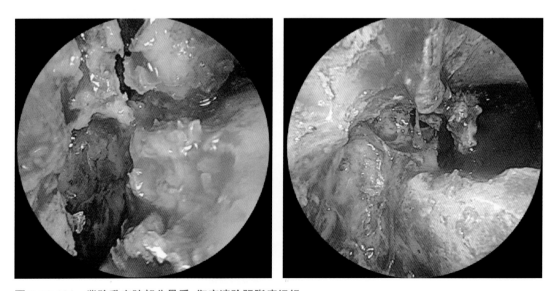

图 7-10-131　凿除乳突腔部分骨质,彻底清除胆脂瘤组织

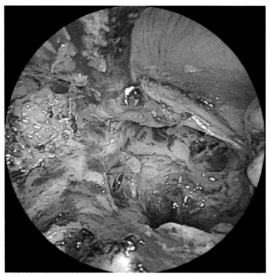

图 7-10-132　探查镫骨足板活动度良好,两窗功能
　　　　　　完整

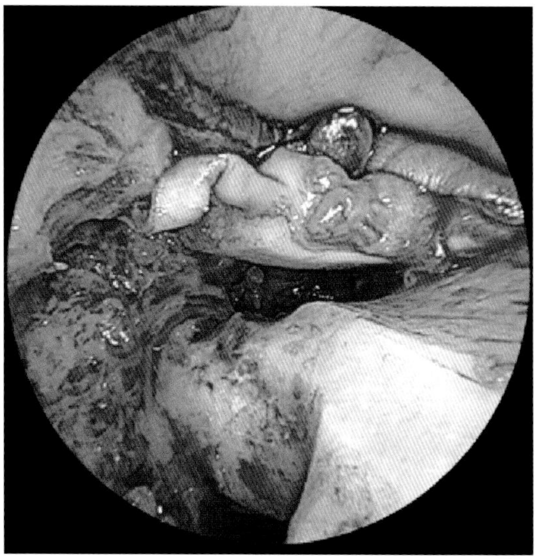

图 7-10-133　耳屏软骨 - 软骨鼓膜修补

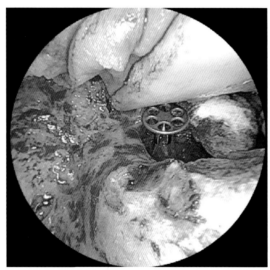

图 7-10-134　植入人工听骨 PORP

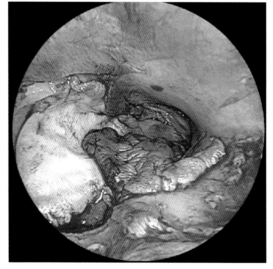

图 7-10-135　复位外耳道皮肤 - 鼓膜瓣,上鼓室外
　　　　　　侧壁重建

6. 术后检查结果

（1）术后 3 个月纯音测听:右耳轻度传导性听力损失,500、1 000、2 000、4 000Hz 平均气
导听阈为 29dB HL。平均气 - 骨导差（A-B gap）为 21dB HL。

（2）术后耳内镜检查:①术后 1 周耳内镜下见右鼓膜移植物完整;②术后 1 个月耳内镜
下见右鼓膜移植物完整,生长良好。

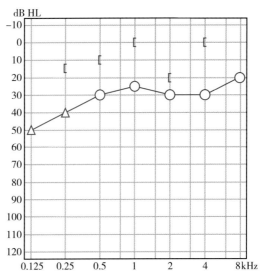

图 7-10-136　术后 3 个月复查提示右耳轻度传导性听力损失

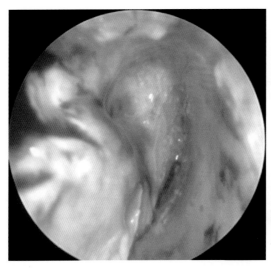 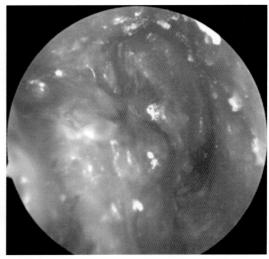

图 7-10-137　术后 1 周耳内镜下见右鼓膜移植物　　　图 7-10-138　术后 1 个月耳内镜下见右鼓膜移植
　　　　　　　完整　　　　　　　　　　　　　　　　　　　　　　　物完整,生长良好

病例十二　耳内镜下左改良乳突根治术(低桥式)+ 左鼓室成形Ⅱ型 + 人工听骨听力重建 + 耳屏软骨 - 软骨膜鼓膜修补

1. 病史　男,42 岁,左耳听力下降伴耳闷塞感数年,就诊经滴耳治疗后好转,之后症状反复,其间伴左耳听力下降。1 个月前患者再次出现耳闷塞感,伴溢液,外院检查发现左外耳道肿物,药物治疗无明显好转。

2. 术前检查结果

(1)纯音测听:左耳轻度传导性听力损失,500、1 000、2 000、4 000Hz 平均气导听阈为 34dB HL。平均气 - 骨导差(A-B gap)为 22.5dB HL。

(2)耳内镜下见左外耳道前上壁肿物,色暗红,堵塞外耳道 1/2,鼓膜、鼓室结构未窥清。

(3)术前颞骨 HRCT:术前颞骨 HRCT 影像见左侧外耳道骨部内小片状软组织影,边界尚清,外耳道骨壁未见破坏,左侧鼓膜未见明显增厚。左侧中耳、乳突腔内可见软组织密度影充填,左侧听骨边缘毛糙。鼓室盖未见破坏。左侧耳蜗、半规管形态未见异常。

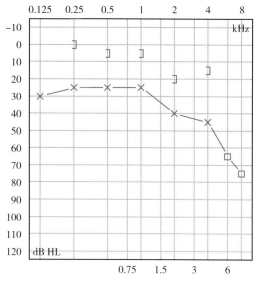

图 7-10-139 左耳纯音测听结果提示轻度传导性听力损失

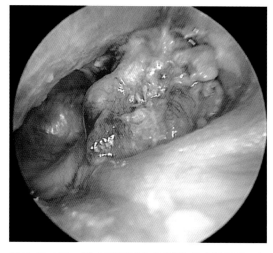

图 7-10-140 耳内镜下见左外耳道前上壁肿物,色暗红,堵塞外耳道 1/2,鼓膜、鼓室结构未窥清

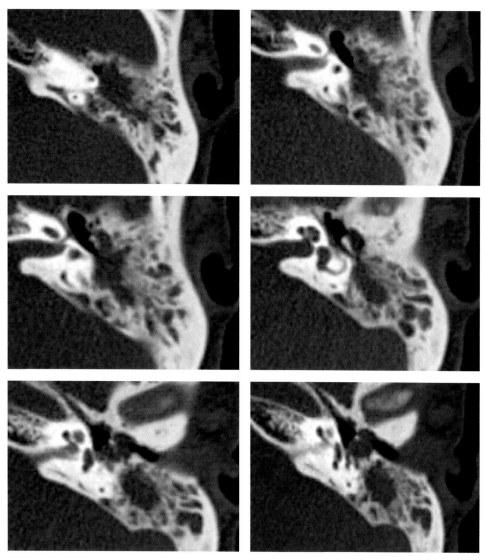

图 7-10-141 颞骨 HRCT 提示左侧慢性中耳乳突炎

3. **诊断**　左外耳道胆脂瘤、左乳突胆脂瘤。

4. **术式**　耳内镜下左改良乳突根治术(低桥式)+左鼓室成形Ⅱ型+人工听骨听力重建+耳屏软骨-软骨膜鼓膜修补。

5. **术中耳内镜下所见**

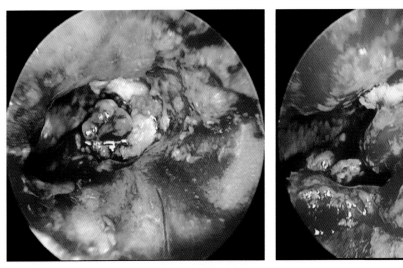
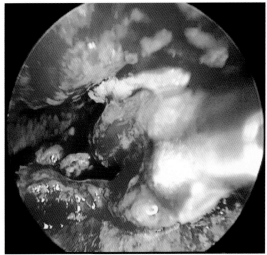

图 7-10-142　外耳道可见胆脂瘤上皮堆积,予以清理

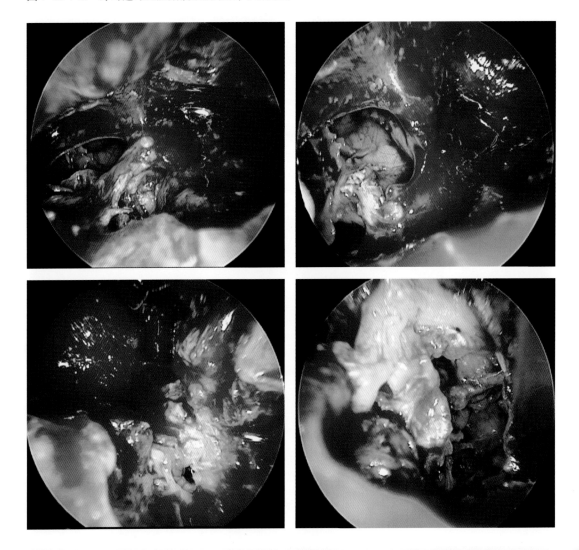

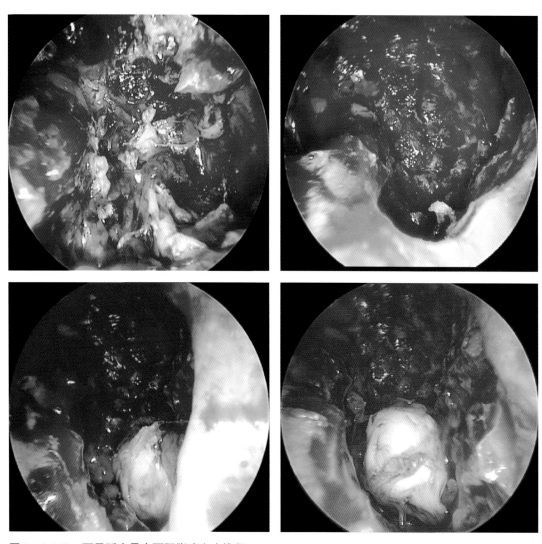

图 7-10-143　可见听小骨表面胆脂瘤上皮堆积

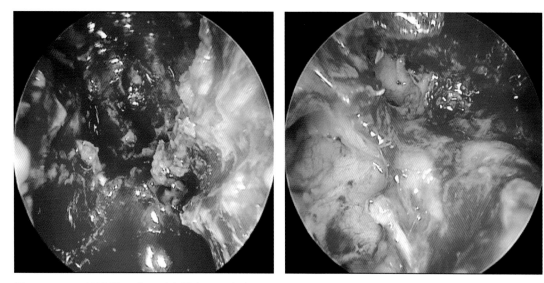

图 7-10-144　耳内镜下清理听小骨表面胆脂瘤上皮

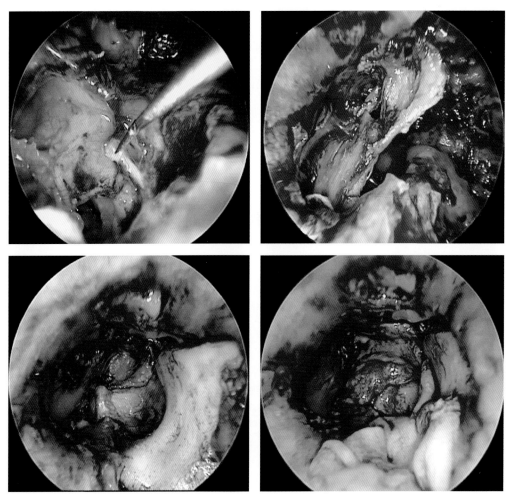

图 7-10-145 外耳道皮肤 - 鼓膜瓣制作

6. 术后检查结果

（1）术后 3 个月纯音测听：左耳高频听力下降，500、1 000、2 000、4 000Hz 平均气导听阈为 15dB HL。平均气 - 骨导差（A-B gap）<10dB HL。

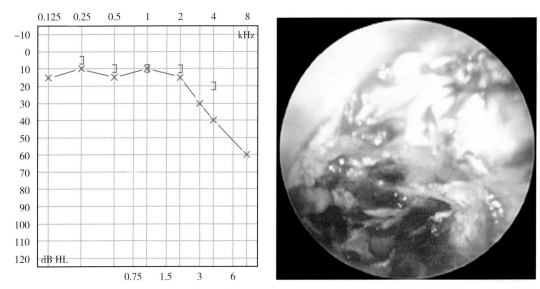

图 7-10-146 术后 3 个月复查提示左耳中低频听力恢复正常，仅高频听力下降

图 7-10-147 术后 1 周耳内镜下见左鼓膜移植物完整

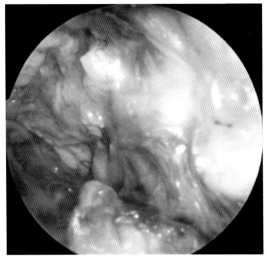
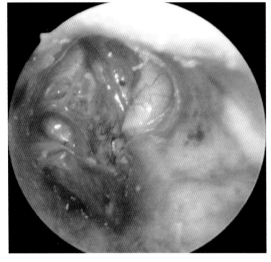

图 7-10-148　术后 1 个月耳内镜下见左鼓膜移植　图 7-10-149　术后 3 个月耳内镜下见左术腔上皮
　　　　　　物完整,生长良好　　　　　　　　　　　　　　　化良好,鼓膜移植物完整,生长良好

（2）术后耳内镜检查:①术后 1 周耳内镜下见左鼓膜移植物完整;②术后 1 个月耳内镜
下见左鼓膜移植物完整,生长良好;③术后 3 个月耳内镜下见左术腔上皮化良好,鼓膜移植
物完整,生长良好。

病例十三　耳内镜下左上鼓室径路改良乳突根治术 + 左鼓室成形 Ⅱ 型 + 人工听骨听力重建 + 耳屏软骨 - 软骨膜鼓膜修补 + 上鼓室外侧壁重建

1. **病史**　女,52 岁,左耳反复流脓伴听力下降 1 年,偶有耳痛,外院予以治疗后好转,
后流脓反复发作,未彻底治愈。

2. **术前检查结果**

（1）纯音测听:左耳重度传导性听力损失,500、1 000、2 000、4 000Hz 平均气导听阈为
76dB HL。平均气 - 骨导差（A-B gap）为 62.5dB HL。

（2）耳内镜下见左鼓膜大穿孔,鼓室内湿润。

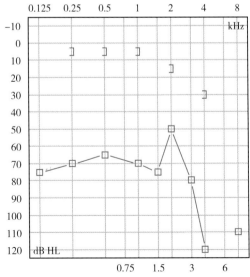
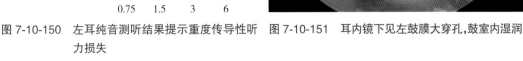
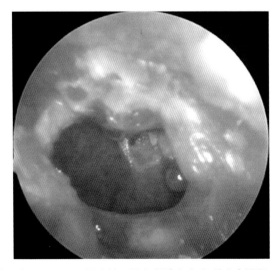

图 7-10-150　左耳纯音测听结果提示重度传导性听　图 7-10-151　耳内镜下见左鼓膜大穿孔,鼓室内湿润
　　　　　　力损失

（3）术前颞骨 HRCT：术前颞骨 HRCT 影像见左侧鼓膜增厚，局部不连续。左侧鼓室内见软组织密度影包绕左侧听骨链。左侧听骨链大小及形态未见异常。左侧耳蜗、半规管大小及形态未见异常。左侧鼓室窦口未见明显扩大。左侧乳突呈板障型，其内见软组织密度影填充。鼓室盖完整。

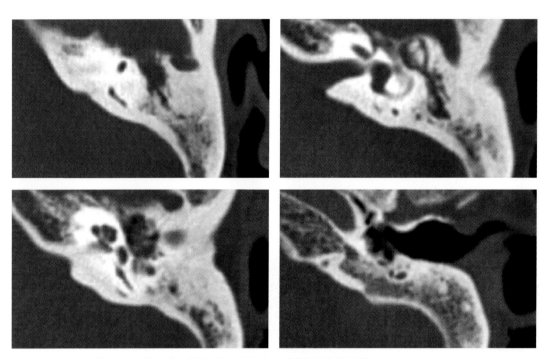

图 7-10-152　颞骨 HRCT 提示左侧慢性中耳乳突炎，左侧内耳未见异常

3. **诊断**　左上鼓室、后鼓室胆脂瘤。

4. **术式**　耳内镜下左上鼓室径路改良乳突根治术 + 左鼓室成形Ⅱ型 + 人工听骨听力重建 + 耳屏软骨 - 软骨膜鼓膜修补 + 上鼓室外侧壁重建。

5. **术中耳内镜下所见**

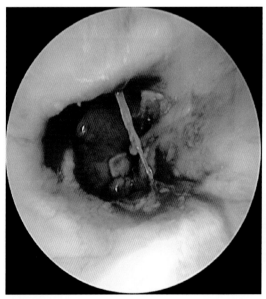

图 7-10-153　制作新鲜移植床

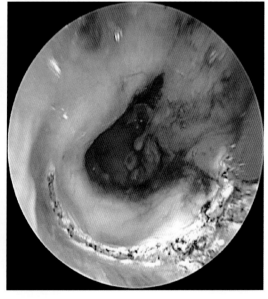

图 7-10-154　钨针制作外耳道皮肤 - 鼓膜瓣

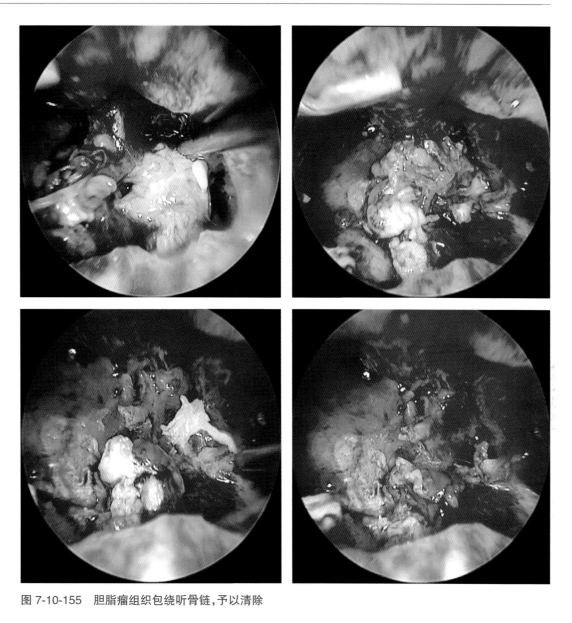

图 7-10-155　胆脂瘤组织包绕听骨链,予以清除

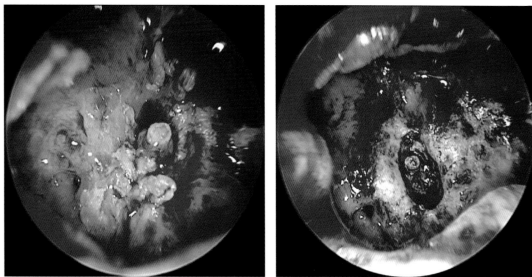

图 7-10-156　胆脂瘤组织隐匿于镫骨足板周围,予以清除

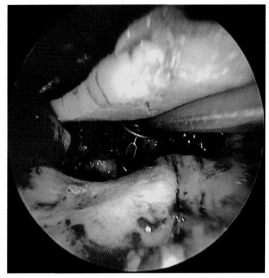

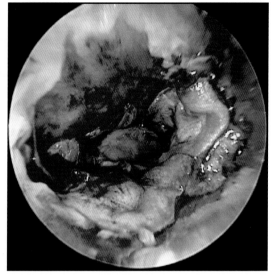

图 7-10-157　耳屏软骨 - 软骨膜鼓膜修补,植入人　图 7-10-158　外耳道皮肤 - 鼓膜瓣复位,上鼓室外
工听骨 PORP　　　　　　　　　　　　　　　　　侧壁重建

6. 术后检查结果

（1）术后 3 个月纯音测听:左耳中重度传导性听力损失,500、1 000、2 000、4 000Hz 平均气导听阈为 56dB HL。平均气 - 骨导差（A-B gap）为 39dB HL。

（2）术后耳内镜检查:①术后 1 周耳内镜下见左鼓膜移植物完整;②术后 1 个月耳内镜下见左鼓膜移植物完整,生长良好;③术后 2 个月耳内镜下见左术腔上皮化良好,鼓膜移植物完整,生长良好。

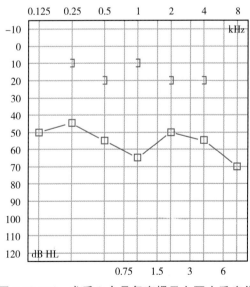

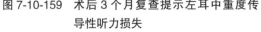

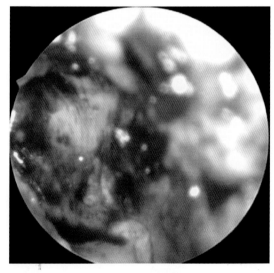

图 7-10-159　术后 3 个月复查提示左耳中重度传　图 7-10-160　术后 1 周耳内镜下见左鼓膜移植物
导性听力损失　　　　　　　　　　　　　　　　完整

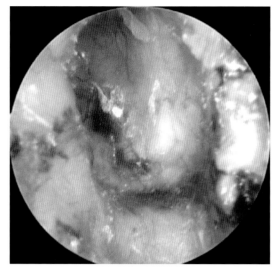 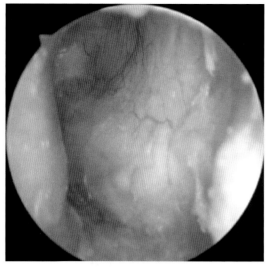

图 7-10-161　术后 1 个月耳内镜下见左鼓膜移植
物完整,生长良好　　　　图 7-10-162　术后 2 个月耳内镜下见左术腔上皮
化良好,鼓膜移植物完整,生长良好

病例十四　耳内镜下右改良乳突根治术 + 右鼓室成形Ⅲ型 + 人工听骨听力重建 + 耳屏软骨 - 软骨膜鼓膜修补 + 上鼓室外侧壁重建

1. 病史　男,27 岁,双耳反复流脓伴听力下降 3 年,左耳乳突根治术后 2 年,无耳鸣、头痛,就诊于当地医院,给予滴耳治疗(具体不详)后耳痛消失,但听力无提高。此后未再出现耳痛,无耳流脓,未再予特殊诊治。于 2016 年 1 月在我院就诊,行左耳乳突根治术,术后恢复可,近 1 个月来感右耳听力下降较前明显。

2. 术前检查结果

(1)纯音测听:右耳中重度传导性听力损失,500、1 000、2 000、4 000Hz 平均气导听阈为 64dB HL。平均气 - 骨导差(A-B gap)为 43.5dB HL。

(2)耳内镜下见右鼓膜紧张部穿孔,穿孔边缘见少许淡红色肉芽样物。

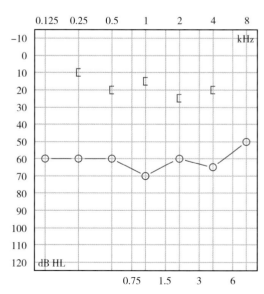 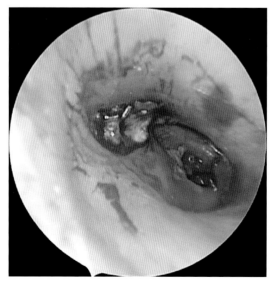

图 7-10-163　右耳纯音测听结果提示中重度传导性
听力损失　　　　图 7-10-164　耳内镜下见右鼓膜紧张部穿孔,穿孔
边缘见少许淡红色肉芽样物

（3）术前颞骨 HRCT：术前颞骨 HRCT 影像见右侧鼓室及乳突骨质密度增高，其内见软组织密度影。右侧听骨链大部分骨质吸收。右侧耳蜗、半规管大小及形态未见异常。右侧鼓室窦口未见明显扩大。

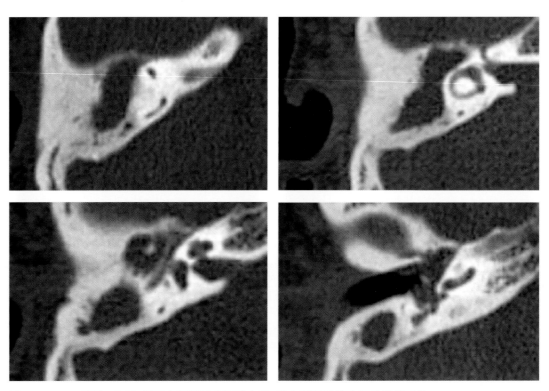

图 7-10-165　颞骨 HRCT 提示右侧慢性中耳乳突炎，并右侧听骨链大部分骨质吸收

3. **诊断**　右乳突胆脂瘤。

4. **术式**　耳内镜下右改良乳突根治术 + 右鼓室成形Ⅲ型 + 人工听骨听力重建 + 耳屏软骨 - 软骨膜鼓膜修补 + 上鼓室外侧壁重建。

5. **术中耳内镜下所见**

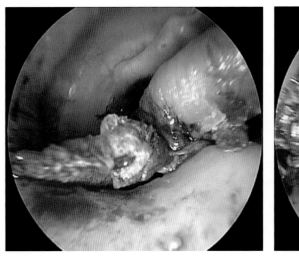
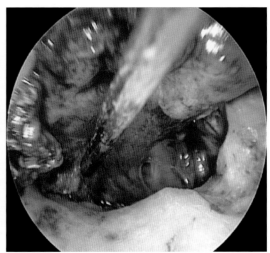

图 7-10-166　外耳道皮肤 - 鼓膜瓣制作

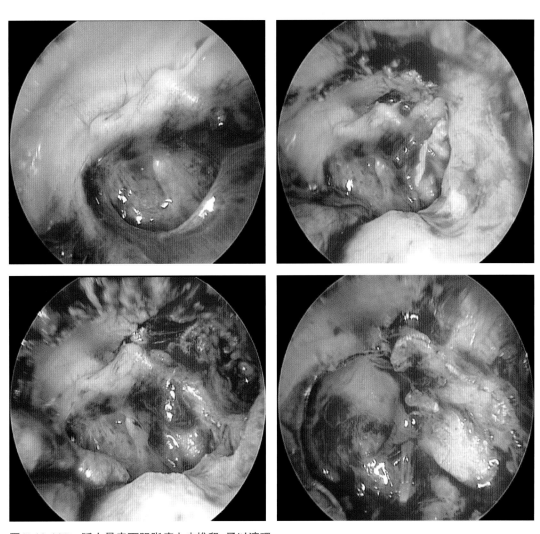

图 7-10-167　听小骨表面胆脂瘤上皮堆积,予以清理

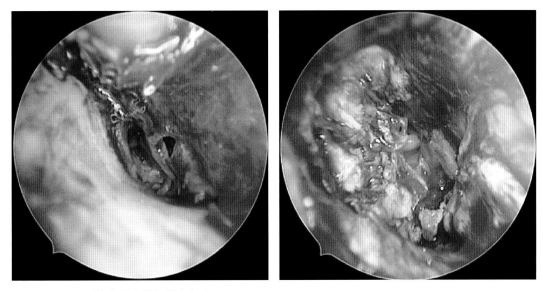

图 7-10-168　后鼓室见大量胆脂瘤上皮

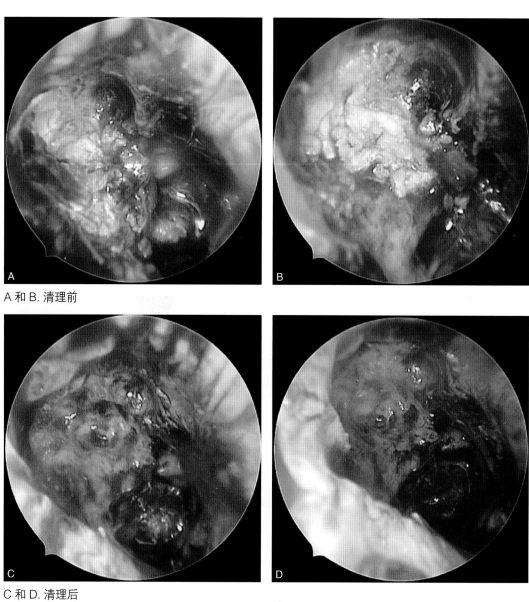

A 和 B. 清理前

C 和 D. 清理后

图 7-10-169 清理后鼓室胆脂瘤

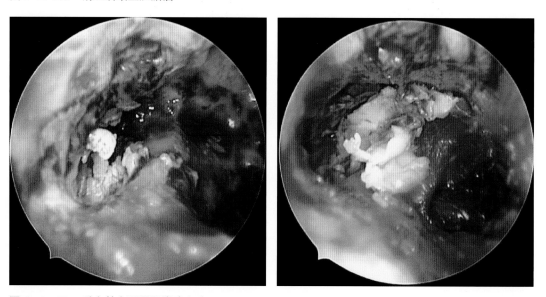

图 7-10-170 后上鼓室可见胆脂瘤上皮

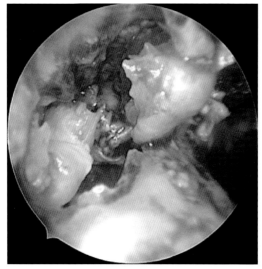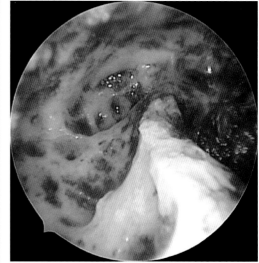

图 7-10-171　清理后上鼓室胆脂瘤

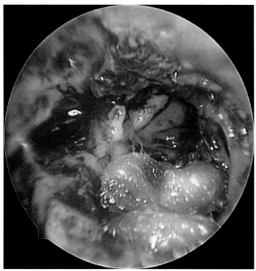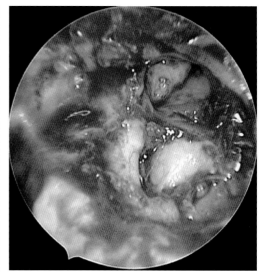

图 7-10-172　轻触镫骨足板活动度好，两窗功能完整

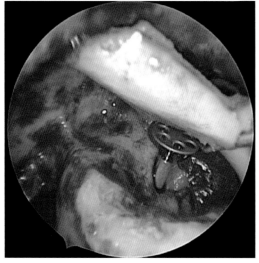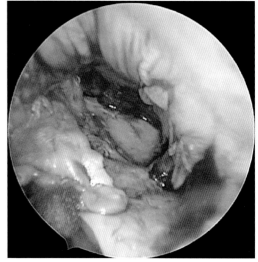

图 7-10-173　人工听骨调整，固定 　　　　　图 7-10-174　耳屏软骨-软骨膜鼓膜修补，复位
　　　　　　　　　　　　　　　　　　　　　　　　　　　　外耳道皮肤-鼓膜瓣

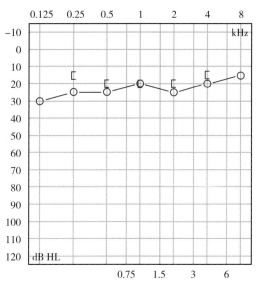

6. 术后检查结果

（1）术后 1 年纯音测听：右耳听力基本恢复正常，500、1 000、2 000、4 000Hz 平均气导听阈为 22dB HL。平均气 - 骨导差（A-B gap）<10dB HL。

（2）术后耳内镜检查：①术后 20 天耳内镜下见右鼓膜移植物完整，生长良好；②术后 10 个月耳内镜下右鼓膜基本愈合。

图 7-10-175　术后 3 个月复查提示右耳听力基本恢复正常

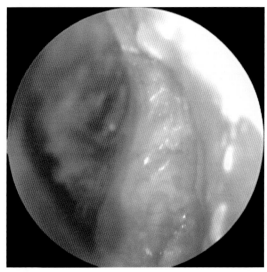

图 7-10-176　术后 20 天耳内镜下见右鼓膜移植物完整，生长良好

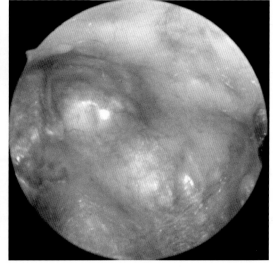

图 7-10-177　术后 10 个月耳内镜下右鼓膜基本愈合

病例十五　耳内镜下右改良乳突根治术 + 右鼓室成形Ⅲ型 + 人工听骨听力重建 + 耳屏软骨 - 软骨膜鼓膜修补 + 上鼓室外侧壁重建

1. **病史**　女，36 岁，5 个月前因感冒后出现右耳痛、耳鸣、耳闷塞感，伴耳流脓，无头痛、头晕。外院诊治予以抗炎、对症等（具体用药不详）治疗后，症状好转。现感听力下降，偶有耳鸣、耳闷塞感。

2. **术前检查结果**

（1）纯音测听：右耳轻度传导性听力损失，500、1 000、2 000、4 000Hz 平均气导听阈为 39dB HL。平均气 - 骨导差（A-B gap）为 25dB HL。

（2）耳内镜下见右鼓膜次全穿孔，鼓膜后方隆起，鼓室内混浊。

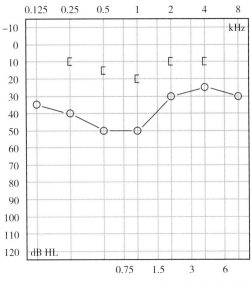

图 7-10-178 右耳纯音测听结果提示轻度传导性听力损失

图 7-10-179 耳内镜下见右鼓膜次全穿孔,鼓膜后方隆起,鼓室内混浊

（3）术前颞骨 HRCT:术前颞骨 HRCT 影像见右侧乳突气房密度增高,黏膜增厚,中耳鼓室内密度增高,可见软组织填充,听小骨结构大部分显示不清、骨质吸收,右侧颞骨乳突部可见骨质破坏区,范围 20.9mm×7.5mm,边界清楚,轻微膨胀改变。右侧耳蜗、半规管大小及形态未见异常。

3. 诊断　右中耳胆脂瘤。

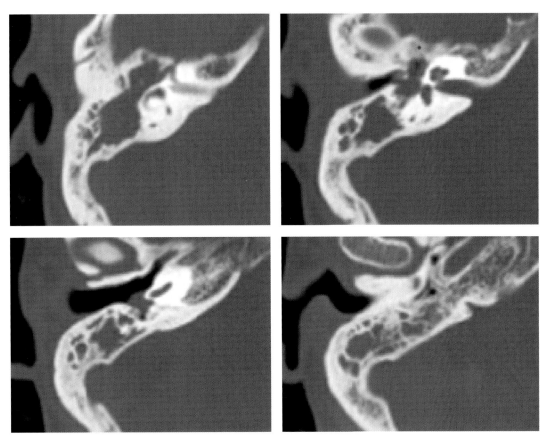

图 7-10-180　颞骨 HRCT 提示右侧慢性中耳乳突炎,胆脂瘤形成

　　4. 术式　耳内镜下右改良乳突根治术 + 右鼓室成形Ⅲ型 + 人工听骨听力重建 + 耳屏软骨 - 软骨膜鼓膜修补 + 上鼓室外侧壁重建。

　　5. 术中耳内镜下所见

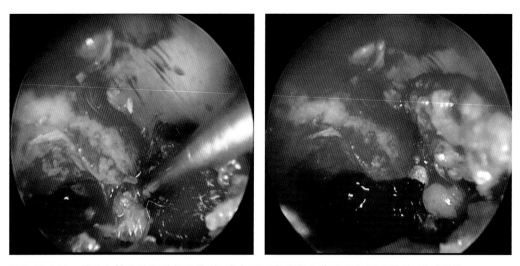

图 7-10-181　凿除上鼓室外侧壁部分骨质,见大量胆脂瘤及肉芽组织包绕听骨链,予以清除

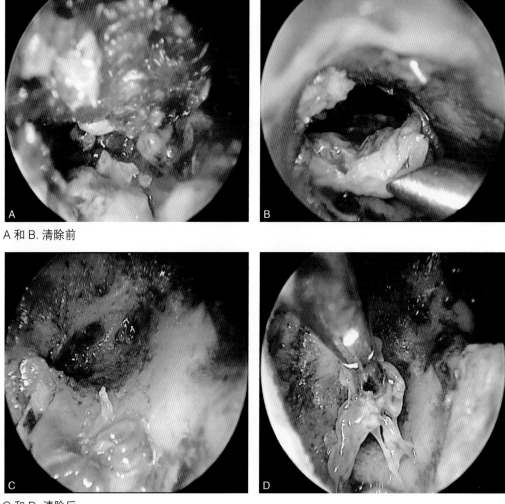

A 和 B. 清除前

C 和 D. 清除后

图 7-10-182　更换 30° 耳内镜,探查并清除乳突腔胆脂瘤组织、肉芽组织

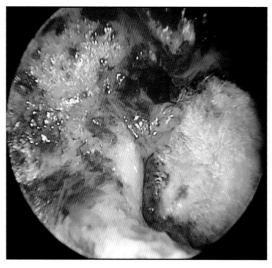

图 7-10-183 探查镫骨足板活动度良好,两窗功能完整

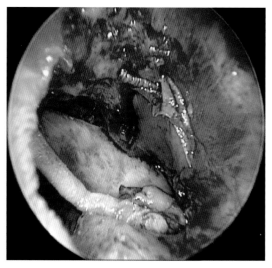

图 7-10-184 耳屏软骨 - 软骨膜鼓膜修补

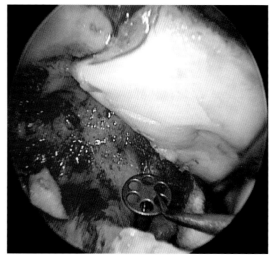

图 7-10-185 植入人工听骨 TORP

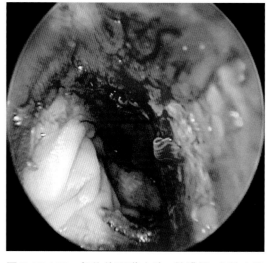

图 7-10-186 复位外耳道皮肤 - 鼓膜瓣,上鼓室外侧壁重建

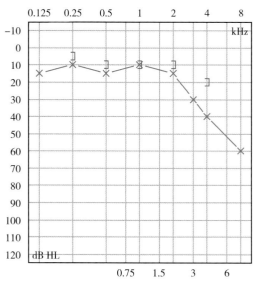

图 7-10-187 术后 3 个月复查提示左耳轻度感音神经性听力损失

6. 术后检查结果

(1)术后 3 个月纯音测听:左耳轻度感音神经性听力损失,500、1 000、2 000、4 000Hz 平均气导听阈为 38dB HL。平均气 - 骨导差(A-B gap)为 22.5dB HL。

(2)术后耳内镜检查:①术后 1 周耳内镜下见右鼓膜移植物完整;②术后 1 个月耳内镜下见右鼓膜移植物完整,生长良好。

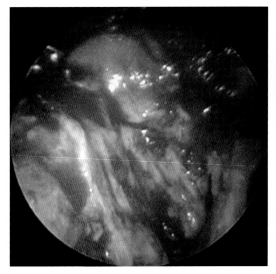

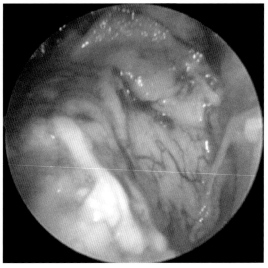

图 7-10-188　术后 1 周耳内镜下见右鼓膜移植物完整

图 7-10-189　术后 1 个月耳内镜下见右鼓膜移植物完整，生长良好

病例十六　耳内镜下左改良乳突根治术 + 左鼓室成形Ⅲ型 + 人工听骨听力重建 + 耳屏软骨 - 软骨膜鼓膜修补 + 上鼓室外侧壁重建

1. **病史**　女，38 岁，左耳反复流脓 20 年，听力下降 1 年，偶有眩晕，无呕吐。

2. **术前检查结果**

（1）纯音测听：左耳中重度混合性听力损失，500、1 000、2 000、4 000Hz 平均气导听阈为 66dB HL。平均气 - 骨导差（A-B gap）为 47.5dB HL。

（2）耳内镜下见左鼓膜内陷，松弛部穿孔，可见白色胆脂瘤皮样物，鼓室湿润。

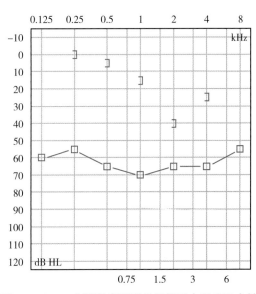

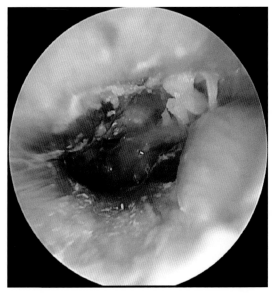

图 7-10-190　左耳纯音测听结果提示中重度混合性听力损失

图 7-10-191　耳内镜下见左鼓膜内陷，松弛部穿孔，见白色胆脂瘤皮样物，鼓室湿润

（3）术前颞骨 HRCT：术前颞骨 HRCT 影像见左侧鼓室内听骨周围软组织密度影,听骨边缘毛糙,可见部分骨质吸收,鼓室窦口略扩大,内见软组织影充填。左侧乳突呈板障型,蜂房气化不良,其内见软组织密度影填充,未见骨质破坏。

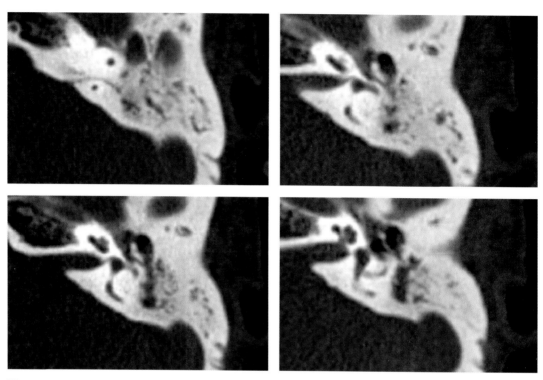

图 7-10-192　颞骨 HRCT 提示左侧慢性中耳乳突炎

3. **诊断**　左上鼓室、后鼓室胆脂瘤。

4. **术式**　耳内镜下左改良乳突根治术 + 左鼓室成形Ⅲ型 + 人工听骨听力重建 + 耳屏软骨 - 软骨膜鼓膜修补 + 上鼓室外侧壁重建。

5. **术中耳内镜下所见**

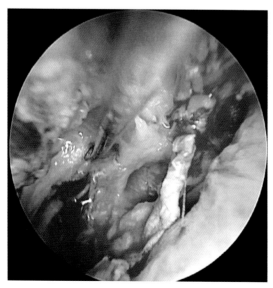
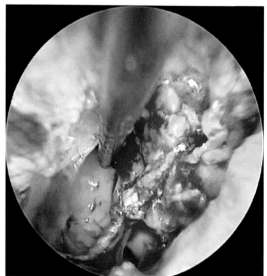

图 7-10-193　清除鼓膜表面胆脂瘤上皮

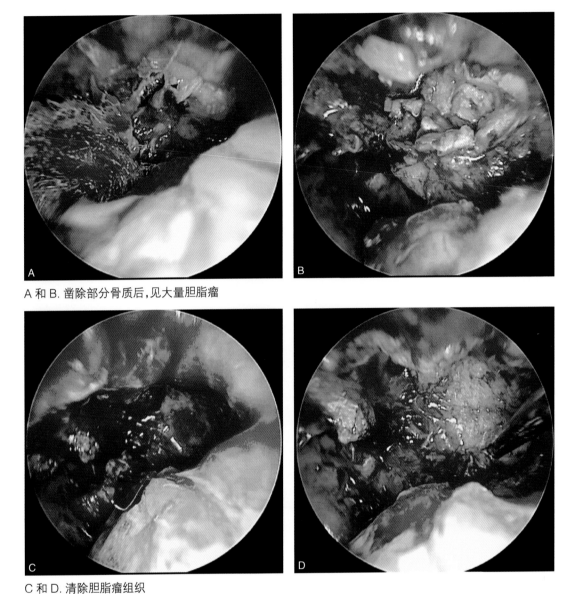

A 和 B. 凿除部分骨质后,见大量胆脂瘤

C 和 D. 清除胆脂瘤组织

图 7-10-194　凿除上鼓室外侧壁部分骨质,胆脂瘤组织堆积,予以清除

6. 术后检查结果

（1）术后 3 个月纯音测听:左耳轻度传导性听力损失,500、1 000、2 000、4 000Hz 平均气导听阈为 24dB HL。平均气 - 骨导差（A-B gap）为 14dB HL。

（2）术后耳内镜检查:①术后 1 周耳内镜下见左鼓膜移植物完整;②术后 1 个月耳内镜下见左鼓膜移植物完整,生长良好。

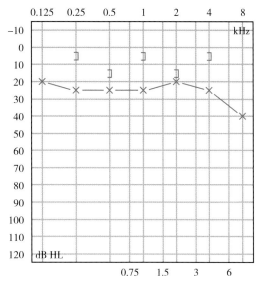

图 7-10-195　术后 3 个月复查提示左耳轻度传导性听力损失

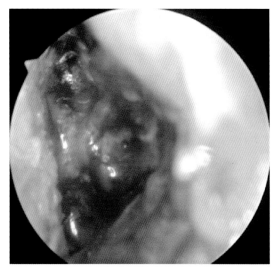

图 7-10-196　术后 1 周耳内镜下见左鼓膜移植物完整

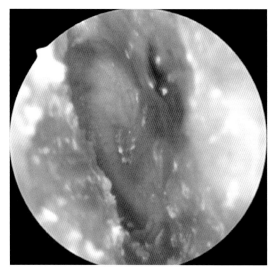

图 7-10-197　术后 1 个月耳内镜下见左鼓膜移植物完整,生长良好

病例十七　耳内镜下左改良乳突根治术 + 左鼓室成形Ⅲ型 + 人工听骨听力重建 + 耳屏软骨 - 软骨膜鼓膜修补 + 上鼓室外侧壁重建

1. **病史**　男,58 岁,左耳反复流脓、耳痛伴听力下降 2 年,无头痛、头晕。外院诊治予以口服药物治疗后好转,随后症状反复,偶有耳鸣,耳闷塞感,未彻底治疗。

2. **术前检查结果**

(1)纯音测听:左耳中重度混合性听力损失,500、1 000、2 000、4 000Hz 平均气导听阈为 64dB HL。平均气 - 骨导差(A-B gap)为 42.5dB HL。

(2)耳内镜下见左鼓膜菲薄内陷,标志不清,鼓室内窥视不清。

3. **诊断**　左上鼓室、后鼓室、乳突胆脂瘤。

4. **术式**　耳内镜下左改良乳突根治术 + 左鼓室成形Ⅲ型 + 人工听骨听力重建 + 耳屏软骨 - 软骨膜鼓膜修补 + 上鼓室外侧壁重建。

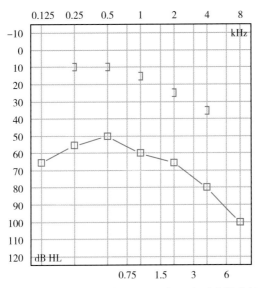

图 7-10-198　左耳纯音测听结果提示中重度混合性
听力损失

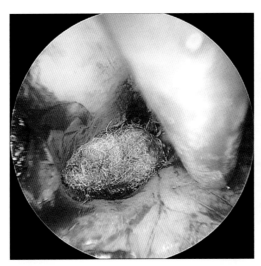

图 7-10-199　耳内镜下见左鼓膜菲薄内陷,标志不
清,鼓室内窥视不清

5. 术中耳内镜下所见

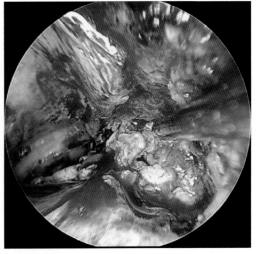

图 7-10-200　凿除上鼓室外侧壁部分骨质,见大量胆脂瘤组织堆积,予以清除

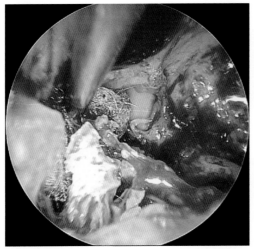
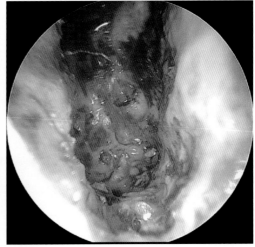

图 7-10-201　凿除乳突部分骨质,大量胆脂瘤组织堆积,予以清除

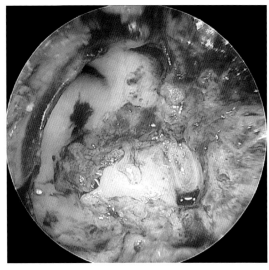

图 7-10-202　冲洗术腔,探查镫骨足板活动度良好,两窗功能完整

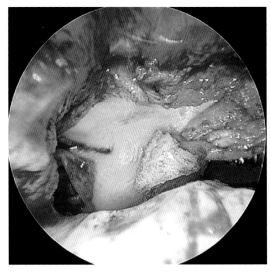

图 7-10-203　耳屏软骨 - 软骨膜鼓膜修补

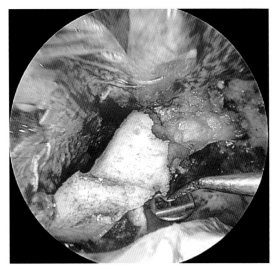

图 7-10-204　植入人工听骨 TORP

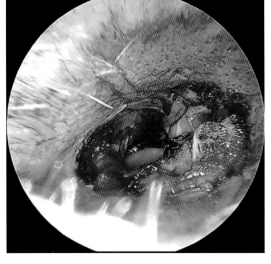

图 7-10-205　复位外耳道皮肤 - 鼓膜瓣,上鼓室外侧壁重建

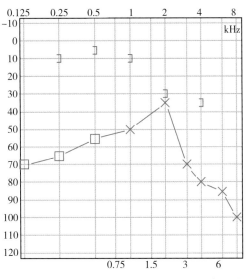

图 7-10-206　术后 3 个月复查提示左耳中重度混合性听力损失

6. 术后检查结果

（1）术后 3 个月纯音测听:左耳中重度混合性听力损失,500、1 000、2 000、4 000Hz 平均气导听阈为 55dB HL。平均气 - 骨导差（A-B gap）为 35dB HL。

（2）术后耳内镜检查:①术后 1 周耳内镜下见左鼓膜移植物完整;②术后 1 个月耳内镜下见左术腔上皮化良好,鼓膜移植物完整,生长良好。

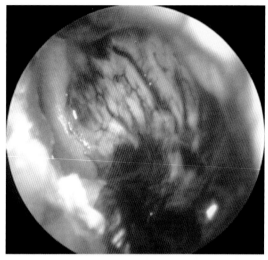

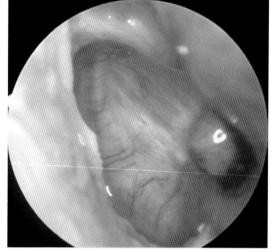

图 7-10-207　术后 1 周耳内镜下见左鼓膜移植物完整

图 7-10-208　术后 1 个月耳内镜下见左术腔上皮化良好,鼓膜移植物完整,生长良好

病例十八　耳内镜下右鼓室探查术 + 右鼓室成形Ⅲ型(TORP+ 足板)+ 人工听骨听力重建 + 耳屏软骨 - 软骨膜鼓膜修补

1. **病史**　女,10 岁,右耳反复流脓、听力下降 8 年。经治疗后好转,之后反复出现耳脓,伴听力下降,无耳鸣、耳闷塞感,无头痛、头晕,未彻底治疗。

2. **术前检查结果**

(1) 纯音测听:右耳中度传导性听力损失,500、1 000、2 000、4 000Hz 平均气导听阈为 42dB HL。平均气 - 骨导差(A-B gap)为 41dB HL。

(2) 耳内镜下见右鼓膜稍内陷,未见穿孔,未见鼓室内积液征。

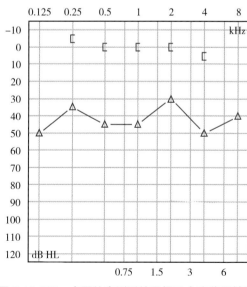

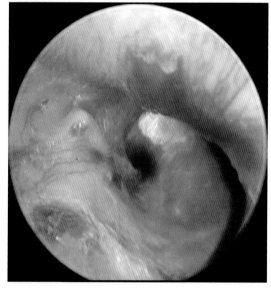

图 7-10-209　右耳纯音测听结果提示中度传导性听力损失

图 7-10-210　耳内镜下见右鼓膜稍内陷,未见穿孔,未见鼓室内积液征

（3）术前颞骨 HRCT：见右侧鼓室内结构清晰，鼓室壁骨质未见异常。右侧听骨周围见小片状稍高密度影，边缘稍模糊。结合听骨链重建示：右侧砧骨长脚及镫骨显示欠清；右侧锤骨、砧骨短脚未见异常。右侧耳蜗、半规管大小及形态未见异常。鼓室窦口未见明显扩大。右侧乳突呈气化型，其内未见异常密度影，蜂房骨质未见破坏。鼓室盖完整。

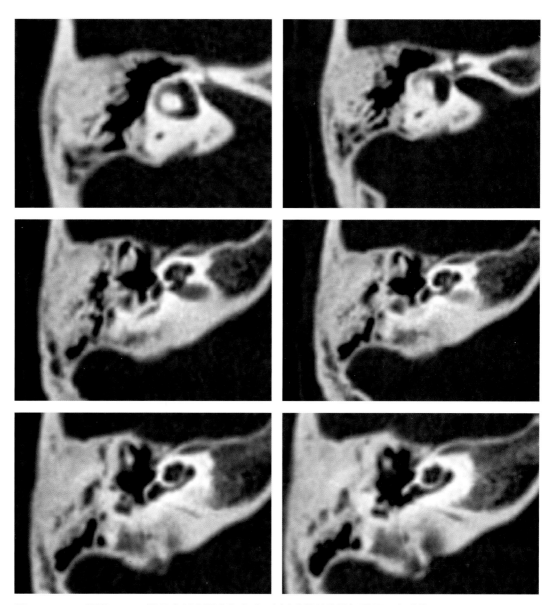

图 7-10-211　颞骨 HRCT 提示右侧中耳少许炎症，右侧砧骨长脚及镫骨显示欠清楚

3. **诊断**　右先天性中耳胆脂瘤。

4. **术式**　耳内镜下右鼓室探查术 + 右鼓室成形Ⅲ型（TORP+ 足板）+ 人工听骨听力重建 + 耳屏软骨 - 软骨膜鼓膜修补。

5. 术中耳内镜下所见

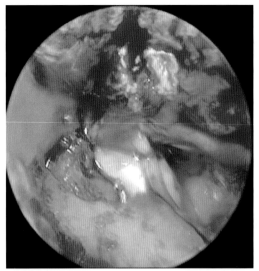
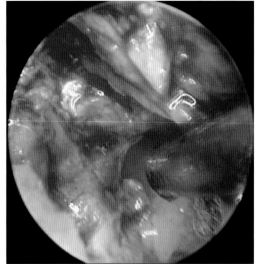

图 7-10-212　剥除囊袋状先天性胆脂瘤

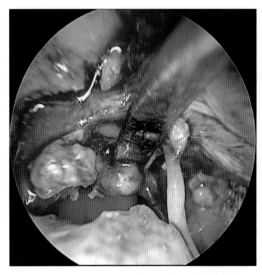
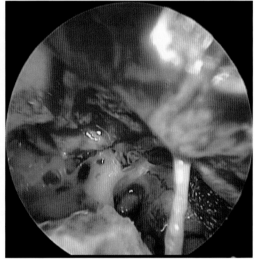

图 7-10-213　锤骨附近见少许肉芽肿胆固醇组织,予以清除

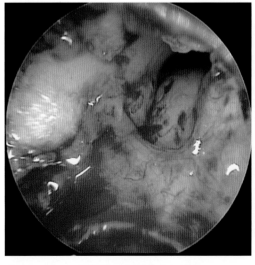
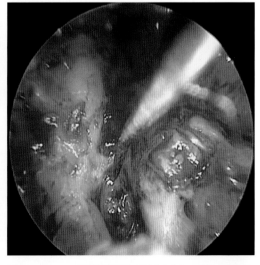

图 7-10-214　探查见咽鼓管鼓室口通畅　　　　图 7-10-215　轻触镫骨足板见活动度好,两窗功能完整

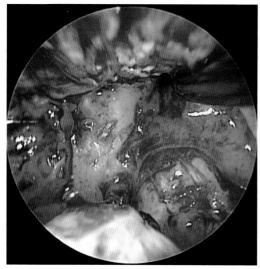
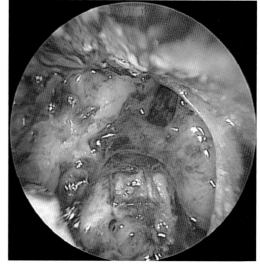

图 7-10-216　同期行内镜下经鼓室口咽鼓管球囊扩张术

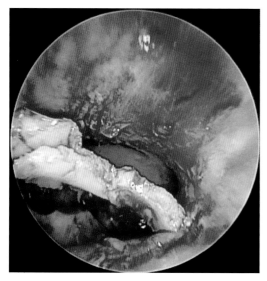

图 7-10-217　耳屏软骨 - 软骨膜鼓膜修补

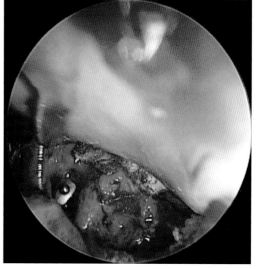

图 7-10-218　植入人工听骨 TORP 足板

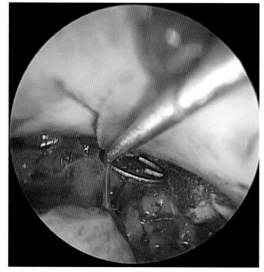

图 7-10-219　植入人工听骨 TORP

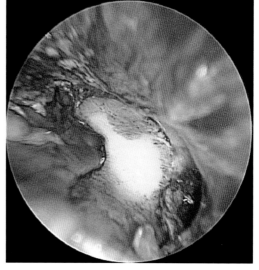

图 7-10-220　复位外耳道皮肤 - 鼓膜瓣

6. 术后检查结果

（1）术后 3 个月纯音测听：右耳听力正常，500、1 000、2 000、4 000Hz 平均气导听阈为 14dB HL。平均气 - 骨导差（A-B gap）<10dB HL。

（2）术后耳内镜检查：①术后 1 周耳内镜下见右鼓膜移植物完整；②术后 1 个月耳内镜下见右鼓膜移植物完整，生长良好；③术后 8 个月耳内镜下见右术腔上皮化良好，鼓膜移植物完整，生长良好。

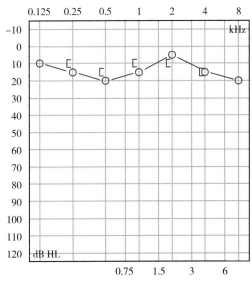

图 7-10-221　术后 3 个月复查提示右耳听力基本恢复正常

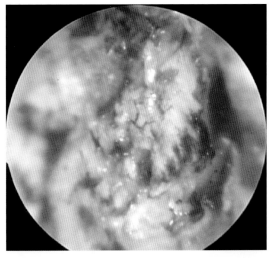

图 7-10-222　术后 1 周耳内镜下见右鼓膜移植物完整

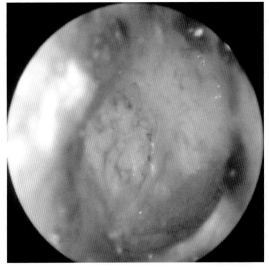

图 7-10-223　术后 1 个月耳内镜下见右鼓膜移植物完整，生长良好

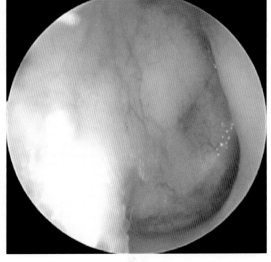

图 7-10-224　术后 8 个月耳内镜下见右术腔上皮化良好，鼓膜移植物完整，生长良好

（许耀东　陈穗俊　杨海弟）

第四篇
各类耳内镜手术

第八章

耳内镜下鼓膜成形术

鼓膜成形术亦称为鼓膜修补术,手术目的在于恢复鼓膜的完整性及有效振动面积,获得"干耳"并提高听力。耳内镜下鼓膜成形,与传统的显微手术相比较,明显的优点是技术更为细腻和简便,耳内镜技术更易于暴露不同部位的穿孔,且显示无死角和盲区,耳内镜下引导器械进行操作,可经穿孔的鼓膜进入鼓室进行探查,观察不同鼓室部位的解剖结构,对移植物放置角度、与残余鼓膜的重叠与贴合等均能进行监视,确保技术的精细化和精准。

耳内镜下鼓膜成形术径路主要有两种:①经外耳道 - 鼓膜穿孔径路,无须外耳道皮肤切口及外耳道皮肤 - 鼓膜瓣,尤其适合于中央型穿孔;②外耳道内切口径路,需外耳道皮肤切口并掀开外耳道皮肤 - 鼓膜瓣。根据移植物与残余鼓膜的植入关系,常用的鼓膜成形术技术可分为内植法、外植法及夹层法。此外还有一些针对不同穿孔特点而设计的方法,如嵌入法、内 - 外植法等。适合于耳内镜下的鼓膜成形术材料有:颞肌筋膜、骨膜或耳屏软骨膜、脂肪组织、耳屏软骨 - 软骨膜和脱细胞真皮等,各种材料的优缺点详见第六章第四节"耳内镜手术的重建技巧"。耳内镜应用于各种耳科疾病的治疗,尤以耳内镜下鼓膜成形术最为典范。一般而言,耳内镜下鼓膜成形术适应证与显微镜下鼓膜成形术相一致,最佳适应证为已干耳 3个月以上者。

具体方法依据鼓膜穿孔大小及部位、是否形成钙化斑、钙化灶及其范围、是否累及听骨链、中耳是否存在病变及其范围如何、咽鼓管功能状态、术者手术习惯等进行个性化选择。EL-Guindy(1991 年)报道了 36 例运用耳内镜内植法修补中央型鼓膜穿孔的病例,鼓膜愈合成功率达 91.7%,气 - 骨导差闭合小于10dB HL 者达 83.%。Karhukete(2001 年)报道了采用这一技术修补鼓膜,取得相似的优良成功率。国内区永康等学者自 2003 年起对耳内镜下应用耳屏软骨膜、脂肪、耳屏软骨 - 软骨膜等不同材料和技术进行了系列研究,短期和长期鼓膜愈合率达 90% 以上,平均气导听阈提高 >10dB HL 及平均气 - 骨导差 <10dBHL 均获得良好效果。DAS(2015 年)报道共 60 例病例,小穿孔愈合率达 100%,大穿孔和次全穿孔分别为69.2% 和 42.9%,穿孔位置对愈合率无影响。过往对儿童鼓膜穿孔是否适于修补存有争议,最近的研究分析了 564 篇文献共 2 609 例儿童鼓膜穿孔修补术,成功率为 83.4%。Nassif 应用显微镜与耳内镜分别对 23例和 22 例 5~16 岁儿童穿孔鼓膜进行修补,平均耗时分别为 90 分钟和 80 分钟,术后成功率分别为 82.6%和 90.9%。笔者认为鼓膜穿孔儿童有条件者也可行耳内镜下鼓膜成形术。

第一节 耳内镜下经外耳道内切口径路鼓膜成形术

依据鼓膜移植物和鼓环、锤骨柄的解剖关系,分为内植法、外植法和夹层法,另外可有特殊类型的内 - 外植法和嵌入法等。

一、内植法

移植物置于纤维鼓环前部之下及锤骨柄内侧。

1. 手术适应证与禁忌证

（1）手术适应证：各种大小的穿孔、鼓膜前部仍有残余鼓膜且鼓环存在。

（2）手术禁忌证：①外耳道真菌病；②慢性化脓性中耳炎急性感染期；③上鼓室、后鼓室胆脂瘤患者不宜行耳内镜下单纯鼓膜修补；④鼻部炎性疾病未控制；⑤结核患者全身采用异烟肼、利福平等抗结核药物治疗，待全身情况好转后才能行耳内下鼓膜修补；⑥患有凝血功能障碍、血液病或高血压、糖尿病等全身疾病控制不良。

2. 手术步骤

（1）移植材料及制备：适合的材料包括耳屏软骨膜、颞肌筋膜、耳屏软骨 - 软骨膜及脱细胞真皮。对中、小穿孔，选择耳屏软骨膜或颞肌筋膜即可，制备方法详见第六章第四节"耳内镜手术的重建技巧"。

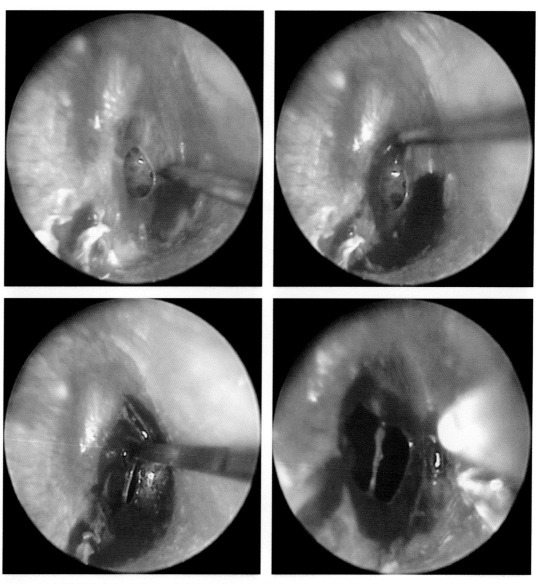

图 8-1-1　耳内镜下用细钩针把穿孔缘上皮分离

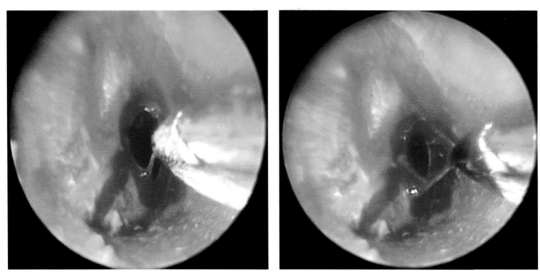

图 8-1-2　耳内镜下用鳄嘴钳或小吸管将剥离开的上皮撕脱、取出,动作轻柔避免过度损伤残余鼓膜

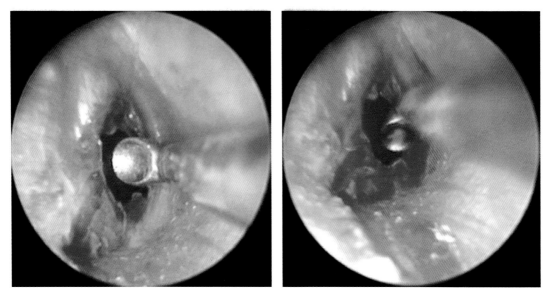

图 8-1-3　耳内镜下用直角小刮匙经穿孔处伸入小心搔刮残余鼓膜内侧面,形成新鲜移植床

（2）移植床的制备:用尽可能细小的弯钩针将残余鼓膜边缘上皮小心剔开分离,鳄鱼嘴钳清除。残余鼓膜内侧面用直角小刮匙经穿孔处伸入小心搔刮形成新鲜创面。

选用 70° 或 90° 耳内镜经穿孔处伸入检查。排除及清除所有移行的上皮,减少术后医源性胆脂瘤形成的风险。

（3）切口:常规外耳道内切口,分离外耳道皮肤 - 鼓膜瓣,分离时创面可放置肾上腺棉粒止血,分离及钩出纤维鼓环。

（4）暴露并探查鼓室。

（5）鼓室内填入支撑物:将适量明胶海绵粒(可以蘸有抗生素或激素类药物)植入鼓室腔作移植物支撑。

（6）内植法放置移植物:根据穿孔大小及形状,对移植物作裁剪,必须保证移植物与移植床重叠 2mm 以上,即要防止移植物大小不足以出现裂隙,又要防止过大,特别是前方反折有阻塞咽鼓管鼓室口的可能。

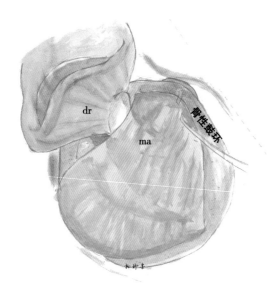 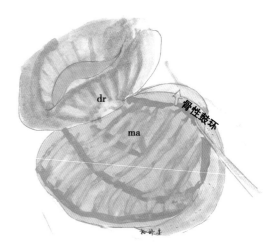

图 8-1-4　内植法耳屏软骨膜修补鼓膜示意图
ma. 锤骨　dr. 鼓膜

图 8-1-5　外植法耳屏软骨膜修补鼓膜示意图
ma. 锤骨　dr. 鼓膜

取移植物置于前部鼓沟内侧,向前轻推向纤维鼓环前部下方。注意将移植物置于锤骨柄内侧,其优点在于防止移植物后移造成术后鼓膜倾角变钝,其二是避免包埋上皮于中耳腔内造成术后医源性胆脂瘤,特别是鼓膜前象限穿孔。

（7）外耳道皮肤-鼓膜瓣复位:耳内镜下结合钩针探查确保移植物与鼓膜内侧面的重叠和贴合。

（8）移植物表面放置明胶海绵,外耳道填入一小段碘纺纱固定。

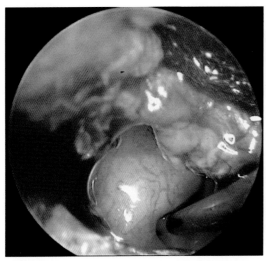 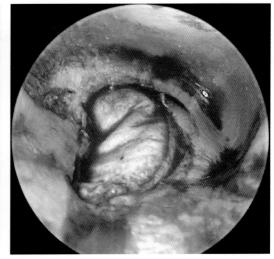

图 8-1-6　耳内镜下外耳道皮肤-鼓膜瓣制作后探查鼓室,听骨链活动可,两窗功能正常

图 8-1-7　耳内镜下耳屏软骨膜内植法修补鼓膜术后观

3. 术中耳内镜表现及技巧

（1）探查鼓室内壁:黏膜是否有肿胀或上皮化、是否有胆脂瘤及肉芽等病变,可进行清理。同时注意对肿胀的黏膜可用激素冲洗,有限度地刮除和尽可能地保留。

（2）探查听骨链:观察锤骨柄与残余鼓膜边缘的关系,是否有裸露,可轻轻触动以了解是否有传音功能。运用30°、45°耳内镜还可观察到砧镫关节的情况。

（3）探查两窗功能：可轻柔触碰听小骨，观察滴入蜗窗龛的液体活动或直接观察蜗窗膜的活动。

（4）探查咽鼓管：对大穿孔或前方穿孔的病例，0°及30°耳内镜结合可清晰显示咽鼓管鼓室口情况，了解黏膜是否有肿胀、周围瘢痕、骨刺、积液及是否造成阻塞，对术前咽鼓管功能不良者，可用麻醉硬插管或肠线伸入探查。如有炎症者可用α-糜蛋白酶、抗生素或地塞米松液行冲洗治疗。若瘢痕及黏膜肿胀明显可予清除，能恢复正常者方考虑手术。必要时同期内镜下经鼻、经口、经鼓室口咽鼓管球囊扩张术。

（5）鼓膜钙化斑处理技巧：若钙化斑远离穿孔边缘且面积局限，术前纯音听力图提示气-骨导差较小，移植床后不影响血供的情况下可不予处理，否则可经残余鼓膜的内侧面使用镰状刀、钩针等显微器械分离去除，尽量可能保留残余上皮或黏膜层。

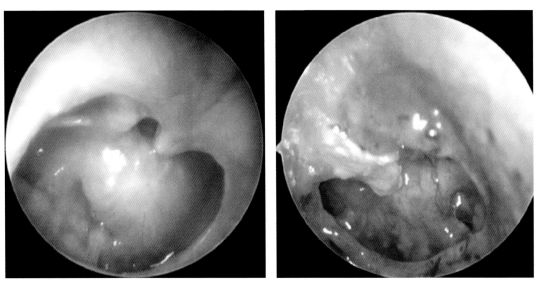

图 8-1-8　耳内镜下见鼓膜穿孔伴鼓室黏膜肿胀、活动性感染

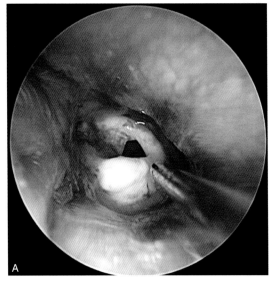
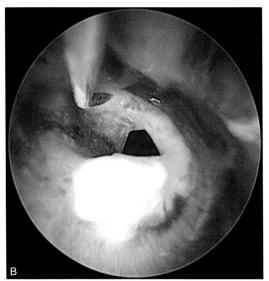

A 和 B. 耳内镜下见鼓膜次全穿孔，大块钙化灶突出

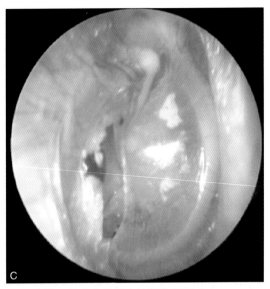

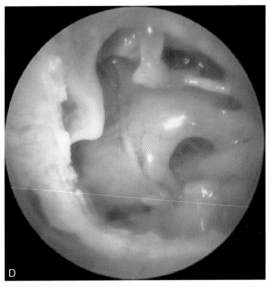

C. 耳内镜下见残余鼓膜小块钙化斑形成

D. 耳内镜下见鼓膜次全穿孔,残余鼓膜钙化斑形成

图 8-1-9　耳内镜下见残余鼓膜钙化斑/钙化灶形成

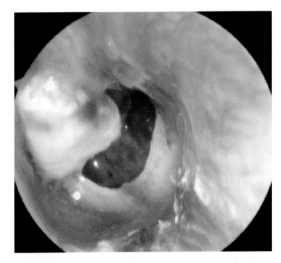

图 8-1-10　耳内镜下见残余鼓膜钙化斑伴鼓室黏膜充血、炎症渗出

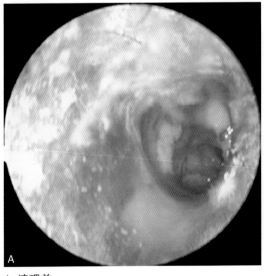

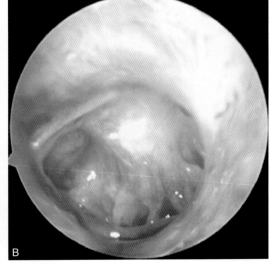

A. 清理前

B. 清理后

图 8-1-11　耳内镜下见鼓膜穿孔伴外耳道真菌病,予以耳内镜下清理及上药,真菌一般不入侵鼓室

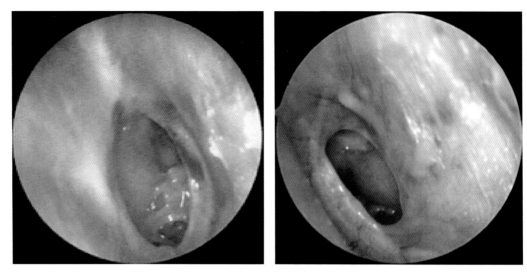

图 8-1-12　耳内镜下通过鼓膜穿孔探查咽鼓管鼓室口

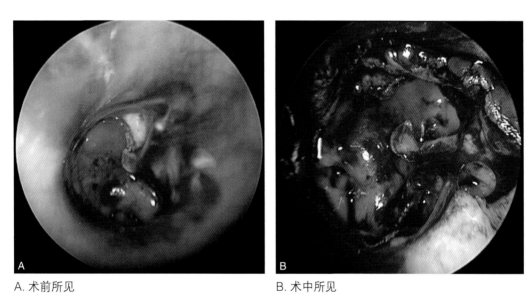

A. 术前所见　　　　　　　　　　　　　　　B. 术中所见

图 8-1-13　耳内镜下穿过穿孔的鼓膜探查后鼓室，如锥隆起、镫骨肌、镫骨等结构

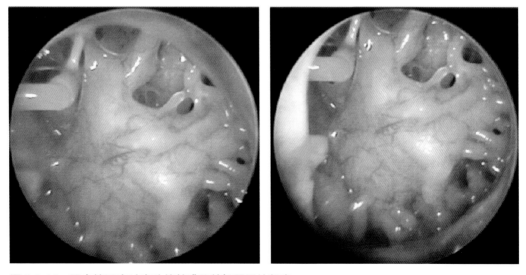

图 8-1-14　耳内镜下穿过穿孔的鼓膜见鼓岬周围的气房

（6）若应用脱细胞真皮移植：鼓膜边缘性穿孔小于2mm，耳内镜下作外耳道皮肤-鼓膜瓣后探查鼓室，将脱细胞真皮放置于外耳道皮肤-鼓膜瓣下，使其与鼓膜穿孔边缘至少重叠3mm。

4. 并发症预防及处理

（1）外耳道皮肤-鼓膜瓣缺失：手术操作不够精细或吸管负压过高等因素所致，重在预防。若造成缺失面积过大，移植物可适当预留更多组织覆盖外耳道皮肤-鼓膜瓣缺失骨面上。

（2）听骨链脱位：手术操作不够精细或吸管负压过高等因素所致。如复位不牢固，可行人工听骨置换。若镫骨脱位则需要软组织覆盖前庭窗，根据具体情况决定是否行人工听骨置换。

（3）眩晕：局麻患者受到冷光源照射可导致眩晕发生，因此避免长时间的照射可予预防。

二、内-外植法

移植物置于纤维鼓环之下及锤骨柄外侧，此时称为内-外植法，优点是移植材料不易发生内陷，适合大穿孔，多采用耳屏软骨-软骨膜。

1. 手术适应证与禁忌证

（1）手术适应证：①咽鼓管功能不良或鼓室硬化症；②大或次全穿孔等，可取耳屏软骨-软骨膜修补，同期行咽鼓管球囊扩张术，耳屏软骨-软骨膜修补后鼓膜可见软骨成分保持，有利于维持鼓膜的刚度，防塌陷与粘连。

（2）手术禁忌证：①外耳道真菌病；②慢性化脓性中耳炎急性感染期；③上鼓室、后鼓室胆脂瘤患者不宜行耳内镜下单纯鼓膜修补；④鼻部炎性疾病未控制；⑤结核患者全身采用异烟肼、利福平等抗结核药物治疗，待全身情况好转后才能行耳内下鼓膜修补；⑥患有凝血功能障碍、血液系统疾病或高血压、糖尿病等全身疾病控制不良。

2. 手术步骤

（1）V形软骨-软骨膜制备：详细可见第六章第四节"耳内镜手术的重建技巧"。为防止术后耳闷塞感及鼓膜有效振动的影响，应削薄软骨组织为宜。

（2）移植床的制备：同内植法。

（3）切口：采取常规外耳道内切口，分离外耳道皮肤-鼓膜瓣，分离及钩出纤维鼓环。次全穿孔可将前方鼓环或皮肤分离形成2mm以上的移植床。

（4）分离并裸露出锤骨柄：鼓膜切口前上方越过锤骨颈水平，分离并暴露锤骨颈、Prussak间隙及锤骨短突，由上向下沿锤骨柄向脐部方向"脱袜子式"分离残余鼓膜，充分分离并裸露出锤骨柄。注意动作轻柔，勿过度振动听骨链。

（5）暴露及探查鼓室：同内植法。

（6）内-外植法放置移植物：将制备的移植物软骨组织侧向下、软骨膜侧向上，V形软骨切迹处软骨膜置于锤骨柄上嵌合，周边软骨膜放置于鼓环或残余鼓膜内侧面。

（7）外耳道皮肤-鼓膜瓣复位：耳内镜下结合钩针探查，确保移植物与鼓膜内侧面的重叠和贴合。

（8）移植物表面放置明胶海绵，外耳道填入一小段碘纺纱固定。

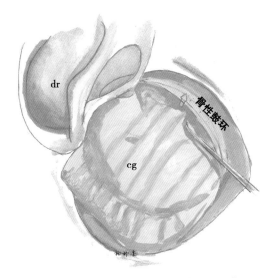 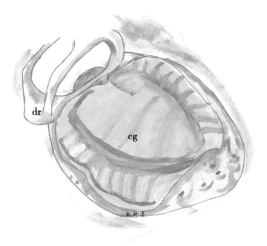

图 8-1-15　内植法耳屏软骨 - 软骨膜修补鼓膜示意图　　图 8-1-16　外植法耳屏软骨 - 软骨膜修补鼓膜示意图
cg. 耳屏软骨 - 软骨膜移植物　dr. 鼓膜　　　　　　　cg. 耳屏软骨 - 软骨膜移植物　dr. 鼓膜

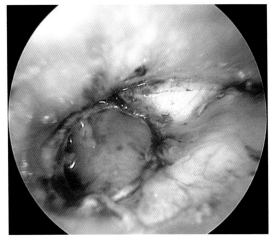 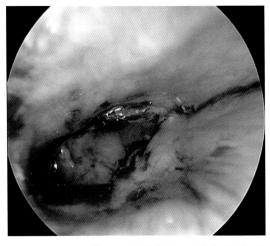

图 8-1-17　耳内镜下见鼓膜前下象限大穿孔,边缘　图 8-1-18　耳内镜下去除鼓膜穿孔边缘钙化灶,提
　　　　　钙化灶形成　　　　　　　　　　　　　　　　　　　高移植物成活率

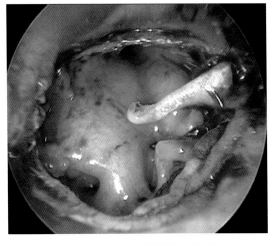 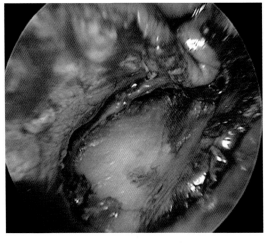

图 8-1-19　耳内镜下探查、暴露并清除鼓室内病变。　图 8-1-20　耳内镜下耳屏软骨 - 软骨膜内 - 外植法
　　　　　探查听骨链活动可,两窗功能正常,咽鼓　　　　　　　修补鼓膜
　　　　　管鼓室口通畅

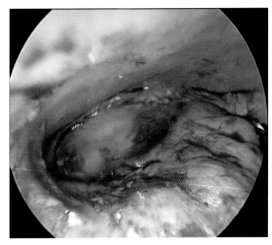

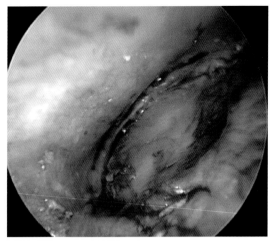

图 8-1-21　耳内镜下复位外耳道皮肤 - 鼓膜瓣　　图 8-1-22　耳内镜下近观移植物与移植床重叠良好，无裂隙出现

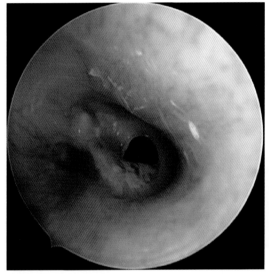

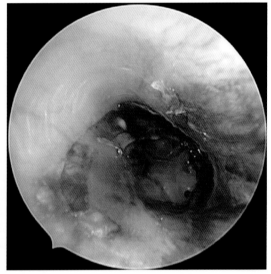

图 8-1-23　耳内镜下见鼓膜中央型中等大小穿孔，边缘钙化斑形成　　图 8-1-24　耳内镜下制作新鲜移植床

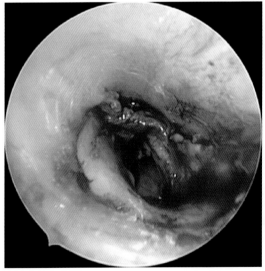

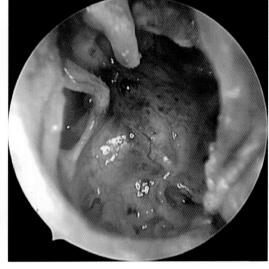

图 8-1-25　耳内镜下制作外耳道皮肤 - 鼓膜瓣　　图 8-1-26　耳内镜下探查听骨链活动度好，咽鼓管鼓室口通畅，两窗功能正常

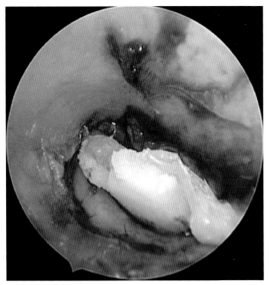

图 8-1-27　耳内镜下用一 V 形凹槽的耳屏软骨 - 软骨膜内植法修补鼓膜,使鼓膜移植物更稳定

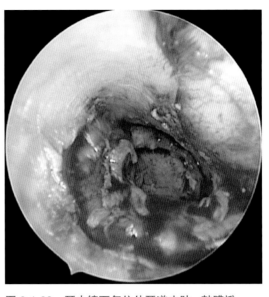

图 8-1-28　耳内镜下复位外耳道皮肤 - 鼓膜瓣

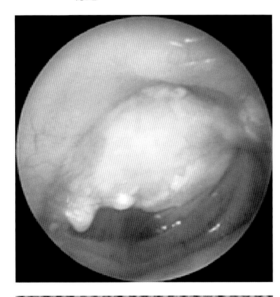

图 8-1-29　耳屏软骨 - 软骨膜鼓膜修补术后,耳内镜下见鼓膜移植物完整,生长良好

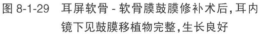

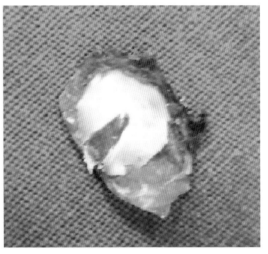

图 8-1-30　全厚软骨组复合移植物曲面

图 8-1-31　薄层软骨组复合移植物弯曲度小、易舒展,更利于术中放置

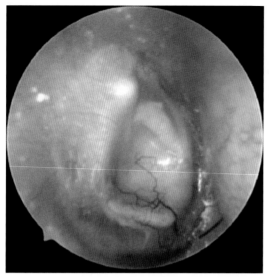
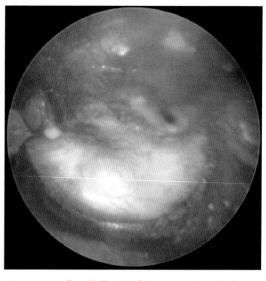

图 8-1-32　全厚软骨组鼓膜修补术后。耳内镜下　　图 8-1-33　薄层软骨组鼓膜修补术后。新鼓膜内软
　　　　　见新鼓膜平整度欠佳,软骨组织边缘部　　　　　　　骨组织,平整度良好,形态接近正常鼓膜
　　　　　上翘

三、外植法

1. 手术适应证与禁忌证

（1）手术适应证:耳屏软骨膜移植物覆盖于锤骨柄与纤维鼓环表面。特别当前部纤维鼓环缺失,此时应磨出新鼓沟再行耳内镜下外植法鼓膜修补。

（2）手术禁忌证:同内植法。

2. 手术步骤　移植物、移植床制备同内植法。同时把残余鼓膜的上皮层剥脱形成移植床,注意不要留有上皮组织,避免术后医源性胆脂瘤发生。

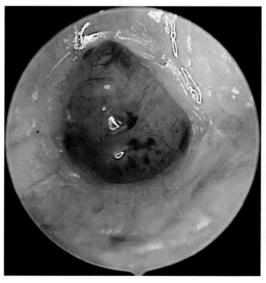
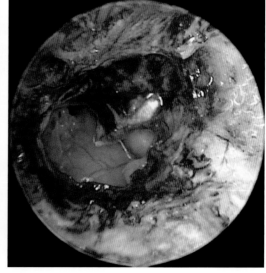

图 8-1-34　耳内镜下见瘢痕组织覆盖整个鼓膜　　图 8-1-35　新鲜移植床制作

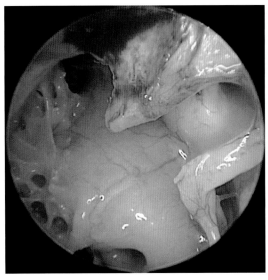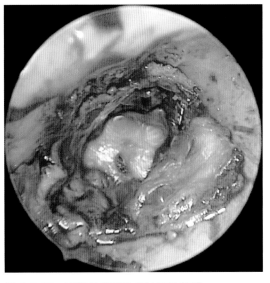

图 8-1-36　耳内镜下探查见上鼓室尚干洁,听骨链 　图 8-1-37　耳屏软骨膜外植法修补鼓膜
　　　　　活动好,两窗功能正常,咽鼓管鼓室口
　　　　　通畅

注意,小块明胶海绵粒填塞鼓室后,中央型穿孔把移植物置于移植床上即可。小于2mm 的前壁移植物置于锤骨柄与纤维鼓环表面时,其边缘需要用带蒂或游离的外耳道皮肤 - 鼓膜瓣覆盖。

第二节　耳内镜下经外耳道 - 穿孔鼓膜成形术

耳内镜下经外耳道 - 穿孔鼓膜成形术(不需制作外耳道皮肤 - 鼓膜瓣)一般采用内植法和 / 或内 - 外植法。

1. 手术适应证与禁忌证

(1)手术适应证:最佳适应证为中央型中、小穿孔。适合移植材料可参考本章第一节"耳内镜下经外耳道内切口径路鼓膜成形术"。

(2)手术禁忌证:可参考本章第一节"耳内镜下经外耳道内切口径路鼓膜成形术"。

2. 手术步骤

(1)移植材料及制备:制备方法详见第六章第四节"耳内镜手术的重建技巧"。

(2)移植床的制备:可参考本章第一节"耳内镜下经外耳道内切口径路鼓膜成形术"。

(3)鼓室内填入支撑物:不做外耳道切开及翻开外耳道皮肤 - 鼓膜瓣,直接经鼓膜穿孔把明胶海绵置放鼓室内。

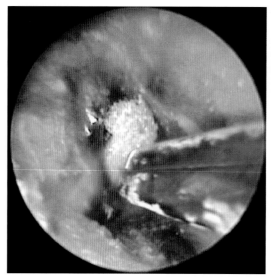

图 8-2-1　鼓室内填入明胶海绵粒支撑

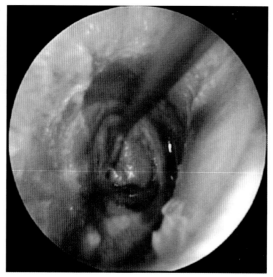

图 8-2-2　耳内镜下用钝性直角小钩针沿穿孔边缘逐步将移植物推送鼓膜内侧面与支撑的明胶海绵之间

（4）内植法放置移植物：经外耳道，先将移植物置放鼓膜穿孔表面，钩针将移植物外周边缘经穿孔逐渐下压推送至残余鼓膜的内侧面，重叠 2mm 以上且保证相贴。

（5）移植物表面放置明胶海绵，外耳道填入一小段碘纺纱固定。

3. 术中耳内镜表现及技巧

（1）对中央型鼓膜穿孔者，有足够的残边与内置的移植物重叠。

（2）对中等大小穿孔且锤骨柄不裸露者，移植物置于鼓膜内侧即可。

（3）锤骨柄部分裸露者，可用钩针沿锤骨柄向上分离鼓膜，移植物制备 V 形卡口或内 - 外植法放置。

4. 并发症预防及处理　可参考本章第一节"耳内镜下经外耳道内切口径路鼓膜成形术"。

第三节　耳内镜下鼓膜成形术：脂肪嵌入法

1. 手术适应证与禁忌证

（1）手术适应证：①鼓膜紧张部干性中央型穿孔；②穿孔大小 <2/3 鼓膜直径的中、小穿孔。

（2）手术禁忌证：同内植法。

2. 手术步骤

（1）移植材料及制备：移植脂肪组织的制备详见第六章第四节"耳内镜手术的重建技巧"。

（2）移植床的制备

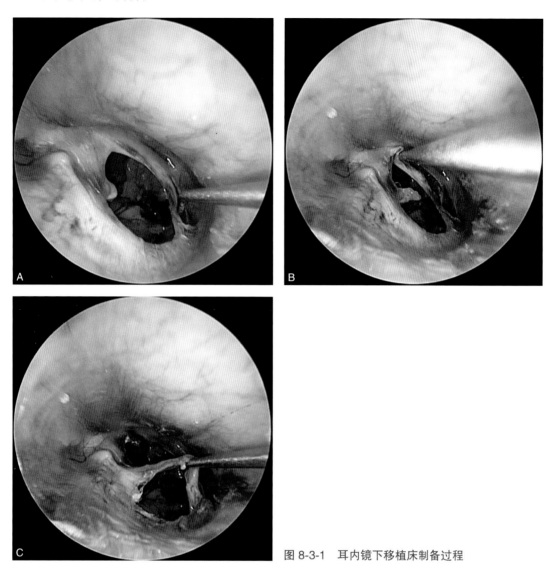

图 8-3-1 耳内镜下移植床制备过程

（3）鼓室内填入支撑物

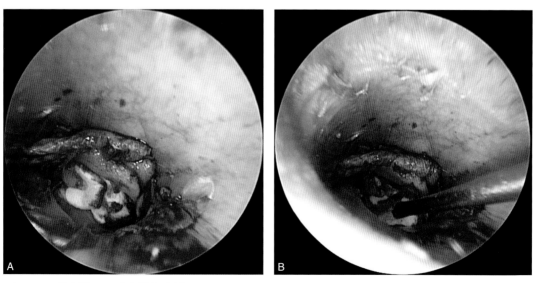

图 8-3-2 鼓室填入明胶海绵作支撑

（4）嵌入法放置移植物：把裁剪好的脂肪组织嵌入并固定于穿孔处。

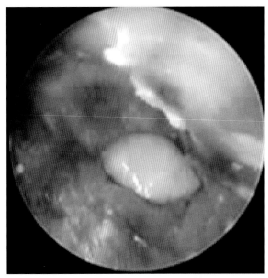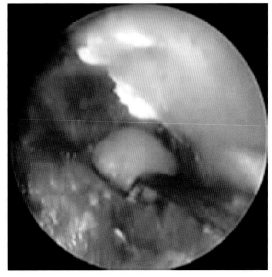

图 8-3-3　将脂肪组织嵌入并固定于鼓膜穿孔　　图 8-3-4　将鼓膜边缘向上提起，避免边缘上皮内翻卷入

（5）外耳道填塞：在鼓膜与移植物表面放置明胶海绵粒，外耳道内可填入一小段碘仿纱固定移植物。注意勿用力压迫，防止脂肪组织移位。

3. **术中耳内镜下表现及手术技巧**　适合鼓膜小穿孔。移植脂肪组织使其 1/3 隆起于鼓膜表面，2/3 位于鼓室内，形成"哑铃状"。防止放置脂肪组织后鼓膜穿孔边缘内翻卷入，可用直角小弯针从穿孔处进入，把鼓膜边缘向上提起，保证移植床边缘与移植物的接触。亦可先把移植组织经穿孔处稍深放入鼓室后再向外回拉，达到这一目的。

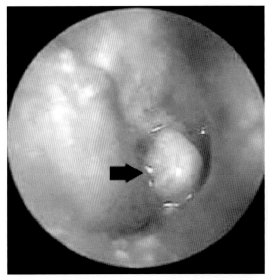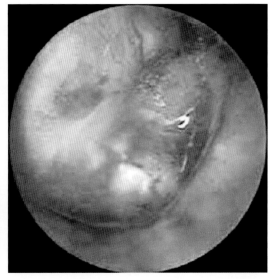

图 8-3-5　术后 1 月耳内镜下见原穿孔周边及脂肪　　图 8-3-6　术后半年耳内镜下可见血管长入移植的
　　　　　团内血管生长，与鼓膜表面及锤骨柄方向　　　　　　　　脂肪组织内，存活良好
　　　　　相延伸，箭头示移植物隆起于鼓膜表面，
　　　　　脂肪组织清晰可辨

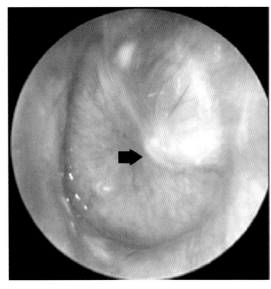

图 8-3-7　术后 1 年耳内镜下见移植物稍隆起于鼓膜表面,移植物内已无血管可见,表面已覆盖上皮组织,与周边联系紧密,界线不清

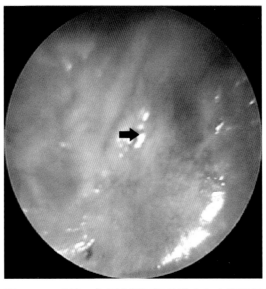

图 8-3-8　术后 2 年耳内镜下见鼓膜上仍有脂肪组织,但已平整

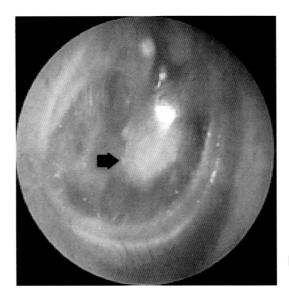

图 8-3-9　术后 2.7 年,耳内镜下见鼓膜平整,仍隐约可辨脂肪组织残迹

4. **并发症预防及处理**　常见的并发症是脂肪移植物坠入鼓室。预防及处理方法是一方面移植床制备时注意尽可能保留残余鼓膜,另一方面脂肪移植物的裁剪大小为穿孔大小的 2 倍。

第四节　典型病例分析及手术视频

病例一　耳内镜下左鼓室探查术 + 耳屏软骨膜鼓膜修补

1. **病史**　女性,40 岁,7 年前左耳外伤后出现耳痛,外院查体示左鼓膜穿孔未予处理。后左耳反复流脓伴耳闷塞感,偶伴左耳鸣,无眩晕。经保守治疗无效,为进一步诊治收入院。

2. 术前检查结果

（1）纯音测听结果：左耳轻度传导性听力损失，500、1 000、2 000、4 000Hz 平均气导听阈为 39dB HL。平均气 - 骨导差（A-B gap）为 31dB HL。

（2）耳内镜下见左鼓膜紧张部中央型穿孔，穿孔大小约为 4mm×3mm。

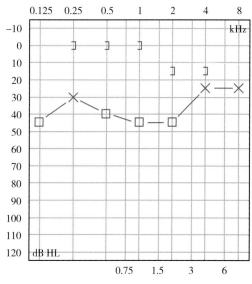

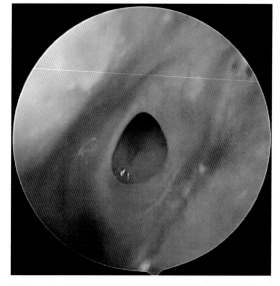

图 8-4-1　左耳纯音测听结果提示轻度传导性听力　　图 8-4-2　耳内镜下见左鼓膜紧张部中央型穿孔，穿
　　　　　损失　　　　　　　　　　　　　　　　　　　　　　　孔大小约为 4mm×3mm

（3）术前颞骨 HRCT：见左侧鼓室内结构清晰，鼓室壁骨质未见异常。听骨链大小及形态未见异常。左侧耳蜗、半规管大小及形态未见异常。左侧乳突呈气化型，其内未见异常密度影，蜂房骨质未见破坏。鼓室盖完整。左侧内耳道对称无扩大。

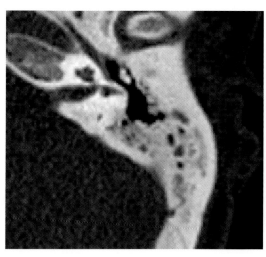

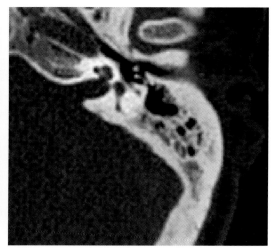

图 8-4-3　颞骨 HRCT 提示左侧中耳、内耳未见明确异常

3. 诊断　左外伤性陈旧性鼓膜穿孔。

4. 术式　耳内镜下左鼓室探查术 + 耳屏软骨膜鼓膜修补。

5. 术中耳内镜下所见

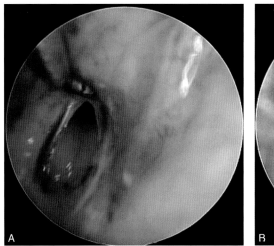

A. 搔刮前　　　　　　　　　　　　　　　B. 搔刮后,制备新鲜移植床

图 8-4-4　钩针切除鼓膜穿孔缘上皮硬化环,搔刮穿孔内侧面黏膜,制作新鲜移植床

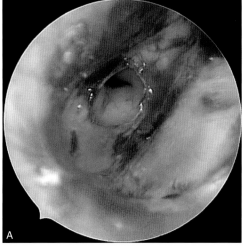 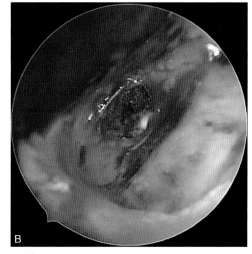

A. 填入前　　　　　　　　　　　　　　　B. 填入后

图 8-4-5　填入明胶海绵颗粒支撑物

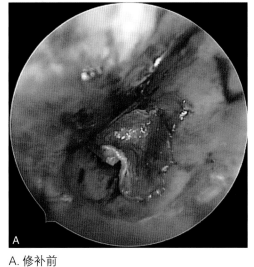 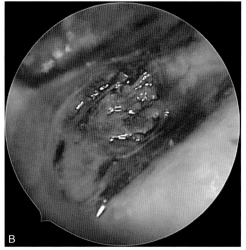

A. 修补前　　　　　　　　　　　　　　　B. 修补后

图 8-4-6　内植法平铺耳屏软骨膜修补鼓膜

6. 术后检查结果

（1）术后 3 个月复查纯音测听：左耳听力基本恢复正常，500、1 000、2 000、4 000Hz 平均气导听阈为 12dB HL。平均气 - 骨导差（A-B gap）<10dB HL。

（2）术后耳内镜：①术后 1 周，耳内镜下见左鼓膜移植物完整；②术后 1 个月，耳内镜下见左鼓膜移植物完整，生长良好。

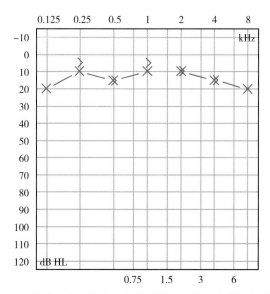

图 8-4-7　术后 3 个月复查纯音测听提示左耳听力基本恢复正常

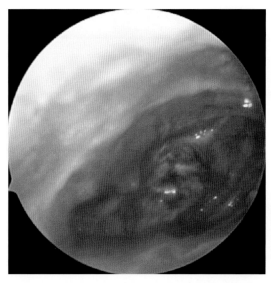

图 8-4-8　术后 1 周耳内镜下见左鼓膜移植物完整

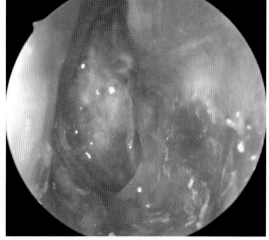

图 8-4-9　术后 1 个月耳内镜下见左鼓膜移植物完整，生长良好

病例二　耳内镜下左鼓室探查术＋耳屏软骨膜鼓膜修补

1. **病史**　女，65 岁，左耳听力下降 20 余年，间断流脓 1 个月，偶带血，偶伴耳闷塞感，无耳鸣，无头痛头晕，无恶心呕吐，一直未予治疗。

2. 术前检查结果

（1）纯音测听：左耳中度混合性听力损失，500、1 000、2 000、4 000Hz 平均气导听阈为 44dB HL。平均气-骨导差（A-B gap）为 9dB HL。

（2）耳内镜下见左鼓膜后下象限小穿孔，残余鼓膜钙化斑形成，未见明显积液。

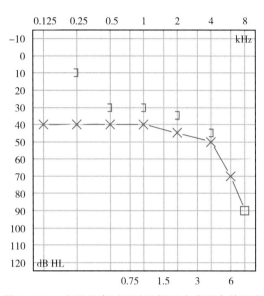

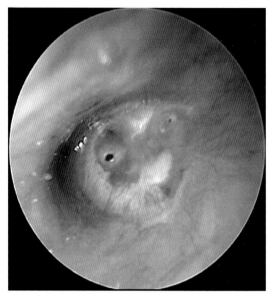

图 8-4-10　左耳纯音测听结果提示中度混合性听力损失

图 8-4-11　耳内镜下见左鼓膜后下象限小穿孔，残余鼓膜钙化斑形成，未见明显积液

（3）术前颞骨 HRCT：见左侧鼓室内结构清晰，鼓室壁骨质未见异常。左侧听骨链大小及形态未见异常。左侧耳蜗、半规管大小及形态未见异常。左侧鼓室窦口未见明显扩大。左侧乳突蜂房气化不良，其内见少量软组织密度影，未见骨质破坏。

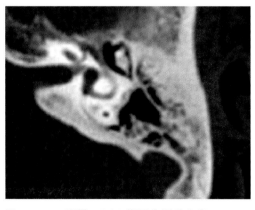

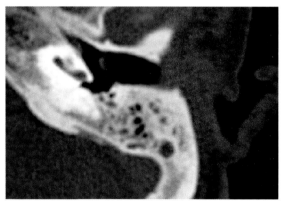

图 8-4-12　颞骨 HRCT 提示左侧乳突炎

3. **诊断**　左鼓膜穿孔。

4. **术式**　耳内镜下左鼓室探查术 + 耳屏软骨膜鼓膜修补。

5. 术中耳内镜下所见

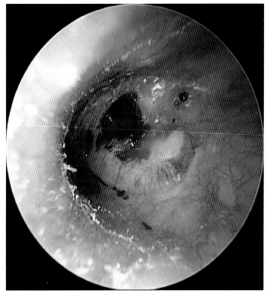

图 8-4-13　制作新鲜移植床

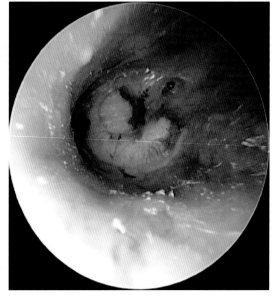

图 8-4-14　耳屏软骨膜鼓膜修补

6. 术后检查结果

（1）术后 3 个月复查纯音测听：左耳轻度混合性听力损失，500、1 000、2 000、4 000Hz 平均气导听阈为 39dB HL。平均气 - 骨导差（A-B gap）为 12.5dB HL。

（2）术后耳内镜检查：术后 1 周耳内镜下见左鼓膜移植物完整，稍伴血痂。

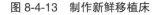

图 8-4-15　术后 3 个月复查纯音测听提示左耳轻度混合性听力损失

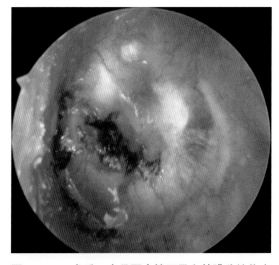

图 8-4-16　术后 1 个月耳内镜下见左鼓膜移植物完整，稍伴血痂

病例三　耳内镜下右鼓室探查术 + 耳屏软骨 - 软骨膜鼓膜修补（夹层法）

1. 病史　女，21 岁，右耳反复流脓、耳痛伴听力下降 18 年，无头痛、头晕。经治疗后好转，之后反复出现右耳流脓，伴听力下降，偶有耳鸣。未治愈。

2. 术前检查结果

（1）纯音测听：右耳轻度传导性听力损失，500、1 000、2 000、4 000Hz 平均气导听阈为 29dB HL。平均气 - 骨导差（A-B gap）为 26dB HL。

（2）耳内镜下见右鼓膜紧张部大穿孔，残余鼓膜稍增厚，鼓室内潮湿。

（3）术前颞骨 HRCT：见右侧鼓膜增厚，右侧鼓室内可见少许软组织样密度影，其内密度尚均匀。右侧听骨链大小及形态未见异常。右侧耳蜗、半规管大小及形态未见异常。右侧鼓室窦口未见明显扩大。右侧乳突呈气化型，右侧乳突内可见少许软组织样密度影，右鼓室盖完整。右侧内耳道与左侧对称无扩大。

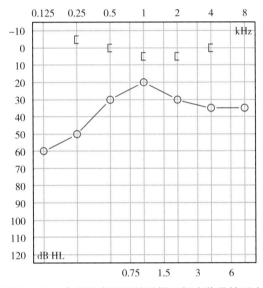

图 8-4-17　右耳纯音测听结果提示轻度传导性听力损失

图 8-4-18　耳内镜下见右鼓膜紧张部大穿孔，残余鼓膜稍增厚，鼓室内潮湿

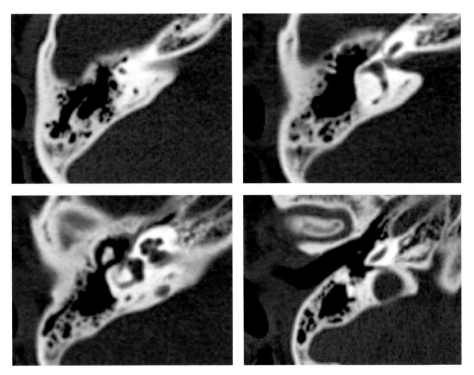

图 8-4-19　颞骨 HRCT 提示右侧中耳乳突炎

3. **诊断**　右鼓膜穿孔。

4. **术式**　耳内镜下右鼓室探查术＋耳屏软骨－软骨膜鼓膜修补（夹层法）。

5. **术中耳内镜下所见**

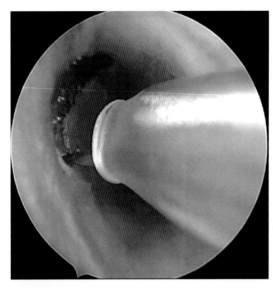
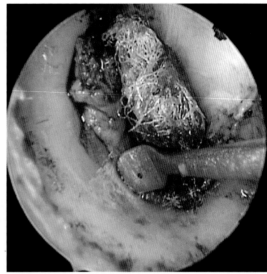

图 8-4-20　外耳道皮肤－鼓膜瓣制作

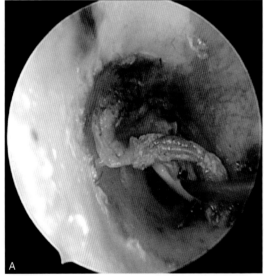
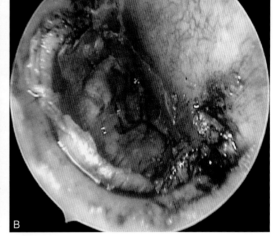

A. 修补前　　　　　　　　　　　　　　　　B. 修补后

图 8-4-21　耳屏软骨－软骨膜鼓膜修补

6. **术后检查结果**

（1）术后 3 个月复查纯音测听：右耳听力基本恢复正常，500、1 000、2 000、4 000Hz 平均气导听阈为 18dB HL。平均气－骨导差（A-B gap）<10dB HL。

（2）术后耳内镜检查：①术后 1 周耳内镜下见右鼓膜移植物完整；②术后 20 天耳内镜下见右鼓膜移植物完整，生长良好；③术后 1 个月耳内镜下见右术腔上皮化良好，鼓膜移植物完整，生长良好。

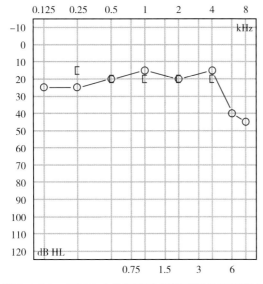

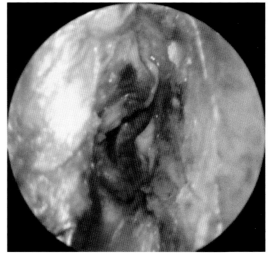

图 8-4-22　术后 3 个月复查纯音测听提示右耳听力基本恢复正常

图 8-4-23　术后 1 周耳内镜下见右鼓膜移植物完整

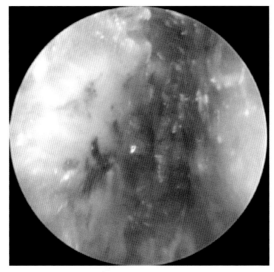

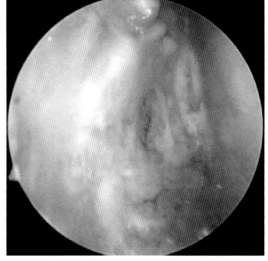

图 8-4-24　术后 20 天耳内镜下见右鼓膜移植物完整,生长良好

图 8-4-25　术后 1 个月耳内镜下见右术腔上皮化良好,鼓膜移植物完整,生长良好

病例四　耳内镜下左鼓室探查术 + 耳屏软骨 - 软骨膜鼓膜修补

1. **病史**　男性,31 岁,左耳反复流脓 4 个月余,无耳鸣、耳闷塞感,无眩晕、头痛。外院予以口服抗感染药物、局部滴耳等对症治疗后效果欠佳,进一步诊治入院。

2. **术前检查结果**

(1) 纯音测听:左耳中度传导性听力损失,500、1 000、2 000、4 000Hz 平均气导听阈为 41dB HL。平均气 - 骨导差(A-B gap)为 31dB HL。

(2) 耳内镜下见左鼓膜前下象限紧张部穿孔,穿孔大小约为 2mm×2mm,鼓室内干燥清洁。

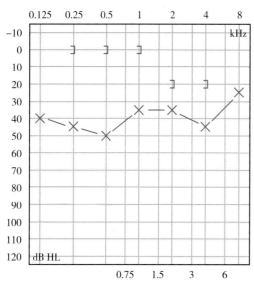

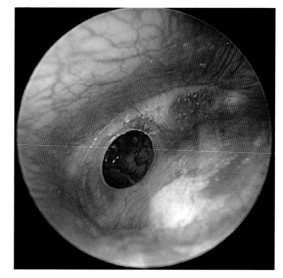

图 8-4-26　左耳纯音测听结果提示中度传导性听力　图 8-4-27　耳内镜下见鼓膜紧张部中央型大穿孔，
　　　　　损失　　　　　　　　　　　　　　　　　　　　　未见积液积脓

（3）颞骨 HRCT：见左侧鼓室内结构清晰，鼓室壁骨质未见异常。听骨链大小及形态未见异常。左侧耳蜗、半规管大小及形态未见异常。左侧乳突呈气化型，其内未见异常密度影，蜂房骨质未见破坏。鼓室盖完整。左侧内耳道与右侧对称无扩大。

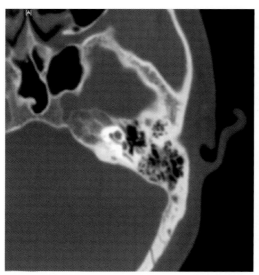

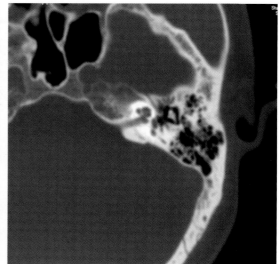

图 8-4-28　颞骨 HRCT 提示左侧中耳、内耳未见明确异常

3. **诊断**　左鼓膜穿孔。

4. **术式**　耳内镜下左鼓室探查术 + 耳屏软骨 - 软骨膜鼓膜修补。

5. 术中耳内镜下所见

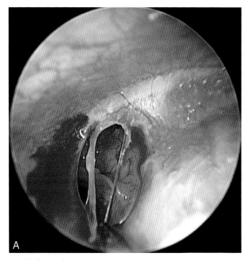

A. 分离上皮

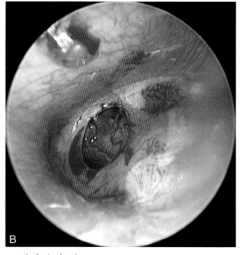

B. 分离上皮后

图 8-4-29　钩针环形分离穿孔边缘上皮

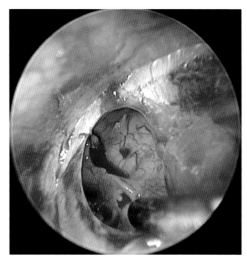

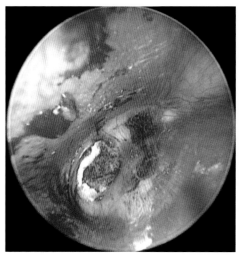

图 8-4-30　搔刮穿孔缘内侧面黏膜，制作新鲜　图 8-4-31　鼓室内填入支撑物
　　　　　　移植床

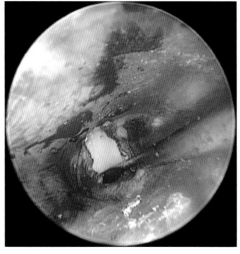

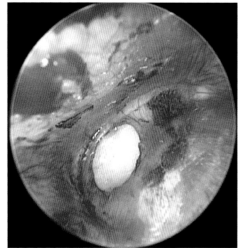

图 8-4-32　内植法耳屏软骨 - 软骨膜修补鼓膜

6. 术后检查结果

（1）术后 3 个月复查纯音测听：左耳听力基本恢复正常，500、1 000、2 000、4 000Hz 平均气导听阈为 11dB HL。平均气 - 骨导差（A-B gap）<10dB HL。

（2）术后耳内镜检查：术后 15 天，耳内镜下见左鼓膜移植物完整。

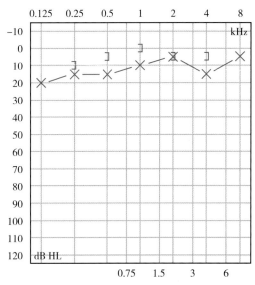

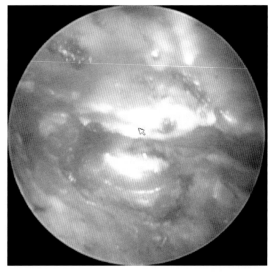

图 8-4-33　术后 3 个月提示左耳听力基本恢复正常　　图 8-4-34　术后 15 天耳内镜下见左鼓膜移植物完整

病例五　耳内镜下左鼓室探查术 + 耳屏软骨 - 软骨膜鼓膜修补

1. 病史　女性，40 岁，左耳反复流脓伴听力下降，伴持续性单一低调"嗡嗡声"耳鸣 2 年余，无头痛、头昏。

2. 术前检查结果

（1）纯音测听：左耳重度混合性听力损失，500、1 000、2 000、4 000Hz 平均气导听阈为 72dB HL。平均气 - 骨导差（A-B gap）为 29dB HL。

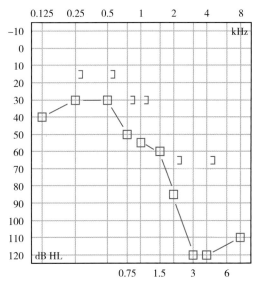

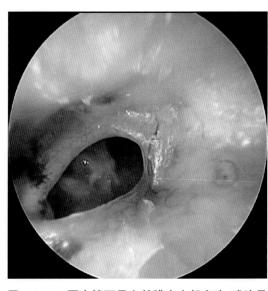

图 8-4-35　左耳纯音测听结果提示重度混合性听力损失　　图 8-4-36　耳内镜下见左鼓膜中央部穿孔，残边呈肉芽性鼓膜炎改变

（2）耳内镜下见左鼓膜中央部穿孔,大小约 3mm×3mm,鼓膜残边前方可见脱上皮,呈肉芽性鼓膜炎改变,见少许脓性分泌物。

（3）术前颞骨 HRCT:见左侧鼓室内结构清晰,鼓室壁骨质未见异常。听骨链大小及形态未见异常。左侧耳蜗、半规管大小及形态未见异常。左侧乳突呈气化型,其内未见异常密度影,蜂房骨质未见破坏。鼓室盖完整。左侧内耳道对称无扩大。

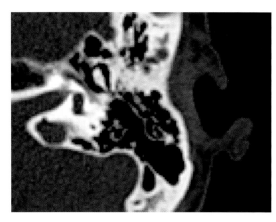
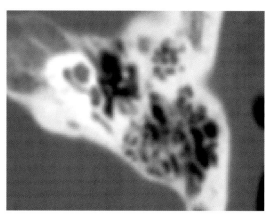

图 8-4-37　颞骨 HRCT 提示左侧中耳、内耳未见明确异常

3. 诊断　左鼓膜穿孔。

4. 术式　耳内镜下左鼓室探查术 + 耳屏软骨 - 软骨膜鼓膜修补。

5. 术中耳内镜下所见

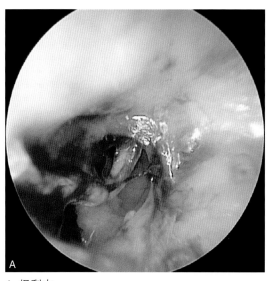
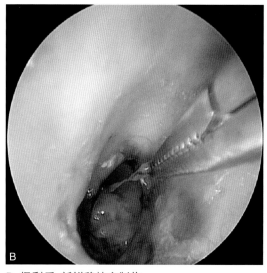

A. 搔刮中　　　　　　　　　　　　　　　B. 搔刮后,新鲜移植床制作

图 8-4-38　钩针去除残余鼓膜肉芽样组织,搔刮穿孔缘内侧面黏膜,制作新鲜移植床

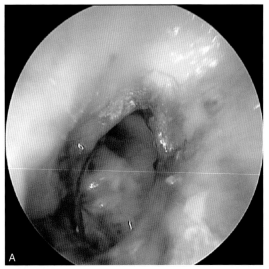

A. 填入前

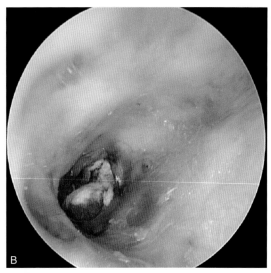

B. 填入后

图 8-4-39 向内填入明胶海绵颗粒

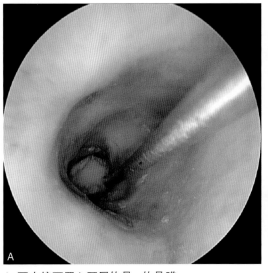

A. 耳内镜下置入耳屏软骨 - 软骨膜

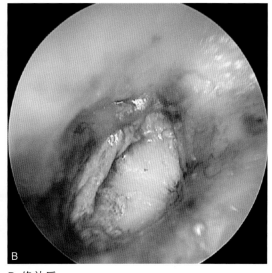

B. 修补后

图 8-4-40 内植法耳屏软骨 - 软骨膜修补鼓膜

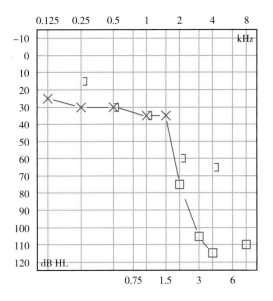

6. 术后检查结果

（1）术后半年纯音测听：左耳中重度混合性听力损失，500、1 000、2 000、4 000Hz 平均气导听阈为 64dB HL。平均气 - 骨导差（A-B gap）为 16dB HL。

（2）术后耳内镜：①术后 1 周耳内镜下见左鼓膜移植物完整；②术后 3 个月耳内镜下见左鼓膜移植物完整，生长良好。

图 8-4-41 术后 3 个月提示左耳中重度混合性听力损失

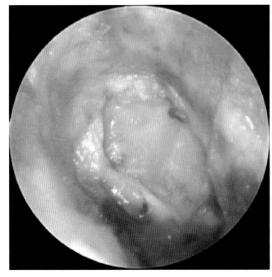

图 8-4-42　术后 1 周耳内镜下见左鼓膜移植物完整　　图 8-4-43　术后 4 个月耳内镜下见左鼓膜移植物完整,生长良好

病例六　耳内镜下左鼓室探查术 + 耳屏软骨 - 软骨膜鼓膜修补

1. **病史**　女,33 岁,左耳流脓伴听力下降 7 年,无耳鸣、耳闷塞感、耳痛,无头痛、眩晕。外院予以对症支持治疗后,左耳流脓症状好转,听力无明显改善。

2. **术前检查结果**

(1)纯音测听:左耳轻度传导性听力损失,500、1 000、2 000、4 000Hz 平均气导听阈为 26dB HL。平均气 - 骨导差(A-B gap)为 16dB HL。

(2)耳内镜下见左鼓膜紧张部中央型 2 个穿孔,残余鼓膜钙化灶形成,鼓室内尚干洁。

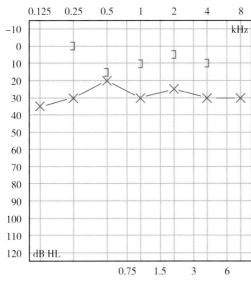

图 8-4-44　左耳纯音测听结果提示轻度传导性听力损失　　图 8-4-45　耳内镜下见左鼓膜紧张部中央型 2 个穿孔,残余鼓膜钙化灶形成,鼓室内尚干洁

3. **诊断**　左鼓膜穿孔。

4. **术式**　耳内镜下左鼓室探查术 + 耳屏软骨 - 软骨膜鼓膜修补。

5. 术中耳内镜下所见

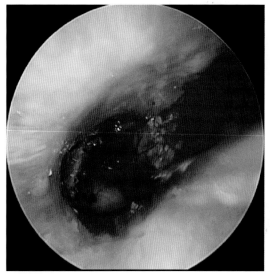

图 8-4-46 新鲜移植床制作

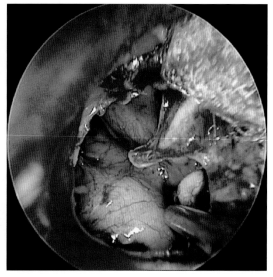

图 8-4-47 探查鼓室,见听骨链活动度良好,两窗功能完整

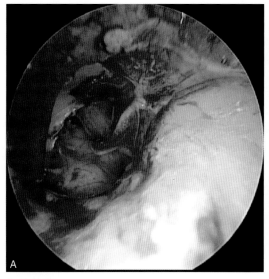

A. 修补前

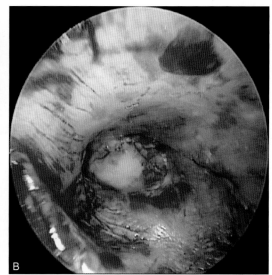

B. 修补后

图 8-4-48 耳屏软骨 - 软骨膜鼓膜修补

6. 术后检查结果

（1）术后 3 个月复查纯音测听：左耳轻度传导性听力损失，500、1 000、2 000、4 000Hz 平均气导听阈 21dB HL。平均气 - 骨导差（A-B gap）12.5dB HL。

（2）术后耳内镜检查：①术后 1 周耳内镜下见左鼓膜移植物完整；②术后 1 个月耳内镜下见左鼓膜移植物完整，生长良好。

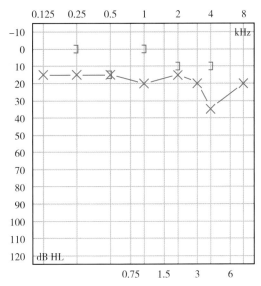

图 8-4-49　术后 3 个月复查纯音测听提示左耳轻度传导性听力损失

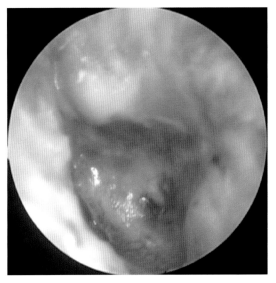

图 8-4-50　术后 1 周耳内镜下见左鼓膜移植物完整

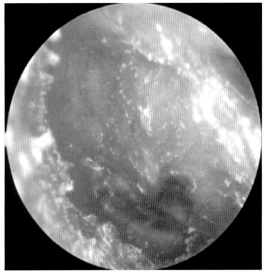

图 8-4-51　术后 1 个月耳内镜下见左鼓膜移植物完整,生长良好

病例七　耳内镜下左鼓室探查术 + 耳屏软骨 - 软骨膜鼓膜修补

1. **病史**　男性,36 岁,双耳反复流脓伴听力下降 20 余年,无耳鸣、耳闷塞感、耳痛、头痛,无眩晕。外院予以抗感染、滴耳液滴耳等治疗,症状反复发作,听力逐渐下降,左耳尤其明显。

2. **术前检查结果**

(1)纯音测听:左耳中度混合性听力损失,500、1 000、2 000、4 000Hz 平均气导听阈为 51dB HL。平均气 - 骨导差(A-B gap)为 22.5dB HL。

(2)耳内镜下见左鼓膜紧张部大穿孔,锤骨暴露,未见积脓。

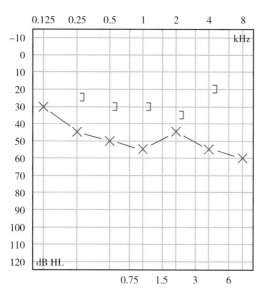

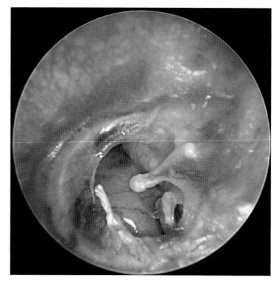

图 8-4-52　左耳纯音测听结果提示中度混合性听力损失

图 8-4-53　耳内镜下见左鼓膜紧张部大穿孔，锤骨暴露

（3）术前颞骨 HRCT：见左侧鼓室内结构清晰，鼓室壁骨质未见异常。听骨链大小及形态未见异常。左侧耳蜗、半规管大小及形态未见异常。左侧乳突呈气化型，其内未见异常密度影，蜂房骨质未见破坏。鼓室盖完整。左侧内耳道对称无扩大。

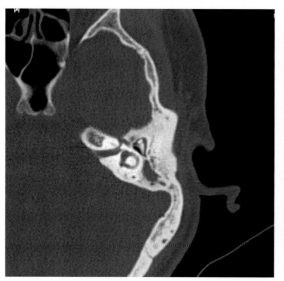

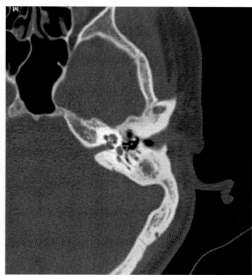

图 8-4-54　颞骨 HRCT 提示左侧中耳、内耳未见明确异常

3. **诊断** 双侧鼓膜穿孔。

4. **术式** 耳内镜下左鼓室探查术 + 耳屏软骨 - 软骨膜鼓膜修补。

5. **术中耳内镜下所见**

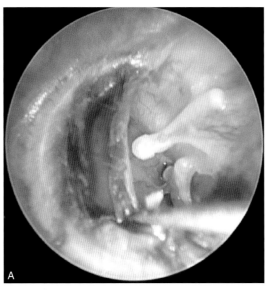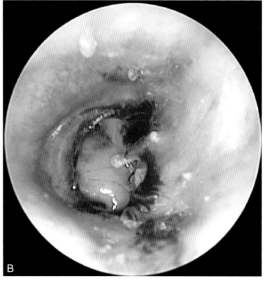

A. 搔刮中

B. 搔刮后，制作新鲜移植床

图 8-4-55 用钩针环形分离穿孔边缘上皮，搔刮鼓膜内侧面黏膜，制作新鲜移植床

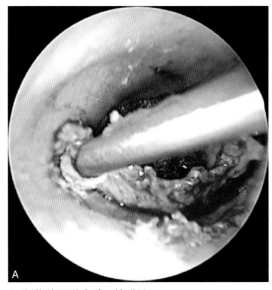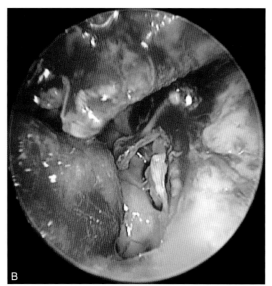

A. 制作外耳道皮肤 - 鼓膜瓣

B. 掀开外耳道皮肤 - 鼓膜瓣，暴露上鼓室

图 8-4-56 制作外耳道皮肤 - 鼓膜瓣，将外耳道皮肤 - 鼓膜瓣轻推向纤维鼓环处，暴露上鼓室

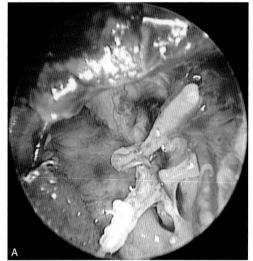

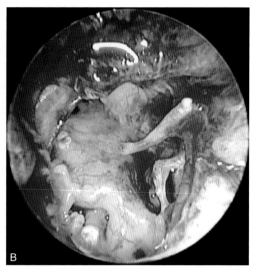

A. 清理中

B. 清理后

图 8-4-57　探查上鼓室,清理听骨链周围肉芽

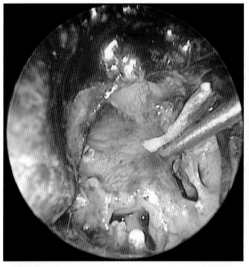

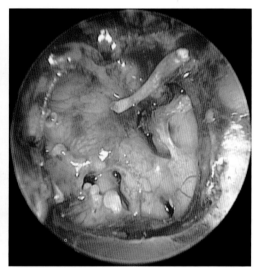

图 8-4-58　探查听骨链活动可,两窗功能正常

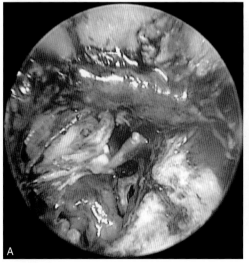

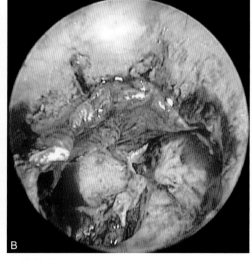

A. 修补前

B. 修补后

图 8-4-59　耳屏软骨 - 软骨膜修补鼓膜

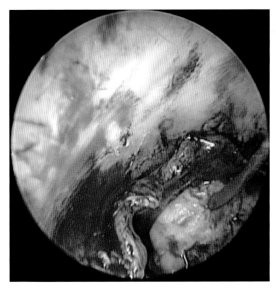
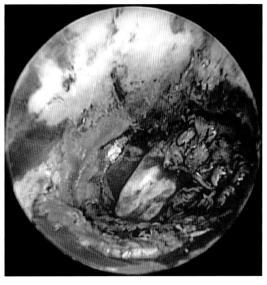

图 8-4-60 外耳道皮肤 - 鼓膜瓣复位

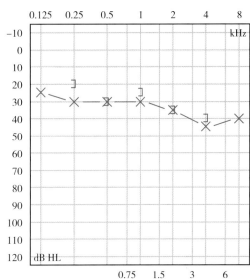

6. 术后检查结果

（1）术后 3 个月复查纯音测听：左耳轻度感音神经性听力损失，500、1 000、2 000、4 000Hz 平均气导听阈为 35dB HL。平均气 - 骨导差（A-B gap）<10dB HL。

（2）术后耳内镜：①术后 1 个月，耳内镜下见鼓膜移植物完整，生长良好；②术后 3 个月，耳内镜下见鼓膜移植物完整，愈合良好。

图 8-4-61 术后 3 个月提示左耳轻度感音神经性听力损失

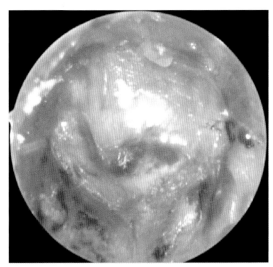
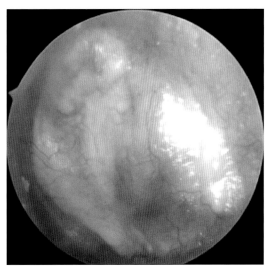

图 8-4-62 术后 1 个月耳内镜下见鼓膜移植物完整，生长良好

图 8-4-63 术后 3 个月耳内镜下见鼓膜移植物完整，愈合良好

病例八　耳内镜下左鼓室探查术 + 耳屏软骨 - 软骨膜鼓膜修补（外植法）+ 外耳道成形术

1. **病史**　女，40岁，左耳流脓伴听力下降10余年，外院多次予以对症支持治疗后，症状反复发作。

2. **术前检查结果**

（1）纯音测听：左耳重度混合性听力损失，500、1 000、2 000、4 000Hz平均气导听阈为75dB HL。平均气 - 骨导差（A-B gap）为41dB HL。

（2）耳内镜下见左鼓膜次全穿孔，残余鼓膜肉芽及瘢痕组织形成。

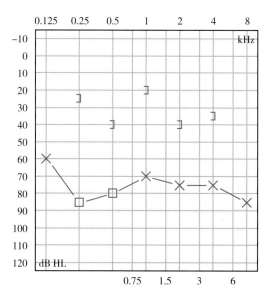

图 8-4-64　左耳纯音测听结果提示重度混合性听力损失

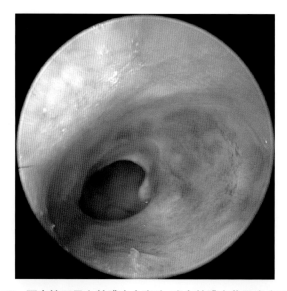

图 8-4-65　耳内镜下见左鼓膜次全穿孔，残余鼓膜肉芽及瘢痕组织形成

（3）术前颞骨HRCT：见左侧鼓室内少许条片状软组织密度影，鼓室壁增生硬化。左侧镫骨脚稍增粗，余结构未见明显异常。左侧耳蜗、半规管大小及形态未见异常。左侧鼓室窦口未见明显扩大。左侧乳突混合型，气房内见软组织影填充。

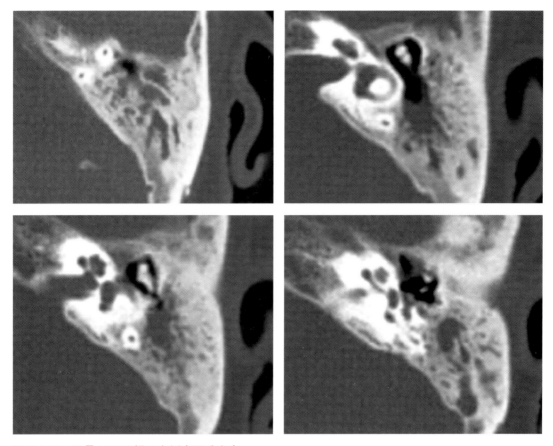

图 8-4-66　颞骨 HRCT 提示左侧中耳乳突炎

3. **诊断**　左肉芽性鼓膜炎（外耳道瘢痕形成）。

4. **术式**　耳内镜下左鼓室探查术 + 耳屏软骨 - 软骨膜鼓膜修补（外植法）+ 外耳道成形术。

5. **术中耳内镜下所见**

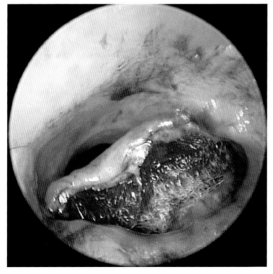

图 8-4-67　制作外耳道皮肤 - 鼓膜瓣

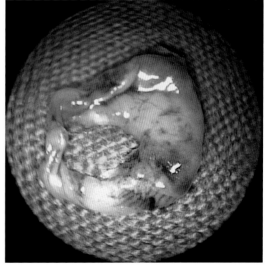

图 8-4-68　剪除整个病变鼓膜，取出

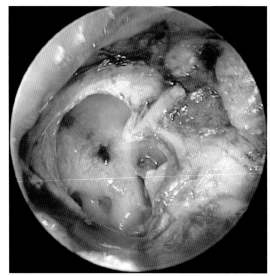

图 8-4-69　探查鼓室，鼓室干洁

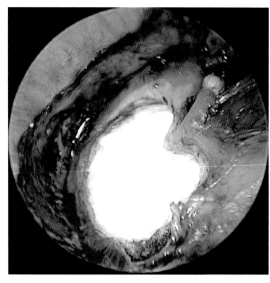

图 8-4-70　明胶海绵填塞鼓室腔

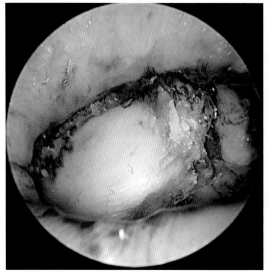

图 8-4-71　耳屏软骨 - 软骨膜外植法鼓膜修补

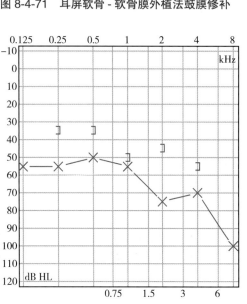

图 8-4-72　重建外耳道后壁

图 8-4-73　术后 3 个月复查纯音测听提示左耳中重度混合性听力损失

6. 术后检查结果

（1）术后 3 个月复查纯音测听：左耳中重度混合性听力损失，500、1 000、2 000、4 000Hz 平均气导听阈为 62dB HL。平均气 - 骨导差（A-B gap）为 16dB HL。

（2）术后耳内镜：①术后 1 周耳内镜下见左鼓膜移植物完整；②术后 2 个月耳内镜下左鼓膜移植物完整，生长良好。

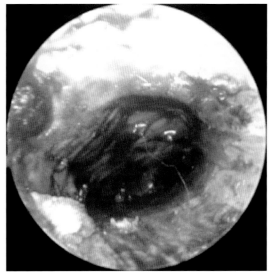

图 8-4-74　术后 1 个月耳内镜下见左鼓膜移植物　图 8-4-75　术后 2 个月耳内镜下左鼓膜移植物完
　　　　　完整　　　　　　　　　　　　　　　　　　　　　整,生长良好

病例九　耳内镜下左鼓室探查术 + 脱细胞真皮鼓膜修补

1. **病史**　女性,31 岁,左耳外伤后听力下降 3 个月,伴偶发 "轰轰" 样耳鸣,伴阵发性眩晕,呈天旋地转感,每次持续 1 分钟,自行缓解,无明显诱发因素。外院药物治疗无效,遂收入院。

2. **术前检查结果**

(1) 纯音测听:左耳轻度传导性听力损失,500、1 000、2 000、4 000Hz 平均气导听阈为 34dB HL。平均气 - 骨导差(A-B gap)为 15dB HL。

(2) 耳内镜下见左鼓膜前下象限紧张部穿孔,穿孔大小约为 2mm × 3mm,残余鼓膜钙化斑形成,可窥见鼓室内结构,鼓室内干洁,未见分泌物。

3. **诊断**　左外伤性陈旧性鼓膜穿孔。

4. **术式**　耳内镜下左鼓室探查术 + 脱细胞真皮鼓膜修补。

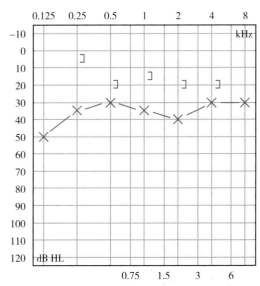

图 8-4-76　左耳纯音测听结果提示轻度传导性听力
　　　　　损失

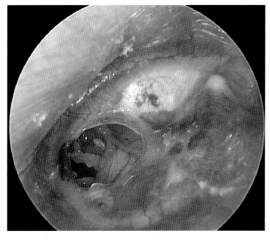

图 8-4-77　耳内镜下见左鼓膜前下象限紧张部穿孔,
　　　　　残余鼓膜钙化斑形成

5. 术中耳内镜下所见

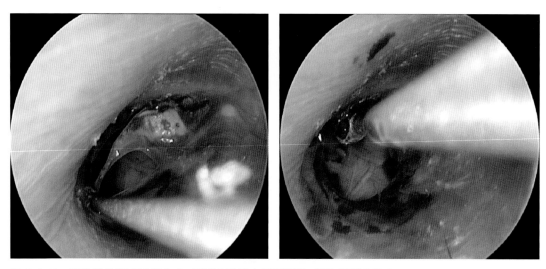

图 8-4-78　用钩针分离穿孔缘上皮,搔刮穿孔缘内侧面黏膜,制作新鲜移植床

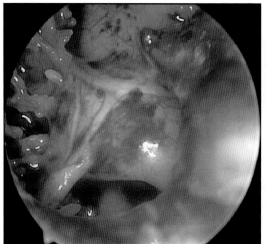

图 8-4-79　鼓室内未见肉芽及异常分泌物

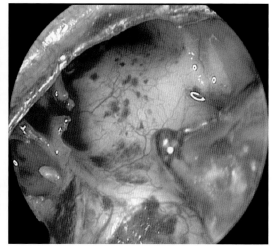

图 8-4-80　探查上鼓室,见听骨链活动良好,咽鼓管鼓室口通畅

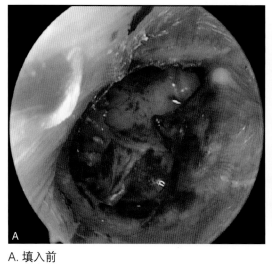

A. 填入前

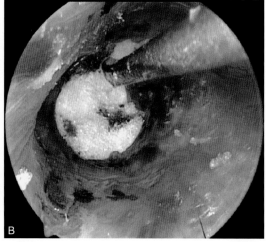

B. 填入后

图 8-4-81　鼓室内填入明胶海绵颗粒支撑物

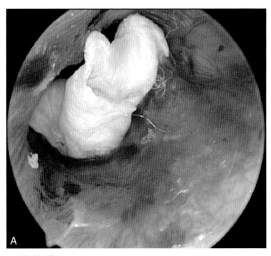

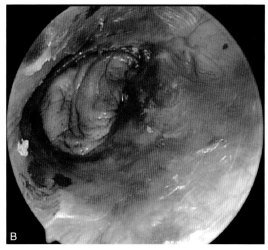

A. 修补前

B. 修补后

图 8-4-82　内植法平铺脱细胞真皮以修补鼓膜

6. 术后检查结果

（1）术后 3 个月复查纯音测听：左耳听力基本恢复正常,500、1 000、2 000、4 000Hz 平均气导听阈为 16dB HL。平均气 - 骨导差（A-B gap）<10dB HL。

（2）术后耳内镜：①术后 1 周耳内镜下见左鼓膜移植物完整；②术后 1 个月耳内镜下见左鼓膜愈合良好。

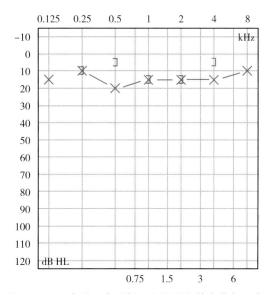

图 8-4-83　术后 3 个月提示左耳听力基本恢复正常

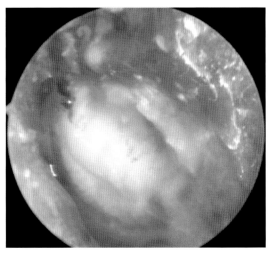

图 8-4-84　术后 1 周耳内镜下见左鼓膜移植物完整

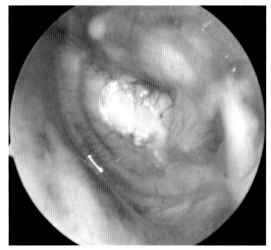

图 8-4-85　术后 1 个月耳内镜下见左鼓膜愈合良好

病例十 耳内镜下双侧鼓室探查术 + 右脱细胞真皮鼓膜修补 + 左耳屏软骨 - 软骨膜鼓膜修补

1. 病史 男，30 岁，双耳反复流脓伴听力下降 20 余年，无耳闷塞感、耳鸣、眩晕、头昏，外院予以耳内镜下清理、抗生素滴耳等对症支持治疗，流脓症状改善后反复发作，听力下降无明显改善。

2. 术前检查结果

（1）纯音测听

右耳轻度传导性听力损失，500、1 000、2 000、4 000Hz 平均气导听阈为 14dB HL。平均气 - 骨导差（A-B gap）为 5dB HL。

左耳轻度传导性听力损失，500、1 000、2 000、4 000Hz 平均气导听阈为 21dB HL。平均气 - 骨导差（A-B gap）为 7.5dB HL。

（2）耳内镜下见右鼓膜紧张部小穿孔，左鼓膜大穿孔，鼓室内尚干洁。

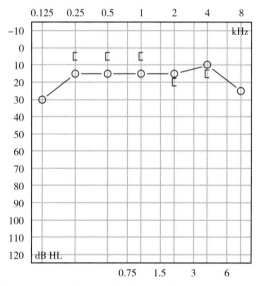

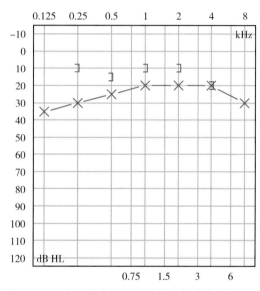

图 8-4-86 右耳纯音测听结果提示轻度传导性听力损失

图 8-4-87 左耳纯音测听结果提示轻度传导性听力损失

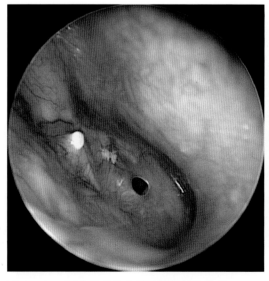

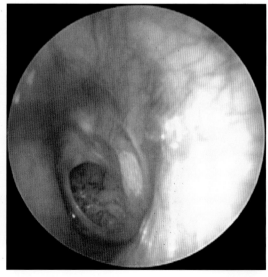

图 8-4-88 耳内镜下见右鼓膜紧张部小穿孔

图 8-4-89 耳内镜下见左鼓膜大穿孔，鼓室内尚干洁

（3）术前颞骨 HRCT：见双侧乙状窦不对称，右侧较左侧大，与对侧比较，右侧乙状窦凸向乳突气房，乙状窦前壁局部骨壁菲薄。双侧鼓室结构清楚，未见异常密度影。双侧听骨链大小及形态未见异常。双侧耳蜗、半规管形态未见明确异常。双侧乳突呈气化型，其内未见异常密度影，乳突骨壁未见破坏。

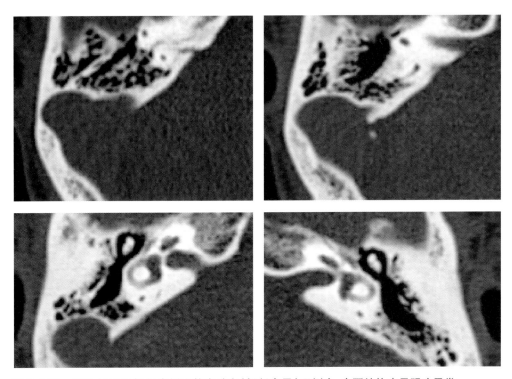

图 8-4-90　颞骨 HRCT 提示右侧乙状窦憩室（解剖变异）双侧中、内耳结构未见明确异常

3. **诊断**　双侧鼓膜穿孔。

4. **术式**　耳内镜下双鼓室探查术 + 右脱细胞真皮鼓膜修补 + 左耳屏软骨 - 软骨膜鼓膜修补。

5. **术中耳内镜下所见**

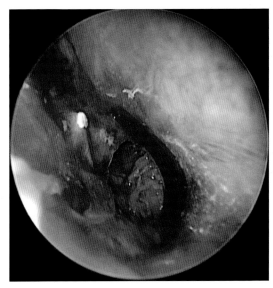

图 8-4-91　新鲜移植床制作

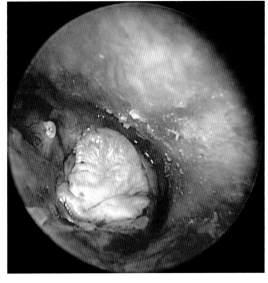

图 8-4-92　用脱细胞真皮行鼓膜修补

6. 术后检查结果

（1）术后 3 个月复查纯音测听：

右耳高频听力下降，500、1 000、2 000、4 000Hz 平均气导听阈为 12dB HL。平均气 - 骨导差（A-B gap）<10dB HL。

左耳高频听力下降，500、1 000、2 000、4 000Hz 平均气导听阈为 14dB HL。平均气 - 骨导差（A-B gap）<10dB HL。

（2）术后耳内镜：①术后 1 周耳内镜下见双侧鼓膜移植物完整；②术后 1 个月耳内镜下见双侧鼓膜移植物完整，生长良好。

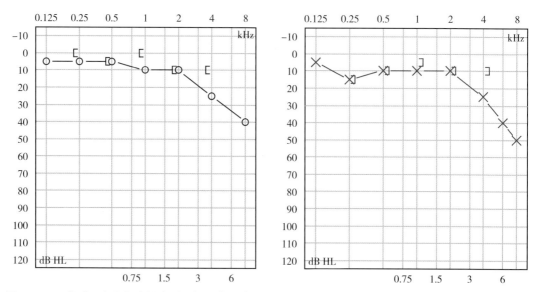

图 8-4-93　术后 3 个月复查纯音测听提示右耳高频听力下降

图 8-4-94　术后 3 个月复查纯音测听提示左耳高频听力下降

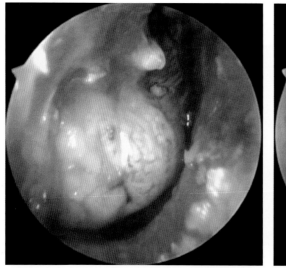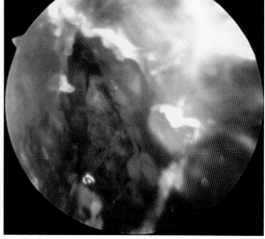

图 8-4-95　术后 1 周耳内镜下见双侧鼓膜移植物完整

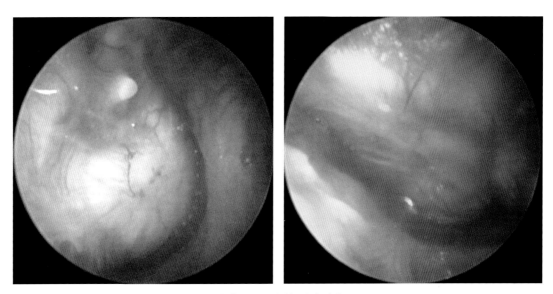

图 8-4-96　术后 1 个月耳内镜下见双侧鼓膜移植物完整,生长良好

（区永康）

第九章
耳内镜下鼓室成形术

鼓室成形术是耳科常用的术式,主要应用于清除中耳病灶,恢复中耳通气功能,并依据中耳力学特性重建听力并修补鼓膜。传统的显微镜下鼓室成形已十分成熟,其可以有效地清除病灶并提高听力,但由于多需做耳后或耳内切口,且常为了更好地暴露鼓室内结构,需磨去鼓室部分骨质,故存在创伤大、术后恢复时间长、易出现术后耳周麻木、干耳时间长的局限性。相对于显微镜,耳内镜手术更加微创,切口小而且更加隐匿,对中耳的结构破坏更少,而且可以利用不同角度的耳内镜探查鼓室,更彻底地清除病变。

表 9-0-1　鼓室成形术分型(参考 Wullstein 分类法)

分型	适用范围
Ⅰ型	鼓膜穿孔,听骨链正常、基本正常或附近病变很轻,伴或不伴上鼓室病变
Ⅱ型	鼓膜穿孔,听骨链病变,镫骨上结构存在,镫骨足板活动良好
Ⅲ型	鼓膜穿孔,听骨链病变严重,镫骨上结构缺如

第一节　耳内镜下鼓室探查 + 鼓室成形Ⅰ型

一、手术步骤

1. 经外耳道入路,无须行皮肤切口　首先于鼓膜穿孔边缘用钩针做环形切口,并去除边缘上皮组织,搔刮鼓膜内侧黏膜及包绕裸露锤骨柄的上皮组织,形成新鲜移植床,详见第六章第二节"二、外耳道皮肤 - 鼓膜瓣的制作"。

2. 制作外耳道皮肤 - 鼓膜瓣　将外耳道皮肤 - 鼓膜瓣及鼓膜推向上方,详细可见第六章第二节"二、外耳道皮肤 - 鼓膜瓣的制作"。显露上鼓室,耳内镜下可见锤骨柄、砧镫关节、豆状突、镫骨、蜗窗龛。

3. 完全暴露上鼓室　探查上鼓室,探查听骨链活动度是否良好、两窗功能是否完整、咽鼓管鼓室口是否通畅等。

4. 耳内镜下鼓膜修补　详细可见第八章"耳内镜下鼓膜成形术"。

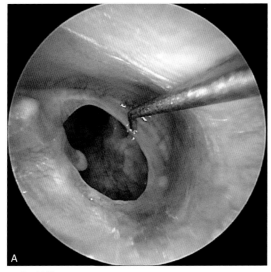
A. 搔刮前

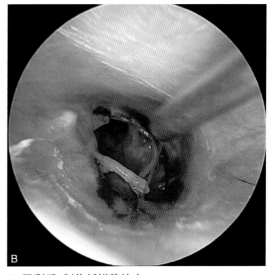
B. 搔刮后,制作新鲜移植床

图 9-1-1　搔刮残余鼓膜内侧面,制作新鲜移植床

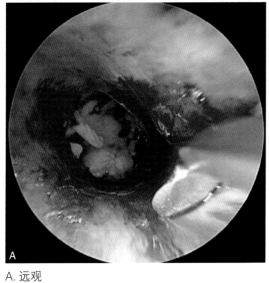
A. 远观

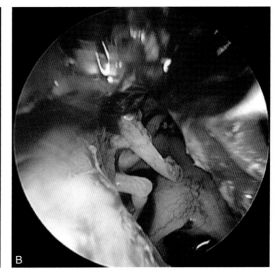
B. 近观

图 9-1-2　耳内镜下暴露上鼓室

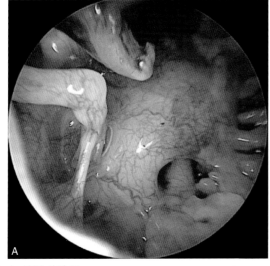
A. 暴露上鼓室

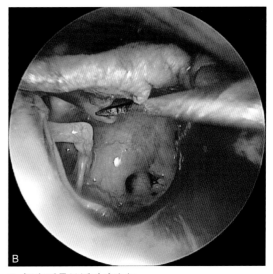
B. 探查听骨链活动度良好

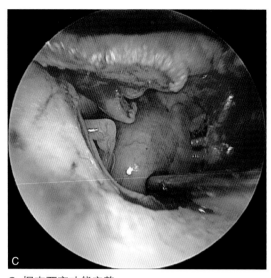
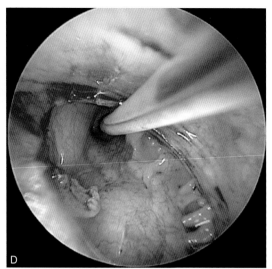

C. 探查两窗功能完整　　　　　　　　　　　　　D. 探查咽鼓管鼓室口通畅

图 9-1-3　耳内镜下探查上鼓室

二、手术要点

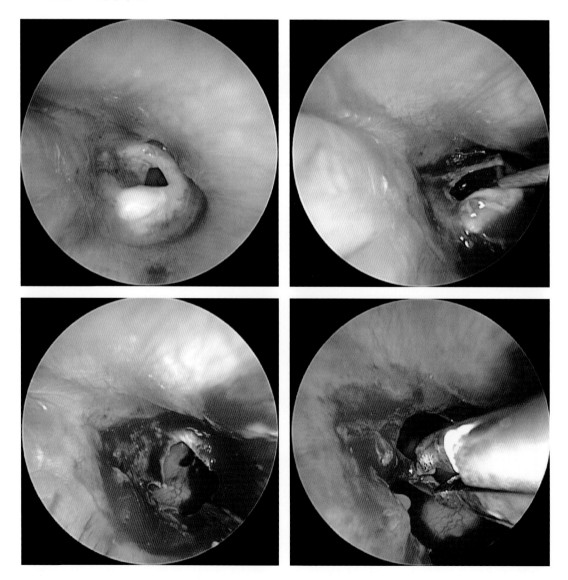

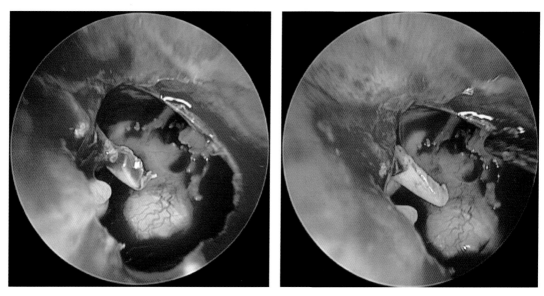

图 9-1-4　鼓膜紧张部大穿孔,周围鼓膜增厚伴钙化灶,未见血性、脓性分泌物。沿鼓膜边缘环形切开,用有齿鳄鱼钳取出钙化灶。小心去除锤骨柄附近上皮组织,注意不要损伤到锤骨柄

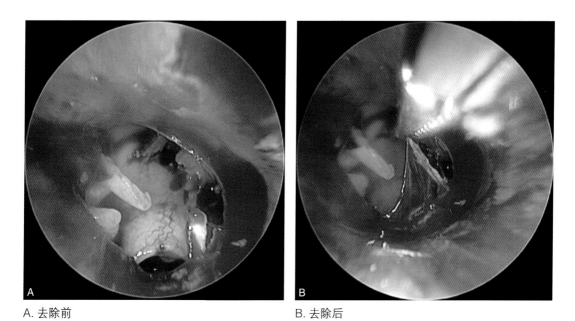

A. 去除前　　　　　　　　　　　　　　　　　　　　　　B. 去除后

图 9-1-5　若鼓膜外侧鳞状上皮层生长速度快于鼓膜中央纤维层,鳞状上皮易越过穿孔边缘,与鼓膜内层黏膜层相延续,影响术后鼓膜愈合。去除残余鼓膜外侧鳞状上皮层,清除鼓膜下方条索状上皮组织,以防止术后医源性胆脂瘤生成

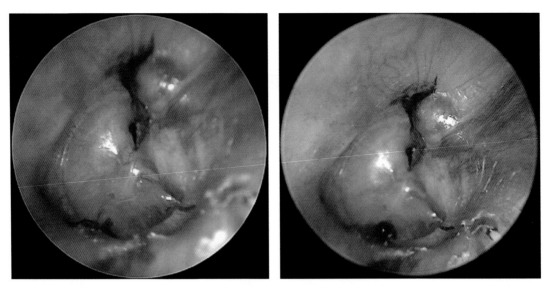

图 9-1-6　鼓膜松弛部膨隆表面肉芽增生，边缘呈乳白色混浊，透过紧张部可见中耳内较多白色结晶

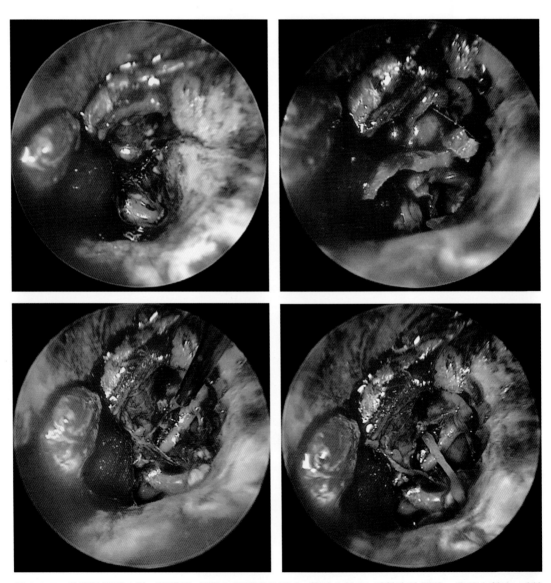

图 9-1-7　分离外耳道皮肤 - 鼓膜瓣，轻推向外耳道前下方，暴露上鼓室、后鼓室外侧壁。凿开上鼓室、后鼓室外侧壁及盾板，见锤砧关节及其鼓索被肉芽组织及胆脂瘤上皮包裹

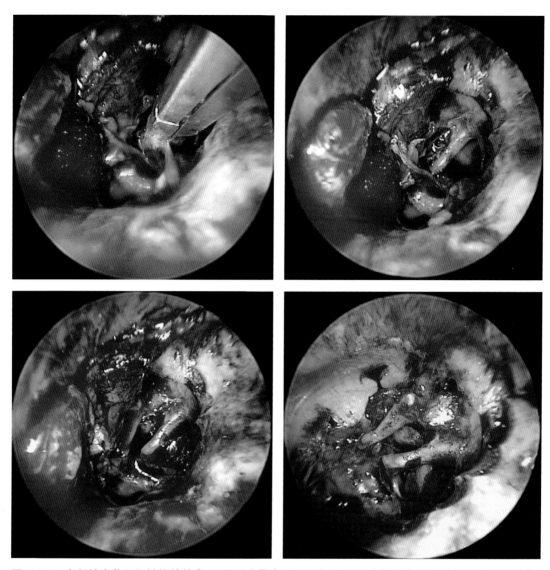

图 9-1-8 离断被肉芽组织缠绕的鼓索,可见听小骨表面有肉芽组织,影响其活动,但并未侵犯至听小骨内。小心清理锤砧关节、锤骨柄、砧骨长脚之间的肉芽组织,注意避免损伤镫骨、面神经鼓室段等结构

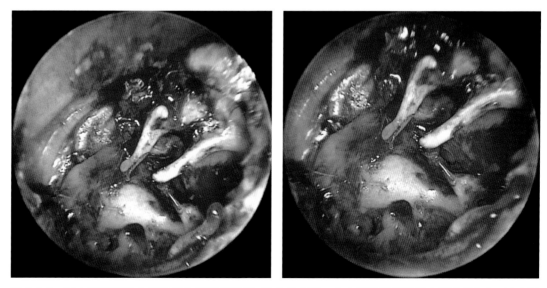

图 9-1-9 耳内镜下可见肉芽组织包裹镫骨肌腱、蜗窗龛表面。小心剥除镫骨肌腱表面肉芽组织,清理蜗窗龛表面肉芽组织及黏膜组织

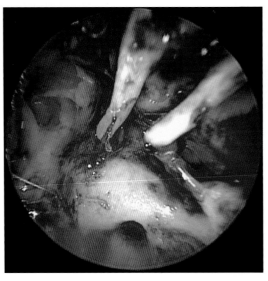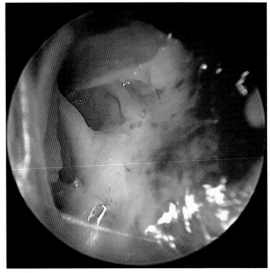

图 9-1-10 耳内镜下可见锤骨柄、锤砧关节、砧骨长脚、豆状突、镫骨肌腱、镫骨足板、蜗窗龛、咽鼓管鼓室口,探查咽鼓管鼓室口干洁、未见闭锁

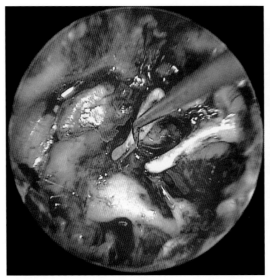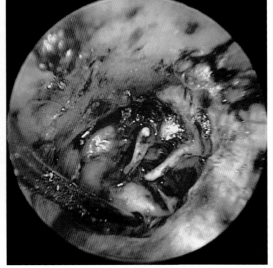

图 9-1-11 听骨链探查完整活动良好,蜗窗反射可

第二节 耳内镜下鼓室探查 + 鼓室成形Ⅱ型

一、手术步骤

1. 耳内镜下制作新鲜鼓膜移植床,翻起外耳道皮肤 - 鼓膜瓣,凿开上鼓室、后鼓室外侧壁及盾板,充分暴露上鼓室,可参考本章第一节"耳内镜下鼓室探查 + 鼓室成形Ⅰ型"。

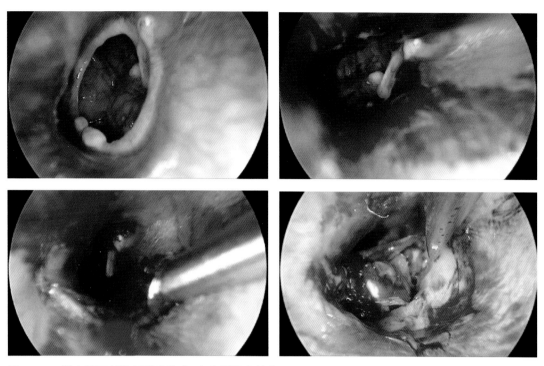

图 9-2-1　耳内镜下制作新鲜移植床,充分暴露上鼓室

2. 耳内镜下仔细并清除探查鼓室内病变,用直角钩或弯针分离砧镫关节,用杯状钳钳住砧骨长突,自上而下地从上鼓室内取出砧骨,取出砧骨长脚,探查并清除镫骨及周围病变。注意取出砧骨时避免镫骨上结构移位及损伤鼓索(对听骨链周围组织探查的要点,可参考本章第一节"耳内镜下鼓室探查 + 鼓室成形Ⅰ型")。

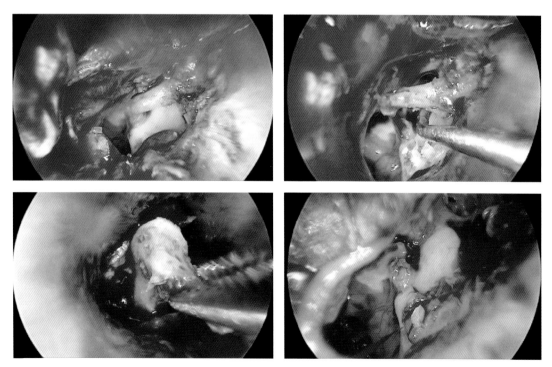

图 9-2-2　分离砧镫关节,取出砧骨,探查并清除镫骨及周围病变

3. 离断锤骨,探查镫骨活动度是否良好,两窗功能是否正常,探查咽鼓管鼓室口。

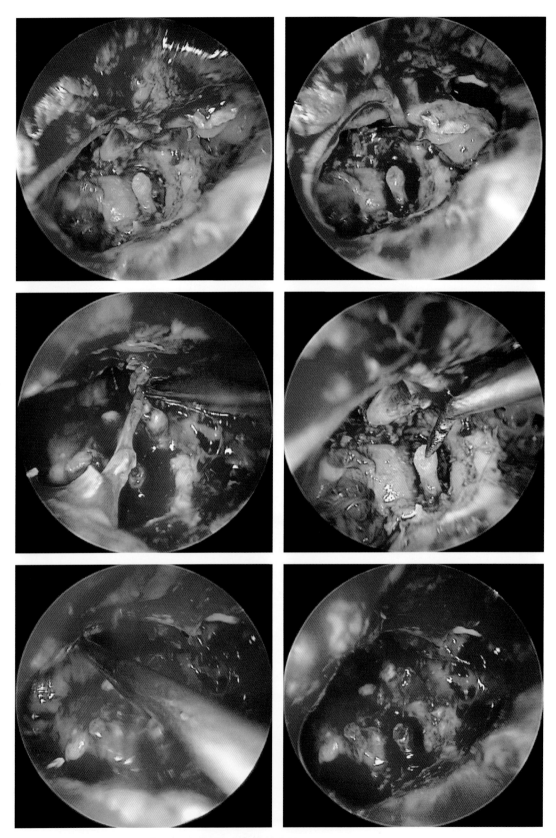

图 9-2-3 耳内镜下探查镫骨足板活动度和咽鼓管鼓室口

　　4. 置人工听骨（PORP）于鼓膜移植物及镫骨颈之间，PORP 不能与鼓膜直接接触，在 PORP 外侧盘面与鼓膜移植物之间嵌入一软骨片，防止术后人工听骨脱出，同时避免其活动受限和／或影响声音到耳蜗的传递。

二、手术要点

1. 听骨材料的选择（表 9-2-1）

表 9-2-1 自体听骨和人工听骨的对比

对比方面	自体听骨	人工听骨
适应性	良好生理完整性 不易被吸收 排斥性低	人工制作 不易被吸收 有一定的排斥性
安全性	非炎症疾病的听小骨可用 炎症、胆脂瘤的听小骨高风险性	钛质无毒安全
取材与操作	来源方便 但需重新塑形（延长手术时间）	来源方便 但操作需有一定的技巧性
费用	费用低廉	进口、国产，费用较高

2. 听骨链重建原则

（1）依据听骨链病变及清除病变后听骨链状态，选择合适的假体植入。

（2）镫骨上结构存在，锤骨或锤骨柄缺失，选用 PORP 连接鼓膜移植物和镫骨颈或镫骨足板。

（3）镫骨上结构缺失，镫骨足板存在且活动度良好，选用 TORP 连接锤骨和镫骨足板。

（4）锤骨和镫骨足板之间的连接采用 TORP 行听骨链重建。注意，将湿润的明胶海绵放在柱基周围，锤骨存在则放在面神经水平处。TORP 与鼓膜直接接触，则明胶海绵放在整个 TORP 周围直到鼓膜水平。

3. 关于人工听骨的注意事项

（1）长度的选择：人工听骨太短，导致人工听骨脱落或是移位；人工听骨太长或是咽鼓管功能不良，导致人工听骨排出。

（2）人工听骨不能与膜性鼓膜或鼓膜移植物直接接触，在人工听骨和膜性鼓膜之间放一软骨，避免人工听骨裸露。

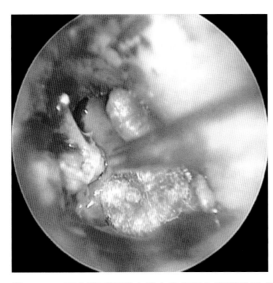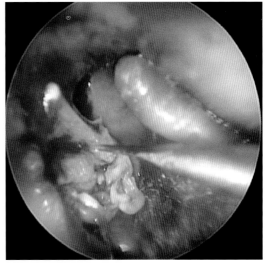

图 9-2-4 耳内镜下可见大量肉芽组织包裹锤骨柄、锤砧关节、砧镫关节，影响听小骨活动，予以清理

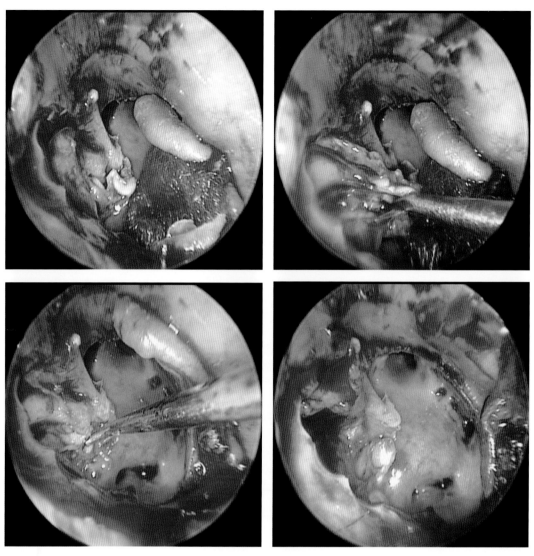

图 9-2-5　用钩针沿着锤骨柄边缘小心去除肉芽组织,离断并取出被肉芽组织完全包裹的砧骨,见镫骨上结构完整,探查锤骨、镫骨活动度良好,两窗功能正常

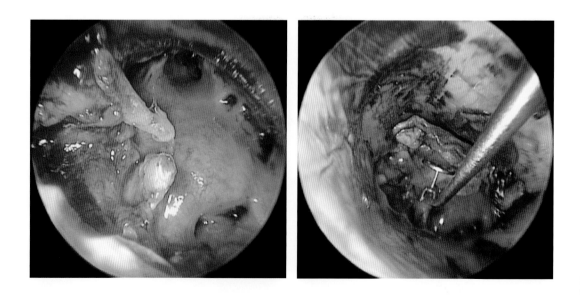

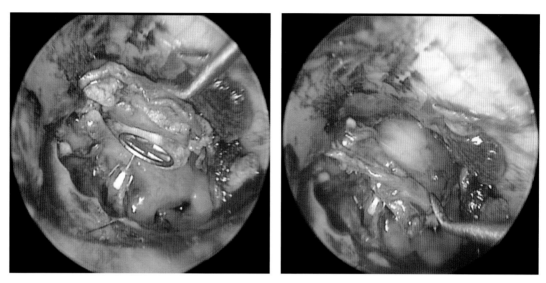

图 9-2-6　置人工听骨 PORP 于鼓膜移植物及镫骨颈之间。固定 PORP 后,再次探查听骨活动度良好

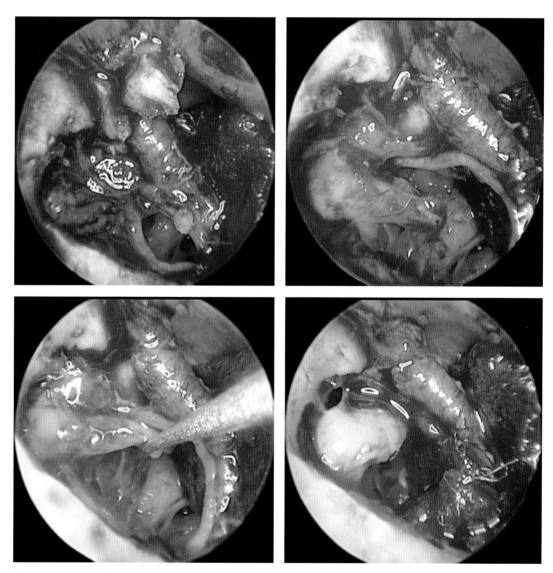

图 9-2-7　锤砧关节、砧镫关节、锤骨柄、鼓索被大量肉芽组织包裹,耳内镜下离断砧镫关节,取出砧骨,剪断锤骨头,彻底清除上鼓室病变

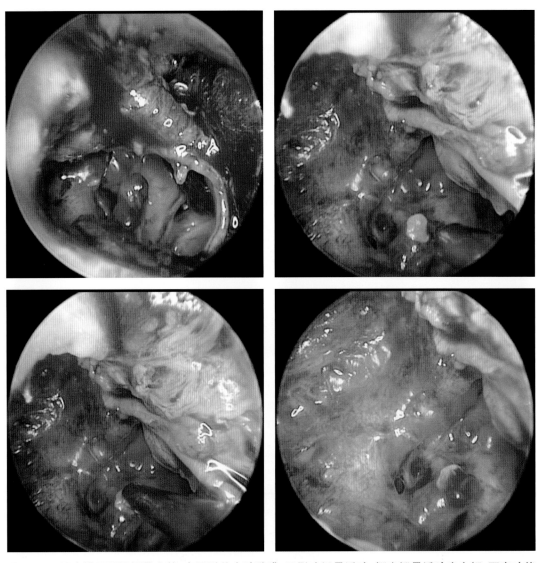

图 9-2-8 耳内镜下可见镫骨完整,表面附着水肿黏膜,不影响镫骨活动,探查镫骨活动度良好,两窗功能完整,予以适当保留

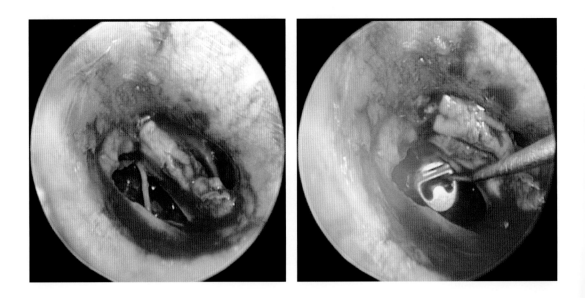

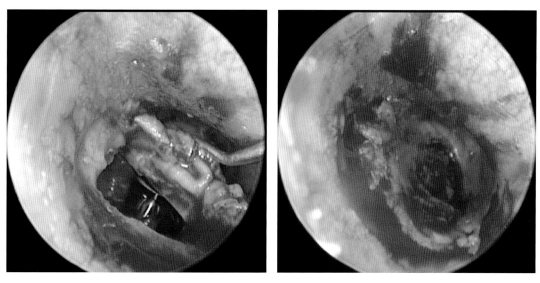

图 9-2-9 检查术腔无病变残留后,置人工听骨 PORP(2.25mm×0.2mm)于鼓膜移植物及镫骨颈之间

注意,术中听力监测可实时监测听力,有利于调整人工听骨位置。调整人工听骨位置应依据中耳力学,使人工听骨以合适的角度放置在鼓室中,做到声音的精确传递,有利于术后听力的提高。

第三节 耳内镜下鼓室探查 + 鼓室成形 Ⅲ 型

本手术步骤 1~3 可参考本章第二节"耳内镜下鼓室探查 + 鼓室成形 Ⅱ 型"。清除鼓室内病变及听骨链周围病变后,探查发现镫上结构缺如,或发现镫骨明显受压,倒伏于鼓岬上,无法采用 PORP 重建听骨链,予以放置人工听骨 TORP(人工听骨植入技巧及要点可参考本章第二节"耳内镜下鼓室探查 + 鼓室成形 Ⅱ 型"中步骤 4)。

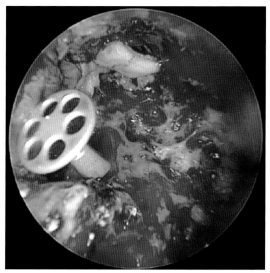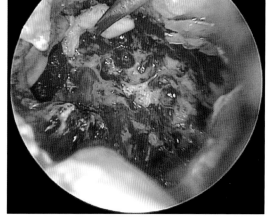

图 9-3-1 耳内镜下人工听骨听力重建

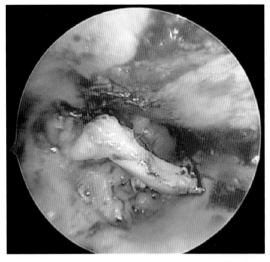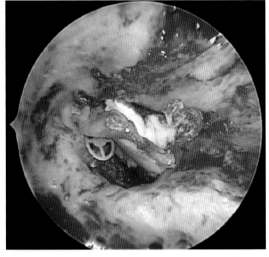

图 9-3-2 耳内镜下人工听骨听力重建 TORP+ 底座

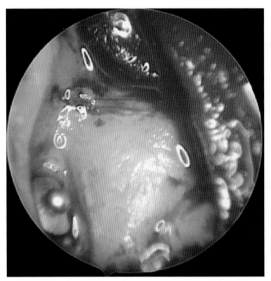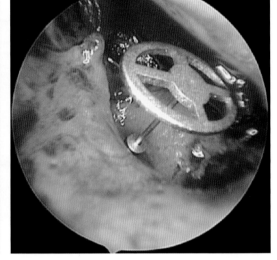

图 9-3-3 耳内镜下人工听骨听力重建 TORP+ 底座

第四节 并发症预防及处理

1. **鼓膜穿孔** 移植物过大或者过小,都可导致局部血供不足,以致部分移植片坏死脱落。移植片取材厚薄不均匀,过薄处血供不良,导致穿孔。移植片铺放和填塞不妥,未能与移植床密切接触和粘连,术后移植片收缩而出现裂隙状穿孔。

2. **鼓膜钝角愈合和外侧愈合** 多是移植片铺放不良所致,亦和移植床前方分离过多,鼓膜前下锐角消失有关。

3. **内耳损伤** 术中处理听骨链或刮除锤骨柄处鼓膜上皮上,过度牵动镫骨可能引起听力下降、耳鸣。触动镫骨周围病变时,触动镫骨的力量过大或次数过多,特别是清理鼓室硬化灶,导致内耳损伤,镫骨脱位更易造成这种损伤,甚至内耳感染。特别在年老和内耳功能原以欠佳的病例中,内耳脆弱,更易受损。

4. **外耳道狭窄** 外耳道创面过大和术后外耳道感染与肉芽增生,常引起外耳道狭窄。应磨除骨质使外耳道扩大后,移植全厚皮片,可防止狭窄。

5. **鼓膜"袋形内陷"** 如外耳道后上壁骨质去除过多,鼓膜面积扩大后,即使咽鼓管功能正常,术后鼓膜后上方也可能会出现袋形内陷,故术中可用耳屏软骨修补外耳道后上壁防止鼓膜"袋形内陷"。

6. **面瘫** 术中使用过长的直角钩针进入鼓室后上部盲目操作是损伤面神经引起面瘫的主要原因;面神经鼓室段骨管缺失或有裂隙使面神经裸露或疝出骨壁时,易损伤面神经引起面瘫;若填入鼓室作支撑用的明胶海绵内含过量消毒物质(乙醛、过氧乙酸),则可能引起面神经蛋白质性面瘫。

第五节 典型病例分析及手术视频

病例一 耳内镜下右鼓室探查术 + 右鼓室成形 I 型 + 耳屏软骨 - 软骨膜鼓膜修补(夹层法)

1. **病史** 女,56岁,双耳进行性听力下降、流脓、耳鸣5年。无头晕、头昏、头痛,外院多次予以口服药物治疗(具体用药及剂量不详),流脓症状明显好转,听力下降及耳鸣症状无明显改善。

2. **术前检查结果**

(1)纯音测听:右耳中度混合性听力损失,500、1 000、2 000、4 000Hz平均气导听阈为51dB HL。平均气 - 骨导差(A-B gap)为10dB HL。

(2)耳内镜下见右鼓膜紧张部大穿孔,未见鼓室内积液征。

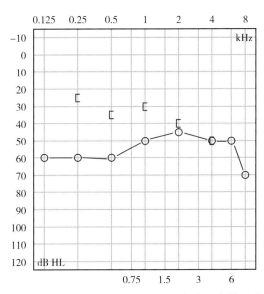

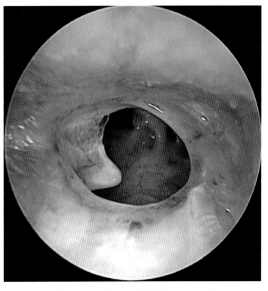

图 9-5-1 右耳纯音测听结果提示中度混合性听力损失

图 9-5-2 耳内镜下见右鼓膜紧张部大穿孔

（3）术前颞骨 HRCT：见右侧中耳鼓室内少许软组织密度影，听骨链完整。右侧前庭窗骨性连接，余右侧耳蜗、半规管大小及形态未见异常。右侧乳突呈板障型，其内未见异常密度影，蜂房骨质未见破坏。

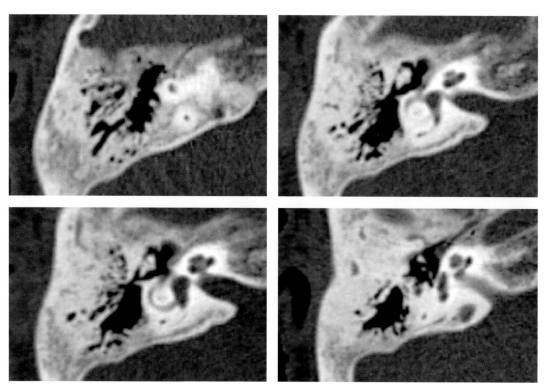

图 9-5-3　颞骨 HRCT 提示右侧中耳鼓室炎症

3. **诊断**　双侧慢性化脓性中耳炎。

4. **术式**　耳内镜下右鼓室探查术 + 右鼓室成形 I 型 + 耳屏软骨 - 软骨膜鼓膜修补（夹层法）。

5. **术中耳内镜下所见**

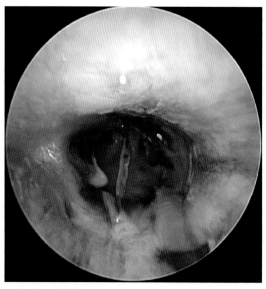

图 9-5-4　制作新鲜移植床

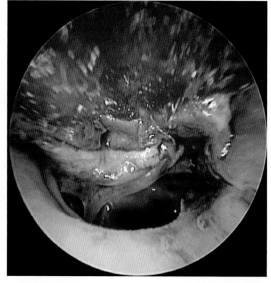

图 9-5-5　掀开外耳道皮肤 - 鼓膜瓣

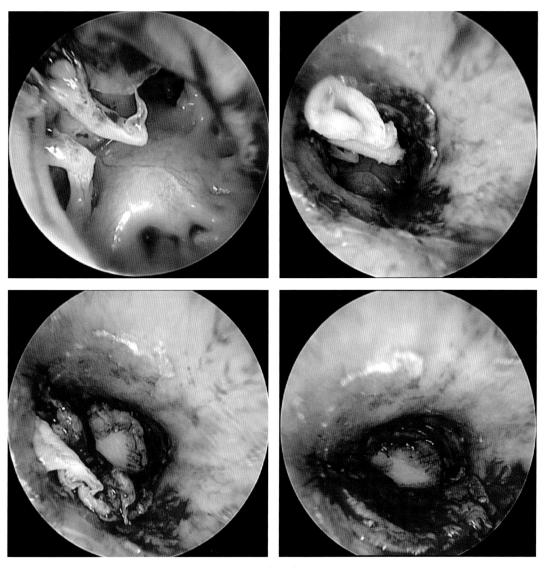

图 9-5-6　探查见鼓室干洁,夹层法耳屏软骨 - 软骨膜鼓膜修补

6. 术后检查结果

（1）术后 3 个月复查纯音测听:右耳轻度传导性听力损失,500、1 000、2 000、4 000Hz 平均气导听阈为 26dB HL。平均气 - 骨导差(A-B gap)为 11dB HL。

（2）术后耳内镜:①术后 15 天耳内镜下见右鼓膜移植物完整;②术后 2 个月耳内镜下见右鼓膜移植物完整,生长良好。

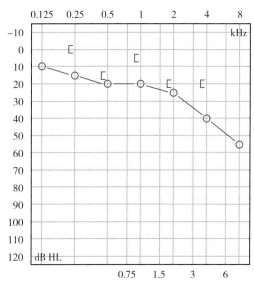

图 9-5-7　术后 3 个月复查纯音测听提示右耳轻度传导性听力损失

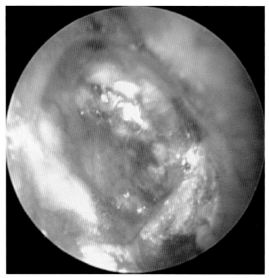

图 9-5-8　术后 15 天耳内镜下见右鼓膜移植物完整　图 9-5-9　术后 2 个月耳内镜下见右鼓膜移植物完整,生长良好

病例二　耳内镜下左鼓室探查术 + 左鼓室成形Ⅰ型 + 耳屏软骨 - 软骨膜鼓膜修补(夹层法)

1. **病史**　女,34 岁,双耳反复流脓伴听力下降 30 年余,脓液为淡黄色液体,无豆腐渣样物,量少,无伴耳闷塞感、耳鸣,无发热、眩晕、视物旋转,曾在外院予理疗、药物治疗,双耳流脓可缓解,后症状反复发作,双耳听力逐渐下降,现小声说话不能听清。

2. **术前检查结果**

(1)纯音测听:左耳中度传导性听力损失,500、1 000、2 000、4 000Hz 平均气导听阈为 48dB HL。平均气 - 骨导差(A-B gap)为 36dB HL。

(2)耳内镜下见左鼓膜次全穿孔,鼓室湿润。

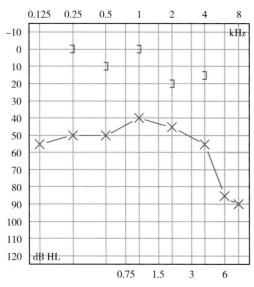

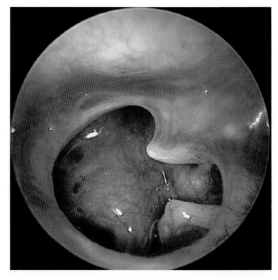

图 9-5-10　左耳纯音测听结果提示中度传导性听力损失　图 9-5-11　耳内镜下见左鼓膜次全穿孔,鼓室湿润

（3）术前颞骨 HRCT：见左侧鼓膜连续性中断。左侧中耳鼓室结构清楚，未见异常密度影。左侧听骨链完整，未见破坏。左侧乳突呈气化型，乳突蜂房内未见异常密度影，蜂房骨壁未见破坏。左侧耳蜗、半规管形态正常。

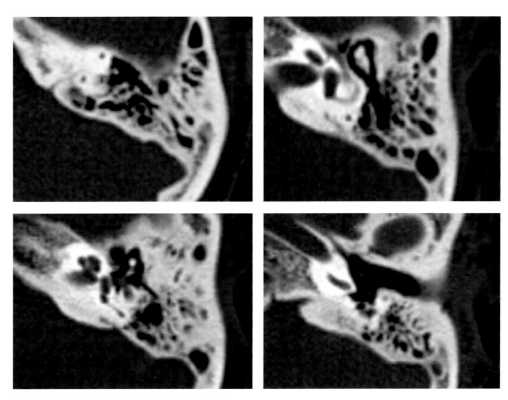

图 9-5-12　颞骨 HRCT 提示左侧鼓膜穿孔

3. **诊断**　双侧慢性化脓性中耳炎。

4. **术式**　耳内镜下左鼓室探查术 + 左鼓室成形 I 型 + 耳屏软骨 - 软骨膜鼓膜修补（夹层法）。

5. **术中耳内镜下所见**

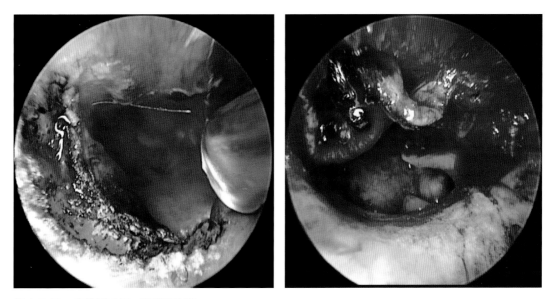

图 9-5-13　外耳道皮肤 - 鼓膜瓣制作

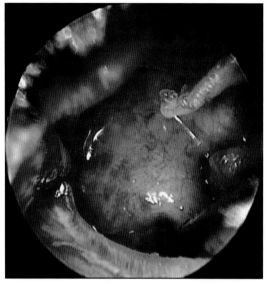
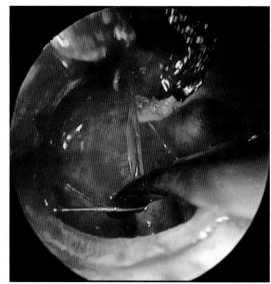

图 9-5-14 探查听骨链活动度良好,两窗功能完整 图 9-5-15 制作新鲜移植床

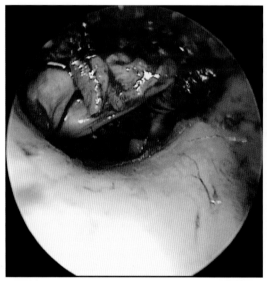
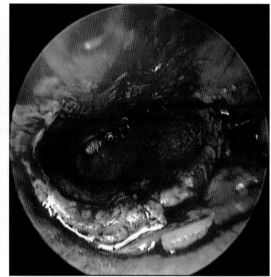

图 9-5-16 耳屏软骨 - 软骨膜鼓膜修补

6. 术后检查结果

(1)术后 3 个月复查纯音测听:左耳轻度传导性听力损失,500、1 000、2 000、4 000Hz 平均气导听阈为 32dB HL。平均气 - 骨导差(A-B gap)为 14dB HL。

(2)术后耳内镜:①术后 1 周耳内镜下见左鼓膜移植物完整;②术后 1 个月耳内镜下见左鼓膜移植物完整,生长良好;③术后 3 个月耳内镜下见左术腔上皮化良好,鼓膜移植物完整,生长良好。

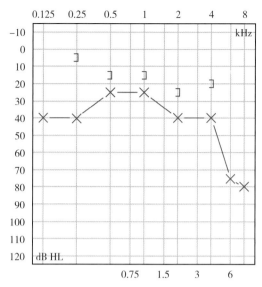

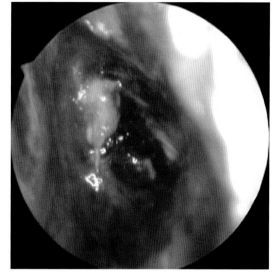

图 9-5-17 术后 3 个月复查纯音测听提示左耳轻度传导性听力损失

图 9-5-18 术后 1 周耳内镜下见左鼓膜移植物完整

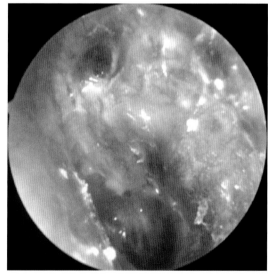

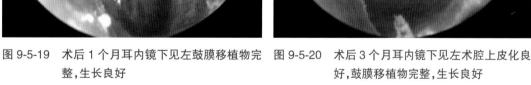

图 9-5-19 术后 1 个月耳内镜下见左鼓膜移植物完整,生长良好

图 9-5-20 术后 3 个月耳内镜下见左术腔上皮化良好,鼓膜移植物完整,生长良好

病例三 耳内镜下右鼓室探查术 + 右鼓室成形 I 型 + 耳屏软骨 - 软骨膜鼓膜修补

1. **病史** 女性,28 岁,右耳流脓伴听力下降、耳闷塞感 3 年,加重半月余,无耳痛、耳鸣,无头晕头昏。

2. **术前检查结果**

(1)纯音测听:右耳中度传导性听力损失,500、1 000、2 000、4 000Hz 平均气导听阈为 42dB HL。平均气 - 骨导差(A-B gap)为 26dB HL。

(2)耳内镜下见右鼓膜紧张部中央型穿孔,残余鼓膜钙化斑形成,鼓室内尚干洁。

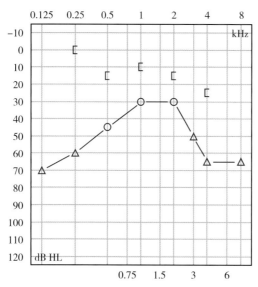

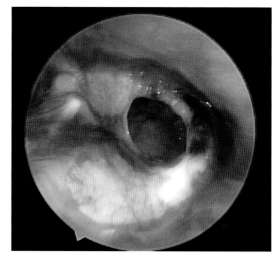

图 9-5-21　右耳纯音测听结果提示中度传导性听力损失

图 9-5-22　耳内镜下见鼓膜中央部大穿孔,残余鼓膜钙化斑形成

（3）术前颞骨 HRCT:见右侧鼓膜内陷,连续性中断。右侧鼓室内结构清晰,鼓室壁骨质未见异常。右侧听骨链大小及形态未见异常。右侧耳蜗、半规管大小及形态未见异常。右侧乳突呈气化型,其内未见异常密度影,蜂房骨质未见破坏。鼓室盖完整。右侧内耳道对称无扩大。右侧颈静脉球高位。

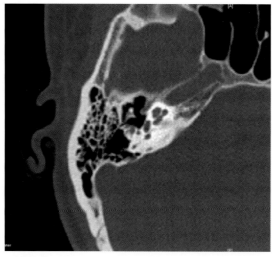

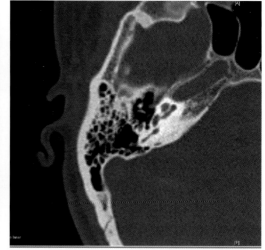

图 9-5-23　颞骨 HRCT 提示右侧中、内耳未见明确异常

3. **诊断**　右慢性化脓性中耳炎。

4. **术式**　耳内镜下右鼓室探查术 + 右鼓室成形 Ⅰ 型 + 耳屏软骨 - 软骨膜鼓膜修补。

5. 术中耳内镜下所见

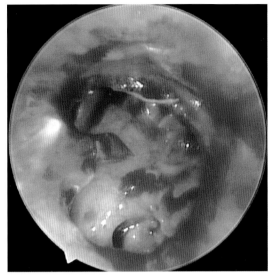

图 9-5-24 去除残余鼓膜钙化灶,搔刮上鼓室内侧壁上黏膜,制作新鲜移植床

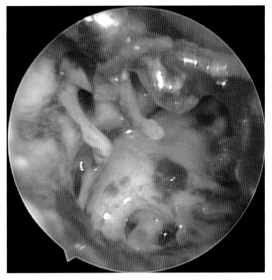

图 9-5-25 探查见听骨链活动良好,咽鼓管鼓室口通畅

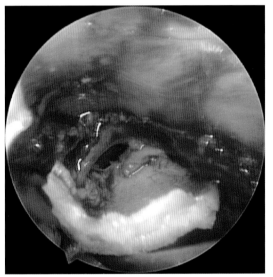

图 9-5-26 内植法平铺耳屏软骨-软骨膜修补鼓膜

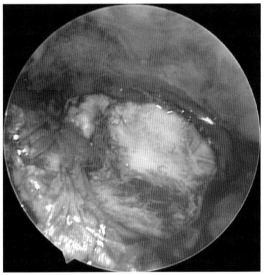

6. 术后检查结果

术后耳内镜:术后 1 周耳内镜下见右鼓膜移植物完整。

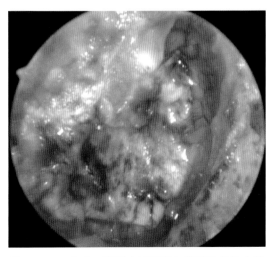

图 9-5-27 术后 1 周耳内镜下见右鼓膜移植物完整

病例四　耳内镜下右鼓室探查术＋右鼓室成形Ⅰ型＋耳屏软骨-软骨膜鼓膜修补

1. 病史　男性,20岁,右耳间断流脓伴听力下降10年余,干耳1年,无耳痛、耳鸣,无眩晕、发热。

2. 术前检查结果

(1)纯音测听:右耳轻度传导性听力损失,500、1 000、2 000、4 000Hz平均气导听阈为21dB HL。平均气-骨导差(A-B gap)为16dB HL。

(2)耳内镜下见右鼓膜中央部不规则穿孔,残余鼓膜钙化灶形成,未见脓性分泌物。

(3)术前颞骨HRCT:见右侧鼓膜不规则增厚并局部不连续,右鼓膜外侧见斑片状软组织密度灶,与鼓膜分界不清,大小约2.8mm×2.2mm。右侧鼓室内结构清晰,鼓室壁骨质未见异常。听骨链大小及形态未见异常。右侧乳突呈气化型,其内未见异常密度影,蜂房骨质未见破坏。鼓室盖完整。右侧耳蜗、半规管大小及形态未见异常。右侧内耳道与左侧对称、无扩大。

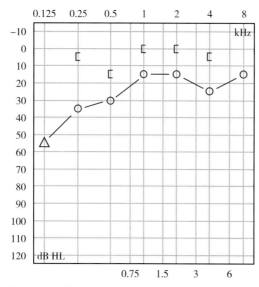

图 9-5-28　右耳纯音测听结果提示轻度传导性听力损失

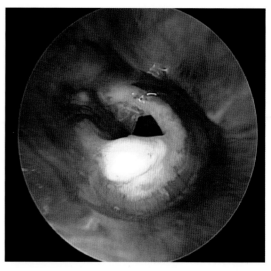

图 9-5-29　耳内镜下见右鼓膜穿孔,残余鼓膜钙化灶形成

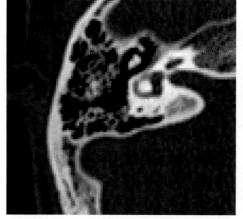

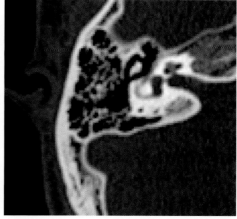

图 9-5-30　颞骨 HRCT 提示右侧中耳、内耳未见明确异常

3. **诊断**　右慢性化脓性中耳炎。

4. **术式**　耳内镜下右鼓室探查术 + 右鼓室成形 I 型 + 耳屏软骨 - 软骨膜鼓膜修补。

5. **术中耳内镜下所见**

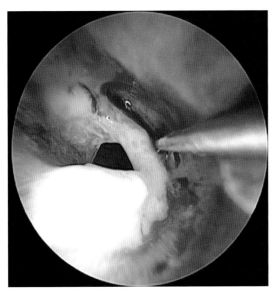
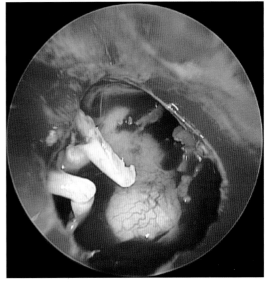

图 9-5-31　用钩针分离残余鼓膜, 搔刮鼓膜内侧面黏膜, 制作新鲜移植床

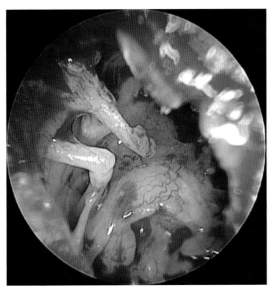
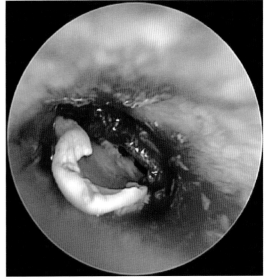

图 9-5-32　探查听骨链及咽鼓管鼓室口　　　图 9-5-33　耳屏软骨 - 软骨膜修补鼓膜

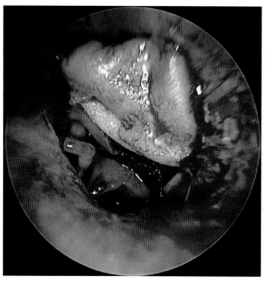

图 9-5-34　外耳道皮肤 - 鼓膜瓣复位

6. 术后检查结果

（1）术后 3 个月复查纯音测听：右耳听力大致正常，500、1 000、2 000、4 000Hz 平均气导听阈为 17dB HL。平均气 - 骨导差（A-B gap）<10dB HL。

（2）术后耳内镜：①术后 1 周耳内镜下见右鼓膜移植物完整；②术后 1 个月耳内镜下见右鼓膜愈合良好。

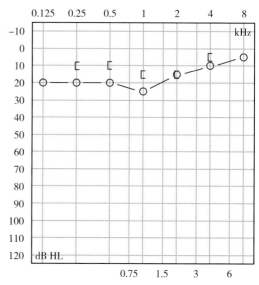

图 9-5-35　术后 3 个月复查提示右耳听力大致正常

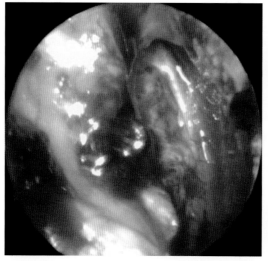

图 9-5-36　术后 1 周耳内镜下见右鼓膜移植物完整

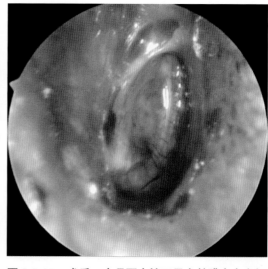

图 9-5-37　术后 1 个月耳内镜下见右鼓膜愈合良好

病例五　耳内镜下右鼓室探查术 + 右鼓室成形Ⅰ型 + 耳屏软骨 - 软骨膜鼓膜修补

1. 病史　女,24岁,双耳流脓伴听力下降 10 余年,伴耳鸣、耳痛、听力下降,未引起重视。外院查体见双侧鼓膜穿孔,后耳进水后耳鸣、耳痛,症状反复发作,半年前我院行"耳内镜下左鼓室探查术 + 左鼓室成形Ⅰ型 + 耳屏软骨 - 软骨膜鼓膜修补",术后患者左耳流脓症状改善,听力恢复佳,现于我院治疗右耳。

2. 术前检查结果

(1) 纯音测听:右耳轻度传导性听力损失,500、1 000、2 000、4 000Hz 平均气导听阈为 39dB HL。平均气 - 骨导差(A-B gap)为 21dB HL。

(2) 耳内镜下见右鼓膜次全穿孔,残余鼓膜钙化灶形成,鼓室内尚干洁。

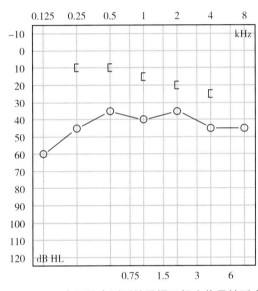

图 9-5-38　右耳纯音测听结果提示轻度传导性听力损失

图 9-5-39　耳内镜下见右鼓膜次全穿孔,残余鼓膜钙化灶形成,鼓室内尚干洁

(3) 术前颞骨 HRCT:见右侧鼓室内结构清晰,鼓室壁骨质未见异常。听骨链大小及形态未见异常。右侧耳蜗、半规管大小及形态未见异常。鼓室窦口未见明显扩大。右侧乳突呈气化型,其内未见异常密度影,蜂房骨质未见破坏。鼓室盖完整。

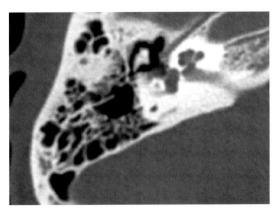
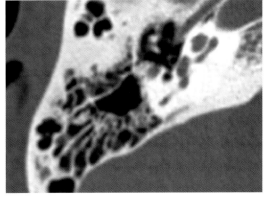

图 9-5-40　颞骨 HRCT 提示右侧中耳、内耳未见异常

3. **诊断**　右慢性化脓性中耳炎,左中耳炎术后。

4. **术式**　耳内镜下右鼓室探查术 + 右鼓室成形 I 型 + 耳屏软骨 - 软骨膜鼓膜修补。

5. **术中耳内镜下所见**

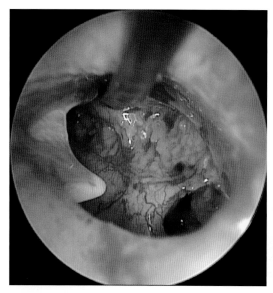

图 9-5-41　搔刮残余鼓膜内侧上皮

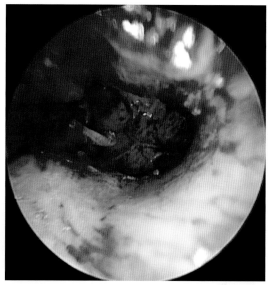

图 9-5-42　探查鼓室,听骨链活动度好,两窗功能完整

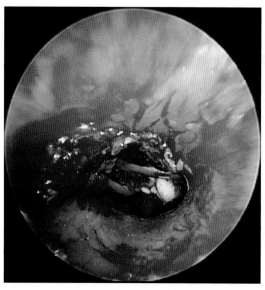

图 9-5-43　耳屏软骨 - 软骨膜鼓膜修补

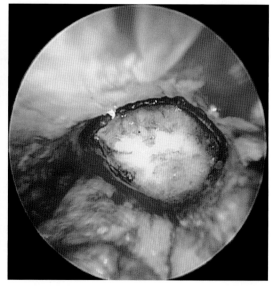

6. **术后检查结果**

(1) 术后 3 个月复查纯音测听:右耳传导性听力损失,500、1 000、2 000、4 000Hz 平均气导听阈为 25dB HL。平均气 - 骨导差(A-B gap)为 22.5dB HL。

(2) 术后耳内镜:①术后 1 周耳内镜下见右鼓膜移植物完整;②术后 1 个月耳内镜下见右鼓膜移植物完整,生长良好;③术后 3 个月耳内镜下见右术腔上皮化良好,鼓膜移植物完整,生长良好。

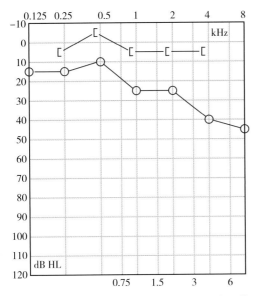

图 9-5-44　术后 3 个月复查纯音测听提示右耳传导性听力损失

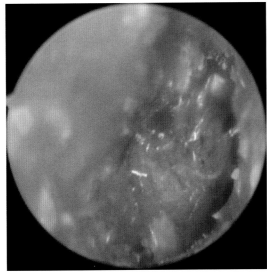

图 9-5-46　术后 1 个月耳内镜下见右鼓膜移植物完整,生长良好

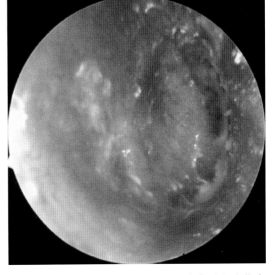

图 9-5-45　术后 1 周耳内镜下见右鼓膜移植物完整

图 9-5-47　术后 3 个月耳内镜下见右术腔上皮化良好,鼓膜移植物完整,生长良好

病例六　耳内镜下右鼓室探查术 + 右鼓室成形 I 型 + 耳屏软骨 - 软骨膜鼓膜修补

1. **病史**　男,21 岁,右耳痛、流脓伴听力下降 1 年,脓量较少,无耳鸣、耳闷塞感、头痛,无发热、眩晕。外院予以抗感染、滴耳液滴耳等对症支持治疗后症状好转,后症状反复发作,听力逐渐下降。

2. **术前检查结果**

(1) 纯音测听:右耳轻度传导性听力损失,500、1 000、2 000、4 000Hz 平均气导听阈为 26dB HL。平均气 - 骨导差(A-B gap)为 14dB HL。

(2) 耳内镜下见右鼓膜次全穿孔,鼓室内湿润。

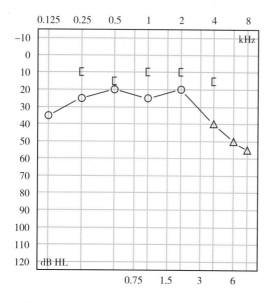

图 9-5-48　右耳纯音测听结果提示轻度传导性听力损失

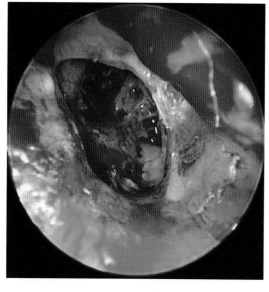

图 9-5-49　耳内镜下见右鼓膜次全穿孔，鼓室内湿润

（3）术前颞骨 HRCT：见右侧鼓室内少许条索状、小斑片状软组织密度影，听骨边缘毛糙。右侧耳蜗、半规管大小及形态未见异常。右侧鼓室窦口未见明显扩大。右侧乳突呈气化型，其内未见异常密度影，未见骨质破坏。鼓室盖完整。

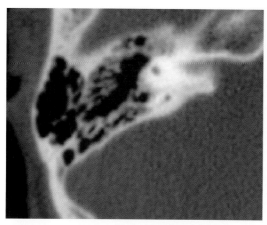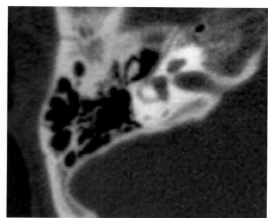

图 9-5-50　颞骨 HRCT 提示右侧中耳乳突炎

3. **诊断**　右慢性化脓性中耳炎。

4. **术式**　耳内镜下右鼓室探查术＋右鼓室成形Ⅰ型＋耳屏软骨－软骨膜鼓膜修补。

5. **术中耳内镜下所见**

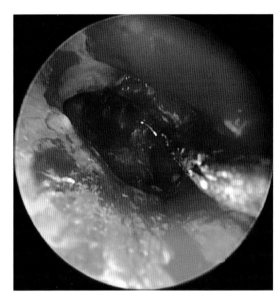
图 9-5-51　制作新鲜移植床

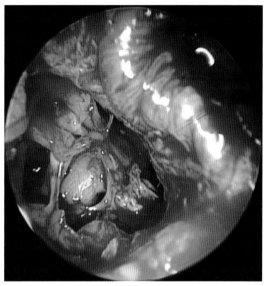
图 9-5-52　清除听骨链附近肉芽组织

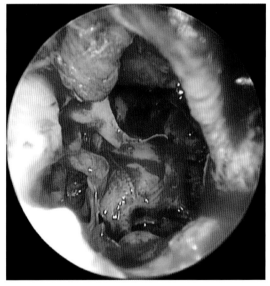
图 9-5-53　探查见听骨链活动度良好,两窗功能完整

图 9-5-54　耳屏软骨－软骨膜鼓膜修补

6. **术后检查结果**

（1）术后 3 个月复查纯音测听:右耳高频听力下降,500、1 000、2 000、4 000Hz 平均气导听阈为 17dB HL。平均气－骨导差（A-B gap）为 7.5dB HL。

（2）术后耳内镜:①术后 1 周耳内镜下见右鼓膜移植物完整;②术后 1 个月耳内镜下见右鼓膜移植物小穿孔,50% 三氯醋酸烧灼穿孔边缘;③术后 3 个月耳内镜下见右术腔上皮化良好,鼓膜移植物完整,生长良好。

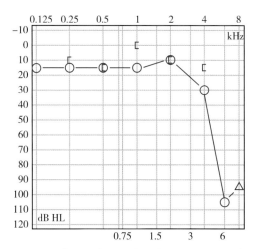

图 9-5-55　术后 3 个月复查纯音测听提示右耳高频听力下降

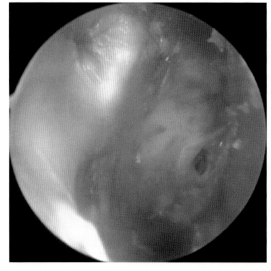

图 9-5-56　术后 1 周耳内镜下见右鼓膜移植物完整

图 9-5-57　术后 1 个月耳内镜下见右鼓膜移植物小穿孔,50% 三氯醋酸烧灼穿孔边缘

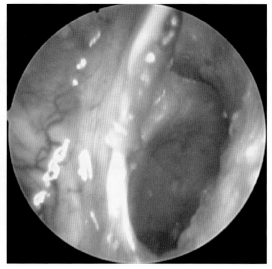

图 9-5-58　术后 3 个月耳内镜下见右术腔上皮化良好,鼓膜移植物完整,生长良好

病例七　耳内镜下右鼓室探查术 + 右鼓室成形Ⅰ型 + 耳屏软骨 - 软骨膜鼓膜修补

1. **病史**　女性,49 岁,右耳闷塞感伴耳痒 7 个月,流脓 2 个月余,加重 2 周,伴头痛,无眩晕。

2. **术前检查结果**

(1)纯音测听:右耳轻度混合性听力损失,500、1 000、2 000、4 000Hz 平均气导听阈为 38dB HL。平均气 - 骨导差(A-B gap)为 15dB HL。

(2)耳内镜下见右鼓膜紧张部穿孔,2mm×2mm 大小,残余鼓膜钙化斑形成。

(3)术前颞骨 HRCT:见右侧中耳、乳突腔内片状软组织样密度影。右侧听骨链稍见骨质吸收。右侧耳蜗、半规管大小及形态未见异常。右侧乳突呈板障型。鼓室盖完整。右侧内耳道对称无扩大。

3. **诊断**　右慢性化脓性中耳炎。

4. **术式**　耳内镜下右鼓室探查术 + 右鼓室成形Ⅰ型 + 耳屏软骨 - 软骨膜鼓膜修补。

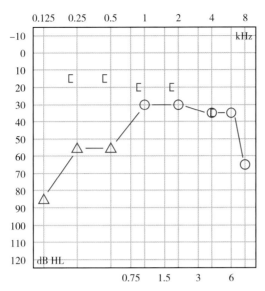

图 9-5-59　右耳纯音测听结果提示轻度混合性听力损失

图 9-5-60　耳内镜下见右鼓膜穿孔,残余鼓膜钙化斑形成

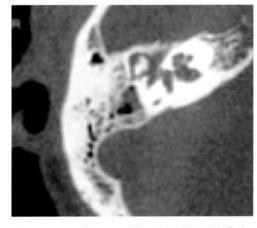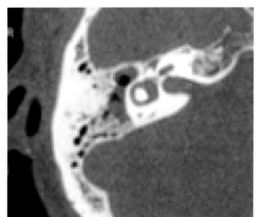

图 9-5-61　颞骨 HRCT 提示右侧中耳乳突炎症

5. 术中耳内镜下所见

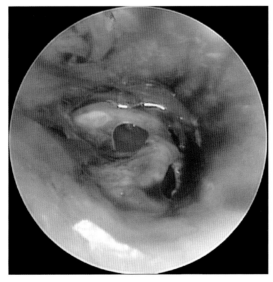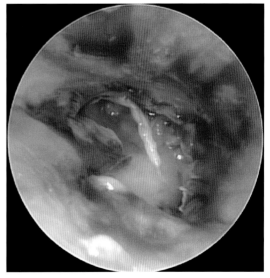

图 9-5-62　用钩针环形分离残余鼓膜硬化的上皮环,搔刮鼓膜内侧面黏膜,制作新鲜移植床

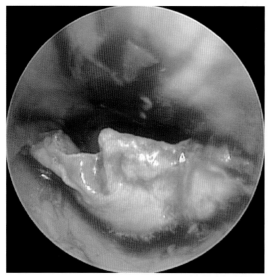

图 9-5-63　制作外耳道皮肤 - 鼓膜瓣，暴露上鼓室

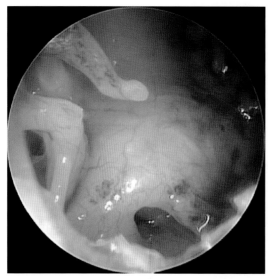
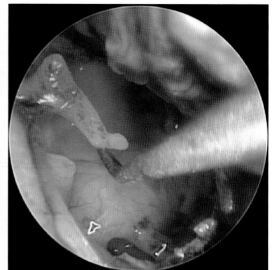

图 9-5-64　探查上鼓室，听骨链活动可，两窗功能正常

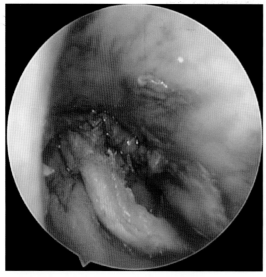
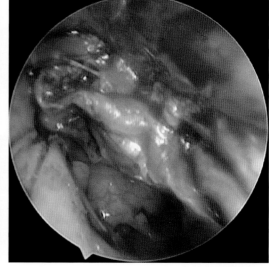

图 9-5-65　耳屏软骨 - 软骨膜修补鼓膜

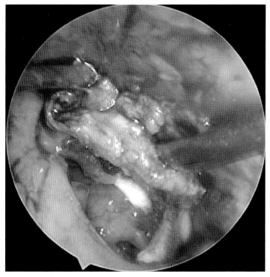
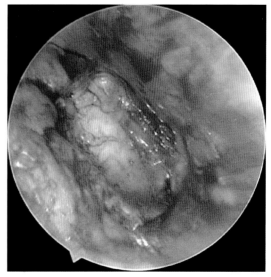

图 9-5-66　外耳道皮肤 - 鼓膜瓣复位

6. 术后检查结果

（1）术后半年纯音测听：右耳高频听力下降，500、1 000、2 000、4 000Hz 平均气导听阈为 21dB HL。平均气 - 骨导差（A-B gap）<10dB HL。

（2）术后耳内镜：①术后 1 周耳内镜下见右鼓膜移植物完整；②术后 1 个月耳内镜下见右鼓膜愈合良好；③术后 3 个月耳内镜下见右鼓膜基本愈合。

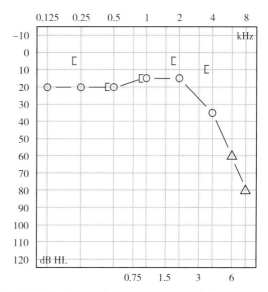

图 9-5-67　术后半年复查纯音测听提示右耳高频听力下降

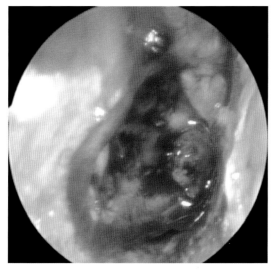

图 9-5-68　术后 1 周耳内镜下见右鼓膜移植物完整

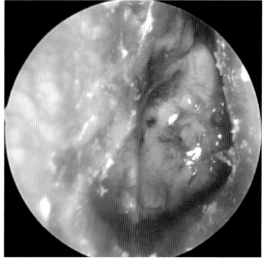

图 9-5-69　术后 1 个月耳内镜下见右鼓膜愈合良好

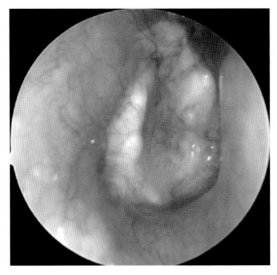

图 9-5-70　术后 3 个月耳内镜下见右鼓膜基本愈合

病例八　耳内镜下右鼓室探查术＋右鼓室成形Ⅰ型＋耳屏软骨－软骨膜鼓膜修补

1. 病史　女,55 岁,双耳流脓、听力下降 1 个月,伴耳鸣,无耳闷塞感、耳痛,无头痛、眩晕,无面部麻木刺痛感,无嘴角歪斜、闭睑不全,外院予以抗感染、滴耳液滴耳等对症支持治疗后症状无明显好转。

2. 术前检查结果

（1）纯音测听:右耳重度混合性听力损失,500、1 000、2 000、4 000Hz 平均气导听阈为 90dB HL。平均气 - 骨导差（A-B gap）为 36dB HL。

（2）耳内镜下见右鼓膜中央型大穿孔,残余鼓膜稍增厚,鼓室内湿润。

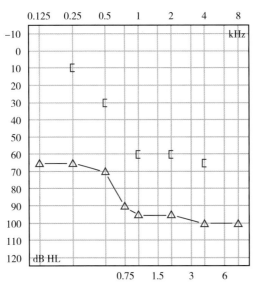

图 9-5-71　右耳纯音测听结果提示重度混合性听力损失

图 9-5-72　耳内镜下见右鼓膜中央型大穿孔,残余鼓膜稍增厚,鼓室内湿润

（3）术前颞骨 HRCT:见双侧鼓室内结构清晰,右侧中耳鼓室、乳突内见小片状软组织样密度影,部分包绕听小骨,右侧听小骨未见明确骨质吸收、破坏。右侧乳突呈板障型,蜂

房气化不良。右侧耳蜗、半规管大小及形态未见异常。鼓室窦口未见明显扩大。鼓室盖完整。

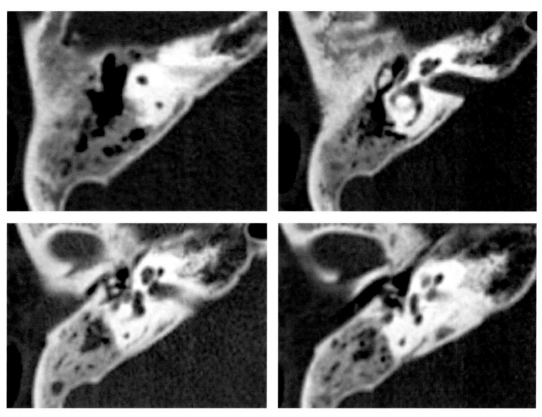

图 9-5-73　颞骨 HRCT 提示右侧慢性中耳乳突炎

3. **诊断**　右慢性化脓性中耳炎。

4. **术式**　耳内镜下右鼓室探查术 + 鼓室成形 I 型 + 耳屏软骨 - 软骨膜鼓膜修补。

5. **术中耳内镜下所见**

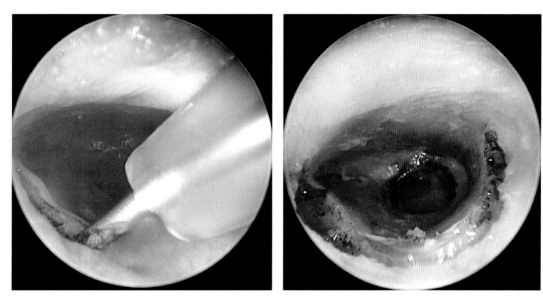

图 9-5-74　用钨针制作外耳道皮肤 - 鼓膜瓣

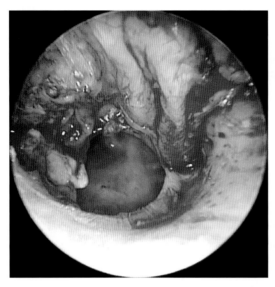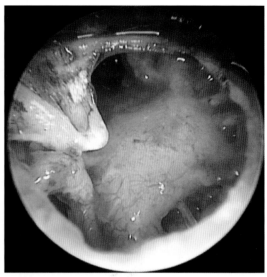

图 9-5-75　探查听骨链活动度良好,两窗功能完整,咽鼓管鼓室口通畅

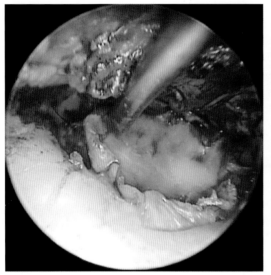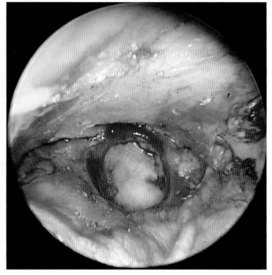

图 9-5-76　耳屏软骨 - 软骨膜鼓膜修补

6. 术后检查结果

（1）术后 3 个月复查纯音测听：右耳重度混合性听力损失,500、1 000、2 000、4 000Hz 平均气导听阈为 79dB HL。平均气 - 骨导差（A-B gap）为 12.5dB HL。

（2）术后耳内镜:①术后 1 周耳内镜下见右鼓膜移植物完整;②术后 20 天耳内镜下见右鼓膜移植物完整,生长良好。

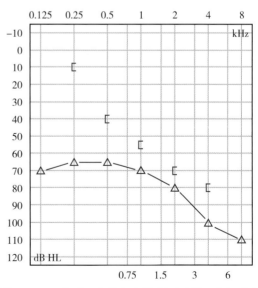

图 9-5-77　术后 3 个月复查纯音测听提示右耳重度混合性听力损失

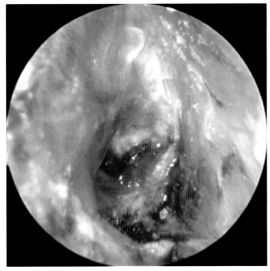
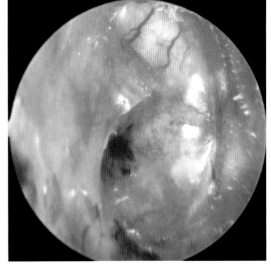

图 9-5-78　术后 1 周耳内镜下见右鼓膜移植物完整　　图 9-5-79　术后 20 天耳内镜下见右鼓膜移植物完整,生长良好

病例九　耳内镜下右鼓室探查术 + 右鼓室成形 I 型 + 耳屏软骨 - 软骨膜鼓膜修补

1. **病史**　女,60 岁,双耳听力下降、流脓加重 7 个月,右耳耳鸣呈"嗡嗡声"。自诉无耳闷塞感,无头昏、眩晕。2 年前曾在外院手术治疗"左侧胆脂瘤型中耳炎",术后耳内镜下反复清理双耳分泌物,症状无明显改善。

2. **术前检查结果**

（1）纯音测听:右耳轻度传导性听力损失,500、1 000、2 000、4 000Hz 平均气导听阈为 40dB HL。平均气 - 骨导差（A-B gap）为 25dB HL。

（2）耳内镜下见右鼓膜紧张部前方一直径约 4mm 的穿孔,残余鼓膜增厚,鼓室见较多脓性分泌物。

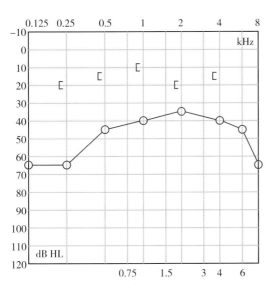
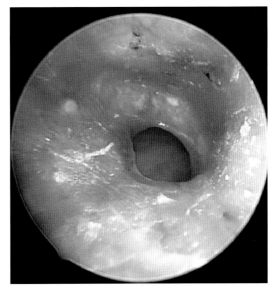

图 9-5-80　右耳纯音测听结果提示轻度传导性听力损失

图 9-5-81　耳内镜下见右鼓膜紧张部前方一直径约 4mm 的穿孔,残余鼓膜增厚,鼓室见较多脓性分泌物

（3）术前颞骨 HRCT：见右侧乳突气房气化良好，部分乳突气房内可见软组织密度影，中耳及内耳未见明确异常密度影，右侧听骨链未见明确异常。右侧耳蜗、半规管大小及形态未见异常。

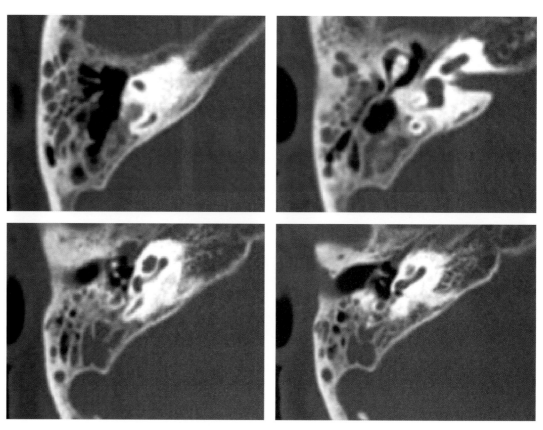

图 9-5-82　颞骨 HRCT 提示右侧乳突炎症

3. 诊断　双侧慢性化脓性中耳炎。

4. 术式　耳内镜下右鼓室探查术 + 右鼓室成形 I 型 + 耳屏软骨 - 软骨膜鼓膜修补。

5. 术中耳内镜下所见

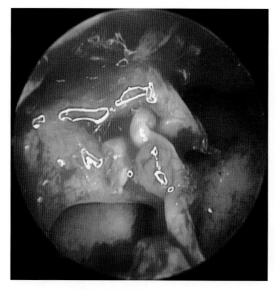

图 9-5-83　清除听骨链表面肉芽组织

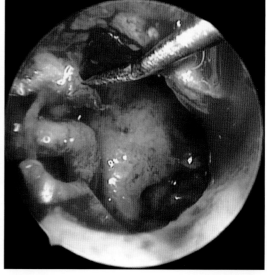

图 9-5-84　轻触听骨链活动度良好，两窗功能完整

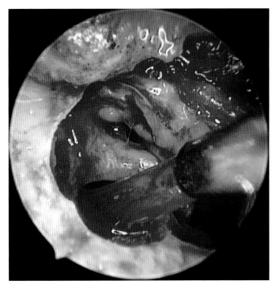
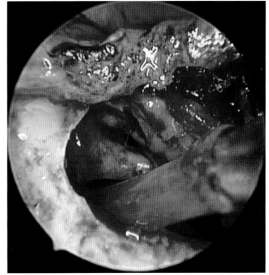

图 9-5-85　吸出鼓室内积液

6. 术后检查结果

（1）术后半年纯音测听：右耳听力基本恢复正常，500、1 000、2 000、4 000Hz 平均气导听阈为 15dB HL。平均气 - 骨导差（A-B gap）<10dB HL。

（2）术后耳内镜：术后 1 周，耳内镜下见右鼓膜移植物完整。

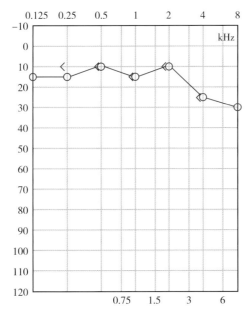
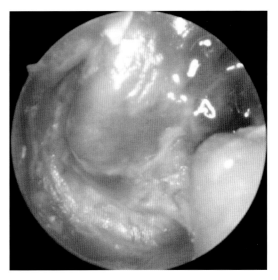

图 9-5-86　术后半年复查纯音测听提示右耳听力基本恢复正常

图 9-5-87　术后 1 周耳内镜下见右鼓膜移植物完整

病例十　耳内镜下右鼓室探查术 + 右鼓室成形 I 型 + 耳屏软骨 - 软骨膜鼓膜修补

1. 病史　男，37 岁，右耳反复流脓伴听力下降 20 年余，脓液黏稠，伴臭味，无血丝，无豆渣样物，伴吱吱声耳鸣，不影响睡眠，伴右耳进行性听力下降，小声说话听不清，无耳痛、眩晕、耳闷塞感。外院就诊予以口服消炎药治疗（具体药物不详）后可缓解，未予重视。

2. 术前检查结果

（1）纯音测听：右耳轻度传导性听力损失，500、1 000、2 000、4 000Hz 平均气导听阈为 40dB HL。平均气 - 骨导差（A-B gap）为 22.5dB HL。

（2）耳内镜下见右鼓膜紧张部中央型穿孔，残余鼓膜钙化灶形成，鼓室内尚干洁。

（3）术前颞骨 HRCT：见右侧中耳鼓室内壁软组织密度灶，鼓室壁骨质未见异常，鼓室盖完整。双侧听骨链大小及形态未见异常。鼓室窦口未见明显扩大。右侧乳突呈气化型，其内见软组织影。右侧耳蜗、半规管大小及形态未见异常。

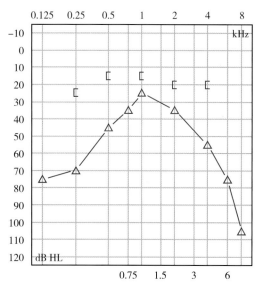

图 9-5-88　右耳纯音测听结果提示轻度传导性听　图 9-5-89　耳内镜下见右鼓膜紧张部中央型穿孔，
力损失　　　　　　　　　　　　　　　　　　　残余鼓膜钙化灶形成，鼓室内尚干洁

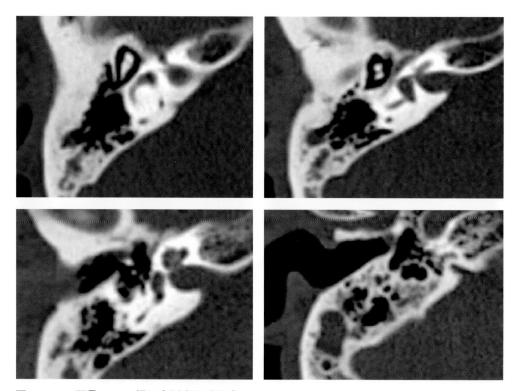

图 9-5-90　颞骨 HRCT 提示右侧中耳乳突炎

3. **诊断**　右慢性化脓性中耳炎。

4. **术式**　耳内镜下右鼓室探查术 + 右鼓室成形 I 型 + 耳屏软骨 - 软骨膜鼓膜修补。

5. **术中耳内镜下所见**

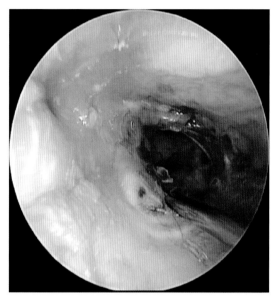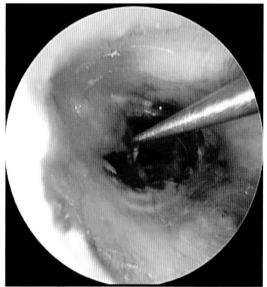

图 9-5-91　新鲜移植床制作

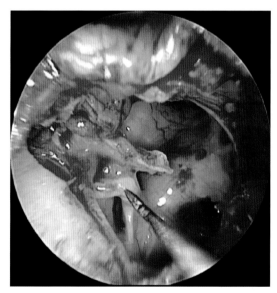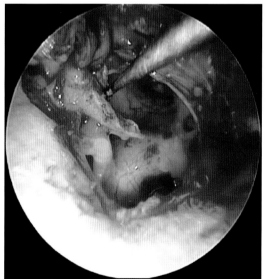

图 9-5-92　探查鼓室,轻触听骨链见活动度良好,两窗功能完整

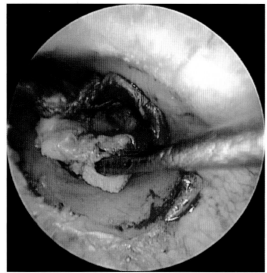

图 9-5-93　耳屏软骨 - 软骨膜鼓膜修补

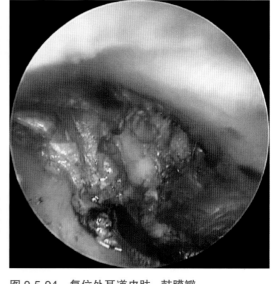

图 9-5-94　复位外耳道皮肤 - 鼓膜瓣

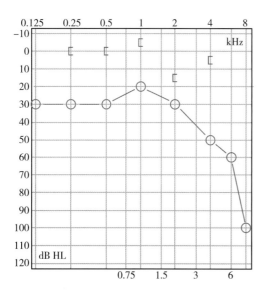

6. 术后检查结果

（1）术后 3 个月复查纯音测听：右耳轻度传导性听力损失，500、1 000、2 000、4 000Hz 平均气导听阈为 32dB HL。平均气 - 骨导差（A-B gap）为 29dB HL。

（2）术后耳内镜：①术后 1 周耳内镜下见右鼓膜移植物完整；②术后 1 个月耳内镜下见右鼓膜移植物完整，生长良好。

图 9-5-95　术后 3 个月复查纯音测听提示右耳轻度传导性听力损失

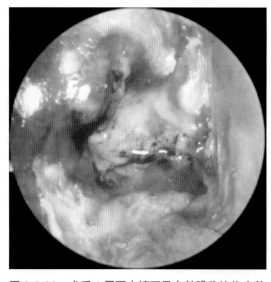

图 9-5-96　术后 1 周耳内镜下见右鼓膜移植物完整

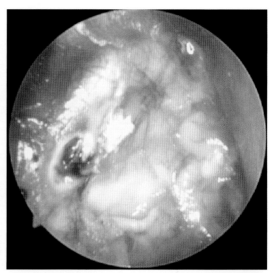

图 9-5-97　术后 1 个月耳内镜下见右鼓膜移植物完整，生长良好

病例十一　耳内镜下左鼓室探查术 + 左鼓室成形 I 型 + 耳屏软骨 - 软骨膜鼓膜修补

1. **病史**　女,24 岁,左耳反复流脓、听力下降 3 个月。经治疗后好转,之后反复出现耳脓,伴听力下降,偶有耳鸣,未彻底治疗。

2. **术前检查结果**

（1）纯音测听:左耳轻度传导性听力损失,500、1 000、2 000、4 000Hz 平均气导听阈为 25dB HL。平均气 - 骨导差（A-B gap）为 19dB HL。

（2）耳内镜下见左鼓膜边缘性穿孔,残余鼓膜钙化灶形成。

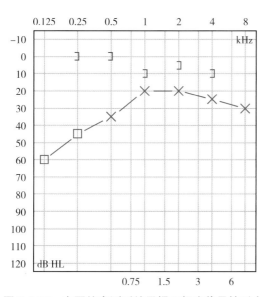

图 9-5-98　左耳纯音测听结果提示轻度传导性听力损失

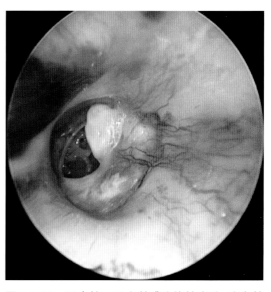

图 9-5-99　耳内镜下见左鼓膜边缘性穿孔,残余鼓膜大块钙化灶形成

（3）术前颞骨 HRCT:见左侧鼓室内锤骨及镫骨周围少许软组织密度影,鼓室壁骨质未见异常。左侧听骨链大小及形态未见异常。左侧耳蜗、半规管大小及形态未见异常。左侧鼓室窦口未见明显扩大。左侧乳突呈气化型,其内未见异常密度影,蜂房骨质未见破坏。鼓室盖完整。

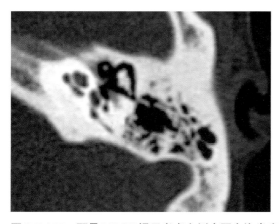

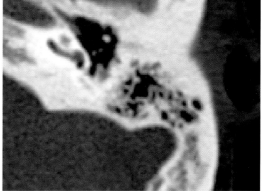

图 9-5-100　颞骨 HRCT 提示考虑左侧中耳少许炎症

3. **诊断**　左慢性化脓性中耳炎。

4. **术式**　耳内镜下左鼓室探查术 + 左鼓室成形 I 型 + 耳屏软骨 - 软骨膜鼓膜修补。

5. **术中耳内镜下所见**

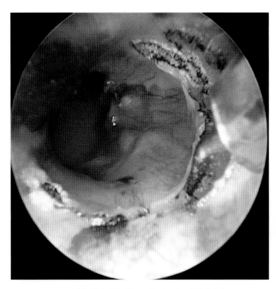

图 9-5-101　钨针制作外耳道皮肤 - 鼓膜瓣

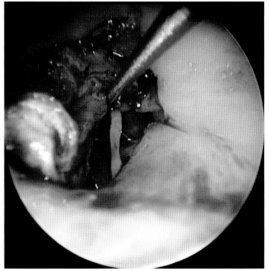

图 9-5-102　掀开外耳道皮肤 - 鼓膜瓣,探查鼓室

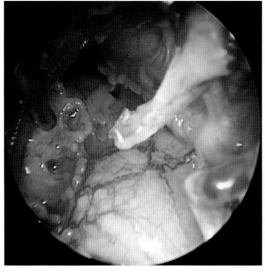

图 9-5-103　探查听骨链活动度良好,两窗功能完整,咽鼓管鼓室口通畅

图 9-5-104　耳屏软骨 - 软骨膜鼓膜修补

6. **术后检查结果**

（1）术后 3 个月复查纯音测听:左耳轻度传导性听力损失,500、1 000、2 000、4 000Hz 平均气导听阈为 15dB HL。平均气 - 骨导差(A-B gap)<10dB HL。

（2）术后耳内镜:①术后 1 周耳内镜下见左鼓膜移植物完整;②术后 20 天耳内镜下见左鼓膜移植物完整,生长良好。

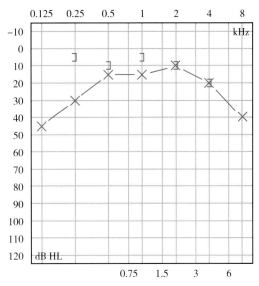

图 9-5-105　术后 3 个月复查纯音测听提示左耳轻度传导性听力损失

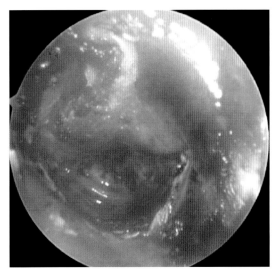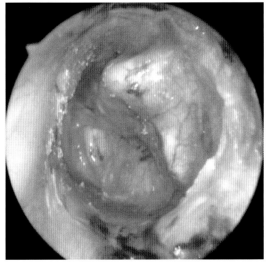

图 9-5-106　术后 1 周耳内镜下见左鼓膜移植物　　图 9-5-107　术后 20 天耳内镜下见左鼓膜移植物
　　　　　　　完整　　　　　　　　　　　　　　　　　　　　　完整,生长良好

病例十二　耳内镜下左鼓室探查术 + 左鼓室成形Ⅰ型 + 耳屏软骨 - 软骨膜鼓膜修补

1. **病史**　女,61 岁,左耳反复流脓、耳痛伴听力下降 5 年。无耳鸣、耳闷塞感,无头痛、头晕。外院诊治予以抗感染等治疗后好转。之后反复出现左耳疼痛、流脓,偶有耳鸣。

2. **术前检查结果**

(1)纯音测听:左耳极重度混合性听力损失,500、1 000、2 000、4 000Hz 平均气导听阈为 94dB HL。平均气 - 骨导差(A-B gap)为 36dB HL。

(2)耳内镜下见左鼓膜大穿孔,鼓室内潮湿。

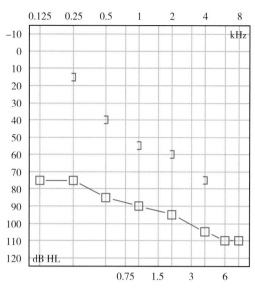

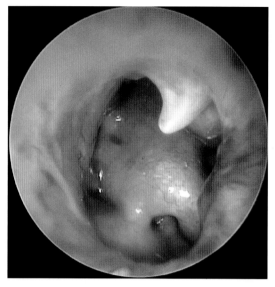

图 9-5-108 左耳纯音测听结果提示极重度混合性 图 9-5-109 耳内镜下见左鼓膜大穿孔,鼓室内潮湿
听力损失

（3）术前颞骨 HRCT:见左侧鼓室软组织样密度影填充,鼓室壁骨质硬化。听骨链大小及形态未见异常。左侧耳蜗、半规管大小及形态未见异常。鼓室窦口未见明显扩大。左侧乳突呈硬化型,内见软组织样密度影填充,蜂房骨质未见破坏。鼓室盖完整。

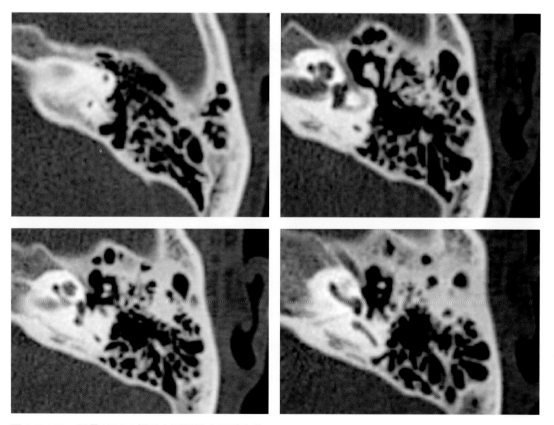

图 9-5-110 颞骨 HRCT 提示左侧慢性中耳乳突炎

3. **诊断**　左慢性化脓性中耳炎。

4. **术式**　耳内镜下左鼓室探查术＋左鼓室成形Ⅰ型＋耳屏软骨-软骨膜鼓膜修补。

5. **术中耳内镜下所见**

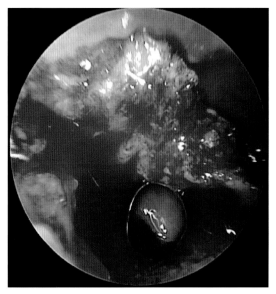
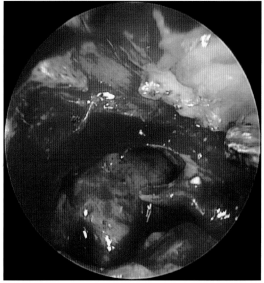

图 9-5-111　掀开外耳道皮肤-鼓膜瓣

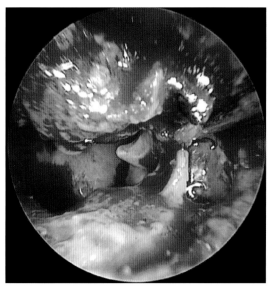
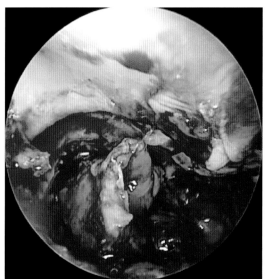

图 9-5-112　听骨链附近水肿黏膜组织予以清除

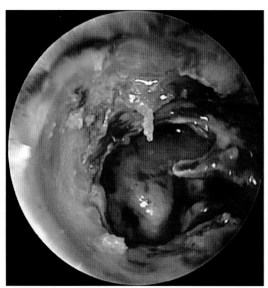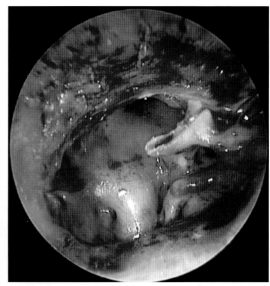

图 9-5-113 冲洗术腔，探查听骨链活动度良好，两窗功能完整

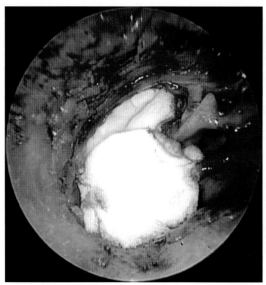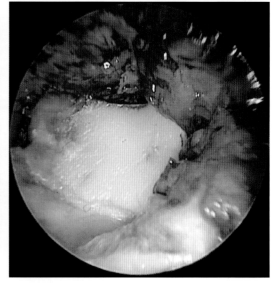

图 9-5-114 明胶海绵填塞鼓室腔　　　　图 9-5-115 耳屏软骨 - 软骨膜鼓膜修补

6. 术后检查结果

（1）术后 3 个月复查纯音测听：左耳重度混合性听力损失，500、1 000、2 000、4 000Hz 平均气导听阈为 78dB HL。平均气 - 骨导差（A-B gap）为 24dB HL。

（2）术后耳内镜：①术后 1 个月耳内镜下见左鼓膜移植物完整，生长良好；②术后 2 个月耳内镜下左术腔上皮化良好，鼓膜移植物完整，生长良好。

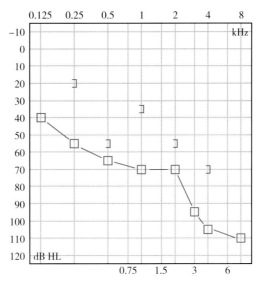

图 9-5-116　术后 3 个月复查纯音测听提示左耳重度混合性听力损失

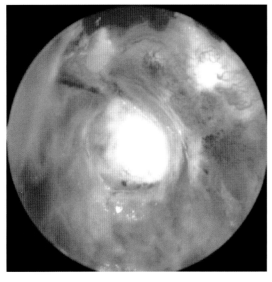

图 9-5-117　术后 1 个月耳内镜下见左鼓膜移植物
完整

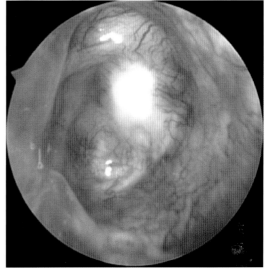

图 9-5-118　术后 2 个月耳内镜下左术腔上皮化良
好,鼓膜移植物完整,生长良好

病例十三　耳内镜下左鼓室探查术 + 左鼓室成形Ⅰ型 + 耳屏软骨膜鼓膜修补

1. **病史**　女性,43 岁,左耳反复流脓伴听力下降、耳闷塞感 20 余年,偶伴 "嗡嗡声" 耳鸣,无眩晕。外院予以抗生素滴耳治疗,症状反复收入院。

2. **术前检查结果**

（1）纯音测听:左耳中度混合性听力损失,500、1 000、2 000、4 000Hz 平均气导听阈为 52dB HL。平均气 - 骨导差（A-B gap）为 19dB HL。

（2）耳内镜下见瘢痕组织覆盖整个鼓膜。

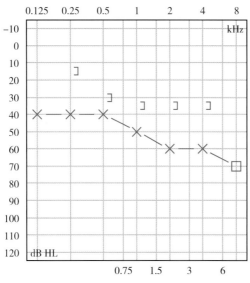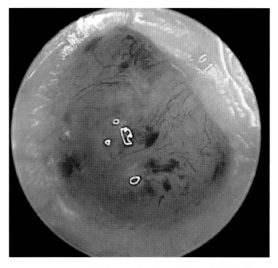

图 9-5-119　左耳纯音测听结果提示中度混合性听　　图 9-5-120　耳内镜下见瘢痕组织覆盖整个鼓膜
　　　　　　力损失

（3）术前颞骨 HRCT：见左侧鼓室内结构清晰，鼓室壁骨质未见异常。听骨链大小及形态未见异常。左侧耳蜗、半规管大小及形态未见异常。左侧乳突呈板障型，其内未见异常密度影，蜂房骨质未见破坏。鼓室盖完整。左侧内耳道对称无扩大。

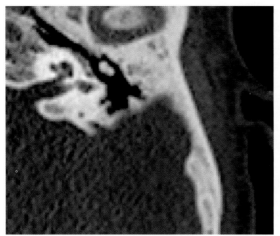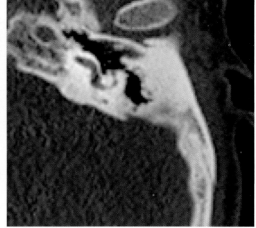

图 9-5-121　颞骨 HRCT 提示左侧中耳、内耳未见明显异常

3. **诊断**　左慢性化脓性中耳炎。
4. **术式**　耳内镜下左鼓室探查术 + 左鼓室成形 I 型 + 耳屏软骨膜鼓膜修补。

5. 术中耳内镜下所见

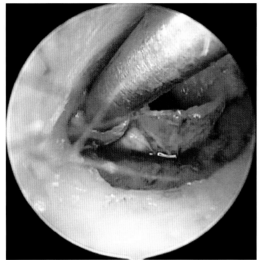

图 9-5-122　外耳道皮肤 - 鼓膜瓣制作

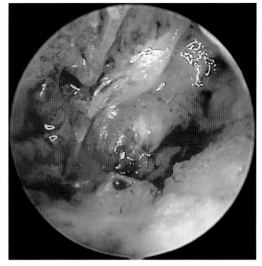

图 9-5-123　掀开外耳道皮肤 - 鼓膜瓣,显露鼓膜膜性结构

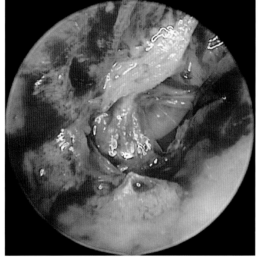

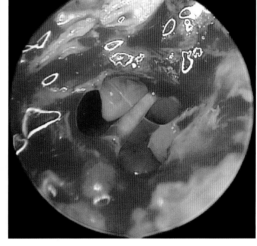

图 9-5-124　用钩针分离膜性结构,暴露鼓室,可见鼓索、砧镫关节等结构

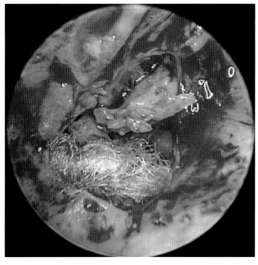

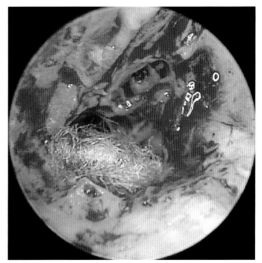

图 9-5-125　凿除上鼓室外侧壁部分骨质

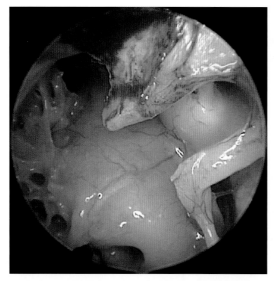
图 9-5-126　探查听骨链,清理锤骨砧骨周围肉芽

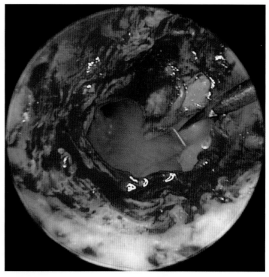
图 9-5-127　听骨链活动可,两窗功能正常

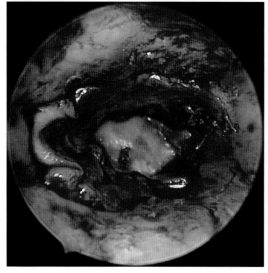

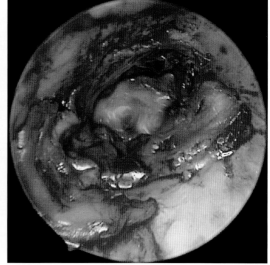
图 9-5-128　耳屏软骨膜修补鼓膜,外耳道皮肤 - 鼓膜瓣复位

6. 术后检查结果

（1）术后 3 个月复查纯音测听:左耳听力基本恢复正常,500、1 000、2 000、4 000Hz 平均气导听阈为 20dB HL。平均气 - 骨导差（A-B gap）<10dB HL。

（2）术后耳内镜:①术后 1 周耳内镜下见左鼓膜移植物完整;②术后 7 个月耳内镜下见左鼓膜愈合良好。

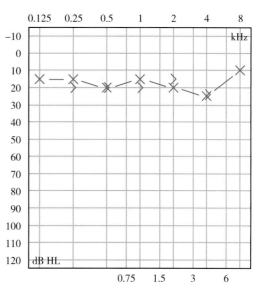
图 9-5-129　术后 3 个月提示左耳听力基本恢复正常

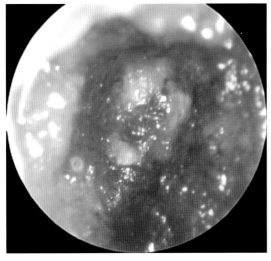

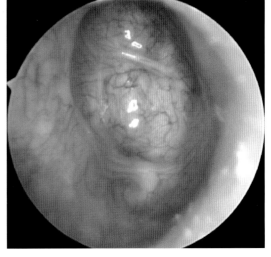

图 9-5-130 术后 1 周耳内镜下见左鼓膜移植物 完整

图 9-5-131 术后 7 个月耳内镜下见左鼓膜愈合 良好

病例十四 耳内镜下左鼓室探查术 + 左鼓室成形 I 型 + 耳屏软骨 - 软骨膜鼓膜修补

1. **病史** 女,27 岁,左耳流脓伴听力下降、耳痛、耳鸣 2 年,耳鸣呈"嗡嗡声",无头痛,无眩晕。曾在外院门诊行抗感染、滴耳等治疗后无明显好转。

2. **术前检查结果**

(1)纯音测听:左耳轻度混合性听力损失,500、1 000、2 000、4 000Hz 平均气导听阈为 35dB HL。平均气 - 骨导差(A-B gap)为 16dB HL。

(2)耳内镜下见左鼓膜次全穿孔,鼓室湿润。

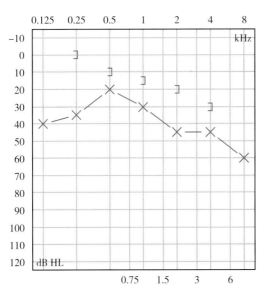

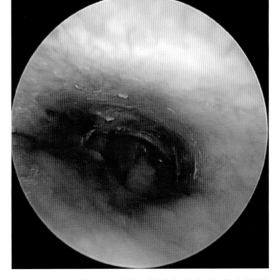

图 9-5-132 左耳纯音测听结果提示轻度混合性听 力损失

图 9-5-133 耳内镜下见左鼓膜次全穿孔,鼓室湿润

（3）术前颞骨 HRCT：见左侧乳突气化尚可，左侧乳突气房内及中耳鼓室内可见少许软组织影，邻近骨质未见破坏，左侧乳突窦窦口未见扩大。左侧听骨链受包绕，左侧听骨链骨质未见吸收破坏。左侧耳蜗及半规管形态未见明确异常。

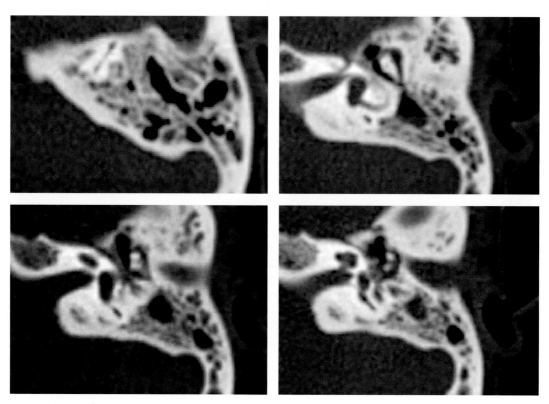

图 9-5-134　颞骨 HRCT 提示左侧慢性中耳乳突炎

3. **诊断**　左慢性化脓性中耳炎。

4. **术式**　耳内镜下左鼓室探查术 + 左鼓室成形Ⅰ型 + 耳屏软骨 - 软骨膜鼓膜修补。

5. **术中耳内镜下所见**

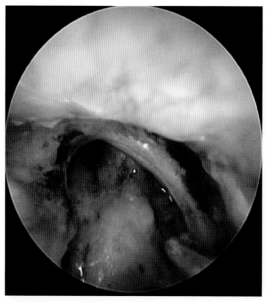

图 9-5-135　制作新鲜移植床

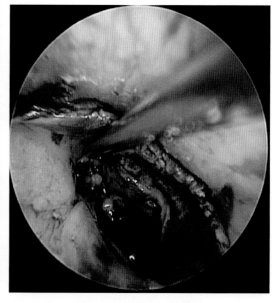

图 9-5-136　掀开外耳道皮肤 - 鼓膜瓣

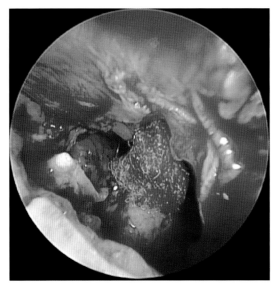

图 9-5-137　清除听骨链附近水肿黏膜

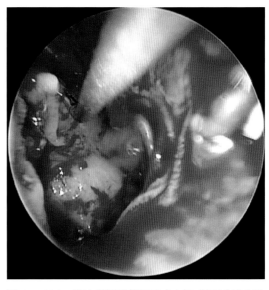

图 9-5-138　探查见听骨链活动度良好,两窗功能完整

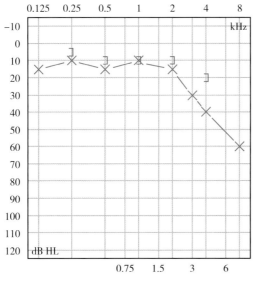

6. 术后检查结果

（1）术后 3 个月复查纯音测听:左耳高频听力下降,500、1 000、2 000、4 000Hz 平均气导听阈为 32dB HL。平均气 - 骨导差（A-B gap）为 9dB HL。

（2）术后耳内镜:①术后 1 周耳内镜下见左鼓膜移植物完整;②术后 1 个月耳内镜下见左鼓膜移植物完整,生长良好。

图 9-5-139　术后 3 个月复查纯音测听提示左耳高频听力下降

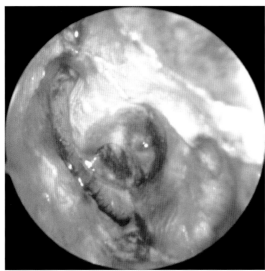

图 9-5-140　术后 1 周耳内镜下见左鼓膜移植物完整

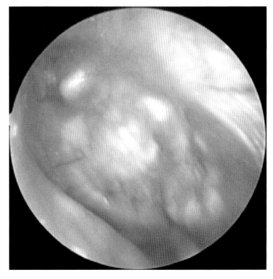

图 9-5-141　术后 20 天耳内镜下见左鼓膜移植物完整,生长良好

病例十五 耳内镜下左鼓室探查术 + 左鼓室成形 I 型 + 耳屏软骨 - 软骨膜鼓膜修补

1. **病史** 男,37 岁,左耳反复流脓伴听力下降、低调耳鸣、耳闷塞感 30 余年。偶有耳痛,无发热、眩晕、视物旋转,外院就诊予以抗感染、滴耳液滴耳等对症支持治疗后症状可好转,后症状反复发作。

2. **术前检查结果**

(1)纯音测听:左耳轻度传导性听力损失,500、1 000、2 000、4 000Hz 平均气导听阈为 28dB HL。平均气 - 骨导差(A-B gap)为 25dB HL。

(2)耳内镜下见左鼓膜紧张部中央型穿孔,残余鼓膜稍增厚,鼓室较湿润。

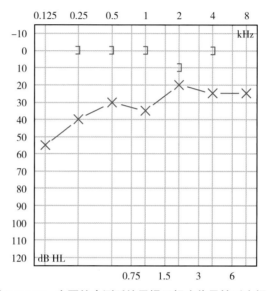

图 9-5-142 左耳纯音测听结果提示轻度传导性听力损失

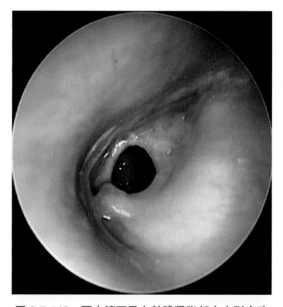

图 9-5-143 耳内镜下见左鼓膜紧张部中央型穿孔

（3）术前颞骨 HRCT：见左侧中耳鼓室、乳突气房内软组织密度影，听小骨骨质形态未见异常。左侧耳蜗、半规管大小及形态未见异常。左侧鼓室窦口未见明显扩大。左侧乳突气化良好。鼓室盖完整。左侧内耳道对称无扩大。

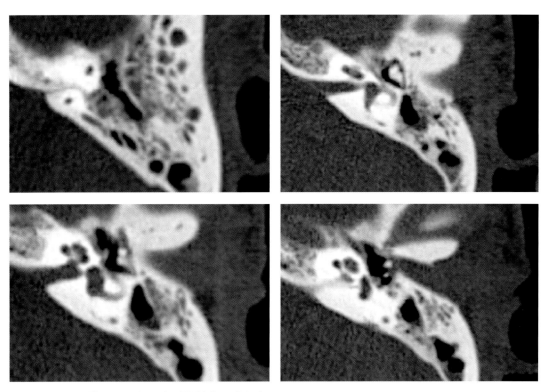

图 9-5-144　颞骨 HRCT 提示左侧慢性中耳乳突炎

3. **诊断**　左慢性化脓性中耳炎。

4. **术式**　耳内镜下左鼓室探查术 + 左鼓室成形Ⅰ型 + 耳屏软骨 - 软骨膜鼓膜修补。

5. **术中耳内镜下所见**

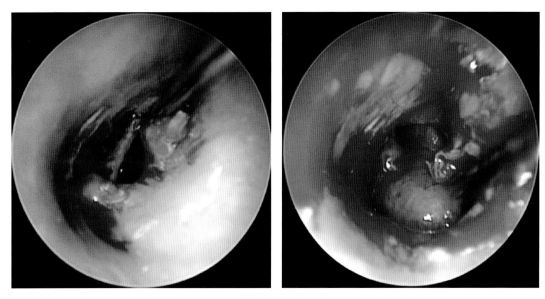

图 9-5-145　新鲜移植床制作

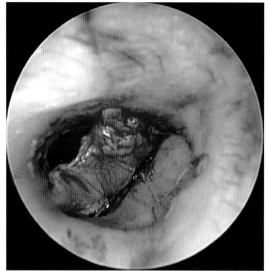

图 9-5-146　外耳道皮肤 - 鼓膜瓣制作

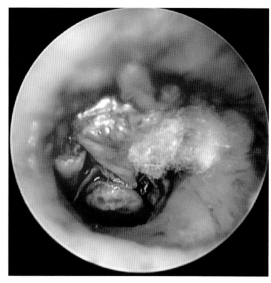

图 9-5-147　耳内镜下见鼓膜钙化灶

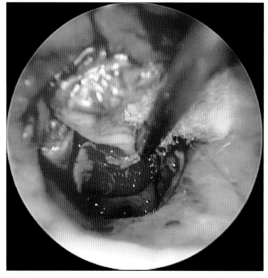

图 9-5-148　耳内镜下清除鼓膜钙化灶后

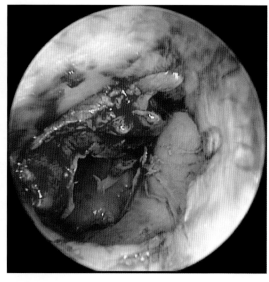

图 9-5-149　探查鼓室

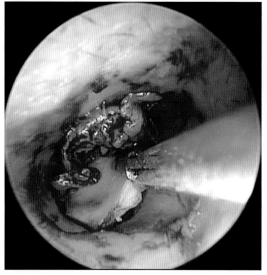

图 9-5-150　耳屏软骨 - 软骨膜鼓膜修补

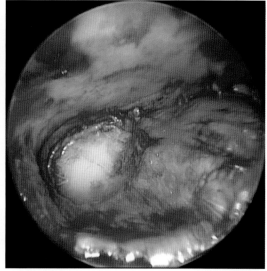

6. 术后检查结果

（1）术后 3 个月复查纯音测听：左耳高频听力下降，500、1 000、2 000、4 000Hz 平均气导听阈为 26dB HL。平均气 - 骨导差（A-B gap）<10dB HL。

（2）术后耳内镜：术后 1 周耳内镜下见左鼓膜移植物完整。

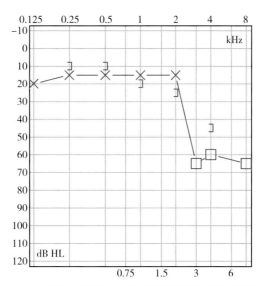

图 9-5-151　术后 3 个月复查纯音测听提示左耳高频听力下降

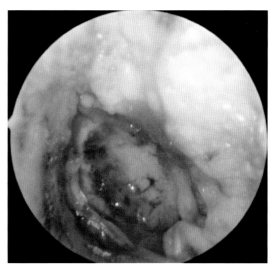

图 9-5-152　术后 1 周耳内镜下见左鼓膜移植物完整

病例十六　耳内镜下右鼓室探查术 + 右鼓室成形 I 型 + 耳屏软骨 - 软骨膜鼓膜修补（合并颈静脉球高位）

1. 病史
女，22 岁，右耳反复流脓伴听力下降 10 年，伴右耳鸣，间歇性，呈"嗡嗡声"，偶伴头晕、耳闷塞感，无头痛头昏、无耳流脓。外院予以口服药物、抗生素滴耳等对症支持治疗后症状未见明显改善。

2. 术前检查结果

（1）纯音测听：右耳轻度传导性听力损失，500、1 000、2 000、4 000Hz 平均气导听阈为

34dB HL。平均气 - 骨导差（A-B gap）为 25dB HL。

（2）耳内镜下见右鼓膜紧张部穿孔，残余鼓膜肉芽及瘢痕组织形成，鼓室内稍湿润。

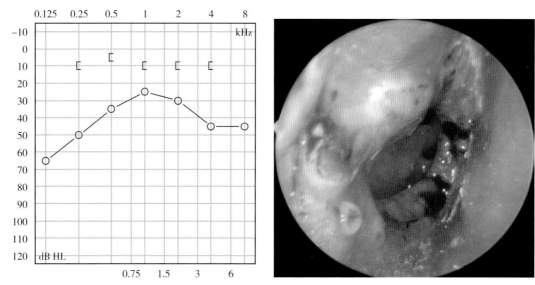

图 9-5-153　右耳纯音测听结果提示轻度传导性听　　图 9-5-154　耳内镜下见右鼓膜紧张部穿孔，残余鼓
　　　　　　　力损失　　　　　　　　　　　　　　　　　　　　　膜肉芽及瘢痕组织形成，鼓室内稍湿润

（3）术前颞骨 HRCT：见右侧鼓膜增厚，局部不连续。右侧鼓室内结构清晰，鼓室壁骨质未见异常。听骨链大小及形态未见异常。右侧耳蜗、半规管大小及形态未见异常。右侧鼓室窦口未见明显扩大。右侧乳突呈气化型，其内未见异常密度影，蜂房骨质未见破坏。鼓室盖完整。

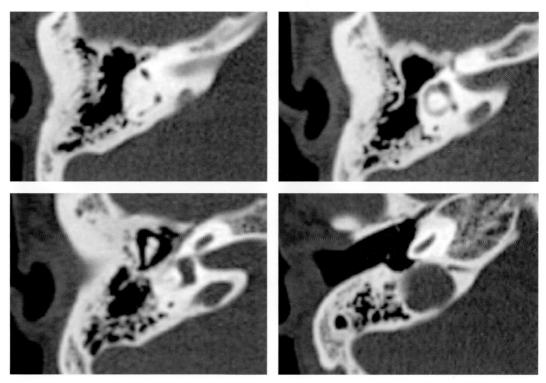

图 9-5-155　颞骨 HRCT 提示右侧鼓膜穿孔，余双侧中耳、内耳未见明确异常

3. **诊断**　右慢性化脓性中耳炎。

4. **术式**　耳内镜下右鼓室探查术 + 右鼓室成形Ⅰ型 + 耳屏软骨 - 软骨膜鼓膜修补。

5. **术中耳内镜下所见**

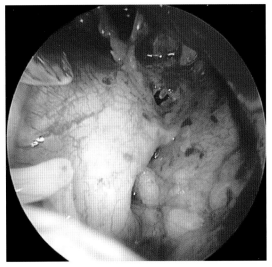

图 9-5-156　探查鼓室干洁,颈静脉球高位

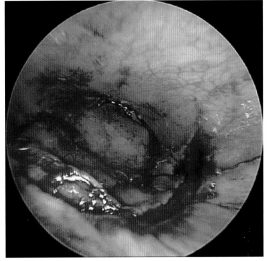

图 9-5-157　耳屏软骨 - 软骨膜鼓膜修补

6. **术后检查结果**

（1）术后 3 个月复查纯音测听:右耳轻度传导性听力损失,500、1 000、2 000、4 000Hz 平均气导听阈为 26dB HL。平均气 - 骨导差（A-B gap）为 21dB HL。

（2）术后耳内镜:①术后 15 天,耳内镜下见右鼓膜边缘性小穿孔,予以 50% 三氯醋酸烧灼穿孔边缘;②术后 2 个月,耳内镜下见右鼓膜边缘性小穿孔愈合,鼓膜移植物完整,生长良好。

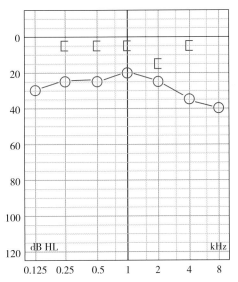

图 9-5-158　术后 3 个月复查纯音测听提示右耳轻度传导性听力损失

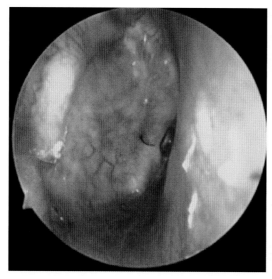
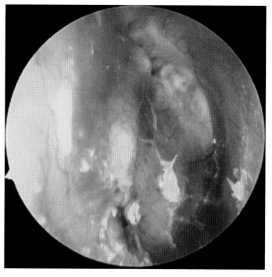

图 9-5-159　术后 15 天耳内镜下见右鼓膜边缘性小　　图 9-5-160　术后 2 个月耳内镜下见右鼓膜边缘性
　　　　　　穿孔,予以 50% 三氯醋酸烧灼穿孔边缘　　　　　　　　　小穿孔愈合,鼓膜移植物完整,生长良好

病例十七　耳内镜下左鼓室探查术 + 左鼓室成形 I 型 + 耳屏软骨 - 软骨膜鼓膜修补

1. **病史**　女,43 岁,左耳反复流脓、耳痛伴耳闷塞感 10 余年,听力下降 2 年,无头痛、头晕。当地医院诊治予以抗感染等治疗后好转,之后反复出现左耳疼痛、流脓,偶有耳鸣。

2. **术前检查结果**

（1）纯音测听:左耳中度传导性听力损失,500、1 000、2 000、4 000Hz 平均气导听阈为 55dB HL。平均气 - 骨导差（A-B gap）为 41dB HL。

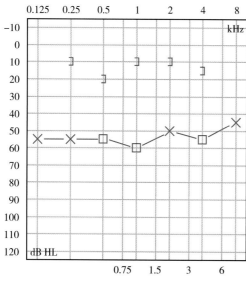
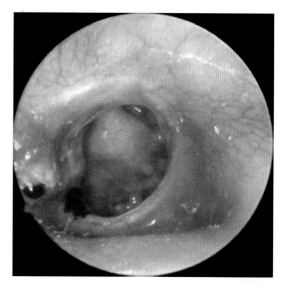

图 9-5-161　左耳纯音测听结果提示中度传导性听　　图 9-5-162　耳内镜下见左鼓膜中央部穿孔,残余鼓
　　　　　　力损失　　　　　　　　　　　　　　　　　　　　膜增厚,鼓室内干洁

（2）耳内镜下见左鼓膜中央部穿孔,残余鼓膜增厚,鼓室内干洁。

（3）术前颞骨 HRCT:见左侧中耳鼓室内软组织密度影充填,左侧听骨链完整,未见破坏。左侧乳突气化不良,呈板障型,其内可见高密度影充填。左侧耳蜗、半规管形态正常。

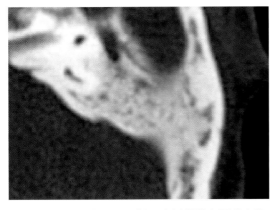

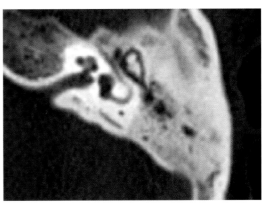

图 9-5-163　颞骨 HRCT 提示左侧慢性中耳乳突炎

3. **诊断**　左慢性化脓性中耳炎。

4. **术式**　耳内镜下左鼓室探查术 + 左鼓室成形术Ⅰ型 + 耳屏软骨 - 软骨膜鼓膜修补。

5. **术后检查结果**

(1) 术后 3 个月复查纯音测听:左耳轻度传导性听力损失,500、1 000、2 000、4 000Hz 平均气导听阈为 30dB HL。平均气 - 骨导差(A-B gap)为 20dB HL。

(2) 术后耳内镜:①术后 15 天耳内镜下见左鼓膜移植物完整;②术后 1 个月耳内镜下见左鼓膜移植物完整,生长良好。

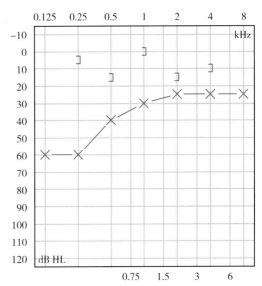

图 9-5-164　术后 3 个月复查纯音测听提示左耳轻度传导性听力损失

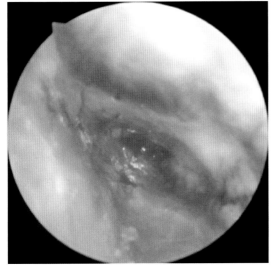

图 9-5-165　术后 15 天耳内镜下见左鼓膜移植物完整

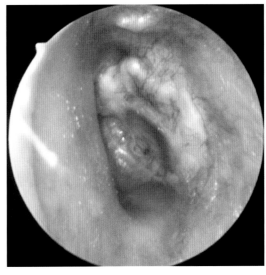

图 9-5-166　术后 1 个月耳内镜下见左鼓膜移植物完整,生长良好

病例十八　耳内镜下左鼓室探查术＋左鼓室成形 I 型＋耳屏软骨-软骨膜鼓膜修补

1. **病史**　男,37 岁,左耳流脓伴听力下降 1 个月。脓液量较多,伴听力下降,外院诊治(具体诊治不详)后,症状有所改善,无伴耳鸣、眩晕。

2. **术前检查结果**

(1)纯音测听:左耳轻度传导性听力损失,500、1 000、2 000、4 000Hz 平均气导听阈为 26dB HL。平均气 - 骨导差(A-B gap)为 15dB HL。

(2)耳内镜下见左鼓膜紧张部可见一穿孔,鼓室未见脓性分泌物。

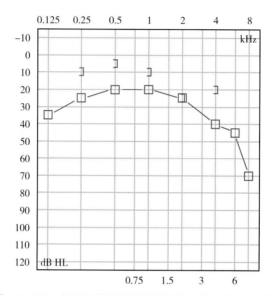

图 9-5-167　左耳纯音测听结果提示重度混合性听力损失

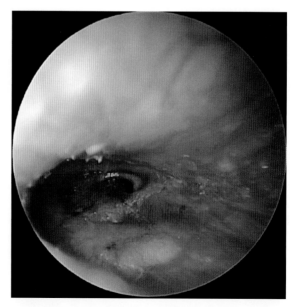

图 9-5-168　耳内镜下见左鼓膜紧张部可见一穿孔

（3）术前颞骨 HRCT：见左侧鼓膜增厚，左侧鼓室内听小骨周围少许条索影，听小骨骨质未见异常。左侧乳突呈板障型，蜂房气化不良，其内未见软组织密度影，未见骨质破坏。

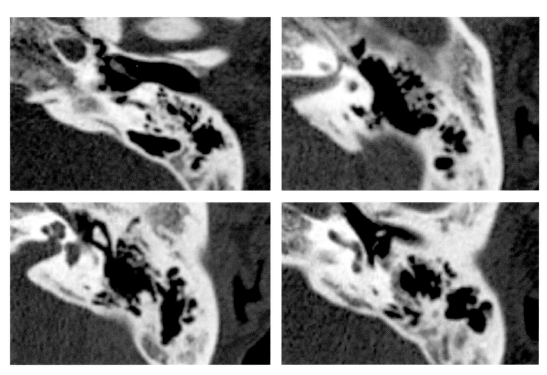

图 9-5-169　颞骨 HRCT 提示左侧慢性中耳乳突炎

3. **诊断**　左肉芽性鼓膜炎。

4. **术式**　耳内镜下左鼓室探查术 + 左鼓室成形 I 型 + 耳屏软骨 - 软骨膜鼓膜修补。

5. **术中耳内镜下所见**

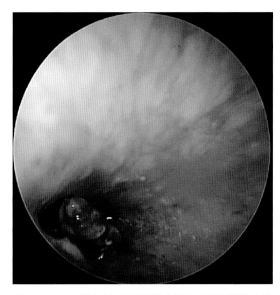

图 9-5-170　耳内镜下见外耳道狭窄，可见鼓膜肉芽及瘢痕组织，予以清除并制作新鲜移植床

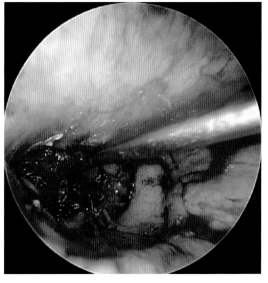

图 9-5-171　制作外耳道皮肤 - 鼓膜瓣

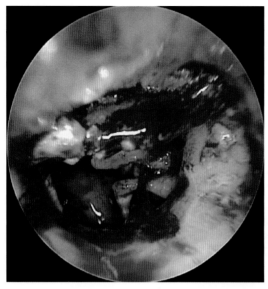

图 9-5-172　金刚钻磨除外耳道后壁部分骨质,骨凿凿除上鼓室外侧壁部分骨质后探查鼓室,探查见听骨链活动度良好,两窗功能完整

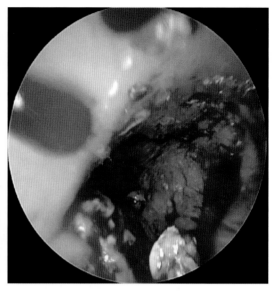

图 9-5-173　耳屏软骨 - 软骨膜鼓膜修补

6. 术后检查结果

(1) 术后 3 个月复查纯音测听:左耳高频听力下降,500、1 000、2 000、4 000Hz 平均气导听阈为 22dB HL。平均气 - 骨导差(A-B gap)<10dB HL。

(2) 术后耳内镜:①术后 1 周耳内镜下见左鼓膜移植物完整;②术后 20 天耳内镜下见左鼓膜移植物,生长良好。

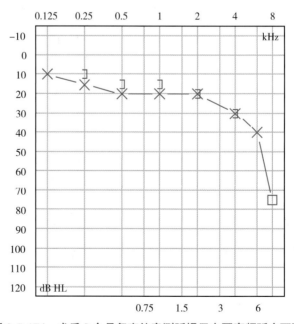

图 9-5-174　术后 3 个月复查纯音测听提示左耳高频听力下降

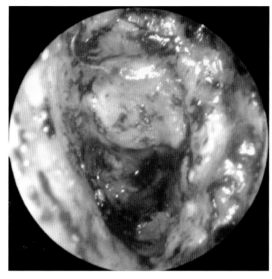
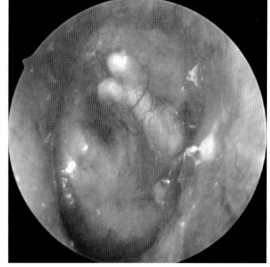

图 9-5-175　术后 1 周耳内镜下见左鼓膜移植物　　图 9-5-176　术后 2 个月耳内镜下见左鼓膜移植物，
完整　　　　　　　　　　　　　　　　　　　　　　　　　　　　生长良好

病例十九　耳内镜下左鼓室探查术＋左鼓室成形Ⅰ型＋耳屏软骨-软骨膜鼓膜修补

1. **病史**　女性，67 岁，左耳反复流脓伴听力下降 10 余年，无耳鸣、耳闷塞感、耳痛，无头痛、发热、眩晕。外院予以抗感染、滴耳液滴耳等对症治疗，因症状反复发作收入院。

2. **术前检查结果**

（1）纯音测听：左耳中重度混合性听力损失，500、1 000、2 000、4 000Hz 平均气导听阈为 66dB HL。平均气-骨导差（A-B gap）为 10dB HL。

（2）耳内镜下见左鼓膜紧张部穿孔，2.5mm×2.5mm，鼓室内见少许黏性分泌物。

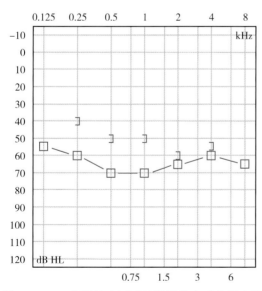
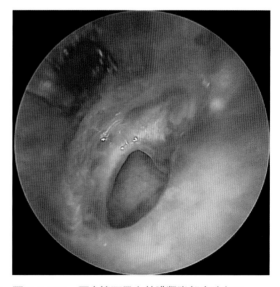

图 9-5-177　左耳纯音测听结果提示中重度混合性　　图 9-5-178　耳内镜下见左鼓膜紧张部穿孔（2.5mm×
听力损失　　　　　　　　　　　　　　　　　　　　　　　　　　　2.5mm）

3. **诊断**　左慢性化脓性中耳炎，左肉芽性鼓膜炎。

4. **术式**　耳内镜下左鼓室探查术＋左鼓室成形Ⅰ型＋耳屏软骨-软骨膜鼓膜修补。

5. 术中耳内镜下所见

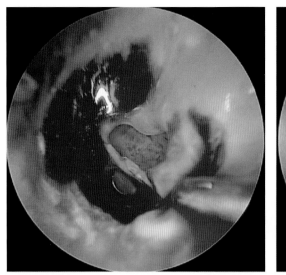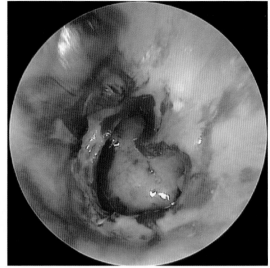

图 9-5-179　用钩针分离鼓膜穿孔缘上皮硬化环,取出

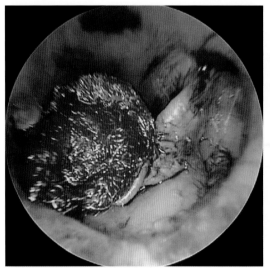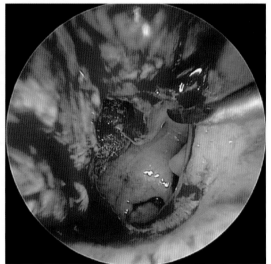

图 9-5-180　制作外耳道皮肤 - 鼓膜瓣

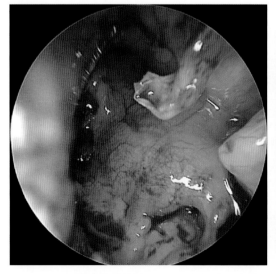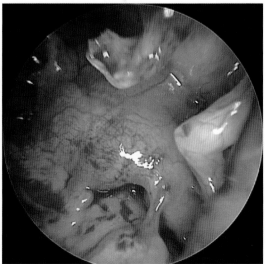

图 9-5-181　探查咽鼓管鼓室口、听骨链,未见异常

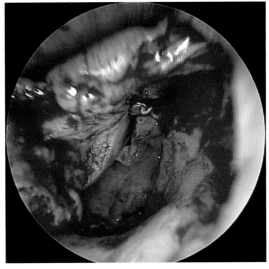
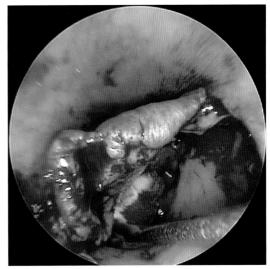

图 9-5-182　鼓室内填入明胶海绵颗粒

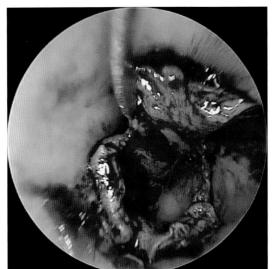

图 9-5-183　耳屏软骨 - 软骨膜鼓膜修补

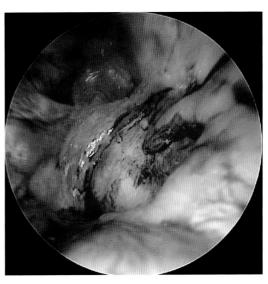

图 9-5-184　复位外耳道皮肤 - 鼓膜瓣

6. 术后检查结果

（1）纯音测听：左耳中重度感音神经性听力损失，500、1 000、2 000、4 000Hz 平均气导听阈为 60dB HL。平均气 - 骨导差（A-B gap）<10dB HL。

（2）术后耳内镜：①术后 1 周耳内镜下见左鼓膜移植物完整；②术后 1 个月耳内镜下见左鼓膜移植物完整，生长良好。

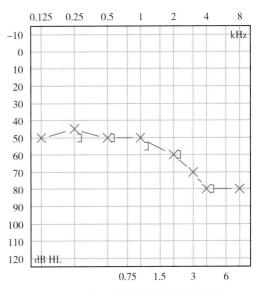

图 9-5-185　左耳中重度感音神经性听力损失

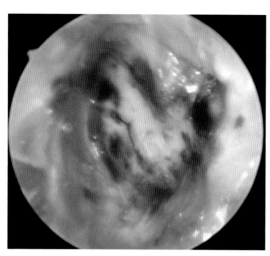
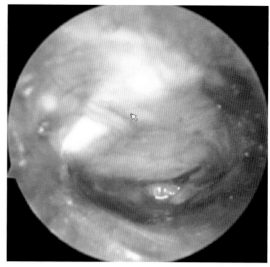

图 9-5-186 术后 1 周耳内镜下见左鼓膜移植物 完整

图 9-5-187 术后 1 个月耳内镜下见左鼓膜移植物 完整，生长良好

病例二十 耳内镜下右鼓室探查术 + 右鼓室成形 Ⅰ 型 + 耳屏软骨 - 软骨膜鼓膜修补

1. **病史** 男性，38 岁，双耳反复流脓伴听力下降 30 余年，脓液黏稠伴臭味，无血丝，无豆渣样物，偶伴双耳低调"嗡嗡声"耳鸣。无耳痛、耳闷塞感，无发热、眩晕。外院予以口服消炎药治疗无明显改善收入院。

2. **术前检查结果**

（1）纯音测听：右耳中重度传导性听力损失，500、1 000、2 000、4 000Hz 平均气导听阈为 38dB HL。平均气 - 骨导差（A-B gap）为 27.5dB HL。

（2）耳内镜下见右鼓膜紧张部中央型穿孔（2.5mm×2.5mm），残余鼓膜可见钙化灶形成。

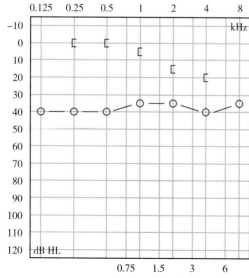

图 9-5-188 右耳纯音测听结果提示轻度传导性听力损失

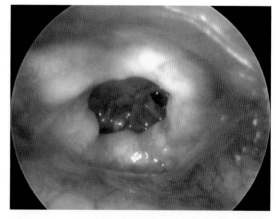

图 9-5-189 耳内镜下见鼓膜紧张部中央型穿孔，残余鼓膜可见钙化灶形成

（3）术前颞骨 HRCT：见右侧鼓室内听小骨周围、鼓室窦入口及鼓室窦内软组织密度影，右侧鼓膜增厚，听小骨、盾板及鼓室盖未见明显骨质吸收破坏。右侧耳蜗、半规管大小及形态未见异常。右侧乳突气化不良，乳突蜂房内见软组织密度影，蜂房壁骨质增生硬化。右侧内耳道对称无扩大。

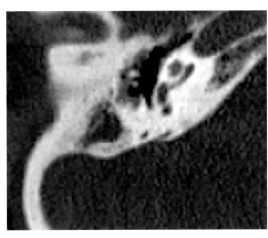
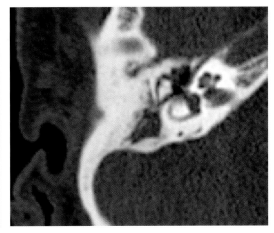

图 9-5-190　颞骨 HRCT 提示右侧慢性中耳乳突炎，内耳未见异常

3. **诊断**　双侧慢性化脓性中耳炎。

4. **术式**　耳内镜下右鼓室探查术 + 右鼓室成形Ⅰ型 + 耳屏软骨 - 软骨膜鼓膜修补。

5. **术中耳内镜下所见**

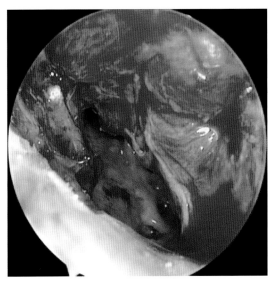
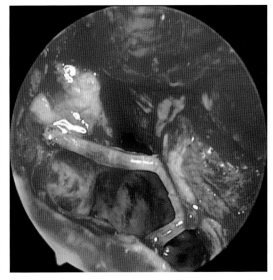

图 9-5-191　制作外耳道皮肤 - 鼓膜瓣，轻推向纤维　　图 9-5-192　凿除上鼓室、后鼓室部分骨质，探查并
　　　　　　鼓环处，暴露鼓室　　　　　　　　　　　　　　　　　清理听骨链周围肉芽组织

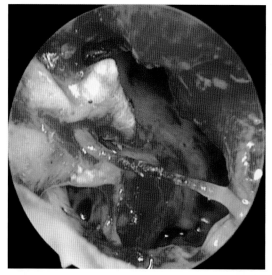

图 9-5-193　探查听骨链活动可,两窗功能正常,咽鼓管鼓室口通畅

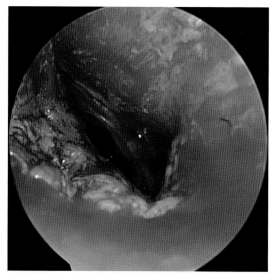

图 9-5-194　去除残余鼓膜边缘硬化上皮,搔刮制作新鲜移植床

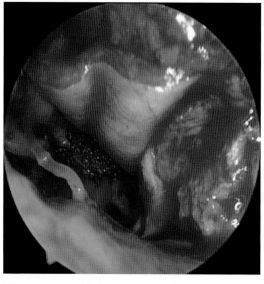

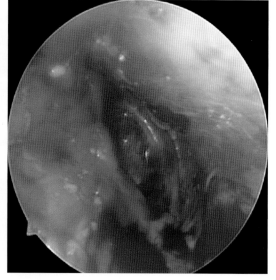

图 9-5-195　平铺脱细胞真皮修补鼓膜,外耳道皮肤 - 鼓膜瓣复位

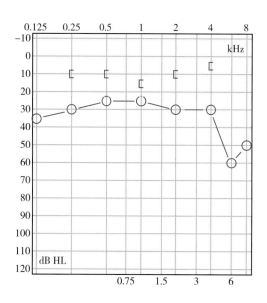

6. 术后检查结果

(1) 术后 3 个月复查纯音测听:右耳轻度传导性听力损失,500、1 000、2 000、4 000Hz 平均气导听阈为 27dB HL。平均气 - 骨导差(A-B gap)为 17.5dB HL。

(2) 术后耳内镜:①术后 1 周耳内镜下见右鼓膜移植物完整;②术后 1 个月耳内镜下见右鼓膜愈合良好。

图 9-5-196　术后 3 个月复查纯音测听提示右耳轻度传导性听力损失

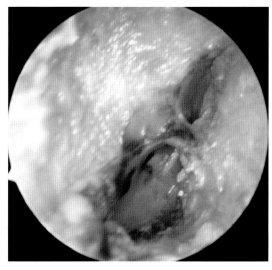

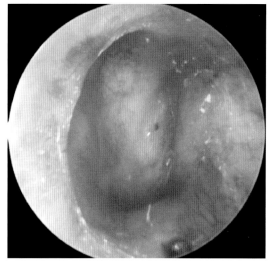

图 9-5-197　术后 1 周耳内镜下见右鼓膜移植物完整　　图 9-5-198　术后 1 个月耳内镜下见右鼓膜愈合良好

病例二十一　耳内镜下左鼓室探查术 + 左鼓室成形 I 型 + 耳屏软骨 - 软骨膜鼓膜修补

1. **病史**　女性, 20 岁, 左耳疼痛听力下降伴耳闷塞感 3 月余, 无眩晕、发热。

2. **术前检查结果**

（1）纯音测听: 左耳轻度传导性听力损失, 500、1 000、2 000、4 000Hz 平均气导听阈为 29dB HL。平均气 - 骨导差（A-B gap）为 12.5dB HL。

（2）耳内镜下见左鼓膜松弛部膨隆, 表面肉芽增生, 边缘呈乳白色混浊, 紧张部透见鼓室内较多白色结晶。

3. **诊断**　左胆固醇肉芽肿性中耳炎。

4. **术式**　耳内镜下左鼓室探查术 + 左鼓室成形 I 型 + 耳屏软骨 - 软骨膜鼓膜修补。

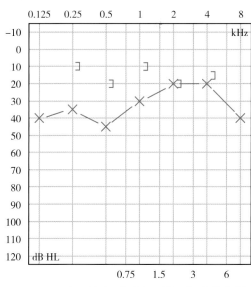

图 9-5-199　左耳纯音测听结果提示轻度传导性听力损失

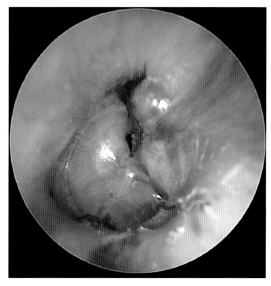

图 9-5-200　耳内镜下见左鼓膜松弛部膨隆, 表面肉芽增生, 紧张部透见鼓室内较多白色结晶

5. 术中耳内镜下所见

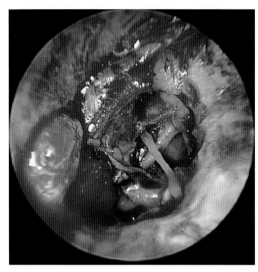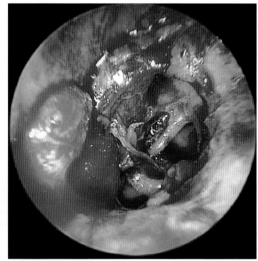

图 9-5-201 凿开上鼓室、后鼓室外侧壁后,见锤砧关节及鼓索被肉芽组织包裹,剪断被肉芽组织缠绕的鼓索,小心清理锤砧关节、锤骨柄、砧骨长脚之间的肉芽组织

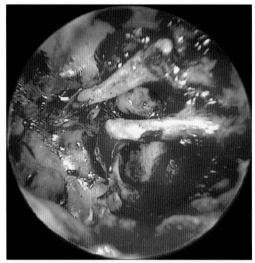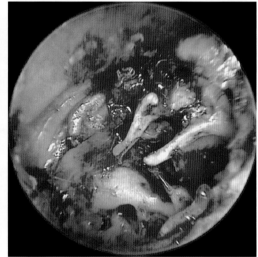

图 9-5-202 剥除镫骨肌腱周围肉芽组织,清理蜗窗龛表面肉芽组织

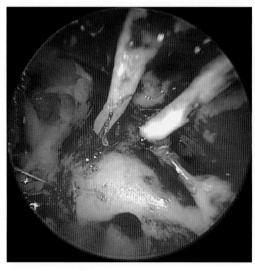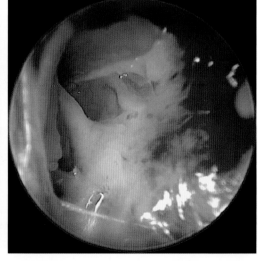

图 9-5-203 清理术腔,反复冲洗　　　　图 9-5-204 探查咽鼓管鼓室口,通畅

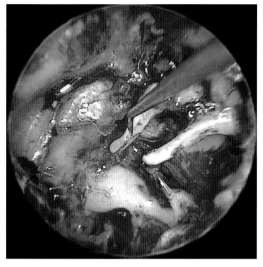

图 9-5-205　探查听骨链,活动可,两窗功能正常

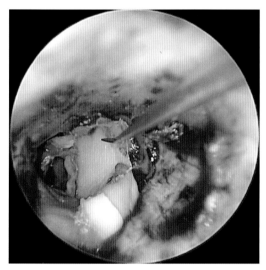
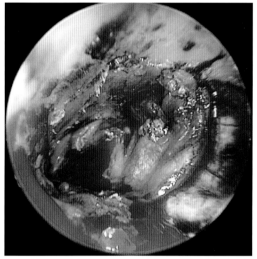

图 9-5-206　植入耳屏软骨 - 软骨膜修补鼓膜,复位外耳道皮肤 - 鼓膜瓣

6. 术后检查结果

（1）术后半年纯音测听:左耳轻度传导性听力损失,500、1 000、2 000、4 000Hz 平均气导听阈为 22dB HL。平均气 - 骨导差（A-B gap）为 11dB HL。

（2）术后耳内镜:①术后 1 周耳内镜下见左鼓膜移植物完整;②术后 3 个月耳内镜下见左鼓膜愈合良好。

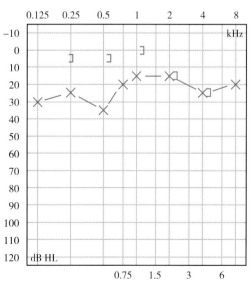

图 9-5-207　术后半年纯音测听提示左耳轻度传导性听力损失

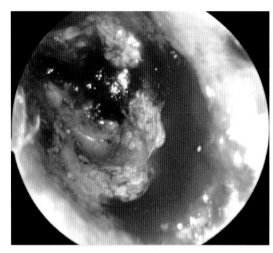
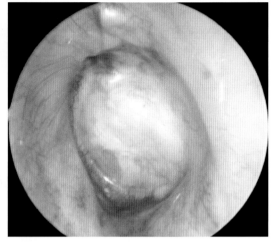

图 9-5-208　术后 1 周耳内镜下见左鼓膜移植物完整　　图 9-5-209　术后 3 个月耳内镜下见左鼓膜愈合良好

病例二十二　耳内镜下右鼓室探查术 + 右鼓室成形 I 型 + 耳屏软骨 - 软骨膜鼓膜修补（合并迷路炎）

1. **病史**　女,54 岁,双耳反复流脓伴听力下降 30 余年,再发伴眩晕 2 个月余。脓液呈浅黄色,量不多,无血丝,伴双耳"嗡嗡声"耳鸣,伴双耳闷塞感,无眩晕、头痛等不适。2 个月余前双耳流脓再发,伴双耳听力下降加重,大声说话听不清,伴耳鸣加重、眩晕,走路不稳,呈左右摆动,无进行性加重,外院就诊予以口服药物治疗（具体药物不详）,双耳流脓较前好转,听力下降、耳鸣、眩晕无明显好转。

2. **术前检查结果**

（1）纯音测听:右耳重度混合性听力损失,500、1 000、2 000、4 000Hz 平均气导听阈为 79dB HL。平均气 - 骨导差（A-B gap）为 42.5dB HL。

（2）耳内镜下右鼓膜紧张部前下象限可见一穿孔,残余鼓膜稍增厚,伴钙化灶形成,残余鼓膜毛细血管丰富。

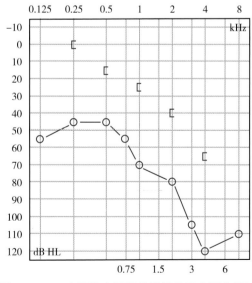
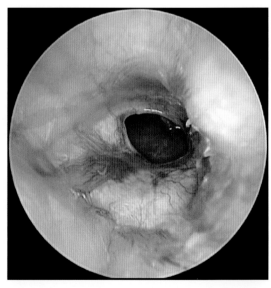

图 9-5-210　右耳纯音测听结果提示重度混合性听力损失　　图 9-5-211　耳内镜下见左鼓膜前下象限紧张部中央型穿孔,大小约 2mm×3mm

（3）术前颞骨 HRCT：见右侧中耳、乳突内小斑片状软组织样密度影，边界欠清，其内密度尚均匀，周围骨质密度增高。右侧听骨链骨质未见明显骨质吸收。右侧乳突气化欠佳，呈板障型，右侧耳蜗、半规管大小及形态未见异常。

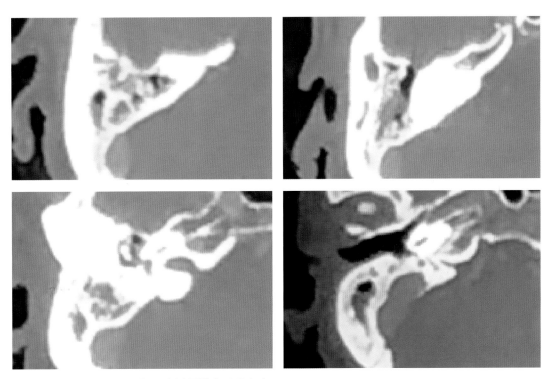

图 9-5-212　颞骨 HRCT 提示右侧慢性中耳乳突炎

3. **诊断**　双侧慢性化脓性中耳炎伴右迷路炎。

4. **术式**　耳内镜下右鼓室探查术 + 右鼓室成形 I 型 + 耳屏软骨 - 软骨膜鼓膜修补。

5. **术中耳内镜下所见**

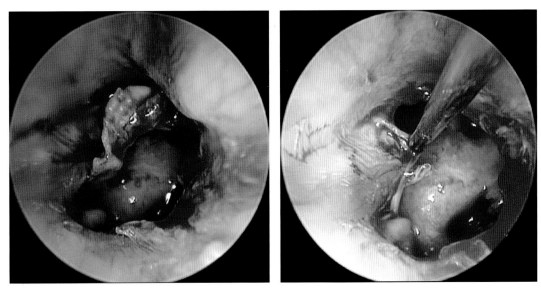

图 9-5-213　新鲜移植床制作

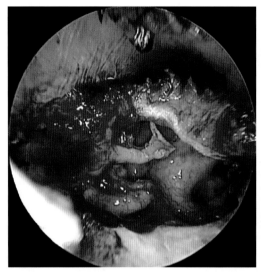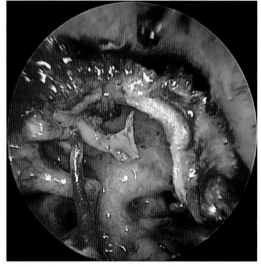

图 9-5-214　掀开外耳道皮肤 - 鼓膜瓣，凿除上鼓室外侧壁部分骨质，探查鼓室，听骨链活动度良好，两窗功能完整

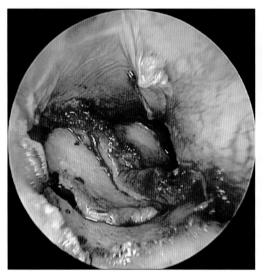

图 9-5-215　耳屏软骨 - 软骨膜鼓膜修补

6. 术后检查结果

（1）术后 3 个月复查纯音测听：右耳中重度混合性听力损失，500、1 000、2 000、4 000Hz 平均气导听阈为 68dB HL。平均气 - 骨导差（A-B gap）为 7.5dB HL。

（2）术后耳内镜：①术后 1 周耳内镜下见右鼓膜移植物完整；②术后 1 个月耳内镜下见右术腔上皮化良好，鼓膜移植物完整，生长良好。

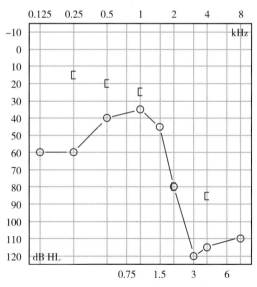

图 9-5-216　术后 3 个月复查纯音测听提示右耳中重度混合性听力损失

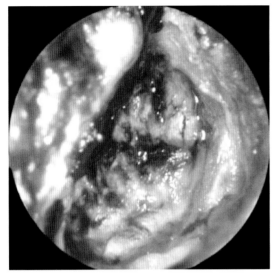 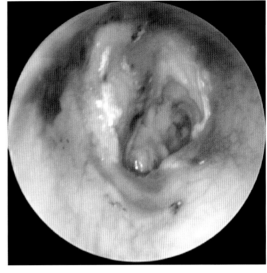

图 9-5-217　术后 1 周耳内镜下见右鼓膜移植物　　图 9-5-218　术后 1 个月耳内镜下见右术腔上皮化
　　　　　　完整　　　　　　　　　　　　　　　　　　　　　　　良好,鼓膜移植物完整,生长良好

病例二十三　耳内镜下双鼓室探查术 + 双鼓室成形Ⅰ型 + 右耳屏软骨膜鼓膜修补 + 左耳屏软骨 - 软骨膜鼓膜修补

1. **病史**　女,40 岁,双耳流液、听力下降 2 个月。无头昏、头痛,曾自服药物(具体用药及剂量不详),流液症状明显好转,听力下降症状无改善。

2. **术前检查结果**

(1) 纯音测听:

右耳轻度传导性听力损失,500、1 000、2 000、4 000Hz 平均气导听阈为 29dB HL。平均气 - 骨导差(A-B gap)为 11dB HL。

左耳轻度传导性听力损失,500、1 000、2 000、4 000Hz 平均气导听阈为 38dB HL。平均气 - 骨导差(A-B gap)为 22.5dB HL。

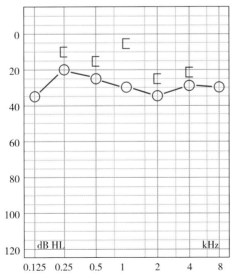 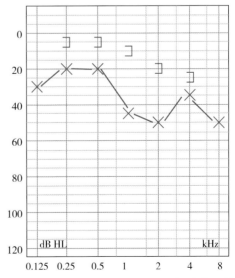

图 9-5-219　右耳纯音测听结果提示轻度传导性听　　图 9-5-220　左耳纯音测听结果提示轻度传导性听
　　　　　　力损失　　　　　　　　　　　　　　　　　　　　　　力损失

（2）耳内镜检查：右鼓膜紧张部可见直径约 4mm 类圆形穿孔,未见鼓室内积液征;左鼓膜紧张部可见直径约 5mm 类圆形穿孔,未见鼓室内积液征。

（3）术前颞骨 HRCT:见双侧听骨链大小及形态未见异常。双侧乳突呈气化型,双侧蜂房内见少许软组织密度影充填,未见骨质破坏。

3. **诊断**　双侧慢性化脓性中耳炎。

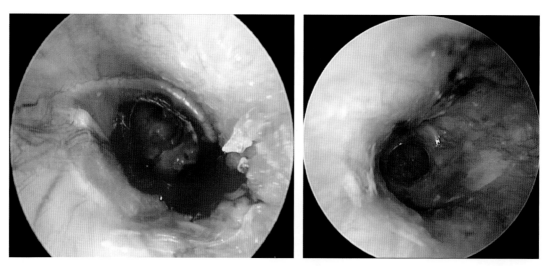

图 9-5-221　耳内镜下见右鼓膜紧张部可见直径约 4mm 类圆形穿孔,未见鼓室内积液征,见左鼓膜紧张部可见直径约 5mm 类圆形穿孔,未见鼓室内积液征

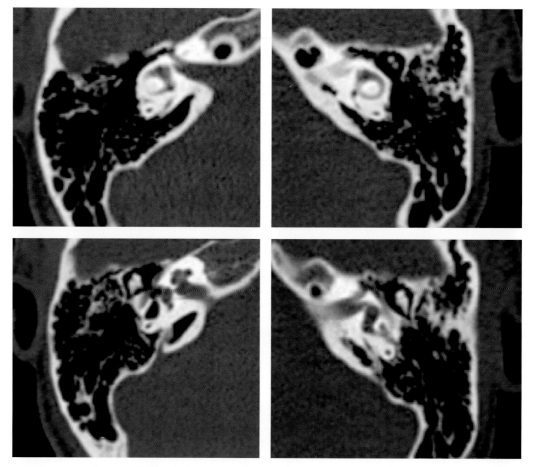

图 9-5-222　颞骨 HRCT 提示双侧中耳、内耳无明显异常

4. **术式**　耳内镜下双鼓室探查术 + 双鼓室成形Ⅰ型 + 右耳屏软骨膜鼓膜修补 + 左耳屏软骨 - 软骨膜鼓膜修补。

5. **术中耳内镜下所见**

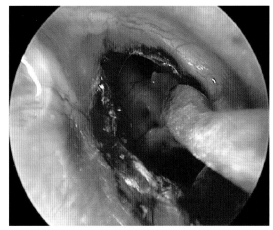

图 9-5-223　制作右耳新鲜移植床

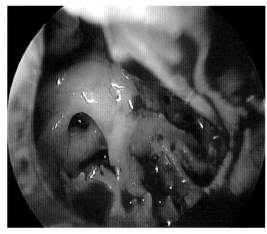

图 9-5-224　探查右听骨链活动度良好,两窗功能完整

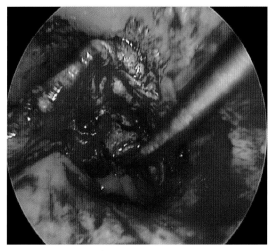

图 9-5-225　右耳屏软骨 - 软骨膜鼓膜修补

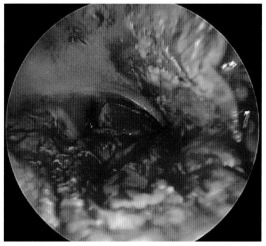

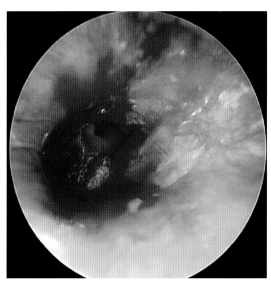

图 9-5-226　制作左耳新鲜移植床

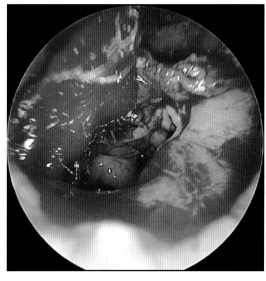

图 9-5-227　探查左听骨链活动度良好,两窗功能完整

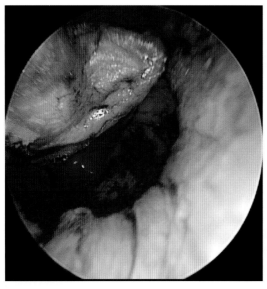
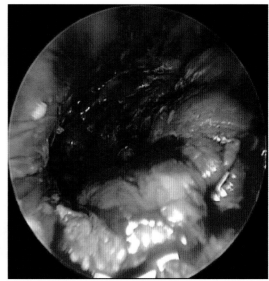

图 9-5-228　左耳屏软骨 - 软骨膜鼓膜修补

6. 术后检查结果

（1）术后 3 个月复查纯音测听：

右耳轻度传导性听力损失，500、1 000、2 000、4 000Hz 平均气导听阈为 25dB HL。平均气 - 骨导差（A-B gap）为 15dB HL。

左耳轻度传导性听力损失，500、1 000、2 000、4 000Hz 平均气导听阈为 30dB HL。平均气 - 骨导差（A-B gap）为 16dB HL。

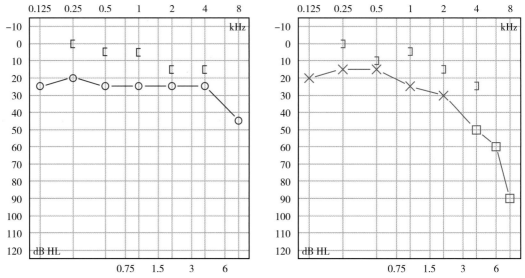

图 9-5-229　术后 3 个月复查纯音测听提示右耳轻度传导性听力损失　　图 9-5-230　术后 3 个月复查纯音测听提示左耳轻度传导性听力损失

（2）术后耳内镜：①术后 10 天耳内镜下见双侧鼓膜移植物完整；②术后 1 个月耳内镜下见双侧鼓膜移植物完整，生长良好。

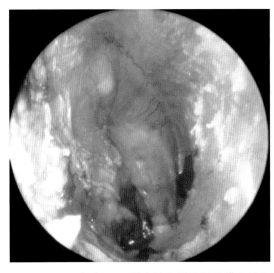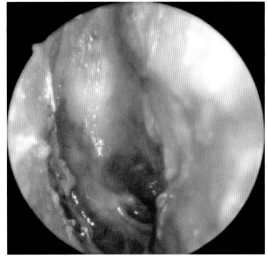

图 9-5-231　术后 10 天耳内镜下见双侧鼓膜移植物完整

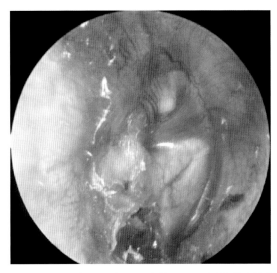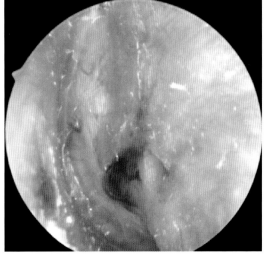

图 9-5-232　术后 1 个月耳内镜下见双侧鼓膜移植物完整,生长良好

病例二十四　耳内镜下双鼓室探查术 + 双鼓室成形 Ⅰ 型 + 右耳屏软骨 - 软骨膜鼓膜修补 + 左耳屏软骨膜鼓膜修补

1. **病史**　男,21 岁,双耳反复流脓、耳痛、听力下降伴耳闷塞感 6 年,无头痛、头晕。经治疗后好转,之后反复出现双耳疼痛、流脓,伴听力下降,未彻底治疗。

2. **术前检查结果**

(1) 纯音测听:

右耳轻度传导性听力损失,500、1 000、2 000、4 000Hz 平均气导听阈为 29dB HL。平均气 - 骨导差(A-B gap)为 27.5dB HL。

左耳轻度传导性听力损失,500、1 000、2 000、4 000Hz 平均气导听阈为 25dB HL。平均气 - 骨导差(A-B gap)为 26dB HL。

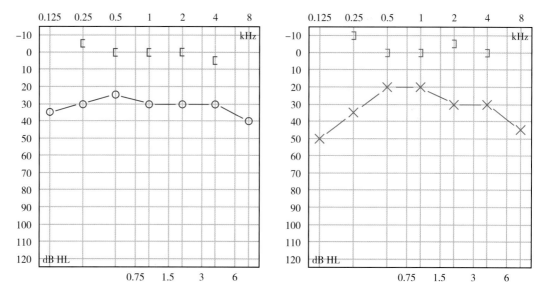

图 9-5-233　右耳纯音测听结果提示轻度传导性听
　　　　　　力损失

图 9-5-234　左耳纯音测听结果提示轻度传导性听
　　　　　　力损失

（2）耳内镜下见右鼓膜前下象限穿孔，鼓室内尚干洁。左鼓膜前下象限大穿孔，鼓室内干洁。

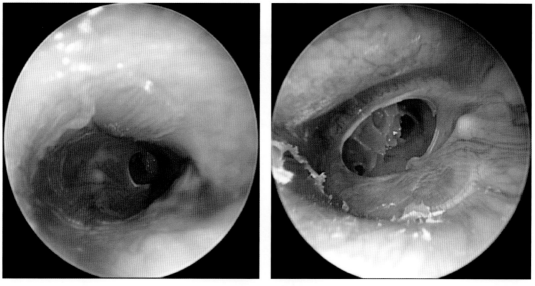

图 9-5-235　耳内镜下见右鼓膜前下象限穿孔，鼓室
　　　　　　内尚干洁

图 9-5-236　耳内镜下见左鼓膜前下象限大穿孔，鼓
　　　　　　室内干洁

（3）术前颞骨 HRCT：见双侧中耳鼓室结构清楚，未见异常密度影。双侧听骨链完整，未见破坏。双侧乳突呈气化型，乳突蜂房内未见异常密度影，蜂房骨壁未见破坏。双侧耳蜗、半规管形态正常。

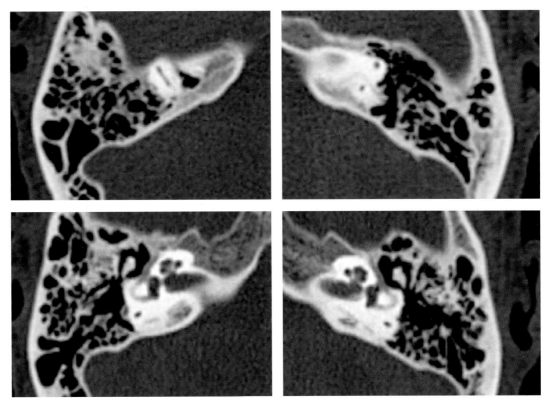

图 9-5-237 颞骨 HRCT 提示双侧中耳、内耳未见明确异常

3. **诊断** 双侧慢性化脓性中耳炎。

4. **术式** 耳内镜下双鼓室探查术 + 双鼓室成形 I 型 + 右耳屏软骨 - 软骨膜鼓膜修补 + 左耳屏软骨膜鼓膜修补。

5. **术中耳内镜下所见**

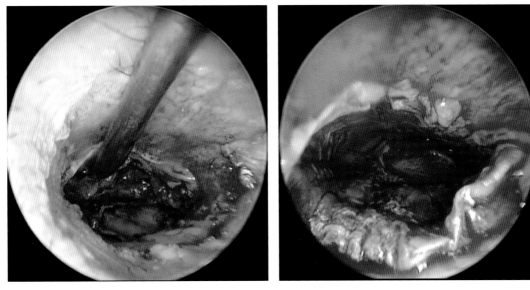

图 9-5-238 右耳屏软骨 - 软骨膜鼓膜修补

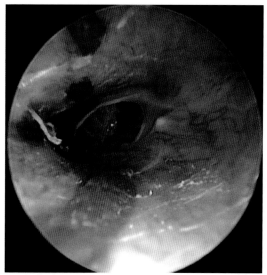

图 9-5-239 新鲜移植床制作

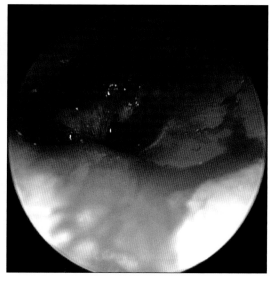

图 9-5-240 左耳屏软骨膜鼓膜修补

6. 术后检查结果

（1）术后 3 个月复查纯音测听：

右耳轻度传导性听力损失，500、1 000、2 000、4 000Hz 平均气导听阈为 20dB HL。平均气 - 骨导差（A-B gap）为 14dB HL。

左耳轻度传导性听力损失，500、1 000、2 000、4 000Hz 平均气导听阈为 18dB HL。平均气 - 骨导差（A-B gap）为 10dB HL。

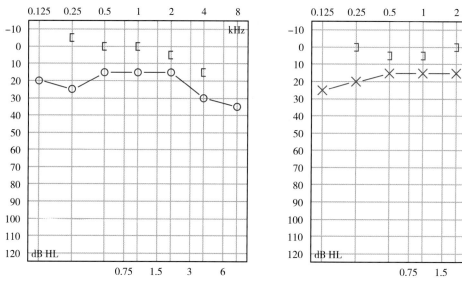

图 9-5-241 术后 3 个月复查纯音测听提示双耳轻度传导性听力损失

（2）术后耳内镜：①术后 20 天耳内镜下见双侧鼓膜移植物完整，生长良好；②术后 1 个月耳内镜下见双侧术腔上皮化良好，鼓膜移植物完整，生长良好。

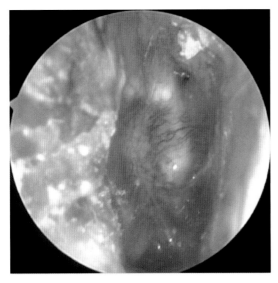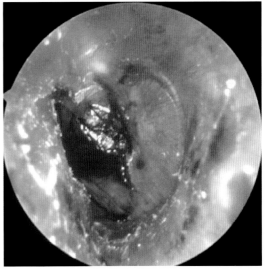

图 9-5-242　术后 20 天耳内镜下见双侧鼓膜移植物完整,生长良好

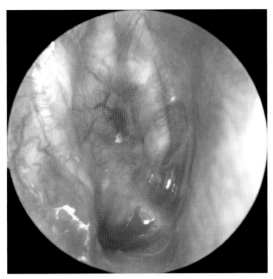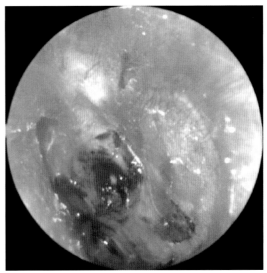

图 9-5-243　术后 1 个月耳内镜下见双侧术腔上皮化良好,鼓膜移植物完整,生长良好

病例二十五　耳内镜下同期右鼓室探查术 + 右鼓室成形 I 型 + 右耳屏软骨 - 软骨膜鼓膜修补 + 左鼓室成形 I 型 + 左耳屏软骨膜鼓膜修补

1. **病史**　女性,25 岁,右耳流脓 1 个月,左耳耳鸣 5 个月,左耳流脓伴听力轻微下降 1 个月。双耳无耳痛,无眩晕、发热。外院行"显微镜下左鼓室成形术",术后症状改善,后症状加重收入院。

2. **术前检查结果**

(1)纯音测听:

右耳轻度传导性听力损失,500、1 000、2 000、4 000Hz 平均气导听阈为 40dB HL。平均气 - 骨导差(A-B gap)为 19dB HL。

左耳轻度传导性听力损失,500、1 000、2 000、4 000Hz 平均气导听阈为 32dB HL。平均气 - 骨导差(A-B gap)为 17.5dB HL。

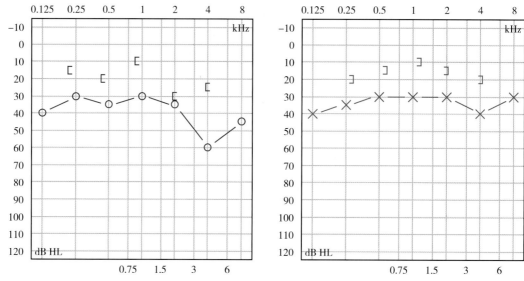

图 9-5-244　右耳纯音测听结果提示中度传导性听
　　　　　　力损失

图 9-5-245　左耳纯音测听结果提示中度传导性听
　　　　　　力损失

（2）耳内镜下见：右鼓膜紧张部穿孔，大小约为 2mm×2mm，松弛部充血，见鼓室内少许积液；左鼓膜紧张部细小穿孔点，无充血，鼓室明显积液征。

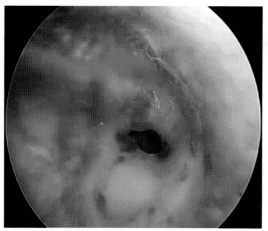

图 9-5-246　耳内镜下见右鼓膜穿孔

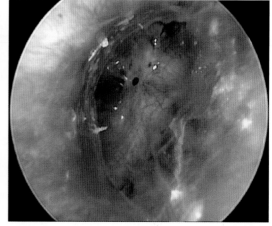

图 9-5-247　耳内镜下见左鼓膜穿孔

（3）术前颞骨 HRCT：见右侧鼓室内锤骨及镫骨周围少许软组织密度影，左侧鼓室内结构清晰，鼓室壁骨质未见异常。双侧听骨链大小及形态未见异常。双侧耳蜗、半规管大小及形态未见异常。双侧鼓室窦口未见明显扩大。双侧乳突呈气化型，其内未见异常密度影，蜂房骨质未见破坏。鼓室盖完整。双侧内耳道对称无扩大。

3. **诊断**　双侧化脓性中耳炎。

4. **术式**　耳内镜下同期右鼓室探查术 + 右鼓室成形Ⅰ型 + 右耳屏软骨 - 软骨膜鼓膜修补 + 左鼓室成形Ⅰ型 + 左耳屏软骨膜鼓膜修补。

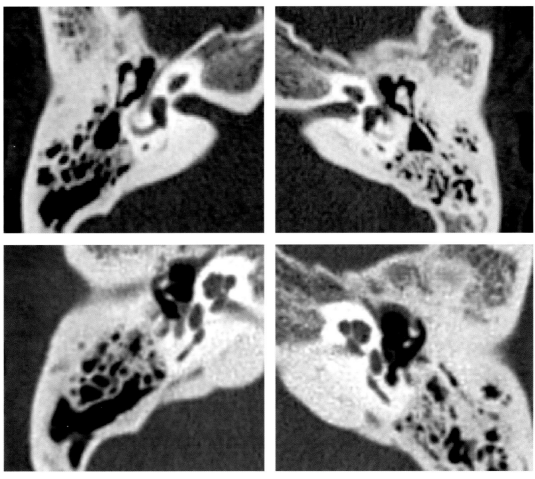

图 9-5-248 颞骨 HRCT 提示双侧中耳炎

5. 术中耳内镜下所见

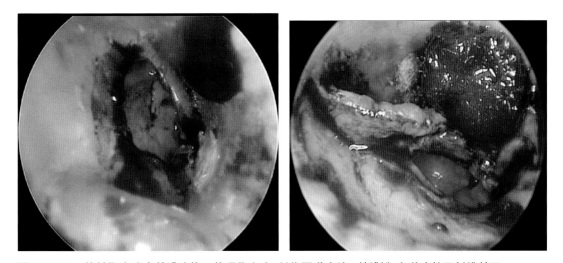

图 9-5-249 钩针取出残余鼓膜边缘环状硬化上皮,制作耳道皮肤 - 鼓膜瓣,向前牵拉至纤维鼓环

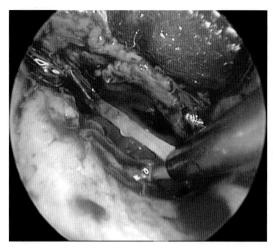
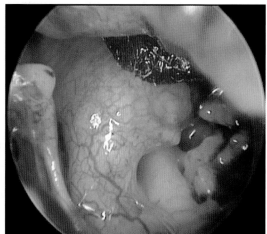

图 9-5-250　凿除上鼓室外侧壁部分骨质,探查听骨链

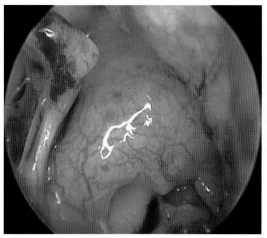
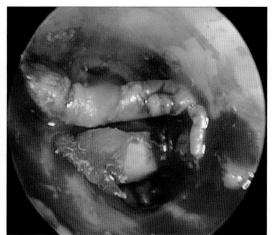

图 9-5-251　耳屏软骨 - 软骨膜鼓膜修补

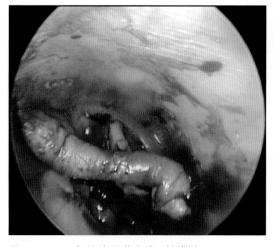
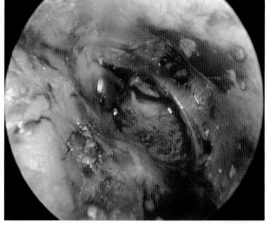

图 9-5-252　复位外耳道皮肤 - 鼓膜瓣

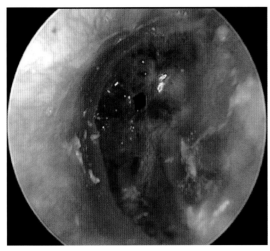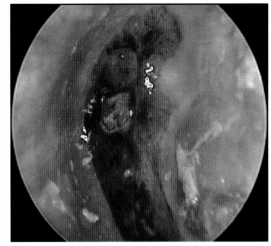

图 9-5-253　耳屏软骨膜鼓膜修补

6. 术后检查结果

（1）术后 1 个月复查纯音测听：

右耳听力大致正常，500、1 000、2 000、4 000Hz 平均气导听阈为 20dB HL。平均气 - 骨导差（A-B gap）<10dB HL。

左耳听力大致正常，500、1 000、2 000、4 000Hz 平均气导听阈为 16dB HL。平均气 - 骨导差（A-B gap）<10dB HL。

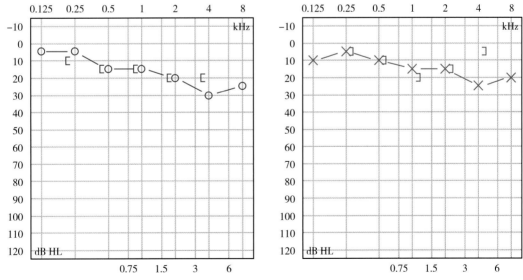

图 9-5-254　术后 1 个月复查纯音测听提示右耳听　图 9-5-255　术后 1 个月复查纯音测听提示左耳听
　　　　　　力大致正常　　　　　　　　　　　　　　　　　力大致正常

（2）术后耳内镜：①术后 1 周耳内镜下双侧鼓膜移植物完整；②术后 1 个月耳内镜下双侧鼓膜愈合良好。

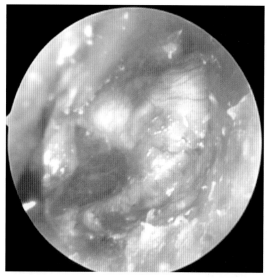
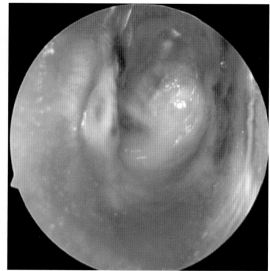

图 9-5-256　术后 1 周耳内镜下双侧鼓膜移植物完整

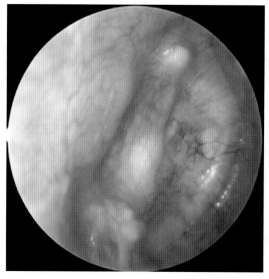
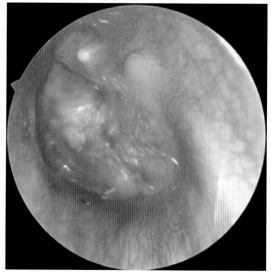

图 9-5-257　术后 1 个月耳内镜下见双侧鼓膜愈合良好

病例二十六　耳内镜下双鼓室探查术 + 双鼓室成形 I 型 + 双耳屏软骨 - 软骨膜鼓膜修补

1. **病史**　男, 38 岁, 双耳反复流脓 20 余年。患者 20 余年前因感冒后出现耳痛, 伴外耳道流脓, 经治疗后好转, 之后反复出现耳流脓, 伴听力下降, 未治愈。

2. **术前检查结果**

（1）纯音测听：

右耳轻度传导性听力损失, 500、1 000、2 000、4 000Hz 平均气导听阈为 22dB HL。平均气 - 骨导差（A-B gap）为 9dB HL。

左耳轻度传导性听力损失, 500、1 000、2 000、4 000Hz 平均气导听阈为 34dB HL。平均气 - 骨导差（A-B gap）为 12.5dB HL。

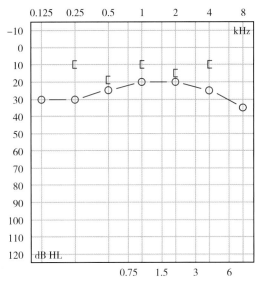
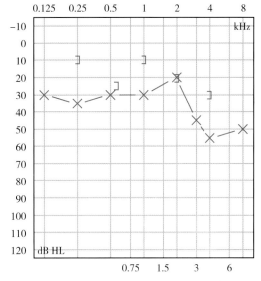

图 9-5-258　右耳纯音测听结果提示轻度传导性听　　图 9-5-259　左耳纯音测听结果提示轻度传导性听
　　　　　　　力损失　　　　　　　　　　　　　　　　　　　　　　力损失

（2）耳内镜下见右鼓膜紧张部大穿孔,残余鼓膜钙化灶形成,鼓室湿润。耳内镜下见左鼓膜紧张部大穿孔,残余鼓膜钙化灶形成,鼓室尚干洁。

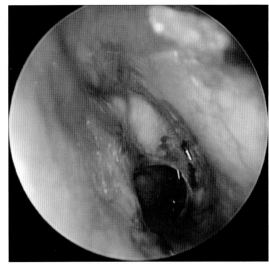
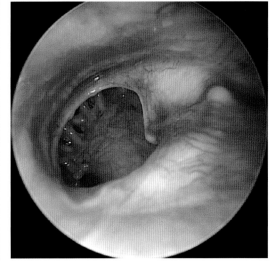

图 9-5-260　耳内镜下见右鼓膜紧张部大穿孔,残余　　图 9-5-261　耳内镜下见左鼓膜紧张部大穿孔,残余
　　　　　　　鼓膜钙化灶形成,鼓室湿润　　　　　　　　　　　　　鼓膜钙化灶形成,鼓室尚干洁

（3）术前颞骨 HRCT:见双侧鼓室内结构清晰,鼓室壁骨质未见异常。听骨链大小及形态未见异常。双侧耳蜗、半规管大小及形态未见异常。双侧鼓室窦口未见明显扩大。双侧乳突呈板障型,其内未见异常密度影,蜂房骨质未见破坏。鼓室盖完整。

3. **诊断**　双侧慢性化脓性中耳炎。

4. **术式**　耳内镜下双鼓室探查术 + 双鼓室成形Ⅰ型 + 双耳屏软骨 - 软骨膜鼓膜修补。

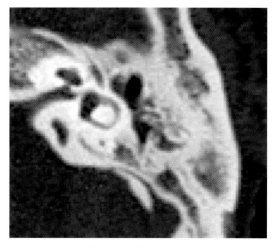
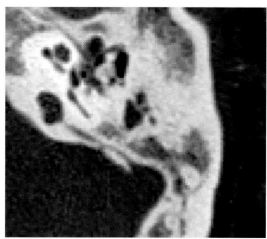

图 9-5-262 颞骨 HRCT 提示双侧中耳、内耳未见明确异常

5. 术中耳内镜下所见

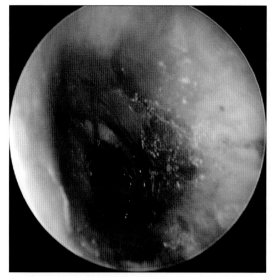

图 9-5-263 制作新鲜移植床

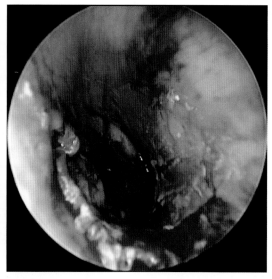

图 9-5-264 右耳屏软骨 - 软骨膜鼓膜修补

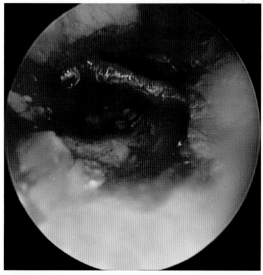
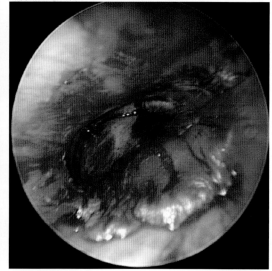

图 9-5-265 左耳屏软骨 - 软骨膜鼓膜修补

6. 术后检查结果

（1）术后 3 个月复查纯音测听：

右耳轻度传导性听力损失，500、1 000、2 000、4 000Hz 平均气导听阈为 21dB HL。平均气 - 骨导差（A-B gap）为 10dB HL。

左耳轻度传导性听力损失，500、1 000、2 000、4 000Hz 平均气导听阈为 30dB HL。平均气 - 骨导差（A-B gap）为 10dB HL。

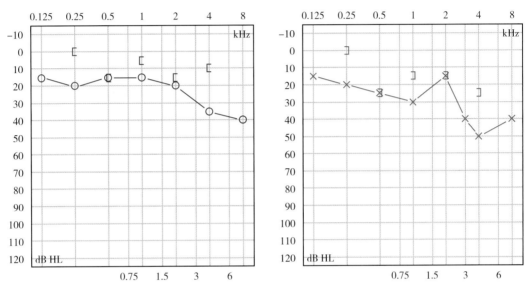

图 9-5-266　术后 3 个月复查纯音测听提示右耳轻度传导性听力损失

图 9-5-267　术后 3 个月复查纯音测听提示左耳轻度传导性听力损失

（2）术后耳内镜：①术后 1 周耳内镜下见双侧鼓膜移植物完整；②术后 1 个月耳内镜下见双侧鼓膜移植物完整，生长良好。

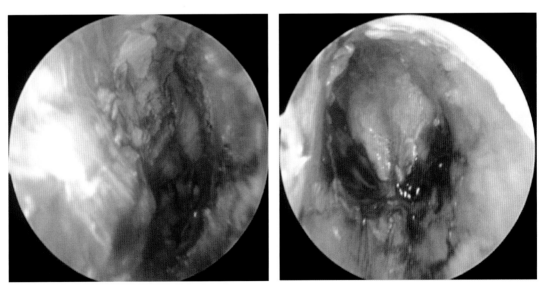

图 9-5-268　术后 1 周耳内镜下见双侧鼓膜移植物完整

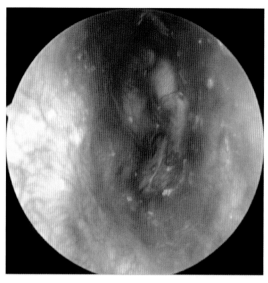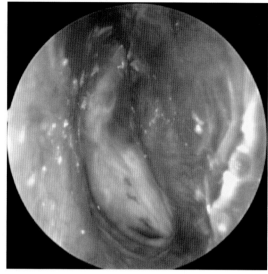

图 9-5-269　术后 1 个月耳内镜下见双侧鼓膜移植物完整,生长良好

病例二十七　耳内镜下左鼓室探查术 + 左鼓室成形Ⅰ型 + 耳屏软骨 - 软骨膜鼓膜修补 + 上鼓室外侧壁重建(合并真菌性外耳道炎)

1. 病史　女,33 岁,左耳流脓伴听力下降 7 年,无耳鸣、耳闷塞感、耳痛,无头痛、头昏。外院予以中耳炎手术,左耳流脓症状好转,听力无明显改善。

2. 术前检查结果

(1)纯音测听:左耳中度混合性听力损失,500、1 000、2 000、4 000Hz 平均气导听阈为 49dB HL。平均气 - 骨导差(A-B gap)为 15dB HL。

(2)耳内镜下见左鼓膜中央型穿孔,残余鼓膜稍增厚,瘢痕组织形成。

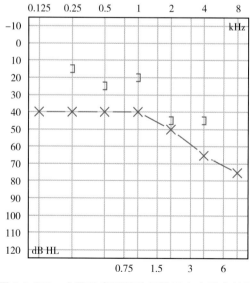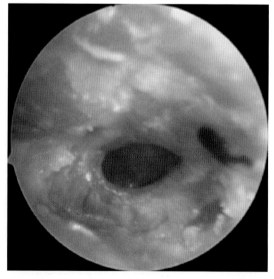

图 9-5-270　左耳纯音测听结果提示中度混合性听力损失

图 9-5-271　耳内镜下见左鼓膜中央型穿孔,残余鼓膜稍增厚,瘢痕组织形成

（3）术前颞骨 HRCT：见左侧鼓室内斑片状密度影，鼓室周围及乳突气房见斑片状稍高密度影，左侧听小骨骨质未见明确破坏征象。左侧耳蜗、半规管大小及形态未见异常。鼓室窦口未见明显扩大。左侧乳突呈气化型，左侧乳突内见片状软组织影。鼓室盖完整。

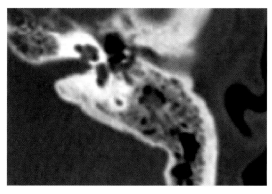
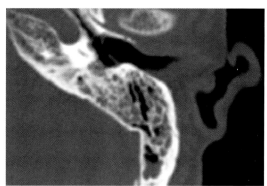

图 9-5-272　颞骨 HRCT 提示左侧中耳乳突少许炎症

3. **诊断**　左慢性化脓性中耳炎，左真菌性外耳道炎。

4. **术式**　耳内镜下左鼓室探查术 + 左鼓室成形Ⅰ型 + 耳屏软骨 - 软骨膜鼓膜修补 + 上鼓室外侧壁重建。

5. **术后检查结果**

（1）术后 3 个月复查纯音测听：左耳中度混合性听力损失，500、1 000、2 000、4 000Hz 平均气导听阈为 52dB HL。平均气 - 骨导差（A-B gap）为 16dB HL。

（2）术后耳内镜：①术后 1 周耳内镜下见左鼓膜移植物完整；②术后 1 个月耳内镜下见左鼓膜移植物完整，生长良好；③术后 2 个月耳内镜下见左术腔上皮化良好，鼓膜移植物完整，生长良好。

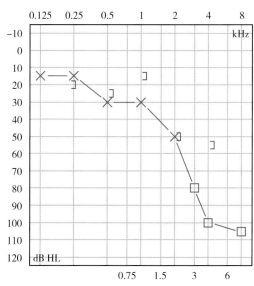
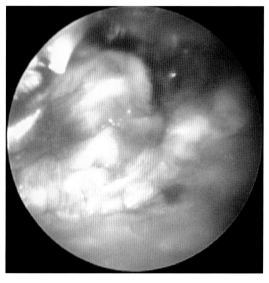

图 9-5-273　术后 3 个月复查纯音测听提示左耳中度混合性听力损失

图 9-5-274　术后 1 周耳内镜下见左鼓膜移植物完整

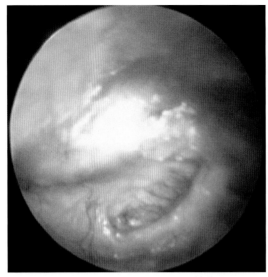

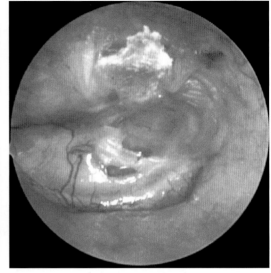

图 9-5-275　术后 1 个月耳内镜下见左鼓膜移植物　　图 9-5-276　术后 2 个月耳内镜下见左术腔上皮化
　　　　　　完整,生长良好　　　　　　　　　　　　　　　　　良好,鼓膜移植物完整,生长良好

病例二十八　耳内镜下左鼓室探查术 + 左鼓室成形 I 型 + 耳屏软骨 - 软骨膜鼓膜修补 + 外耳道后壁重建

1. **病史**　女,24 岁,双耳流脓伴听力下降 10 余年。伴耳鸣、耳痛、听力下降,未引起重视。症状反复出现,外院查体见双侧鼓膜穿孔,后耳进水后耳鸣、耳痛,症状反复发作,近 2 年每年双耳流脓,未予重视。

2. **术前检查结果**

（1）纯音测听:左耳中度传导性听力损失,500、1 000、2 000、4 000Hz 平均气导听阈为 44dB HL。平均气 - 骨导差（A-B gap）为 30dB HL。

（2）耳内镜下见左鼓膜次全穿孔,边缘见钙化斑,鼓室尚干洁。

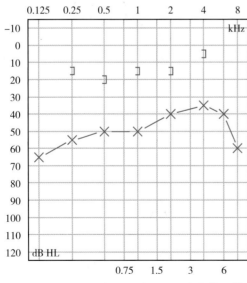

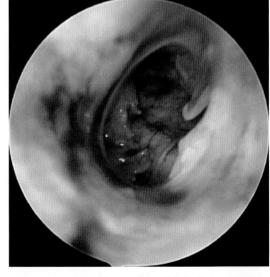

图 9-5-277　左耳纯音测听结果提示中度传导性听　　图 9-5-278　耳内镜下见左鼓膜次全穿孔,边缘见钙
　　　　　　力损失　　　　　　　　　　　　　　　　　　　化斑,鼓室尚干洁

（3）术前颞骨 HRCT：见左侧鼓室内结构清晰，鼓室壁骨质未见异常。听骨链大小及形态未见异常。见左侧乳突呈气化型，其内未见异常密度影，蜂房骨质未见破坏。

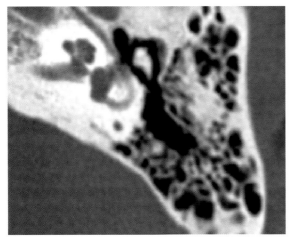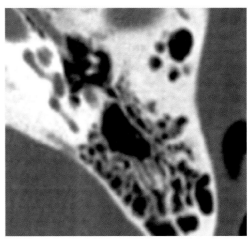

图 9-5-279　颞骨 HRCT 提示左侧中耳、内耳未见异常

3. **诊断**　双侧慢性化脓性中耳炎。

4. **术式**　耳内镜下左鼓室探查术 + 左鼓室成形Ⅰ型 + 耳屏软骨 - 软骨膜鼓膜修补 + 外耳道后壁重建。

5. **术中耳内镜下所见**

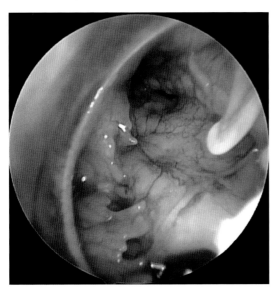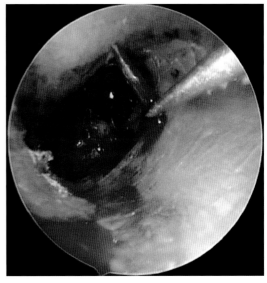

图 9-5-280　经穿孔处探查鼓室　　　　　图 9-5-281　制作新鲜移植床

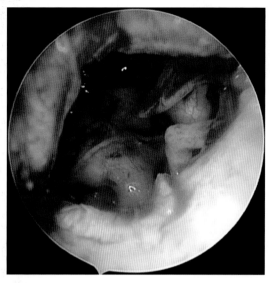

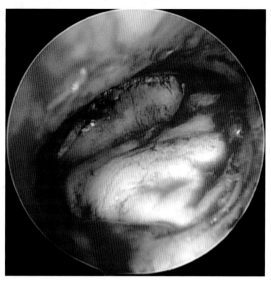

图 9-5-282　凿除上鼓室外侧壁部分骨质,探查鼓　图 9-5-283　耳屏软骨 - 软骨膜鼓膜修补,加固外耳
　　　　　　室,听骨链活动度良好,两窗功能完整　　　　　　　　　道后壁

6. 术后检查结果

（1）术后 3 个月复查纯音测听:左耳轻度传导性听力下降,500、1 000、2 000、4 000Hz 平均气导听阈为 25dB HL。平均气 - 骨导差（A-B gap）为 24dB HL。

（2）术后耳内镜:①术后 1 周耳内镜下见左鼓膜移植物完整;②术后 1 个月耳内镜下见左鼓膜移植物完整,稍有内陷;③术后 2 个月耳内镜下见左鼓膜移植物完整,生长良好;④术后 3 个月耳内镜下左鼓膜移植物完整,生长良好;⑤术后 7 个月耳内镜下见左术腔上皮化良好,鼓膜移植物完整,生长良好。

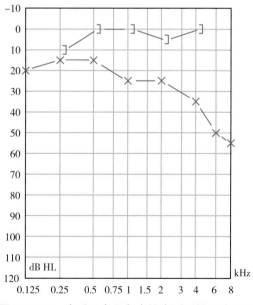

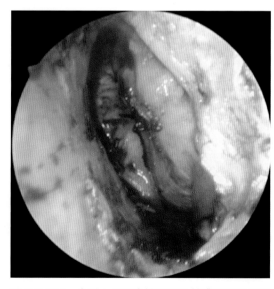

图 9-5-284　术后 3 个月复查纯音测听提示左耳听　图 9-5-285　术后 1 周耳内镜下见左鼓膜移植物完整
　　　　　　力基本恢复正常

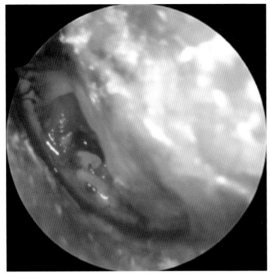
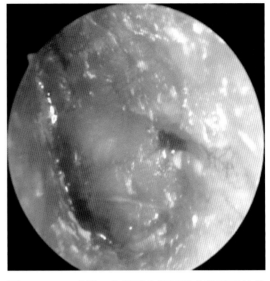

图 9-5-286　术后 1 个月耳内镜下见左鼓膜移植物完整,稍有内陷

图 9-5-287　术后 2 个月耳内镜下见左鼓膜移植物完整,生长良好

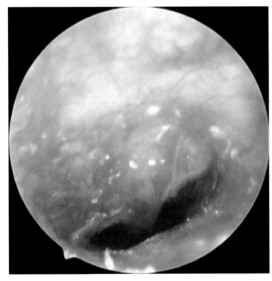
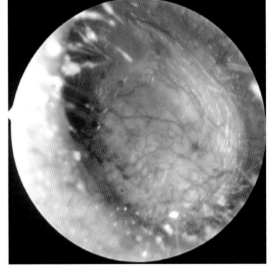

图 9-5-288　术后 3 个月耳内镜下见左鼓膜移植物完整,生长良好

图 9-5-289　术后 7 个月耳内镜下见左术腔上皮化良好,鼓膜移植物完整,生长良好

病例二十九　耳内镜下右鼓室探查术 + 右鼓室成形 Ⅱ 型 + 人工听骨听力重建 + 耳屏软骨 - 软骨膜鼓膜修补

1. **病史**　女,33 岁,右耳反复流脓伴听力下降 30 年余,脓液为淡黄色液体,无豆腐渣样物,量少,伴右耳闷塞感,伴右耳"嗡嗡声"耳鸣,无发热、眩晕、视物旋转,可自行缓解,一直未予重视治疗,症状反复发作,右耳听力逐渐下降,小声说话尚能听清。

2. **术前检查结果**

(1) 纯音测听:右耳轻度传导性听力损失,500、1 000、2 000、4 000Hz 平均气导听阈为 28dB HL。平均气 - 骨导差(A-B gap)为 16dB HL

(2) 耳内镜检查:见右鼓膜前下象限可见一边缘性穿孔,残余鼓膜增厚,瘢痕组织形成,鼓室湿润。

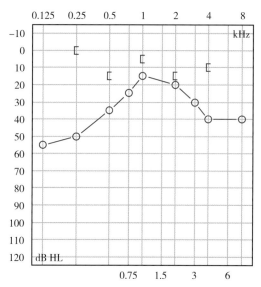

图 9-5-290　右耳纯音测听结果提示轻度传导性听
力损失

图 9-5-291　耳内镜下见右鼓膜前下象限可见一边
缘性穿孔,残余鼓膜增厚,瘢痕组织形
成,鼓室湿润

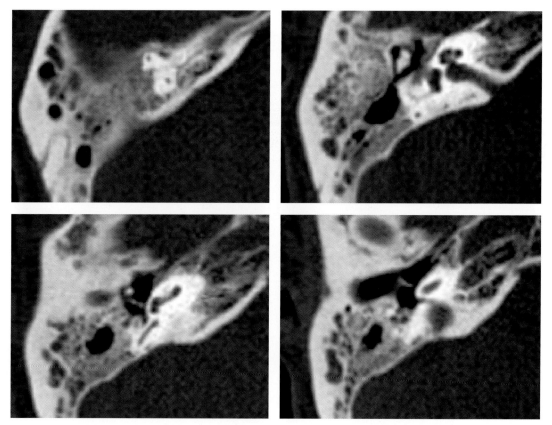

图 9-5-292　颞骨 HRCT 提示右侧中耳、乳突少许炎症

（3）术前颞骨 HRCT：见右侧鼓膜明显增厚,局部少许软组织密度影,部分粘连至右侧
听小骨。右侧听骨链大小及形态未见异常。双侧耳蜗、半规管大小及形态未见异常。右侧

鼓室窦口未见明显扩大。右侧乳突呈混合型,部分气房内可见少许软组织密度影。鼓室盖完整。右侧颈静脉球位置稍高。

3. **诊断**　右慢性化脓性中耳炎。

4. **术式**　耳内镜右鼓室探查术 + 右鼓室成形Ⅱ型 + 人工听骨听力重建 + 耳屏软骨 - 软骨膜鼓膜修补。

5. **术中耳内镜下所见**

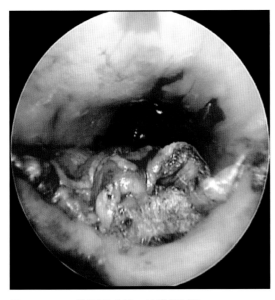

图 9-5-293　外耳道皮肤 - 鼓膜瓣制作

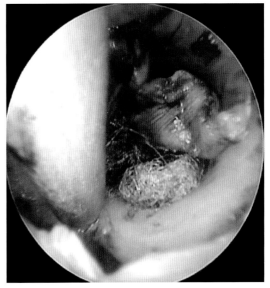

图 9-5-294　凿除上鼓室外侧壁部分骨质

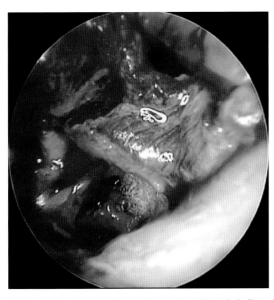

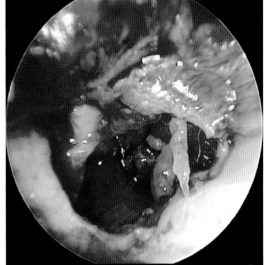

图 9-5-295　显露鼓室腔,清除包绕听骨链的肉芽及水肿黏膜组织

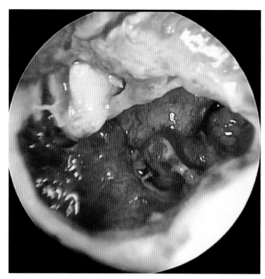
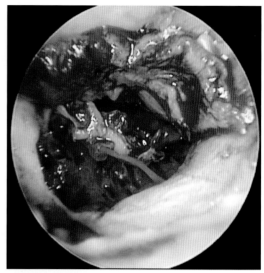

图 9-5-296 少许肉芽及水肿黏膜组织包绕锤骨长突，予以清除，剪断锤骨长突并取出

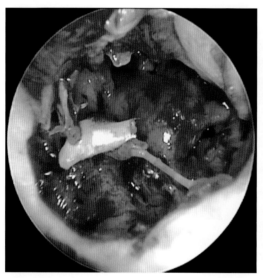
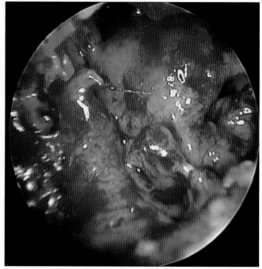

图 9-5-297 探查镫骨足板活动度良好，两窗功能完整

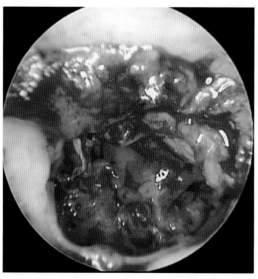
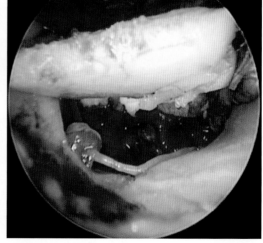

图 9-5-298 耳屏软骨 - 软骨膜鼓膜修补

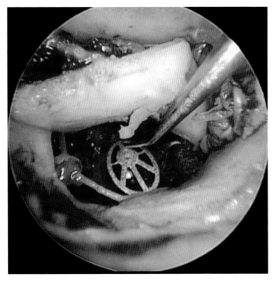

图 9-5-299　植入人工听骨 PORP

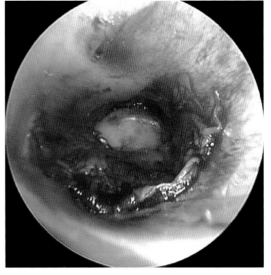

图 9-5-300　外耳道皮肤 - 鼓膜瓣复位

6. 术后检查结果

（1）术后 3 个月复查纯音测听：右耳轻度传导性听力损失，500、1 000、2 000、4 000Hz 平均气导听阈为 21dB HL。平均气 - 骨导差（A-B gap）为 6dB HL。

（2）术后耳内镜检查：术后 20 天耳内镜下见右鼓膜移植物完整，生长良好。

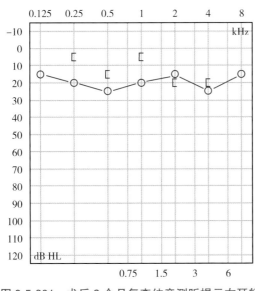

图 9-5-301　术后 3 个月复查纯音测听提示右耳轻度传导性听力损失

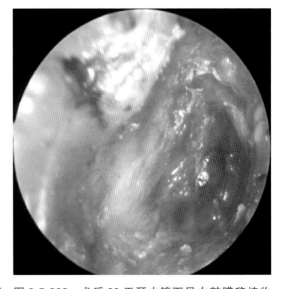

图 9-5-302　术后 20 天耳内镜下见右鼓膜移植物完整，生长良好

病例三十　耳内镜下左鼓室探查术 + 左鼓室成形Ⅱ型 + 人工听骨听力重建 + 耳屏软骨 - 软骨膜鼓膜修补

1. 病史　女，49 岁，双耳听力下降伴持续"嗡嗡声"耳鸣 30 余年，左耳反复流脓 30 余年，脓液量较多，伴头昏，无眩晕。

2. 术前检查结果

（1）纯音测听：左中重度混合性听力损失，500、1 000、2 000、4 000Hz 平均气导听阈为

69dB HL。平均气 - 骨导差（A-B gap）为 15dB HL。

（2）耳内镜下见左鼓膜大穿孔,鼓室内可见肉芽组织及瘢痕组织。

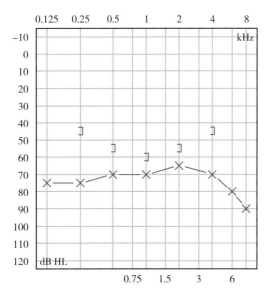

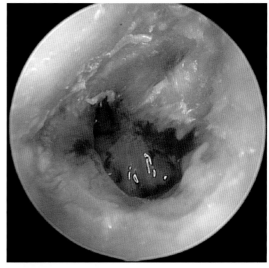

图 9-5-303　左耳纯音测听结果提示中重度混合性
听力损失

图 9-5-304　耳内镜下见左鼓膜大穿孔,鼓室内可见
肉芽组织及瘢痕组织

（3）术前颞骨 HRCT:见左侧鼓室内听小骨周围软组织样密度影。左侧听小骨局部可疑骨质吸收。左侧耳蜗、半规管大小及形态未见异常。左侧鼓室窦口未见明显扩大。左侧乳突窦房内见软组织密度影,未见骨质破坏。鼓室盖完整。

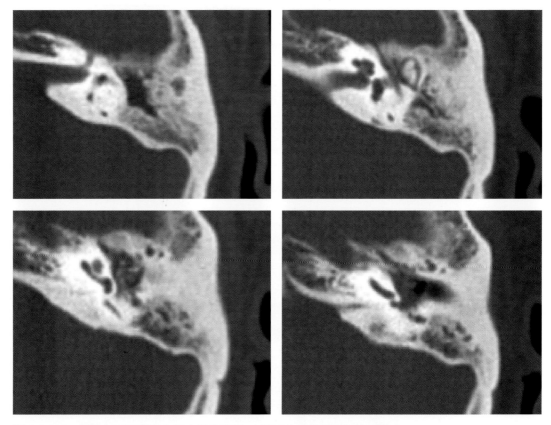

图 9-5-305　颞骨 HRCT 提示左侧中耳乳突炎,左侧听小骨局部可疑骨质吸收

3. **诊断**　左慢性化脓性中耳炎。

4. **术式**　耳内镜下左鼓室探查术 + 左鼓室成形 Ⅱ 型 + 人工听骨听力重建 + 耳屏软骨 - 软骨膜鼓膜修补。

5. **术中耳内镜下所见**

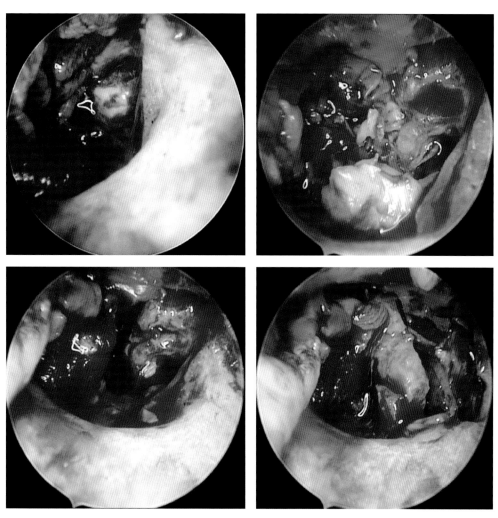

图 9-5-306　凿除上鼓室外侧壁,肉芽组织包绕听骨链,予以清除

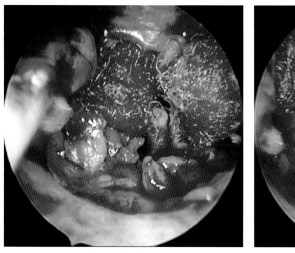
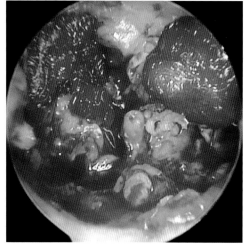

图 9-5-307　清除后鼓室肉芽及水肿黏膜组织

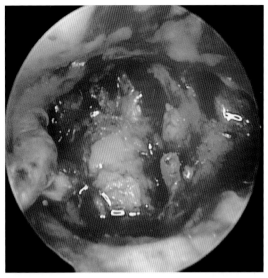

图 9-5-308　咽鼓管鼓室口肉芽组织予以清除

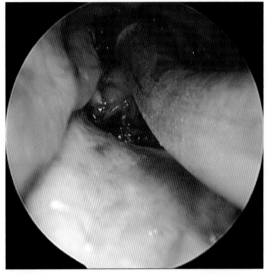

图 9-5-309　同期经鼓室口咽鼓管球囊扩张术

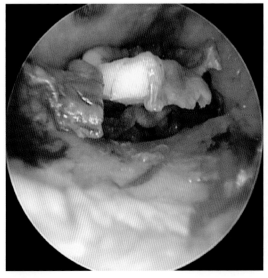

图 9-5-310　耳屏软骨 - 软骨膜鼓膜修补

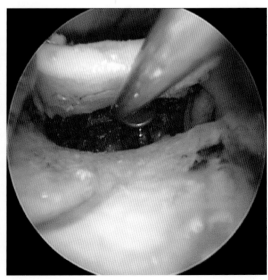

图 9-5-311　植入人工听骨 PORP

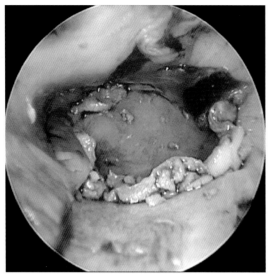

图 9-5-312　复位外耳道皮肤 - 鼓膜瓣

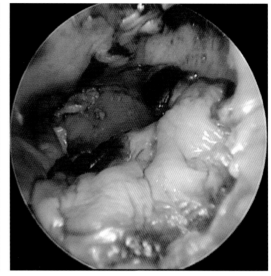

图 9-5-313　上鼓室外侧壁重建

6. 术后检查结果

（1）术后 3 个月复查纯音测听：左耳中重度混合性听力损失，500、1 000、2 000、4 000Hz 平均气导听阈为 62dB HL。平均气 - 骨导差（A-B gap）为 17.5dB HL。

（2）术后耳内镜检查：①术后 1 周耳内镜下见左鼓膜移植物完整；②术后 20 天耳内镜下见左移植皮瓣变白液化坏死，予以剪除表面坏死皮瓣；③术后 1 个月左鼓膜移植物完整，生长良好。

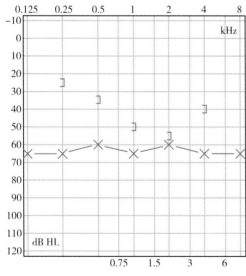

图 9-5-314　术后 3 个月复查纯音测听提示左耳中重度混合性听力损失

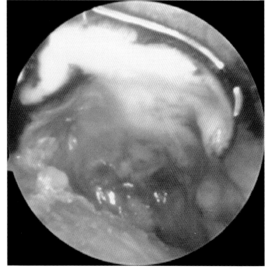

图 9-5-315　术后 1 周耳内镜下见左鼓膜移植物完整

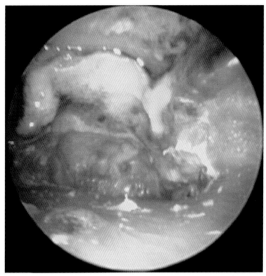
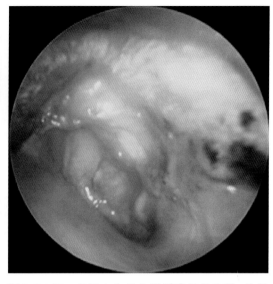

图 9-5-316　术后 20 天耳内镜下见左移植皮瓣变　　图 9-5-317　术后 1 个月左鼓膜移植物完整，生长
　　　　　　白液化坏死，予以剪除表面坏死皮瓣　　　　　　　　　　良好

病例三十一　耳内镜下右鼓室探查术 + 右鼓室成形 Ⅱ 型 + 人工听骨听力重建 + 耳屏软骨 - 软骨膜鼓膜修补

1. **病史**　男，39 岁，右耳反复流脓伴听力下降半年余，脓液为淡黄色液体，伴有豆腐渣样物，量少，偶有右耳闷塞感，无伴耳鸣，无发热、眩晕、视物旋转，外院就诊予以抗感染、滴耳液滴耳等对症支持治疗后症状可好转，后症状反复发作，听力逐渐下降，小声说话能听清。

2. **术前检查结果**

（1）纯音测听：右耳轻度传导性听力损失，500、1 000、2 000、4 000Hz 平均气导听阈为 34dB HL。平均气 - 骨导差（A-B gap）为 27.5dB HL。

（2）耳内镜下见右鼓膜松弛部内陷，鼓膜紧张部菲薄，伴钙化灶形成。

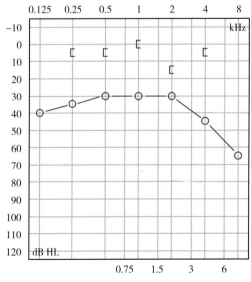
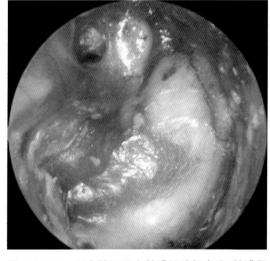

图 9-5-318　右耳纯音测听结果提示轻度传导性听　　图 9-5-319　耳内镜下见右鼓膜松弛部内陷，鼓膜紧
　　　　　　力损失　　　　　　　　　　　　　　　　　　　　张部菲薄，伴钙化灶形成

（3）术前颞骨 HRCT：见右侧中耳腔内小条片状软组织样密度影。右侧听骨链大小及形态未见异常。右侧耳蜗、半规管大小及形态未见异常。右侧鼓室窦口未见明显扩大。右侧乳突呈气化型，其内未见异常密度影，蜂房骨质未见破坏。鼓室盖完整。

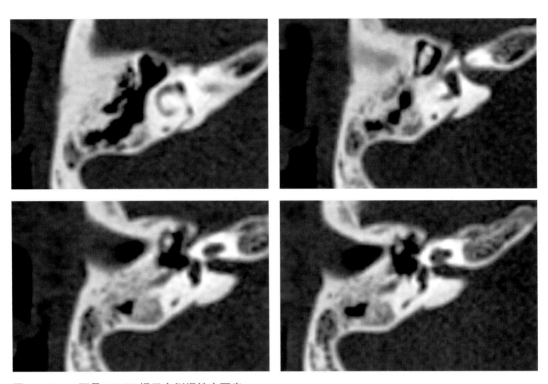

图 9-5-320　颞骨 HRCT 提示右侧慢性中耳炎

3. **诊断**　右慢性化脓性中耳炎。

4. **术式**　耳内镜下右鼓室探查术 + 右鼓室成形 Ⅱ 型 + 人工听骨听力重建 + 耳屏软骨 - 软骨膜鼓膜修补。

5. **术中耳内镜下所见**

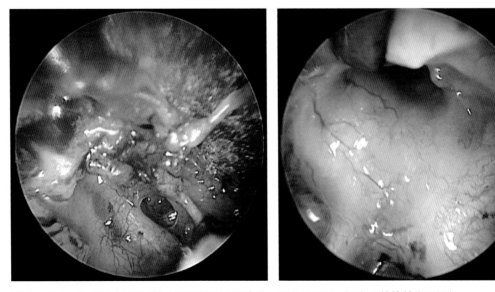

图 9-5-321　肉芽及水肿黏膜包绕听骨链，予以清除　图 9-5-322　探查咽鼓管鼓室口通畅

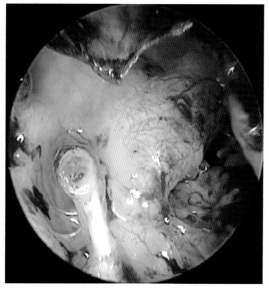

图 9-5-323　探查镫骨足板活动度良好,两窗功能完整

图 9-5-324　耳屏软骨 - 软骨膜鼓膜修补

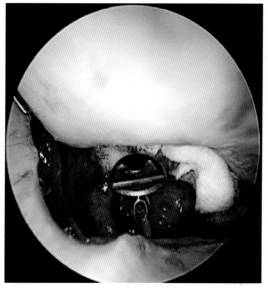

图 9-5-325　人工听骨 PORP 调整,固定

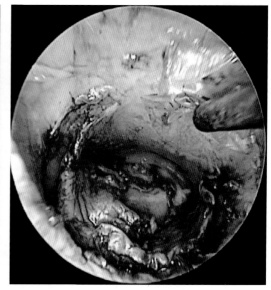

图 9-5-326　复位外耳道皮肤 - 鼓膜瓣

6. 术后检查结果

（1）术后 3 个月复查纯音测听:右耳轻度传导性听力损失,500、1 000、2 000、4 000Hz 平均气导听阈为 29dB HL。平均气 - 骨导差（A-B gap）为 22.5dB HL。

（2）术后耳内镜检查:①术后 1 周耳内镜下见右鼓膜移植物稍内陷;②术后 1 个月耳内镜下见右鼓膜移植物完整,生长良好;③术后 3 个月耳内镜下见右术腔上皮化良好,鼓膜移植物完整,生长良好。

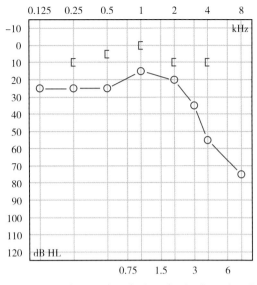

图 9-5-327　术后 3 个月复查纯音测听提示右耳轻度传导性听力损失

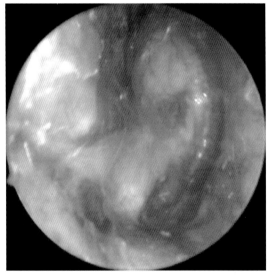

图 9-5-328　术后 1 周耳内镜下见右鼓膜移植物稍内陷

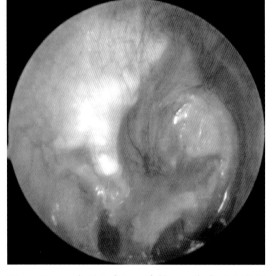

图 9-5-329　术后 1 个月耳内镜下见右鼓膜移植物完整,生长良好

图 9-5-330　术后 3 个月耳内镜下见右术腔上皮化良好,鼓膜移植物完整,生长良好

病例三十二　耳内镜下右鼓室探查术 + 右鼓室成形Ⅱ型 + 人工听骨听力重建 + 耳屏软骨 - 软骨膜鼓膜修补

1. **病史**　女,21 岁,双耳流脓伴听力下降 15 年余,脓液色黄,味臭,量不多,无伴白色豆腐渣样物。伴左耳闷塞感,无耳鸣、耳痛,无头晕、头痛。外院予以"滴耳、服药"等对症支持治疗后流脓症状改善,听力未有明显改善。后患者逐渐出现双耳阵发性耳鸣,安静时明显。2 年前耳鸣加重,夜间睡眠受耳鸣影响,偶有头晕,"强声刺激"时可诱发,不伴天旋地转感,无恶心、呕吐。

2. **术前检查结果**

（1）纯音测听:右耳中度传导性听力损失,500、1 000、2 000、4 000Hz 平均气导听阈为54dB HL。平均气 - 骨导差（A-B gap）为 45dB HL。

（2）耳内镜下见右鼓膜完整,增厚明显,可见多量毛细血管,未见穿孔、流脓。

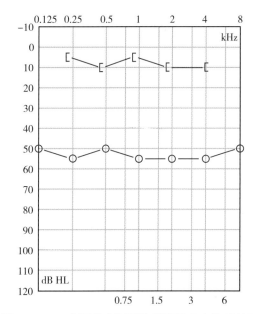

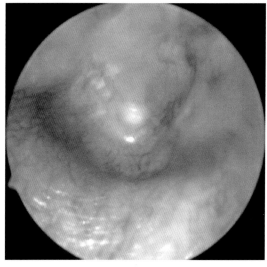

图 9-5-331　右耳纯音测听结果提示中度传导性听　　图 9-5-332　耳内镜下见右鼓膜完整,增厚明显,可
　　　　　　　　力损失　　　　　　　　　　　　　　　　　　　　　　　见多量毛细血管,未见穿孔、流脓

3. **诊断**　右鼓室硬化。

4. **术式**　耳内镜下右鼓室探查术 + 右鼓室成形 II 型 + 人工听骨听力重建 + 耳屏软骨 - 软骨膜鼓膜修补。

5. **术中耳内镜下所见**

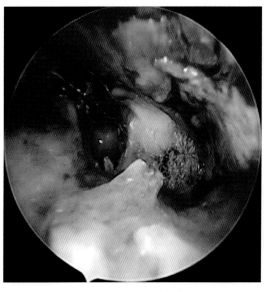

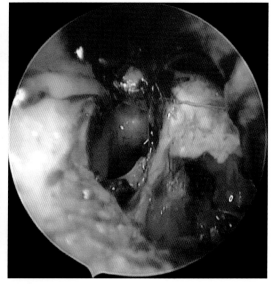

图 9-5-333　掀开外耳道皮肤 - 鼓膜瓣,探查见砧骨表面大量硬化灶,予以清除

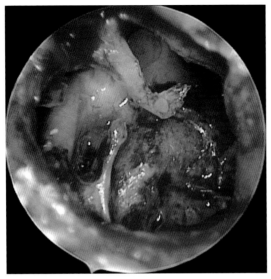

图 9-5-334 探查听骨链活动度良好,两窗功能完整

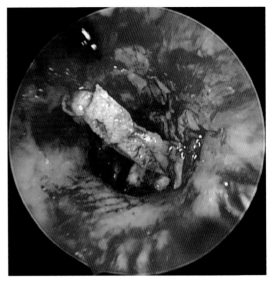

图 9-5-335 耳屏软骨 - 软骨膜鼓膜修补

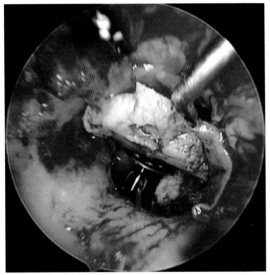

图 9-5-336 植入人工听骨 PORP

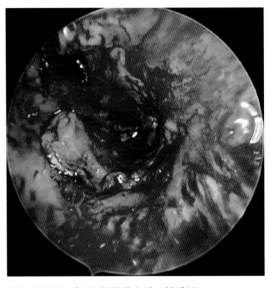

图 9-5-337 复位外耳道皮肤 - 鼓膜瓣

6. 术后检查结果

（1）术后 3 个月复查纯音测听:右耳轻度传导性听力损失,500、1 000、2 000、4 000Hz 平均气导听阈为 27dB HL。平均气 - 骨导差(A-B gap)为 14dB HL。

（2）术后耳内镜:①术后 1 周耳内镜下见右鼓膜移植物完整;②术后 1 个月耳内镜下见右术腔上皮化良好,鼓膜移植物完整,生长良好。

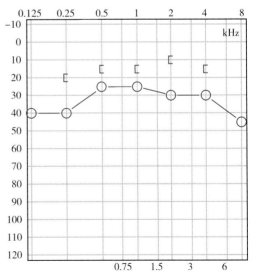

图 9-5-338 术后3个月复查纯音测听提示右耳轻度传导性听力损失

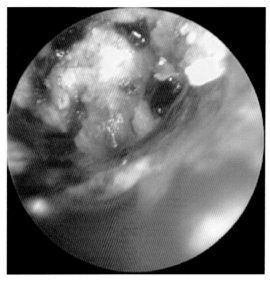 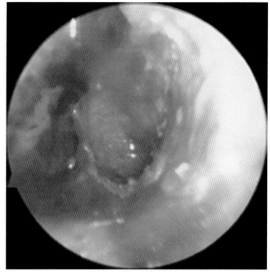

图 9-5-339　术后 1 周耳内镜下见右鼓膜移植物　　图 9-5-340　术后 1 个月耳内镜下见右术腔上皮化
　　　　　　完整　　　　　　　　　　　　　　　　　　　　　　良好,鼓膜移植物完整,生长良好

病例三十三　耳内镜下右鼓室探查术 + 右鼓室成形Ⅱ型 + 人工听骨听力重建 + 耳屏软骨 - 软骨膜鼓膜修补

1. **病史**　女,45 岁,双耳反复流脓 10 个月,伴右耳耳鸣 2 个月。经治疗后(具体不详)好转,未再行详细诊治。近 2 个月来右耳耳鸣,呈嗡嗡声,对生活无明显影响,听力未觉明显下降,发作较频繁。

2. **术前检查结果**

(1)纯音测听:右耳轻度传导性听力损失,500、1 000、2 000、4 000Hz 平均气导听阈为 39dB HL。平均气 - 骨导差(A-B gap)为 21dB HL。

(2)耳内镜下见右鼓膜紧张部穿孔,残余鼓膜可见大量钙化斑,鼓室干洁。

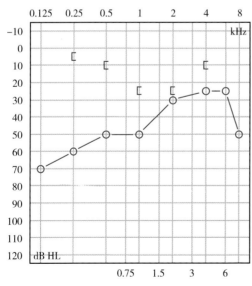 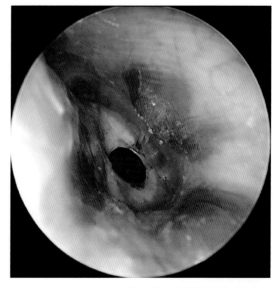

图 9-5-341　右耳纯音测听结果提示轻度传导性听　图 9-5-342　耳内镜下见右鼓膜紧张部穿孔,残余鼓
　　　　　　力损失　　　　　　　　　　　　　　　　　　　　膜可见大量钙化斑,鼓室干洁

（3）术前颞骨 HRCT：见右侧鼓室内少许软组织样密度影，其内密度均匀。右侧听骨链大小及形态未见异常。右侧乳突气化欠佳，其内可见少许软组织样密度影。

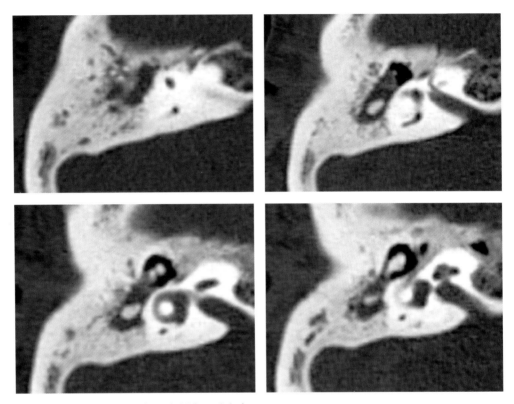

图 9-5-343　颞骨 HRCT 提示右侧中耳乳突炎

3. **诊断**　右鼓室硬化。

4. **术式**　耳内镜下右鼓室探查术 + 右鼓室成形 Ⅱ 型 + 人工听骨听力重建 + 耳屏软骨 - 软骨膜鼓膜修补。

5. **术中耳内镜下所见**

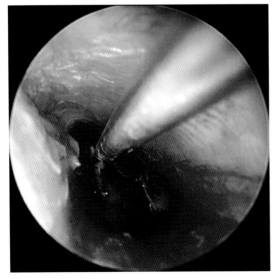

图 9-5-344　制作新鲜移植床

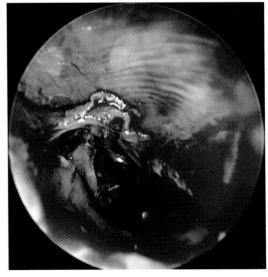

图 9-5-345　掀开外耳道皮肤 - 鼓膜瓣

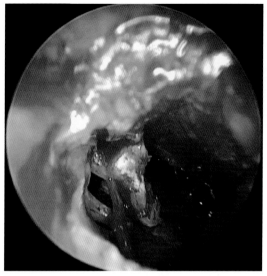

图 9-5-346　听骨链表面少许硬化灶,予以清除

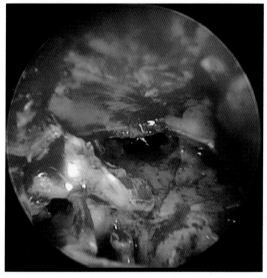

图 9-5-347　探查咽鼓管鼓室口通畅

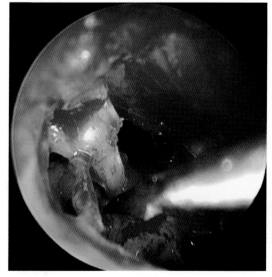

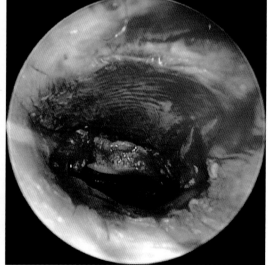

图 9-5-348　探查听骨链活动度良好,两窗功能完整　　图 9-5-349　耳屏软骨 - 软骨膜鼓膜修补

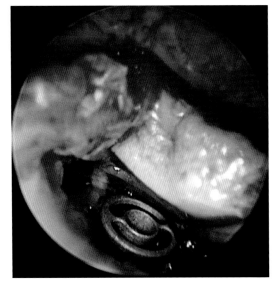

图 9-5-350 植入人工听骨 PORP

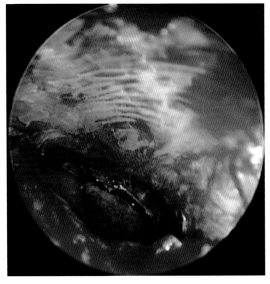

图 9-5-351 复位外耳道皮肤 - 鼓膜瓣

6. 术后检查结果 术后 3 个月复查纯音测听示右耳轻度传导性听力损失,500、1 000、2 000、4 000Hz 平均气导听阈为 24dB HL。平均气 - 骨导差(A-B gap)为 11dB HL。

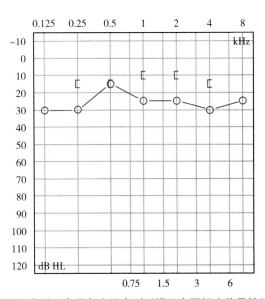

图 9-5-352 术后 3 个月复查纯音测听提示右耳轻度传导性听力损失

病例三十四 耳内镜下右鼓室探查术 + 右鼓室成形Ⅱ型 + 人工听骨听力重建 + 耳屏软骨 - 软骨膜鼓膜修补

1. 病史 女性,32 岁,双耳进行性听力下降 20 余年,加重半年,右侧为甚。伴耳鸣、耳闷塞感,无眩晕,收入院。

2. 术前检查结果

(1)纯音测听:右耳重度混合性听力损失,500、1 000、2 000、4 000Hz 平均气导听阈为 78dB HL。平均气 - 骨导差(A-B gap)为 26B HL。

（2）耳内镜下见右鼓膜完整，中央菲薄，见大量钙化斑，标志不清。

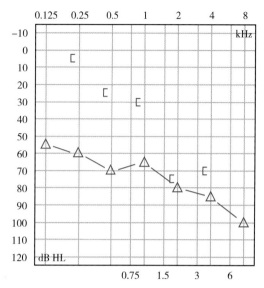

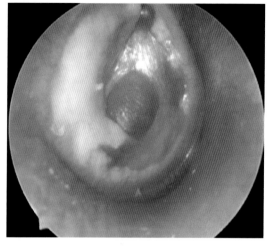

图 9-5-353 右耳纯音测听结果提示重度混合性听力损失

图 9-5-354 耳内镜下见鼓膜完整，四周见钙化斑，标志不清

（3）术前颞骨 HRCT：见右侧听骨链大小及形态未见异常。右侧耳蜗、半规管大小及形态未见异常。右侧鼓室窦口缩小。右侧乳突呈板障型，右侧中耳乳突内见斑片状软组织密度影，并可见小斑片状高密度影。右侧内耳道对称无扩大。

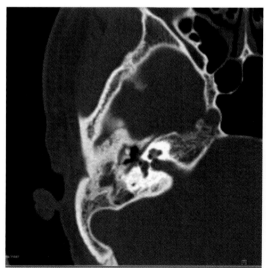

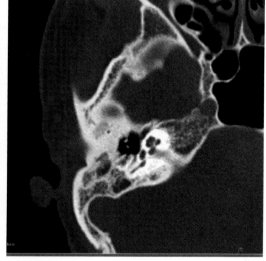

图 9-5-355 颞骨 HRCT 提示右侧乳突呈板障型，右侧中耳乳突内软组织密度填充并见骨化

3. **诊断** 双侧慢性化脓性中耳炎，双侧鼓室硬化。

4. **术式** 耳内镜下右鼓室探查术 + 右鼓室成形 Ⅱ 型 + 人工听骨听力重建 + 耳屏软骨 - 软骨膜鼓膜修补。

5. 术中耳内镜下所见

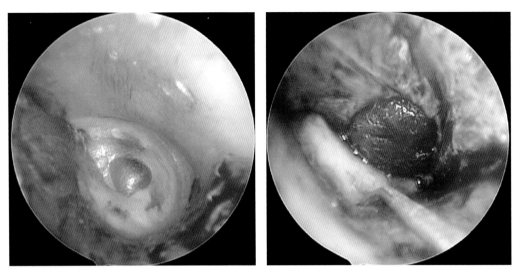

图 9-5-356　制作外耳道皮肤 - 鼓膜瓣,向下牵拉至纤维鼓环处

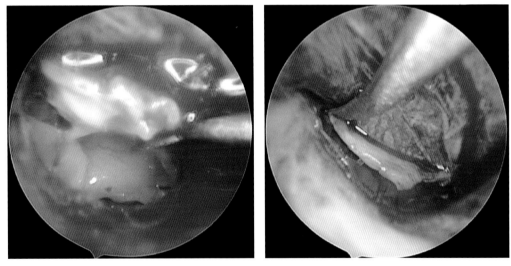

图 9-5-357　去除鼓膜硬化灶

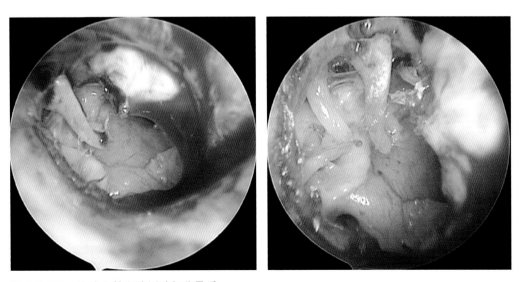

图 9-5-358　凿除上鼓室外侧壁部分骨质

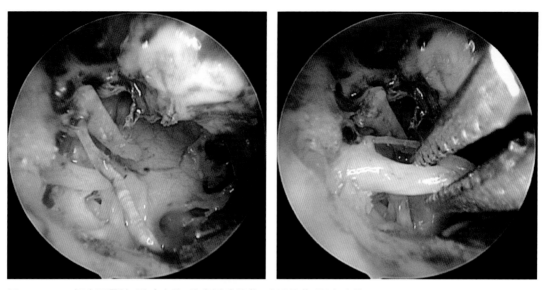

图 9-5-359　探查听骨链,活动度差,分离锤砧关节、砧镫关节,取出砧骨

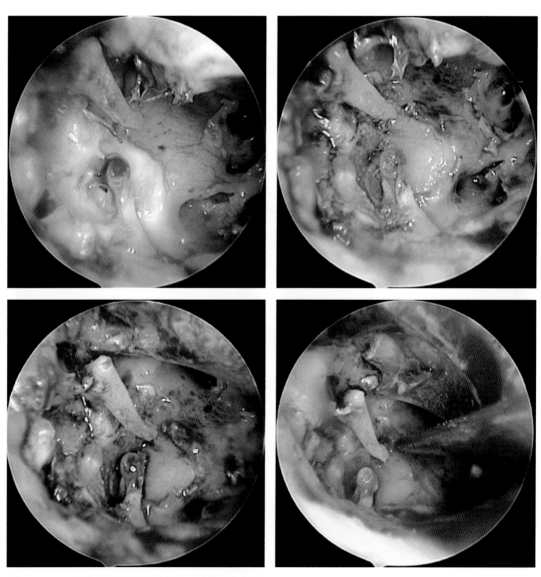

图 9-5-360　探查镫骨足板活动度好,两窗功能完整

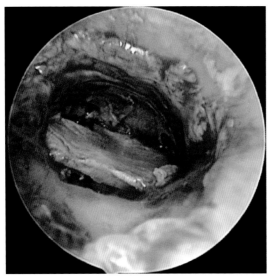

图 9-5-361　耳屏软骨 - 软骨膜鼓膜修补

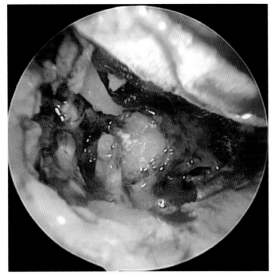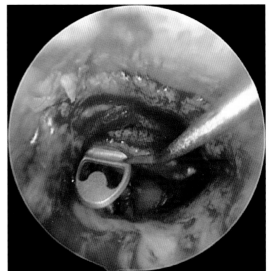

图 9-5-362　植入人工听骨 PORP

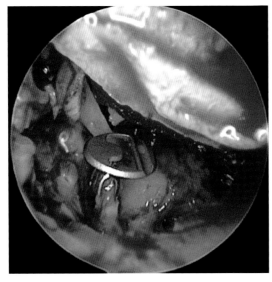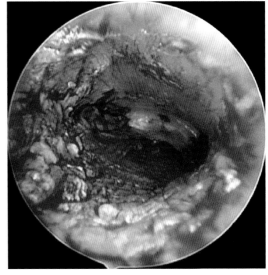

图 9-5-363　调整位置, 固定、复位外耳道皮肤 - 鼓膜瓣

6. 术后检查结果

（1）术后 3 个月复查纯音测听：右耳中重度混合性听力损失，500、1 000、2 000、4 000Hz 平均气导听阈为 61dB HL。平均气 - 骨导差（A-B gap）为 27dB HL。

（2）术后耳内镜检查：①术后 1 周，耳内镜下见右鼓膜移植物完整；②术后半年，耳内镜下见右鼓膜移植物完整，愈合良好。

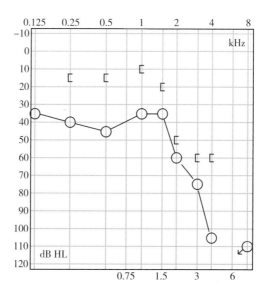

图 9-5-364　术后 3 个月复查纯音测听提示右耳中重度混合性听力损失，平均 A-B gap 为 27dB HL

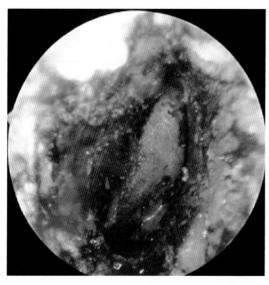

图 9-5-365　术后 7 天耳内镜下见鼓膜移植物完整

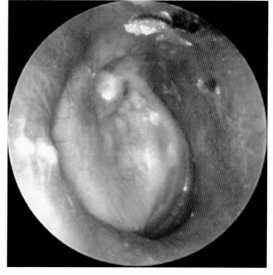

图 9-5-366　术后半年耳内镜下见右鼓膜移植物完整，愈合良好

病例三十五　耳内镜下左鼓室探查术 + 左鼓室成形 Ⅱ 型 + 人工听骨听力重建 + 耳屏软骨 - 软骨膜鼓膜修补

1. 病史　女性，16 岁，双耳反复流脓 3 年余，干耳 1 年。偶伴右耳鸣、耳痛、耳闷塞感，无眩晕、发热。1 年前外院多次予以抗感染治疗，上述症状反复发作，遂收入院。

2. 术前检查结果

（1）纯音测听：左耳中度混合性听力损失，500、1 000、2 000、4 000Hz 平均气导听阈为 56dB HL。平均气 - 骨导差（A-B gap）为 27.5dB HL。

（2）耳内镜下见左鼓膜中央型大穿孔，四周见钙化斑，鼓室未见异常分泌物。

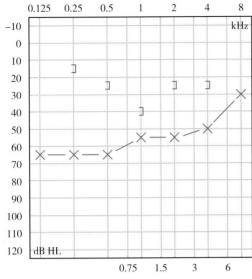

图 9-5-367　左耳纯音测听结果提示中度混合性听力损失

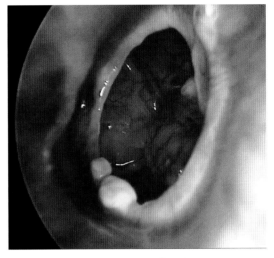

图 9-5-368　耳内镜下见左鼓膜大穿孔

（3）术前颞骨 HRCT：见左侧鼓室内未见异常密度影，鼓室壁骨质未见异常。左侧听骨链大小及形态未见异常。左侧耳蜗、半规管大小及形态未见异常。左侧鼓室窦口未见明显扩大。左侧乳突气化不佳，乳突骨质密度增高。鼓室盖完整。左侧内耳道对称无扩大。

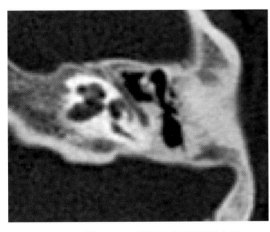
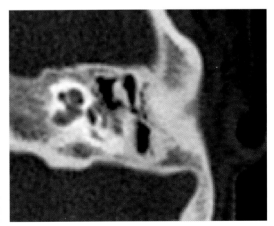

图 9-5-369　颞骨 HRCT 提示左侧慢性乳突炎

3. **诊断**　双侧慢性化脓性中耳炎，双侧鼓室硬化。

4. **术式**　耳内镜下左鼓室探查术 + 左鼓室成形Ⅱ型 + 人工听骨听力重建 + 耳屏软骨 - 软骨膜鼓膜修补。

5. 术中耳内镜下所见

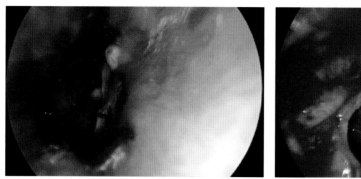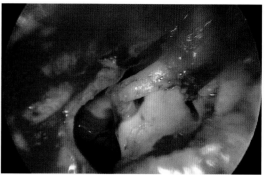

图 9-5-370　钩针清理残余鼓膜边缘硬化上皮，制作外耳道皮肤 - 鼓膜瓣

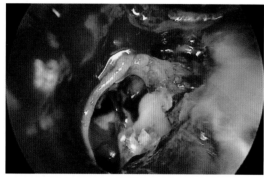

图 9-5-371　凿除上鼓室外侧壁部分骨质

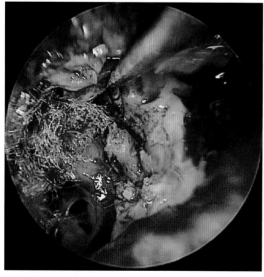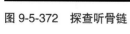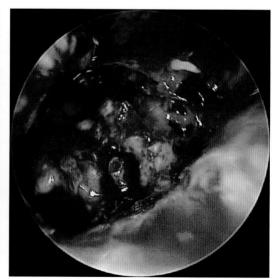

图 9-5-372　探查听骨链

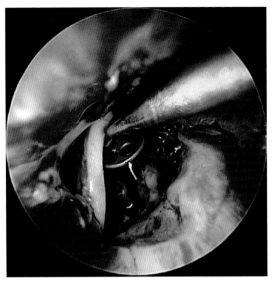
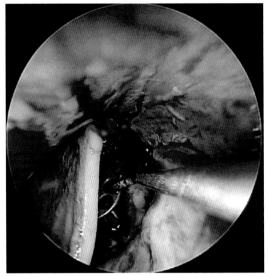

图 9-5-373　植入耳屏软骨 - 软骨膜,植入人工听骨 PORP

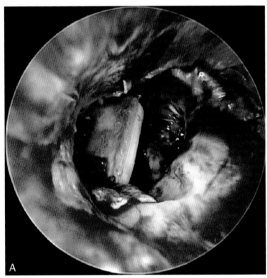
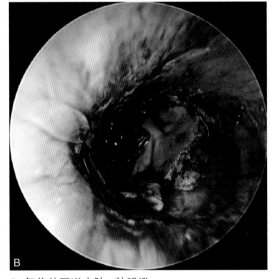

A. 调整、固定 PORP,耳屏软骨 - 软骨膜鼓膜修补　　　B. 复位外耳道皮肤 - 鼓膜瓣

图 9-5-374　固定 PORP,行耳屏软骨 - 软骨膜鼓膜修补后,复位外耳道皮肤 - 鼓膜瓣

6. 术后检查结果

（1）术后 3 个月复查纯音测听:左耳轻度感音神经性听力损失,500、1 000、2 000、4 000Hz 平均气导听阈为 28dB HL。平均气 - 骨导差（A-B gap）<10dB HL。

（2）术后耳内镜检查:术后 1 周耳内镜下见左鼓膜移植物完整。

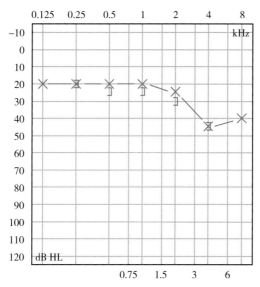

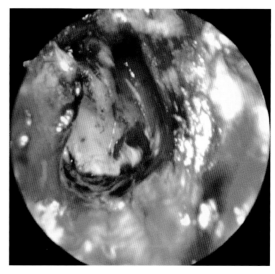

图 9-5-375　术后 3 个月复查纯音测听提示左耳轻度感音神经性听力损失

图 9-5-376　术后 1 周耳内镜下见左鼓膜移植物完整

病例三十六　耳内镜下右鼓室探查术 + 右鼓室成形 Ⅱ 型 + 人工听骨听力重建 + 耳屏软骨 - 软骨膜鼓膜修补

1. **病史**　女性,34 岁,双耳反复流脓伴听力下降 30 年,偶伴耳鸣、耳闷塞感、耳痛,无眩晕、头痛、发热。

2. **术前检查结果**

（1）纯音测听:右耳中度传导性听力损失,500、1 000、2 000、4 000Hz 平均气导听阈为 51dB HL。平均气 - 骨导差（A-B gap）为 40dB HL。

（2）耳内镜下见右鼓膜紧张部中央型大穿孔,大小约 4mm×5mm,鼓膜充血,边缘处钙化斑形成,鼓室内尚干洁。

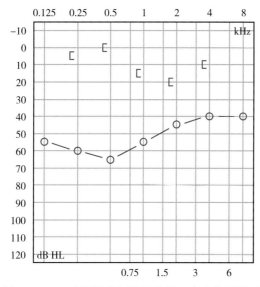

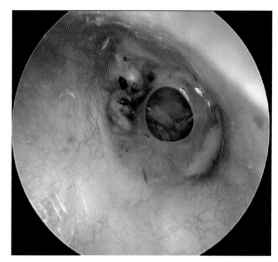

图 9-5-377　右耳纯音测听结果提示中度传导性听力损失

图 9-5-378　耳内镜下见右鼓膜紧张部中央型大穿孔,大小约 4mm×5mm

（3）术前颞骨 HRCT：见右侧中耳腔内软组织密度影充填，听小骨周围明显。右侧听骨链周围少许骨质吸收，右侧内耳道未见扩大，右侧耳蜗、半规管形态未见异常。右侧骨窦扩大，见软组织影充填。右侧乳突呈板障型，右侧乳突内见软组织密度影充填，乳突气房骨质未见破坏。右侧鼓室盖未见破坏。

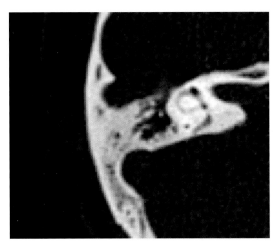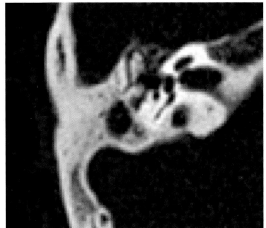

图 9-5-379　颞骨 HRCT 提示右侧中耳、乳突炎，听骨链表面少许骨质吸收，内耳未见明确异常

3. **诊断**　双侧慢性化脓性中耳炎，双侧鼓室硬化。

4. **术式**　耳内镜下右鼓室探查术 + 右鼓室成形 II 型 + 人工听骨听力重建 + 耳屏软骨 - 软骨膜鼓膜修补。

5. **术中耳内镜下所见**

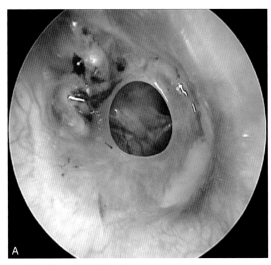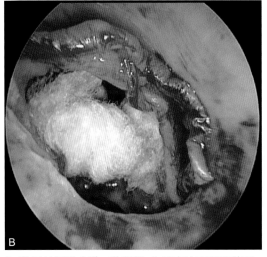

A. 耳内镜下见鼓膜穿孔　　　　　　　　　B. 掀开外耳道皮肤 - 鼓膜瓣，向下牵拉至纤维鼓环

图 9-5-380　制作外耳道皮肤 - 鼓膜瓣，向下牵拉至纤维鼓环

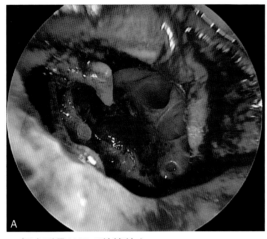

A. 探查听骨链及咽鼓管鼓室口　　　　　　B. 耳屏软骨 - 软骨膜鼓膜修补

图 9-5-381　探查听骨链及咽鼓管鼓室口。耳屏软骨 - 软骨膜鼓膜修补

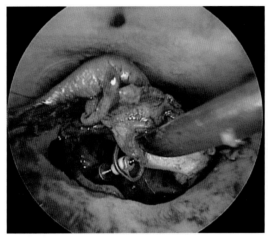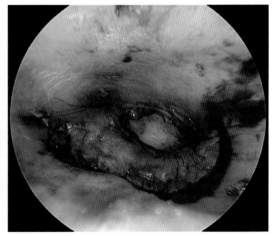

图 9-5-382　植入人工听骨 PORP，调整位置，固定　　图 9-5-383　复位外耳道皮肤 - 鼓膜瓣

6. 术后检查结果　①术后 1 周耳内镜下见右鼓膜移植物完整；②术后 1 个月耳内镜下见右鼓膜愈合良好。

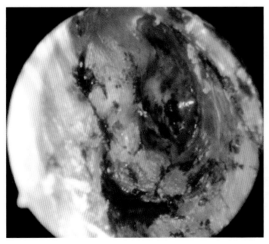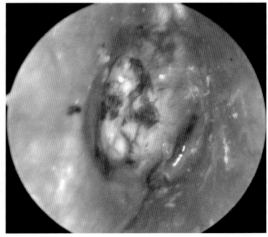

图 9-5-384　术后 1 周耳内镜下见右鼓膜移植物完整　　图 9-5-385　术后 1 个月耳内镜下见右鼓膜愈合良好

病例三十七　耳内镜下左鼓室探查术＋左鼓室成形Ⅱ型＋人工听骨听力重建＋耳屏软骨－软骨膜鼓膜修补＋上鼓室外侧壁重建

1. 病史　女,37 岁,双耳反复流脓、耳痛、听力下降伴耳闷塞感 6 个月余,左耳反复 2 个月余。脓液为淡黄色液体,无豆腐渣样物,量少,偶有双耳鸣,无发热、眩晕、视物旋转,一直未予重视,未治疗,双耳流脓可自行缓解,双耳听力逐渐下降,现大声说话才能听清。

2. 术前检查结果

（1）纯音测听:左耳中度传导性听力损失,500、1 000、2 000、4 000Hz 平均气导听阈为 52dB HL。平均气 - 骨导差（A-B gap）为 42.5dB HL。

（2）耳内镜下见左鼓膜紧张部中央型穿孔,鼓室湿润。

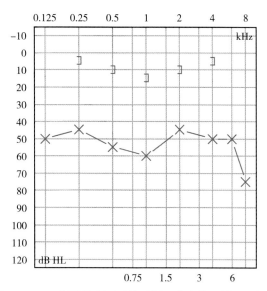

图 9-5-386　左耳纯音测听结果提示中度传导性听力损失

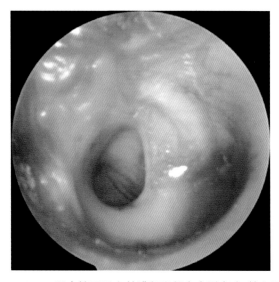

图 9-5-387　耳内镜下见左鼓膜紧张部中央型穿孔,鼓室湿润

（3）术前颞骨 HRCT:见左侧听小骨周围软组织影,鼓室壁骨质密度增高。左侧听小骨骨质吸收。左侧耳蜗、半规管大小及形态未见异常。左侧鼓室窦口缩小,左侧乳突呈混合

型,见软组织密度影填充,蜂房骨质未见破坏。左鼓室盖完整。左侧内耳道对称无扩大。

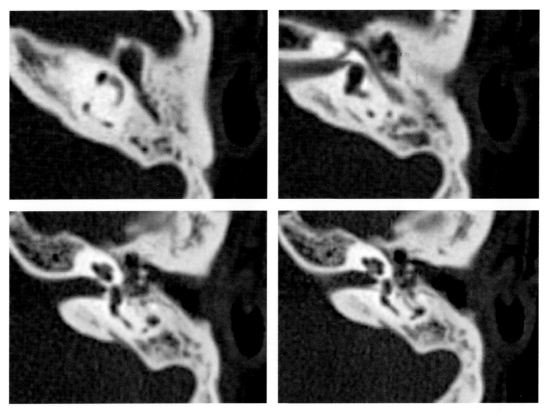

图 9-5-388　颞骨 HRCT 提示左侧中耳乳突炎

3. **诊断**　左慢性化脓性中耳炎(活动期)。

4. **术式**　耳内镜下左鼓室探查术 + 左鼓室成形 Ⅱ 型 + 人工听骨听力重建 + 耳屏软骨 - 软骨膜鼓膜修补 + 上鼓室外侧壁重建。

5. **术中耳内镜下所见**

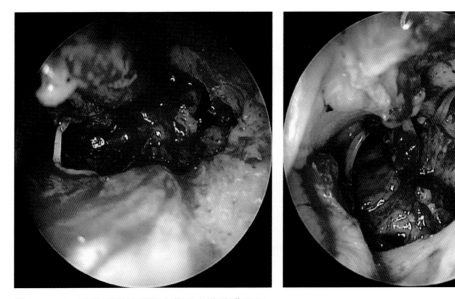

图 9-5-389　清除听骨链周围肉芽及水肿黏膜组织

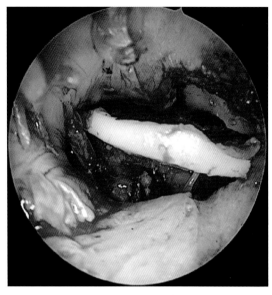

图 9-5-390　耳屏软骨 - 软骨鼓膜修补

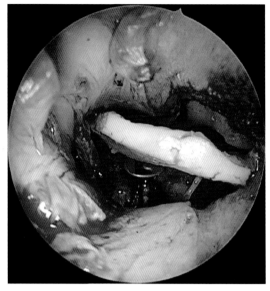

图 9-5-391　植入人工听骨 PORP

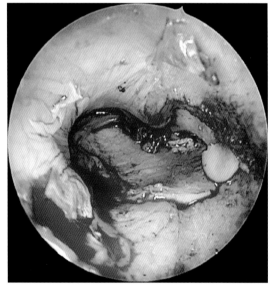

图 9-5-392　复位外耳道皮肤 - 鼓膜瓣

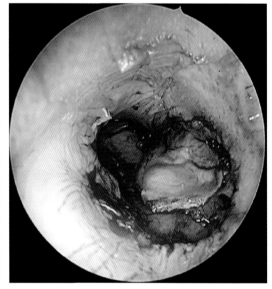

图 9-5-393　重建上鼓室外侧壁

6. 术后检查结果

（1）术后 3 个月复查纯音测听：左耳中度传导性听力损失，500、1 000、2 000、4 000Hz 平均气导听阈为 55dB HL。平均气 - 骨导差（A-B gap）为 46dB HL。

（2）术后耳内镜检查：①术后 1 周耳内镜下见左鼓膜移植物完整；②术后 2 个月耳内镜下见左鼓膜移植物完整，生长良好；③术后 4 个月耳内镜下见左术腔上皮化良好，鼓膜移植物完整，生长良好。

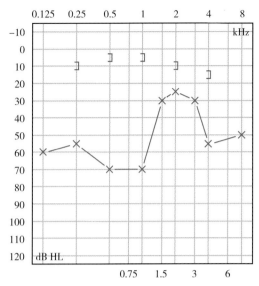

图 9-5-394　术后 3 个月复查纯音测听提示左耳中度传导性听力损失

图 9-5-395　术后 1 周耳内镜下见左鼓膜移植物完整

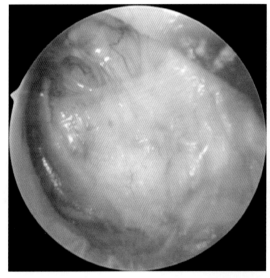

图 9-5-396　术后 2 个月耳内镜下见左鼓膜移植物完整,生长良好

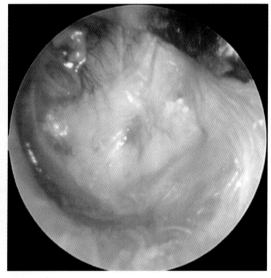

图 9-5-397　术后 4 个月耳内镜下见左术腔上皮化良好,鼓膜移植物完整,生长良好

病例三十八　耳内镜下右鼓室探查术 + 右鼓室成形 Ⅱ 型 + 人工听骨听力重建 + 耳屏软骨 - 软骨膜鼓膜修补

1. **病史**　男性,20 岁,右耳流脓伴听力下降 1 年余,偶伴耳痛,无耳鸣、眩晕。

2. **术前检查结果**

（1）纯音测听:右耳轻度传导性听力损失,500、1 000、2 000、4 000Hz 平均气导听阈为 34dB HL。平均气 - 骨导差（A-B gap）为 24dB HL。

（2）耳内镜下见右鼓膜边缘性可见 4mm×4mm 大小穿孔,残余鼓膜钙化斑形成,未见鼓室积液。

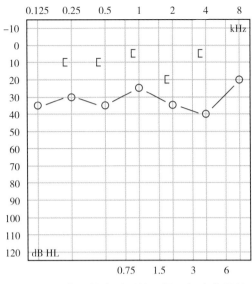

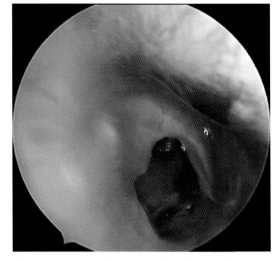

图 9-5-398　右耳纯音测听结果提示轻度传导性听力损失

图 9-5-399　耳内镜下见右鼓膜边缘性可见 4mm×4mm 穿孔,残余鼓膜钙化斑形成

（3）术前颞骨 HRCT：见右侧鼓膜稍增厚,右侧中耳、乳突腔内可见片状软组织样密度影。右侧听骨链大小及形态未见异常。右侧耳蜗、半规管大小及形态未见异常。右侧乳突内未见异常密度影。鼓室盖完整。右侧内耳道与左侧对称,无扩大。

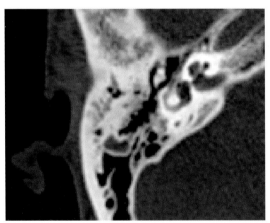

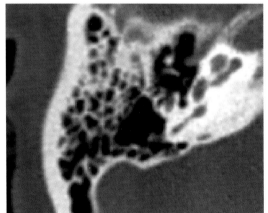

图 9-5-400　颞骨 HRCT 提示右侧中耳、乳突炎症,右侧鼓膜稍增厚,右侧听小骨未见明确异常

3. **诊断**　右慢性化脓性中耳炎。

4. **术式**　耳内镜下右鼓室探查术 + 右鼓室成形 Ⅱ 型 + 人工听骨听力重建 + 耳屏软骨 - 软骨膜鼓膜修补。

5. 术中耳内镜下所见

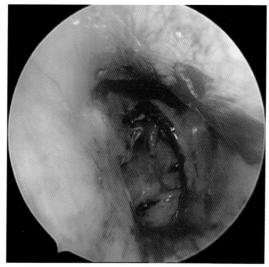

图 9-5-401　用钩针去除穿孔边缘硬化上皮,搔刮内侧黏膜,制作新鲜移植床

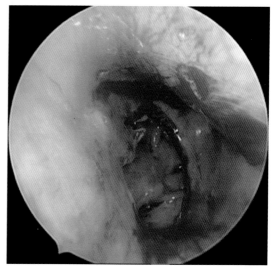

图 9-5-402　制作外耳道皮肤 - 鼓膜瓣,将其轻推向至纤维鼓环处

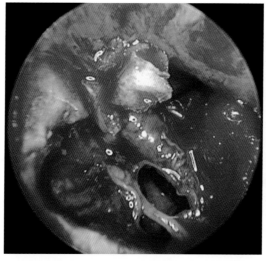

图 9-5-403　听骨链周围肉芽组织包裹,予以清理

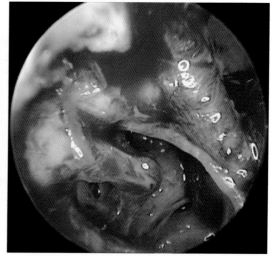

图 9-5-404　探查听骨链活动,活动度差

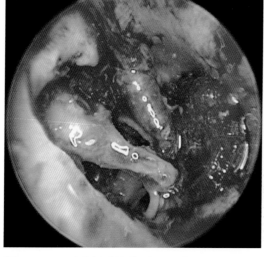

图 9-5-405　分离锤砧关节、砧镫关节,取出砧骨

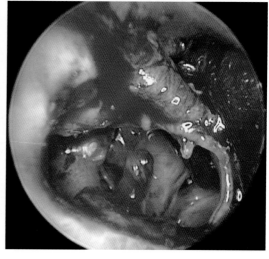

图 9-5-406　镫骨表面黏膜水肿

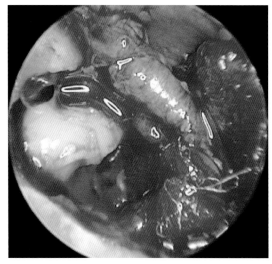

图 9-5-407　取出锤骨

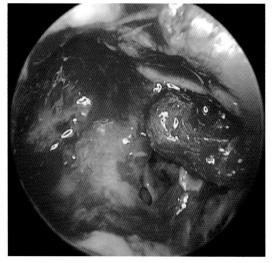

图 9-5-408　面神经局部黏膜水肿

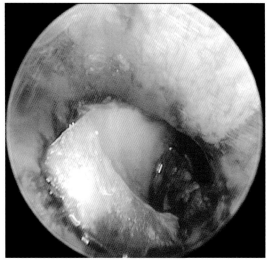

图 9-5-409　植入耳屏软骨 - 软骨膜修补鼓膜

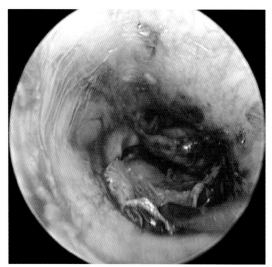

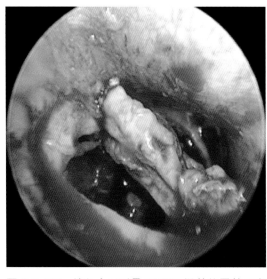

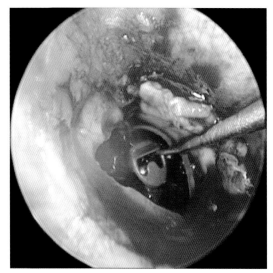

图 9-5-410　植入人工听骨 PORP,调整位置并固定

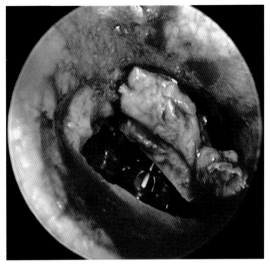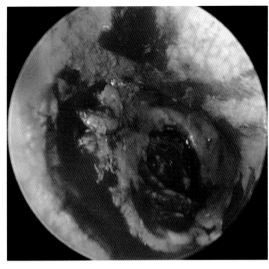

图 9-5-411　外耳道皮肤 - 鼓膜瓣复位

6. 术后检查结果

（1）纯音测听：右耳听力基本恢复正常，500、1 000、2 000、4 000Hz 平均气导听阈为 19dB HL。平均气 - 骨导差（A-B gap）<10dB HL。

（2）术后耳内镜：①术后 1 周耳内镜下见右鼓膜移植物完整；②术后 1 个月耳内镜下见右鼓膜愈合良好。

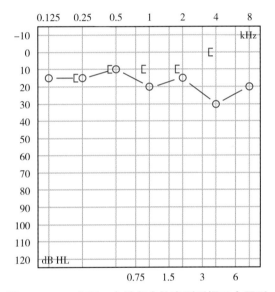

图 9-5-412　术后 3 个月复查纯音测听提示右耳听力基本恢复正常

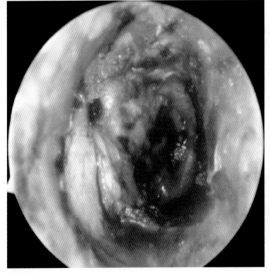

图 9-5-413　术后 1 周耳内镜下见右鼓膜移植物完整

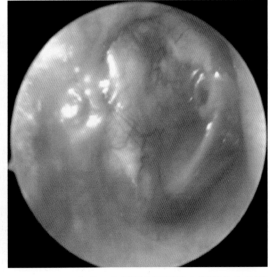

图 9-5-414　术后 1 个月耳内镜下见右鼓膜愈合良好

病例三十九　耳内镜下右鼓室探查术 + 右鼓室成形Ⅱ型 + 人工听骨听力重建 + 耳屏软骨 - 软骨膜鼓膜修补

1. **病史**　女性,60 岁,右耳反复流脓伴听力下降 10 余年,加重 2 年,无耳鸣、耳闷塞感、耳痛,无发热、眩晕。外院多次予以抗感染、滴耳液滴耳等对症治疗,症状反复发作,收入院。

2. **术前检查结果**

(1) 纯音测听:右耳中度传导性听力损失,500、1 000、2 000、4 000Hz 平均气导听阈为 65dB HL。平均气 - 骨导差(A-B gap)为 51dB HL。

(2) 耳内镜下见右鼓膜前下象限紧张部中央型大穿孔,见外耳道真菌及分泌物。

(3) 术前颞骨 HRCT:见右侧鼓膜稍增厚,右侧中耳、乳突腔内可见片状软组织样密度影。右侧听骨链大小及形态未见异常。右侧耳蜗、半规管大小及形态未见异常。右侧乳突呈气化型,其内未见异常密度影。鼓室盖完整。右侧内耳道与左侧对称,无扩大。

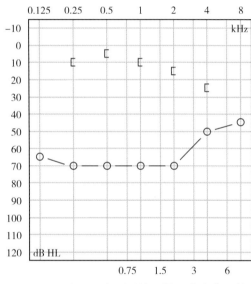

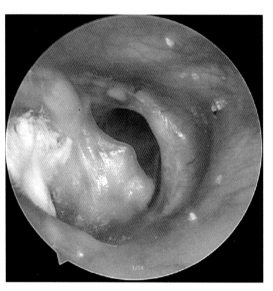

图 9-5-415　右耳纯音测听结果提示中度传导性听力损失

图 9-5-416　耳内镜下见右鼓膜前下象限紧张部中央型穿孔

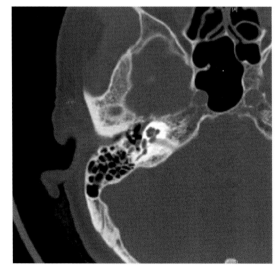

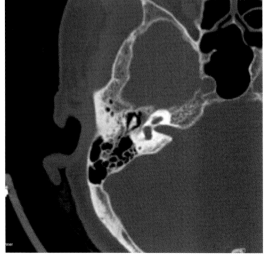

图 9-5-417　右侧鼓膜稍增厚,右侧中耳、乳突腔内可见片状软组织样密度影

3. **诊断**　右慢性化脓性中耳炎。

4. **术式**　耳内镜下右鼓室探查术 + 右鼓室成形 II 型 + 人工听骨听力重建 + 耳屏软骨 - 软骨膜鼓膜修补。

5. **术中耳内镜下所见**

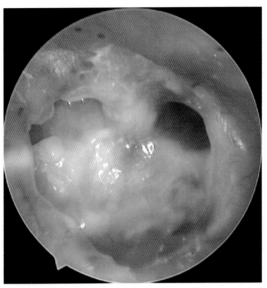

图 9-5-418　清理外耳道真菌

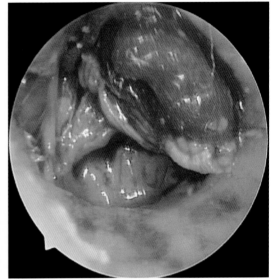

图 9-5-419　制作外耳道皮肤 - 鼓膜瓣

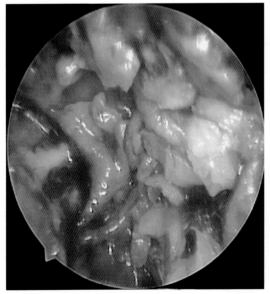

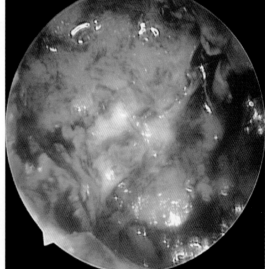

图 9-5-420　凿除上鼓室外侧壁部分骨质,见听骨链周围大量肉芽组织包裹

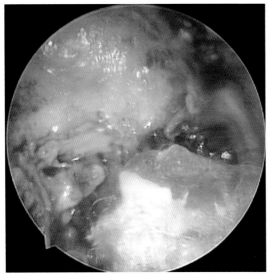

图 9-5-421　去除被肉芽组织包裹的锤骨、砧骨

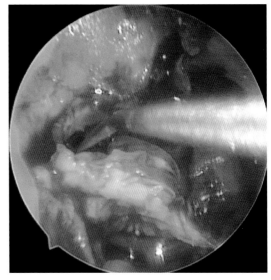

图 9-5-422　耳屏软骨 - 软骨膜修补鼓膜

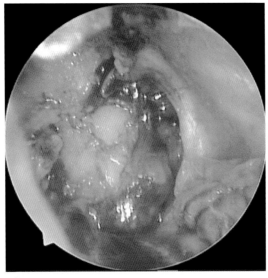

图 9-5-423　探查咽鼓管鼓口,通畅

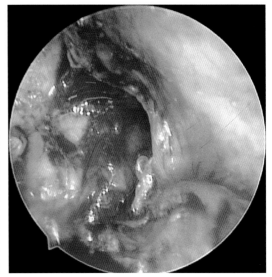

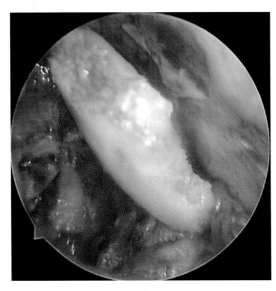

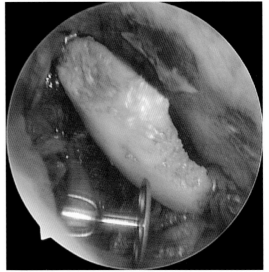

图 9-5-424　植入人工听骨 PORP

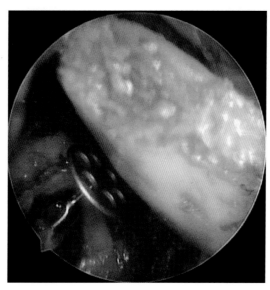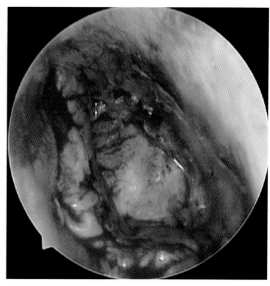

图 9-5-425　调整位置,固定,探查听骨链活动可,外耳道皮肤 - 鼓膜瓣复位

6. 术后检查结果　①术后 1 周耳内镜下见右鼓膜移植物完整;②术后 1 个月耳内镜下见右鼓膜愈合良好。

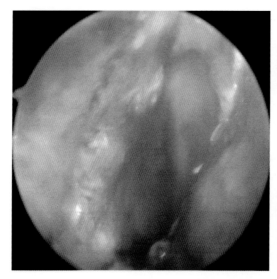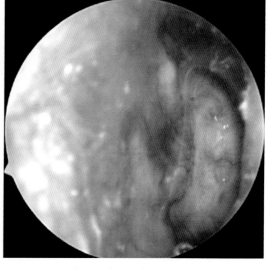

图 9-5-426　术后 1 周耳内镜下见右鼓膜移植物完整　　图 9-5-427　术后 1 个月耳内镜下见右鼓膜愈合良好

病例四十　耳内镜下双鼓室探查术 + 右鼓室成形Ⅰ型 + 左鼓室成形Ⅱ型 + 左人工听骨听力重建 + 双耳屏软骨 - 软骨膜鼓膜修补 + 左上鼓室外侧壁重建

1. 病史　女,64 岁,双耳反复流脓伴听力下降 30 余年,经治疗后好转,之后反复出现耳流脓,伴听力下降,未彻底治疗。

2. 术前检查结果

(1)纯音测听:

右耳中重度混合性听力损失,500、1 000、2 000、4 000Hz 平均气导听阈 64dB HL。平均气 - 骨导差(A-B gap)37.5dB HL。

左耳中重度混合性听力损失,500、1 000、2 000、4 000Hz平均气导听阈为60dB HL。平均气 - 骨导差(A-B gap)为36dB HL。

(2)耳内镜下见双侧鼓膜紧张部大穿孔,残余鼓膜增厚,鼓室湿润。

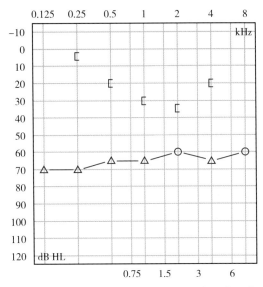 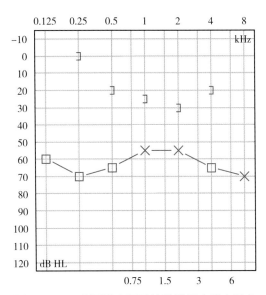

图9-5-428 右耳纯音测听结果提示中重度混合性听力损失

图9-5-429 左耳纯音测听结果提示中重度混合性听力损失

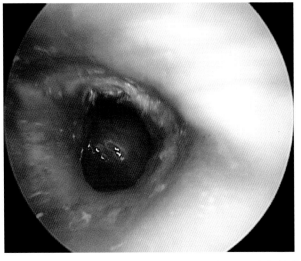 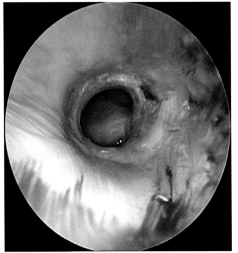

图9-5-430 耳内镜下见双侧鼓膜紧张部大穿孔,残余鼓膜增厚,鼓室湿润

(3)术前颞骨HRCT:见双侧乳突硬化,乳突气房密度明显增高,黏膜增厚,中耳鼓室黏膜增厚,听小骨结构大致正常,未见骨质破坏,鼓窦入口及乳突气房骨质结构未见明显异常。

3. **诊断** 双侧慢性化脓性中耳炎。

4. **术式** 耳内镜下双鼓室探查术 + 右鼓室成形Ⅰ型 + 左鼓室成形Ⅱ型 + 左人工听骨听力重建 + 双耳屏软骨 - 软骨膜鼓膜修补 + 左上鼓室外侧壁重建。

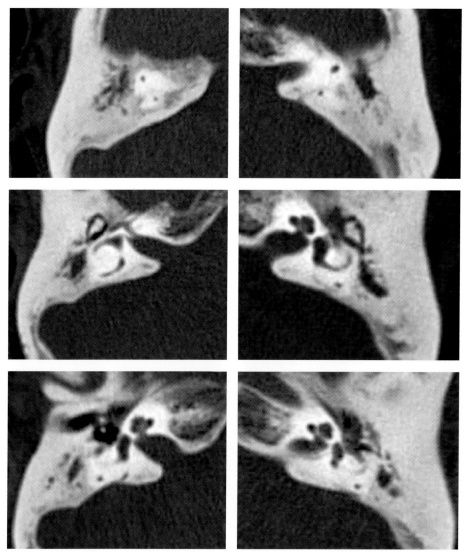

图 9-5-431　颞骨 HRCT 提示双侧慢性中耳乳突炎

5. 术中耳内镜下所见

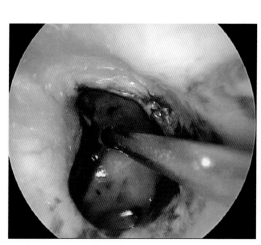

图 9-5-432　制作新鲜移植床

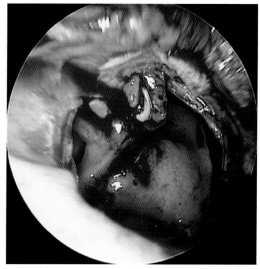

图 9-5-433　掀开外耳道皮肤 - 鼓膜瓣

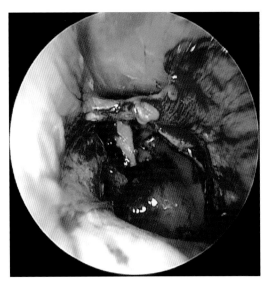 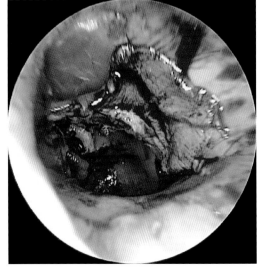

图 9-5-434　清理听骨链表面肉芽及水肿黏膜组织,探查听骨链活动度良好,两窗功能完整

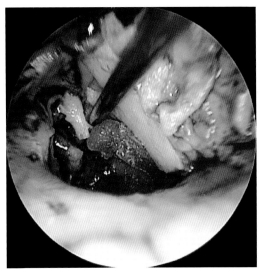 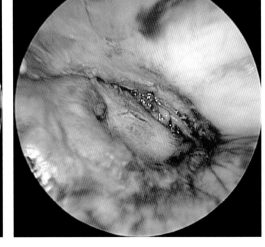

图 9-5-435　右耳屏软骨 - 软骨膜鼓膜修补

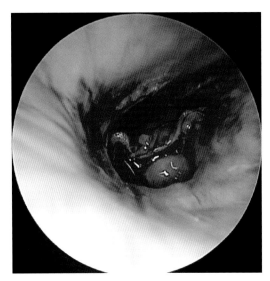 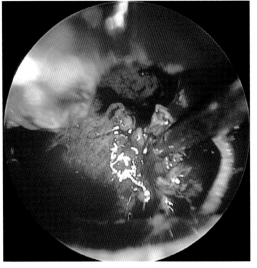

图 9-5-436　制作新鲜移植床

图 9-5-437　掀开外耳道皮肤 - 鼓膜瓣,肉芽及水肿黏膜组织包绕听骨链

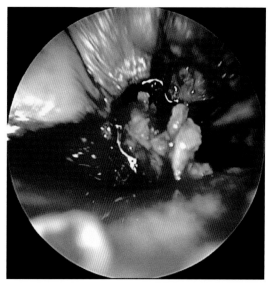 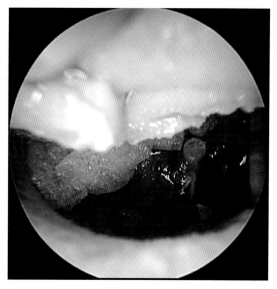

图 9-5-438　清除包绕听骨链的肉芽及水肿黏膜组织　图 9-5-439　左耳屏软骨 - 软骨膜鼓膜修补

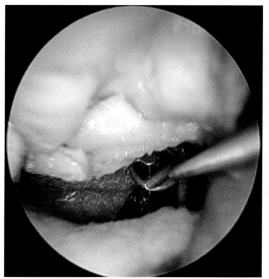 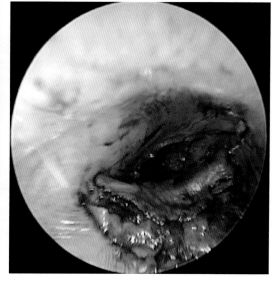

图 9-5-440　植入人工听骨 PORP　　　　　图 9-5-441　复位外耳道皮肤 - 鼓膜瓣，上鼓室外侧
　　　　　　　　　　　　　　　　　　　　　　　　　　壁重建

6. 术后检查结果

（1）术后 3 个月复查纯音测听：

右耳轻度混合性听力损失，500、1 000、2 000、4 000Hz 平均气导听阈为 39dB HL。平均气 - 骨导差（A-B gap）为 16dB HL。

左耳轻度混合性听力损失，500、1 000、2 000、4 000Hz 平均气导听阈为 32dB HL。平均气 - 骨导差（A-B gap）为 12.5dB HL。

（2）术后耳内镜：①术后 1 个月耳内镜下见双侧鼓膜移植物完整；②术后 40 天耳内镜下见双侧术腔上皮化良好，鼓膜移植物完整，生长良好。

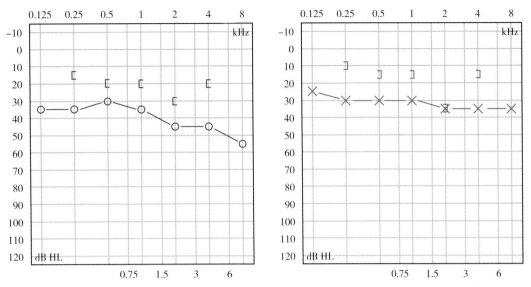

图 9-5-442　术后 3 个月复查纯音测听提示右耳轻度混合性听力损失

图 9-5-443　术后 3 个月复查纯音测听提示左耳轻度混合性听力损失

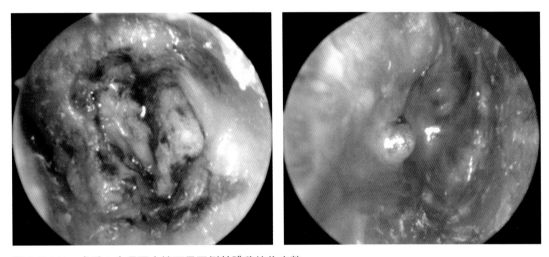

图 9-5-444　术后 1 个月耳内镜下见双侧鼓膜移植物完整

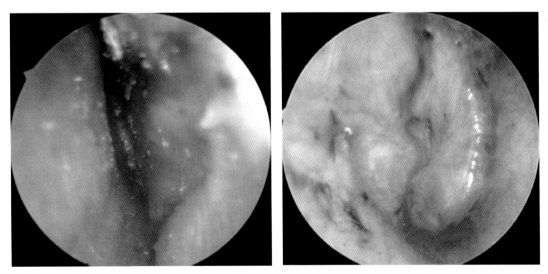

图 9-5-445　术后 40 天耳内镜下见双侧术腔上皮化良好，鼓膜移植物完整，生长良好

（杨海弟　王雅静　林瀚青）

第十章
耳内镜下鼓膜置管术及激光鼓膜切开术

扫一扫观看
精选手术视频

耳内镜下中耳置管是耳内镜下置入中耳通气管,目的在于清除中耳积液,解除中耳持续负压状态,改善中耳通气引流,改善患者听力并提高其生活质量。一般用于治疗分泌性中耳炎、上鼓室内陷袋伴积液形成等。

第一节　概述

一、手术适应证与禁忌证

1. 手术适应证

（1）中耳积液,特别是保守治疗和/或多次行鼓膜切开后症状无明显改善者。

（2）鼓膜内陷、上鼓室内陷袋形成。

（3）持续性或反复发作的咽鼓管功能不良或咽鼓管异常开放,伴或不伴耳鸣、听力下降,保守治疗无效后可试行耳内镜下鼓膜置管。

2. 手术禁忌证

（1）鼓室型颈静脉球体瘤:术前仔细观察鼓膜是否有搏动,鼓膜搏动且呈蓝色或红色时,考虑颈静脉球高位、颈内静脉走行异常,结合影像学检查结果判断。

（2）蓝鼓膜伴胆固醇肉芽肿:术后容易导致持续耳漏,建议先切开乳突,建立充分气化的中耳腔,再行耳内镜下鼓室成形术+鼓膜置管。

（3）持续清亮性或浆液性中耳渗出:首先考虑是否存在术后或头部外伤后的脑脊液漏或外淋巴漏,如果这时手术可能会导致逆行感染,术后并发脑膜炎、迷路炎。

（4）中耳周围（如颞骨、鼻咽部、咽旁间隙）的良性、恶性肿瘤引起的咽鼓管功能不良继发中耳积液。不宜直接行耳内镜下中耳置管。应先结合患者病史,配合影像学检查结果、活检结果等判断再行进一步治疗措施。

（5）全身状况不良好者（如患有严重心脏病或是血液病者）。

二、手术步骤

1. 鼓膜切开　耳内镜下用鼓膜切开刀在鼓膜健康区域处,一般为鼓膜前下象限,距离边缘约3mm处,放射状切开鼓膜。鼓膜切口大小应约等于中耳通气管内凸缘大小,长2~4mm,便于引流与放置中耳通气管。

　　耳内镜下切开鼓膜时要考虑鼓膜与鼓室结构之间的关系。若在鼓膜后上象限切开,可能会有损伤听骨链造成术后感音神经性听力损失可能;若在鼓膜后下象限切开,要考虑患者是否伴随颈静脉球高位;若在鼓膜前上象限切开,要考虑患者鼓室内是否出现裸露的颈内动脉;若鼓膜切开处太靠近鼓环或鼓膜脐部,可能会导致中耳通气管难以安装或容易滑脱。

　　因此,耳内镜下切开鼓膜的最佳切开处应为鼓膜前下象限,若在锤骨柄前方切开,也可以起到长期放置中耳通气管的作用;若外耳道前壁后突,鼓膜切开处可以选在鼓膜脐部下方。

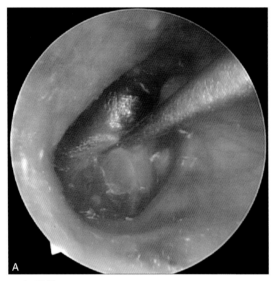 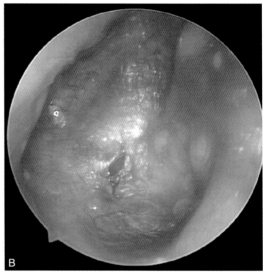

A. 切开前　　　　　　　　　　　　　　　　B. 切开后

图 10-1-1　耳内镜下用鼓膜切开刀在鼓膜前下象限切开

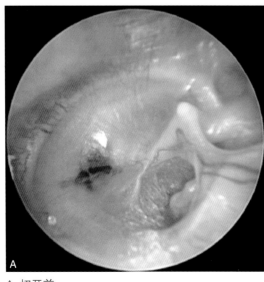 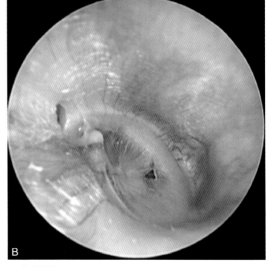

A. 切开前　　　　　　　　　　　　　　　　B. 切开后

图 10-1-2　耳内镜下行鼓膜切开

　　2. 术中引流鼓室内积液,灌洗鼓室　耳内镜下用吸引管吸出鼓室内积液。分泌物黏稠者在鼓膜后下象限做一辅助切口,方便吸出积液。耳内镜下用注射器向鼓室内注射地塞米松和 α- 糜蛋白酶溶液,反复缓和地灌洗、吸引。

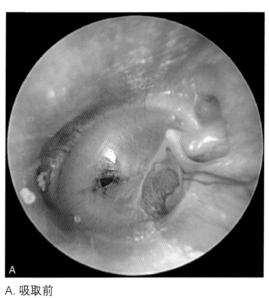
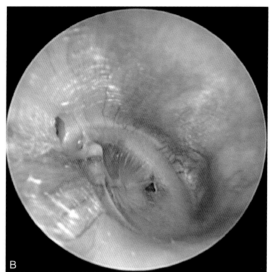

A. 吸取前　　　　　　　　　　　　　　　　B. 吸取后

图 10-1-3　耳内镜下吸取鼓室内积液

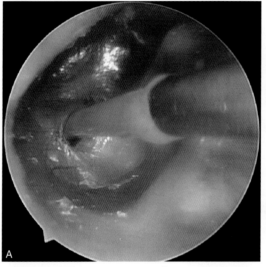
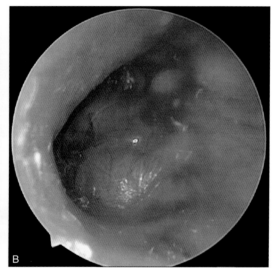

A 和 B. 耳内镜下引流鼓室内积液

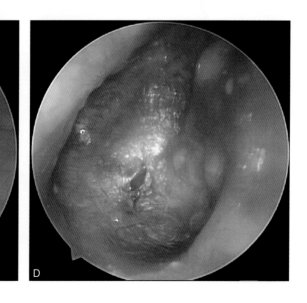

C 和 D. 灌洗鼓室

图 10-1-4　耳内镜下引流鼓室内积液，灌洗鼓室

3. 术中植入中耳通气管并检查　　耳内镜下钳住 T 型硅胶中耳通气管,将中耳通气管凸缘的顶端从鼓膜切口中纳入,后将另一凸缘也纳入鼓室内。耳内镜下调整中耳通气管,直到其位置合适,通气管腔可见少量清凉液体且固定良好。

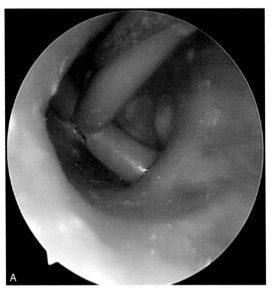

A. 植入前

图 10-1-5　耳内镜下放置 T 型硅胶中耳通气管

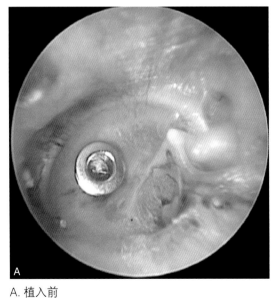

A. 植入前

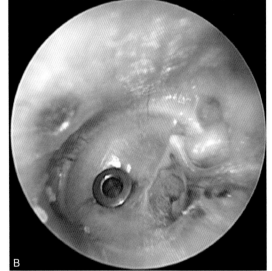

B. 植入后

图 10-1-6　耳内镜下植入钛金属中耳通气管

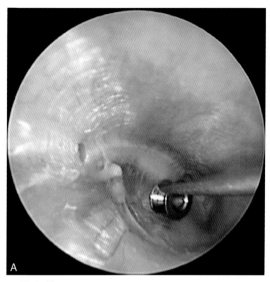
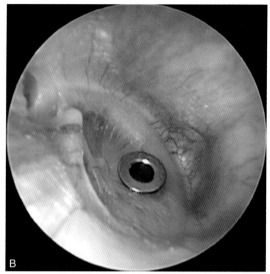

A. 植入前　　　　　　　　　　　　　　　　　　　B. 植入后

图 10-1-7　耳内镜下植入钛金属中耳通气管

第二节　鼓膜置管的选择和手术技巧

一、鼓膜置管的选择

依据中耳积液黏稠度,不同管口口径、不同类型的中耳通气管可供选择。其中,中耳通气管类型有哑铃型中耳硅胶通气管、T 型中耳硅胶通气管、钛金属中耳通气管等。术者应依据患者中耳积液黏稠度、患者中耳通气引流系统是否良好,结合患者意愿,个性化选择不同类型的中耳通气管,优缺点分述如下表。

表 10-2-1　中耳通气管材料优缺点比较

中耳通气管类型	优点	缺点
哑铃型中耳硅胶通气管	较便宜	在鼓膜放置时间过长容易形成肉芽 脱管率、堵管率高于 T 型中耳通气管
T 型中耳硅胶通气管	保持时间较长	残余穿孔发生率高
钛金属中耳通气管	很少发生感染 管腔也不容易堵塞	价格较昂贵

二、病变鼓膜激光紧缩及切除技巧

耳内镜下吸引管向鼓室内注气,注气后可见鼓膜紧张部菲薄膨隆。引流鼓室内积液,多次灌洗鼓室,再用激光紧缩鼓膜菲薄处,随后置入钛金属中耳通气管,或是采用激光切除病变鼓膜处。

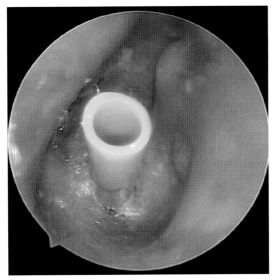

图 10-2-1　T 型中耳硅胶通气管

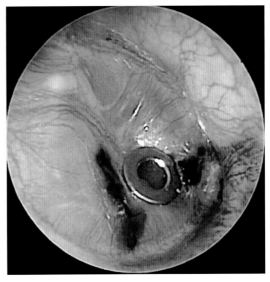

图 10-2-2　钛金属中耳通气管

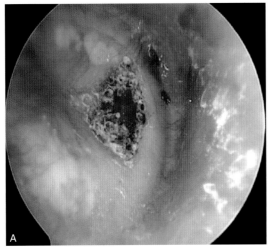

A. 病变鼓膜激光紧缩

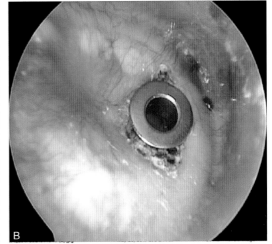

B. 置入钛金属中耳通气管

图 10-2-3　病变鼓膜激光紧缩,置入钛金属中耳通气管

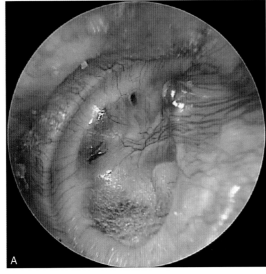

A. 注气前

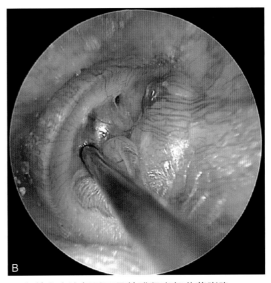

B. 向鼓室内注气后可见鼓膜紧张部菲薄膨隆

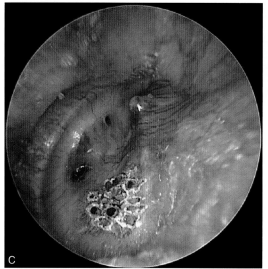

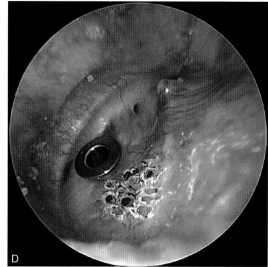

C. 病变鼓膜激光紧缩

D. 置入钛金属中耳通气管

图 10-2-4　病变鼓膜激光紧缩，置入钛金属中耳通气管

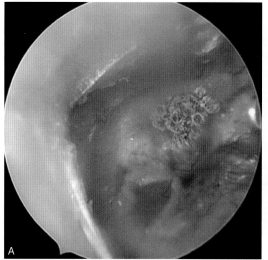

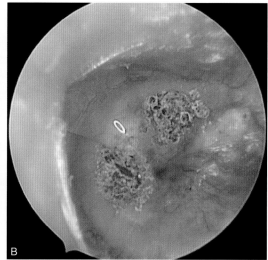

A. 激光紧缩病变鼓膜

B. 鼓室内淡黄色积液喷射

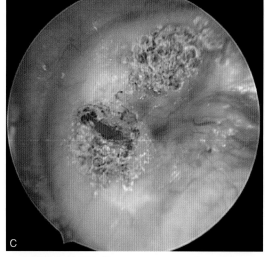

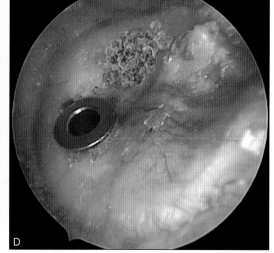

C. 中耳通气管置入前

D. 中耳通气管置入后

图 10-2-5　激光紧缩病变鼓膜并行钛金属中耳通气管置入

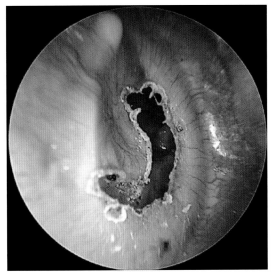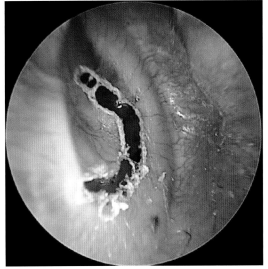

图 10-2-6　耳内镜下病变鼓膜激光切除

第三节　并发症预防及处理

1. 术前未仔细评估引起的术后耳漏。术前未依据患者病史、检查结果仔细评估,如未发现患者存在术后或头部外伤后的脑脊液漏或外淋巴漏而造成术后逆行感染,并发脑膜炎、迷路炎;蓝鼓膜伴胆固醇肉芽肿,仅单纯行耳内镜下中耳置管致术后耳漏。耳内镜下中耳置管术后行常规抗感染处理且禁止一切液体进入耳内,若有感染可适量使用抗生素滴耳液滴耳。注意,部分患者的耳漏可能与其特异性体质有关。

2. 术中操作不当,置管时损伤听骨链造成术后感音神经性听力损失。注意中耳置管放在鼓膜前下象限处一般不会损伤到听骨链。

3. 鼓膜切开过大或鼓膜萎缩,导致中耳通气管坠入鼓室。此时应从原切口或扩大切口后取出。

建议定期随诊,了解中耳通气管是否堵塞或脱出,堵塞可用肝素清洗,脱出后的鼓膜残余穿孔 1~2 年后可自然愈合。

第四节　典型病例分析及手术视频

病例一　耳内镜下左鼓膜置管(T 型中耳硅胶通气管)

1. **病史**　女性,15 岁,左耳反复闷塞伴"吱吱声"耳鸣、听力下降 3 年,无耳痛、发热、眩晕,无口角歪斜、闭目不全等。外院多次予以穿刺抽液及鼓膜置管,术后上述症状缓解,脱管复发入院。

2. 术前检查结果

（1）纯音测听：左耳轻度传导性听力损失，500、1 000、2 000、4 000Hz 平均气导听阈为34dB HL。平均气 - 骨导差（A-B gap）为 22.5dB HL。

（2）声导抗：右耳显示 A 型鼓室图，提示正常鼓室压力图。同侧声反射引出，对侧声反射未引出。左耳显示 B 型鼓室图，提示中耳病变。同侧声反射未引出，对侧声反射未引出。

（3）耳内镜下见左鼓膜完整、内陷，光锥消失，可见琥珀色黏稠积液。

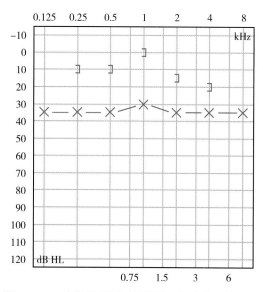

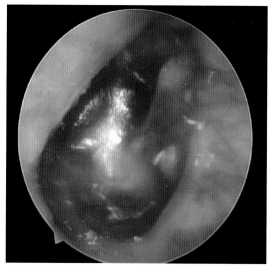

图 10-4-1　左耳纯音测听结果提示轻度传导性听力　　图 10-4-2　耳内镜下见左鼓室内积液，可见液平线
　　　　　　损失

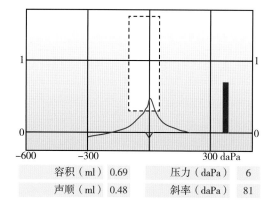
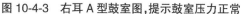

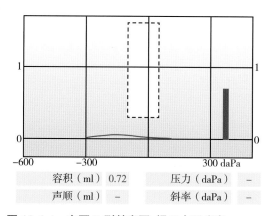

| 容积（ml） | 0.69 | 压力（daPa） | 6 |
| 声顺（ml） | 0.48 | 斜率（daPa） | 81 |

| 容积（ml） | 0.72 | 压力（daPa） | – |
| 声顺（ml） | – | 斜率（daPa） | – |

图 10-4-3　右耳 A 型鼓室图，提示鼓室压力正常　　图 10-4-4　左耳 B 型鼓室图，提示中耳病变

表 10-4-1　镫骨肌声反射（226Hz 探测音）

参数	右耳				左耳			
刺激声频率 /Hz	500	1 000	2 000	4 000	500	1 000	2 000	4 000
同侧反射阈	90	90	85	100	NR	NR	NR	NR
对侧反射阈	NR	NR	NR	NR	NR	NR	NR	NR

注：NR 表示反射未引出。

3. **诊断**　左分泌性中耳炎。

4. **术式**　耳内镜下左中耳置管（T 型中耳硅胶通气管）。

5. **术中耳内镜下所见**

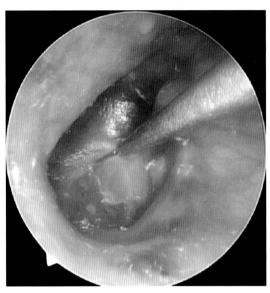

图 10-4-5　鼓膜前下象限做长约 0.2cm 的弧形切口　　图 10-4-6　抽出浅黄色黏稠分泌物

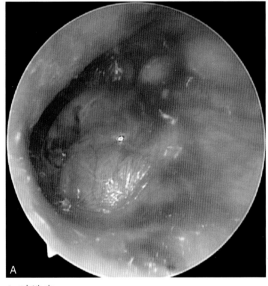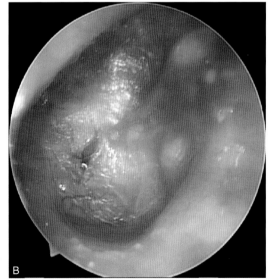

A. 冲洗中　　　　　　　　　　　　　　　　　　　B. 冲洗后

图 10-4-7　反复予以地塞米松注射液冲洗鼓室

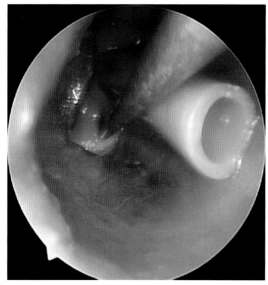 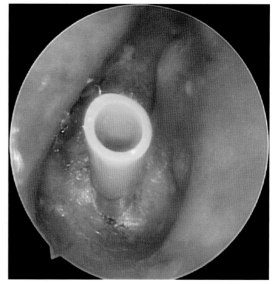

A. 植入前　　　　　　　　　　　　　　　　　　　B. 植入后

图 10-4-8　置入 T 型中耳硅胶通气管

6. 术后检查结果　①术后 1 个月耳内镜下见 T 型中耳硅胶通气管在位；②术后半年耳内镜下未见左鼓室积液,T 型中耳硅胶通气管在位。

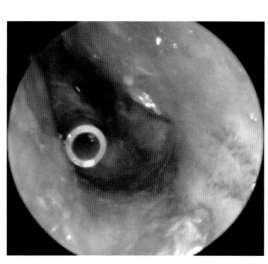 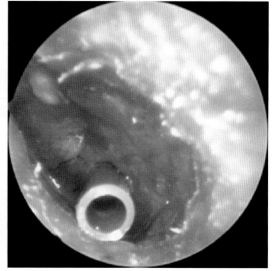

图 10-4-9　术后 1 个月耳内镜下见 T 型中耳硅胶　　　图 10-4-10　术后半年耳内镜下未见左鼓室积液,T
　　　　　　　通气管在位　　　　　　　　　　　　　　　　　　　　　　型中耳硅胶通气管在位

病例二　耳内镜下双鼓膜置管（金属钛管）

1. 病史　男,36 岁,双耳闷塞感伴听力下降 10 余年,无耳痛、耳流脓,无发热、眩晕。外院多次予以抗感染等对症支持治疗后症状好转,后症状反复发作,听力逐渐下降。

2. 术前检查结果

（1）纯音测听：

右耳轻度传导性听力损失,500、1 000、2 000、4 000Hz 平均气导听阈 33dB HL。平均气 - 骨导差（A-B gap）15dB HL。

左耳中度传导性听力损失,500、1 000、2 000、4 000Hz平均气导听阈50dB HL。平均气-骨导差(A-B gap)32.5dB HL。

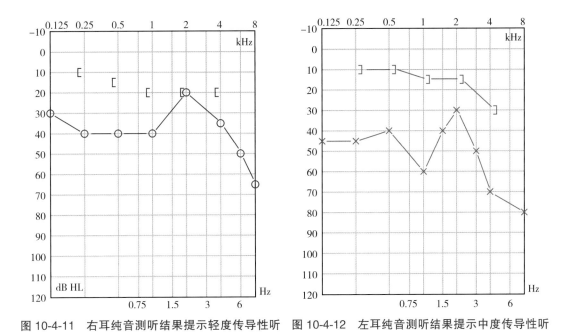

图10-4-11　右耳纯音测听结果提示轻度传导性听力损失　　图10-4-12　左耳纯音测听结果提示中度传导性听力损失

(2)耳内镜下见双侧鼓膜菲薄、内陷,鼓室内可见积液。

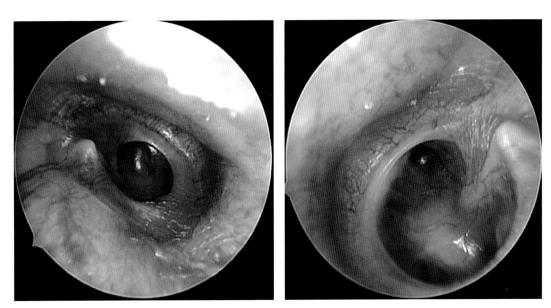

图10-4-13　耳内镜下见双侧鼓膜菲薄、内陷,鼓室内可见积液

3. **诊断**　双侧分泌性中耳炎。

4. **术式**　耳内镜下双鼓膜置管(金属钛管)。

5. 术中耳内镜下所见

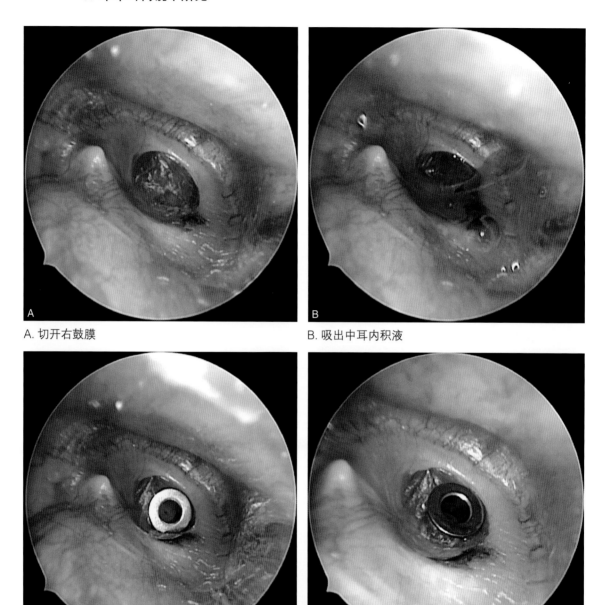

A. 切开右鼓膜

B. 吸出中耳内积液

C. 置入前

D. 置入后

图 10-4-14　耳内镜下右鼓膜置管

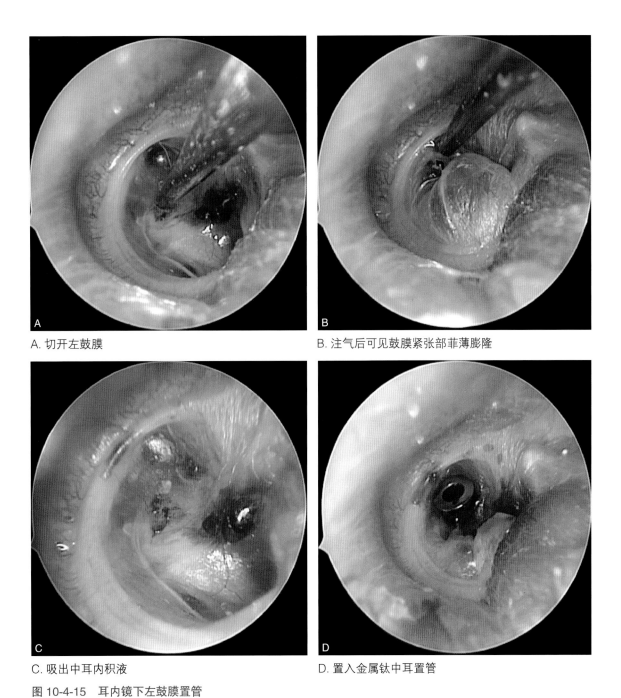

A. 切开左鼓膜

B. 注气后可见鼓膜紧张部菲薄膨隆

C. 吸出中耳内积液

D. 置入金属钛中耳置管

图 10-4-15　耳内镜下左鼓膜置管

　　6. 术后检查结果　术后 10 天耳内镜下见双侧钛金属中耳通气管在位,管腔通畅,双侧鼓室未见分泌物。

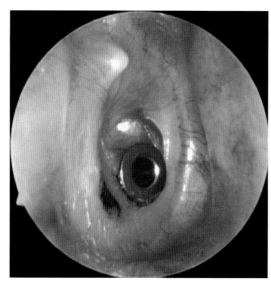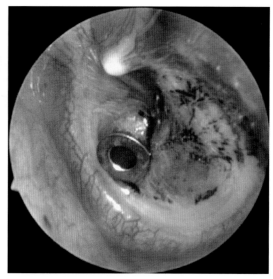

图 10-4-16　术后 10 天耳内镜下见双侧中耳通气管在位,管腔通畅,双侧鼓室未见分泌物

病例三　耳内镜下同期右病变鼓膜激光紧缩术 + 右鼓膜置管(金属钛管)+ 左病变鼓膜激光切除术

1. **病史**　女性,59 岁,双耳反复耳鸣伴耳闷塞感,自听增强 1 年。外院曾行咽鼓管球囊扩张术及鼓膜穿刺抽液,术后症状未改善,加重 2 周入院。

2. **术前检查结果**

(1) 纯音测听:

右耳中度混合性听力损失,500、1 000、2 000、4 000Hz 平均气导听阈为 42dB HL。平均气 - 骨导差(A-B gap)为 15dB HL。

左耳中度混合性听力损失,500、1 000、2 000、4 000Hz 平均气导听阈为 49dB HL。平均气 - 骨导差(A-B gap)为 21dB HL。

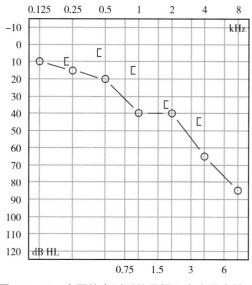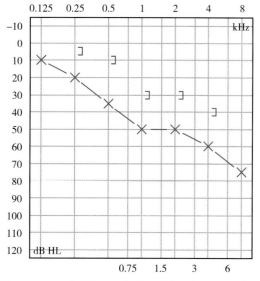

图 10-4-17　右耳纯音测听结果提示中度混合性听力损失

图 10-4-18　左耳纯音测听结果提示中度混合性听力损失

（2）声导抗：

右耳显示 C 型鼓室图，提示咽鼓管功能不良。同侧声反射未引出，对侧声反射未引出。

左耳显示 B 型鼓室图，提示中耳病变。同侧声反射未引出，对侧声反射未引出。

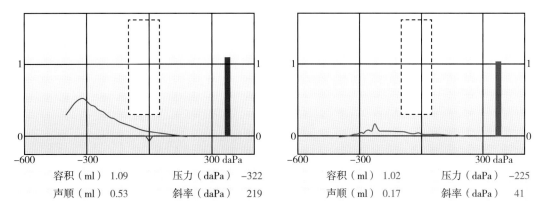

| 容积（ml） | 1.09 | 压力（daPa） | −322 |
| 声顺（ml） | 0.53 | 斜率（daPa） | 219 |

图 10-4-19　右耳显示 C 型鼓室图，提示咽鼓管功能不良

| 容积（ml） | 1.02 | 压力（daPa） | −225 |
| 声顺（ml） | 0.17 | 斜率（daPa） | 41 |

图 10-4-20　左耳显示 B 型鼓室图，提示中耳病变

表 10-4-2　镫骨肌声反射（226Hz 探测音）

参数	右耳				左耳			
刺激声频率 /Hz	500	1 000	2 000	4 000	500	1 000	2 000	4 000
同侧反射阈	90	90	85	100	NR	NR	NR	NR
对侧反射阈	NR	NR	NR	NR	NR	NR	NR	NR

注:NR 表示反射未引出。

（3）耳内镜下见:右鼓膜中央部菲薄，边缘钙化灶形成;左鼓膜中央部菲薄，可透见鼓岬、锤骨柄。

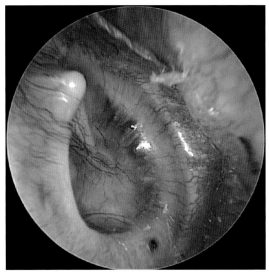
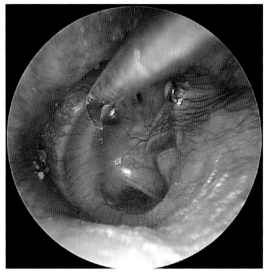

图 10-4-21　耳内镜下见右鼓膜中央部菲薄，边缘钙化灶形成

图 10-4-22　耳内镜下见左鼓膜中央部菲薄，可透见鼓岬、锤骨柄等结构

（4）颞骨 HRCT：见双侧鼓室内结构清晰，鼓室壁骨质未见异常，听骨链大小及形态未见异常。双侧耳蜗、半规管大小及形态未见异常。双侧乳突呈气化型，乳突腔见轻微软组织密度影，蜂房骨质未见破坏。鼓室盖完整。双侧内耳道对称无扩大。

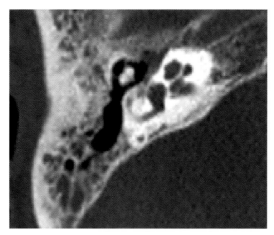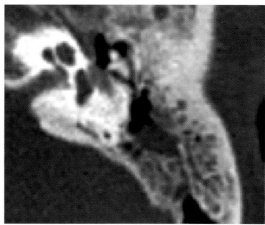

图 10-4-23　颞骨 HRCT 提示双侧中耳、内耳未见明确异常，乳突腔见轻微软组织密度影

3. 诊断　双侧分泌性中耳炎。

4. 术式　耳内镜下同期右病变鼓膜激光紧缩术 + 右鼓膜置管（金属钛）+ 左病变鼓膜激光切除术。

5. 术中耳内镜下所见

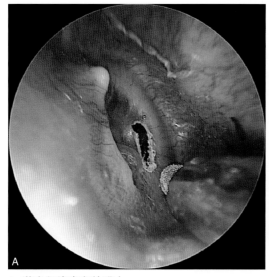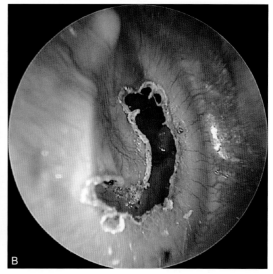

A. 激光紧缩病变鼓膜中　　　　　　　　　　　　B. 激光紧缩病变鼓膜后，残余鼓膜呈月牙形

图 10-4-24　激光紧缩病变鼓膜，呈月牙形

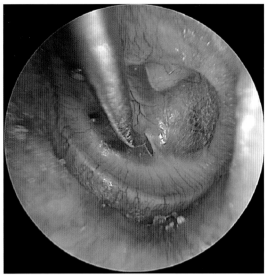

图 10-4-25　用钩针做长约 0.2cm 弧形切口,切开鼓膜

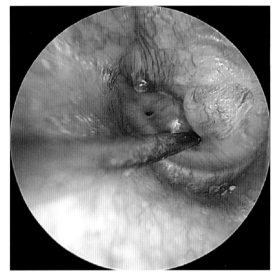

图 10-4-26　吸出浅黄色分泌物

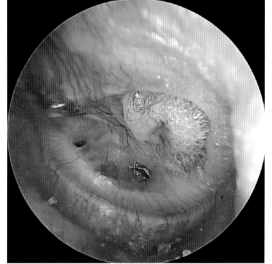

图 10-4-27　通过穿刺针向鼓室内注气,见鼓膜后上象限菲薄膨隆

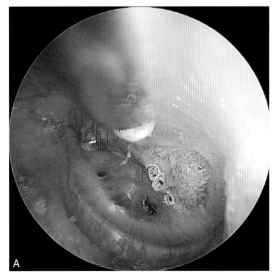

A

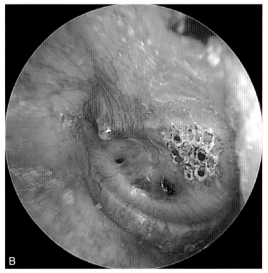

B

A. 激光清除病变鼓膜中　　　　　　B. 激光清除病变鼓膜后

图 10-4-28　激光清除病变鼓膜

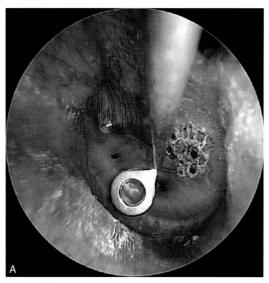
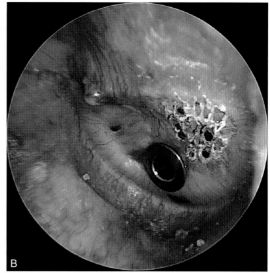

A. 置入前　　　　　　　　　　　　　　　　　B. 置入后

图 10-4-29　鼓膜后下象限置入钛金属中耳通气管

6. 术后检查结果

（1）术后半年行纯音测听检查：

右耳中度混合性听力损失，500、1 000、2 000、4 000Hz 平均气导听阈为 41dB HL。平均气 - 骨导差（A-B gap）为 10dB HL。

左耳轻度混合性听力损失，500、1 000、2 000、4 000Hz 平均气导听阈为 38dB HL。平均气 - 骨导差（A-B gap）为 10dB HL。

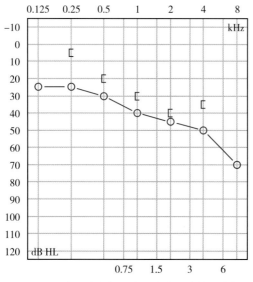
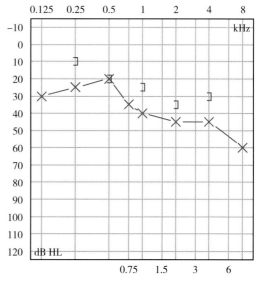

图 10-4-30　术后半年提示右耳中度混合性听力损失　图 10-4-31　术后半年提示左耳轻度混合性听力损失

（2）术后耳内镜：①术后 1 周耳内镜下见右鼓膜愈合良好，左钛金属中耳通气管在位；②术后 1 个月耳内镜下见右鼓膜痂皮形成，左钛金属中耳通气管在位，愈合良好；③术后半年耳内镜下见右鼓膜基本愈合，左鼓膜愈合良好，予以取出钛金属中耳通气管。

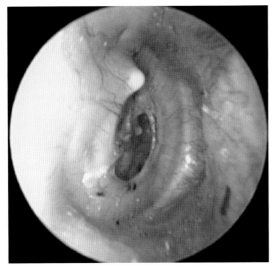

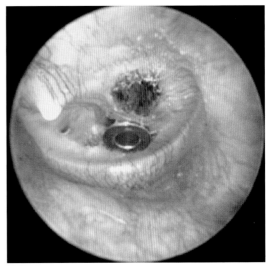

图 10-4-32　术后 1 周耳内镜下见右鼓膜愈合良好

图 10-4-33　术后 1 周耳内镜下见左钛金属中耳通气管在位

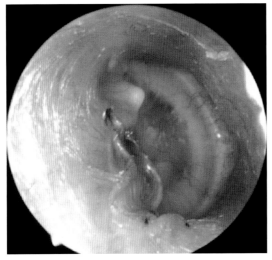

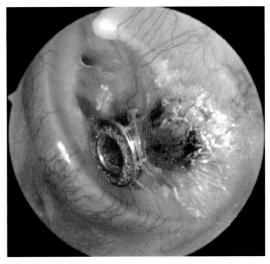

图 10-4-34　术后 1 个月耳内镜下见右鼓膜痂皮形成

图 10-4-35　术后 1 个月耳内镜下见左钛金属中耳通气管在位,愈合良好

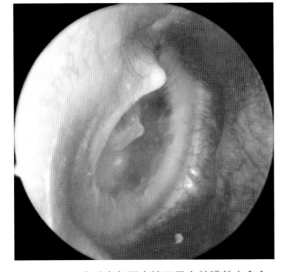

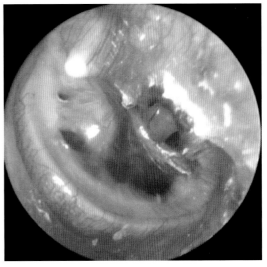

图 10-4-36　术后半年耳内镜下见右鼓膜基本愈合

图 10-4-37　术后半年耳内镜下左鼓膜愈合良好,予以取出钛金属中耳通气管

病例四　耳内镜下右外耳道肿物切除＋鼓膜置管（金属钛管）

1. 病史　男性，64 岁，右耳疼痛伴听力下降、外耳道流脓 2 个月余，伴头晕头痛，无眩晕，外院行"右外耳道肿物切除术＋右鼓膜切开术"，术后予以常规抗感染治疗，症状缓解（无明显改善）后进一步诊治收入院。

2. 术前检查结果

（1）纯音测听：右耳中重度混合性听力损失，500、1 000、2 000、4 000Hz 平均气导听阈为 68dB HL。平均气-骨导差（A-B gap）为 36dB HL。

（2）耳内镜下见右外耳道皮肤弥漫性肿胀，外耳道底见新生物，近外耳道后壁局部粉红色肉芽，表面黏性分泌物附着，清理后未见鼓膜穿孔。

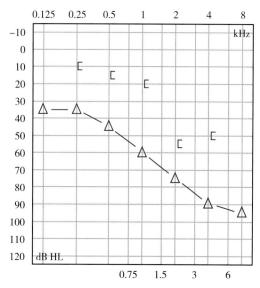

图 10-4-38　右耳纯音测听结果提示中重度混合性听力损失

图 10-4-39　耳内镜下见右外耳道皮肤弥漫性肿胀，外耳道底见新生物，近外耳道后壁局部粉红色肉芽，表面黏性分泌物附着，清理后未见鼓膜穿孔

（3）声导抗：

右耳显示 B 型鼓室图，提示中耳病变。同侧声反射未引出，对侧声反射未引出。

左耳显示 C 型鼓室图，提示咽鼓管功能不良。同侧声反射未引出，对侧声反射未引出。

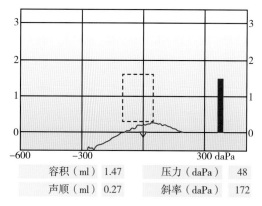

| 容积（ml） | 1.47 | 压力（daPa） | 48 |
| 声顺（ml） | 0.27 | 斜率（daPa） | 172 |

图 10-4-40　右耳显示 B 型鼓室图，提示中耳病变

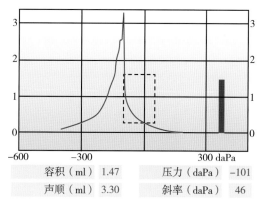

| 容积（ml） | 1.47 | 压力（daPa） | -101 |
| 声顺（ml） | 3.30 | 斜率（daPa） | 46 |

图 10-4-41　左耳显示 C 型鼓室图，提示咽鼓管功能不良

3. **诊断**　右急性外耳道炎并疖肿,右分泌性中耳炎。

4. **术式**　耳内镜下右外耳道肿物切除 + 右中耳置管(金属钛)。

5. **术中耳内镜下所见**

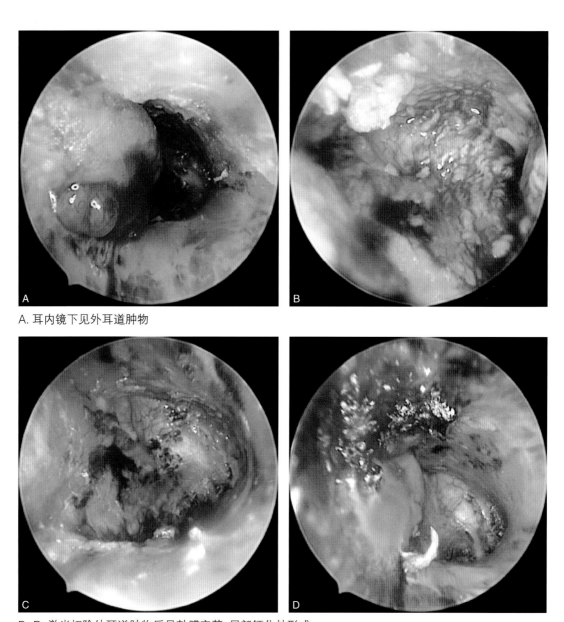

A. 耳内镜下见外耳道肿物

B~D. 激光切除外耳道肿物后见鼓膜完整,局部钙化灶形成

图 10-4-42　耳内镜下激光切除外耳道肿物

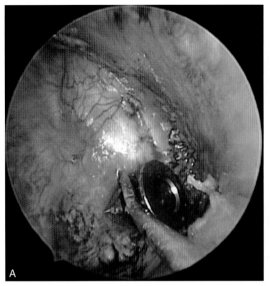

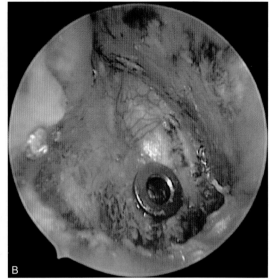

A. 置入前

B. 置入后

图 10-4-43 鼓膜后下象限置入钛金属中耳通气管

6. 术后检查结果

（1）术后半年纯音测听：右耳轻度感音神经性听力损失，500、1 000、2 000、4 000Hz 平均气导听阈为 30dB HL。平均气 - 骨导差（A-B gap）<10dB HL。

（2）术后耳内镜检查：①术后 7 天耳内镜下见钛金属中耳通气管在位；②术后 3 个月耳内镜下见钛金属中耳通气管在位；③术后 6 个月耳内镜下见右鼓膜愈合良好。

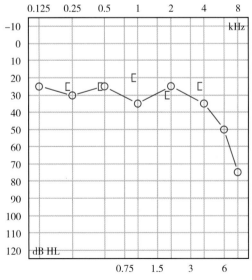

图 10-4-44 术后半年提示右耳轻度感音神经性听力损失

图 10-4-45 术后 7 天耳内镜下见钛金属中耳通气管在位

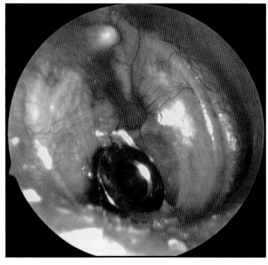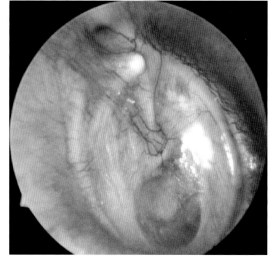

图 10-4-46　术后 3 个月耳内镜下见钛金属中耳通　　图 10-4-47　术后 6 个月耳内镜下见右鼓膜愈合良好
　　　　　　气管在位

病例五　耳内镜下左外耳道骨瘤切除 + 左外耳道胆脂瘤切除 + 左鼓膜置管（金属钛管）

1. **病史**　男性，42 岁，左耳反复流脓，有腥臭味，听力下降明显 10 余天，伴发作性低调"咚咚"耳鸣，夜间明显，无伴耳闷塞感、耳痛、头痛、眩晕。外院予以抗感染、滴耳液滴耳等对症支持治疗，症状无明显好转收入院。

2. **术前检查结果**

（1）纯音测听：左耳重度混合性听力损失，500、1 000、2 000、4 000Hz 平均气导听阈为 89dB HL。平均气 - 骨导差（A-B gap）为 41dB HL。

（2）耳内镜下左外耳道欠通畅，见较多黄白色脓性分泌物堵塞，左鼓膜暴露欠清。

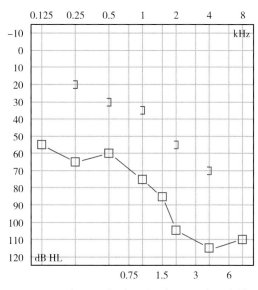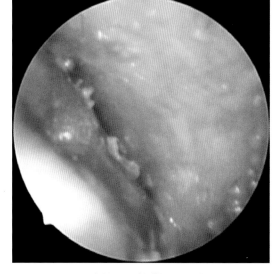

图 10-4-48　左耳纯音测听结果提示重度混合性听　　图 10-4-49　耳内镜下左鼓膜暴露欠清
　　　　　　力损失

（3）声导抗：

右耳显示 As 型鼓室图,提示鼓膜活动度异常。同侧声反射引出,对侧声反射未引出。

左耳显示 C 型鼓室图,提示咽鼓管功能不良。同侧声反射未引出,对侧声反射引出。

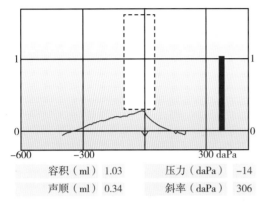

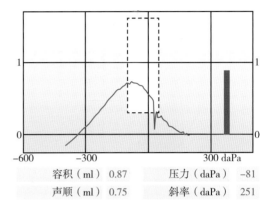

| 容积（ml） | 1.03 | 压力（daPa） | -14 |
| 声顺（ml） | 0.34 | 斜率（daPa） | 306 |

图 10-4-50　右耳显示 As 型鼓室图,提示鼓膜活动度异常

| 容积（ml） | 0.87 | 压力（daPa） | -81 |
| 声顺（ml） | 0.75 | 斜率（daPa） | 251 |

图 10-4-51　左耳显示 C 型鼓室图,提示咽鼓管功能不良

（4）术前颞骨 HRCT：见左侧外耳道前壁一类圆形骨质密度影,带蒂与鼓室前壁相连,大小约 9mm×6mm,边界清,周围见斑片状软组织影,左侧外耳道阻塞。左侧鼓室内、鼓室窦口及乳突气房内见软组织密度影填充,左侧鼓室壁、听骨链及乳突见不同程度骨质吸收。左侧耳蜗、半规管大小及形态未见异常。鼓室盖完整。左侧内耳道与右侧对称,无扩大。

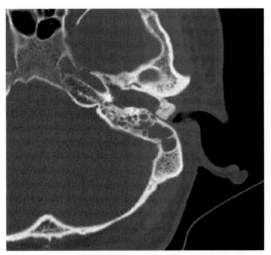

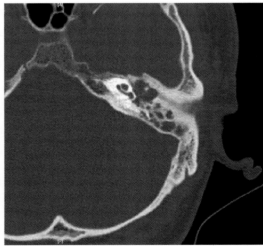

图 10-4-52　颞骨 HRCT 提示左侧外耳道前壁骨软骨瘤可能性大,左侧外耳道阻塞

3. **诊断**　左外耳道骨瘤,左外耳道胆脂瘤,左分泌性中耳炎。

4. **术式**　耳内镜下左外耳道骨瘤切除 + 左外耳道胆脂瘤切除 + 左中耳置管（金属钛）。

5. 术中耳内镜下所见

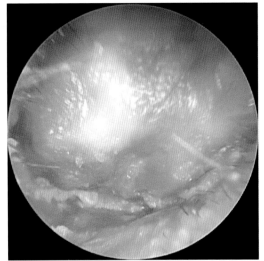

图 10-4-53 耳内镜下见外耳道骨瘤

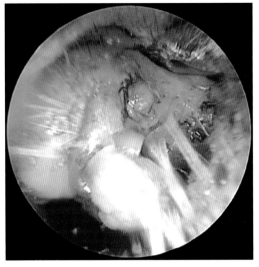

图 10-4-54 剥离子剥离骨瘤

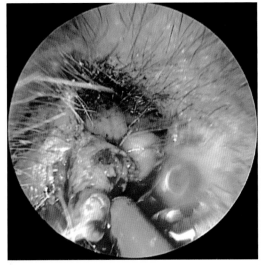

图 10-4-55 激光剥除外耳道骨瘤

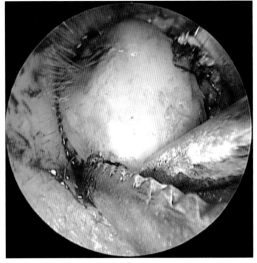

图 10-4-56 取出骨瘤

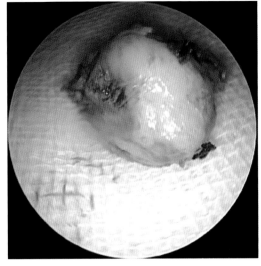

图 10-4-57 外耳道骨瘤取出后的耳内镜观

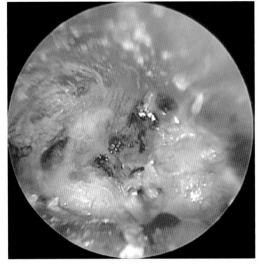

图 10-4-58 清理外耳道胆脂瘤后,见鼓膜完整

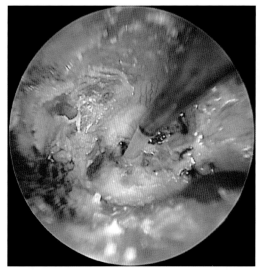

A. 分泌物抽出中　　　　　　　　　B. 分泌物抽出后

图 10-4-59　鼓膜后下象限弧形小切口,抽出浅黄色黏稠分泌物

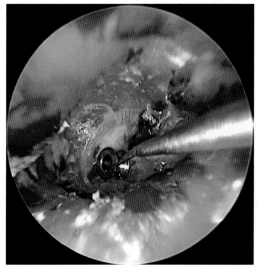

A. 植入前　　　　　　　　　　　　B. 植入后

图 10-4-60　植入钛金属中耳通气管

6. 术后检查结果

术后耳内镜:术后 2 天,耳内镜下见左钛金属中耳通气管在位。

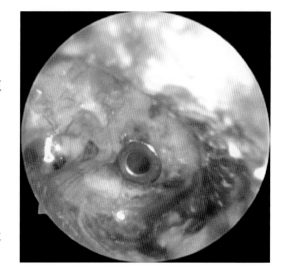

图 10-4-61　术后 2 天耳内镜下见左钛金属中耳通气管在位

（杨海弟　高敏倩）

第十一章
耳内镜下镫骨手术

第一节　概述

一、镫骨手术简史

镫骨相关手术史上，最早的报道是 Kessel（1876）曾行镫骨摘除术，Passow（1897）于鼓岬处造窗，Barany（1914）行半规管开窗术，而 Lempert（1938）最早施行耳硬化症的一期内耳开窗术，此外，Rosen 提出了镫骨撼动术，Shea（1956）首先报告了镫骨切除。同期，House（1959）和 Hall（1958）分别介绍了镫骨切除术及活塞术，使用的活塞直径从早期的 0.2~0.4mm 逐渐改良为 0.6mm，至今在临床仍广泛应用。此外，亦有人应用直径 0.8mm 的活塞。在中华人民共和国成立初期，国内姜泗长早已开展了内耳开窗术，在 1962 年进一步开展了不同类型的镫骨切除术，手术的有效率达 95%。由于内耳开窗术会导致患者丧失中耳的扩音功能，镫骨撼动术效果不明确，并有硬化型足板再次固定的可能，所以临床上现已很少应用。在激光应用方面，Parkins（1982）首先应用激光在镫骨足板上开窗；在国内，王正敏（1993）首先开展了 CO_2 激光镫骨足板部分切除术。目前世界各国在镫骨全切除或部分切除术后应用的赝复物已有 20 多种，现以镫骨足板钻孔 + 钛合金人工镫骨活塞术及镫骨足板切除 + 钛合金人工镫骨活塞术最为流行，沿用至今已基本成熟。

二、耳内镜下镫骨手术的优势

耳内镜手术技术与标准耳显微手术技术在一定程度上是相似的，只是耳内镜手术的视野不同，且需要单手操作。1967 年 Mer 首次介绍了耳内镜。不过耳内镜早期主要用于诊断和拍照，在近十余年才逐渐发展了耳内镜手术。而现在，耳内镜凭借其创口小、视野宽阔清晰的优势发展迅猛，在部分的耳科手术中，大有取代耳显微手术的趋势，其中包括镫骨手术。既往耳鼻咽喉头颈外科医师普遍认为耳内镜在镫骨手术中只是起辅助作用，因其缺乏立体视觉，而且需单手操作器械及学习新的手术技巧需要花费更多精力，所以耳内镜手术的发展比较受限。但是相比显微镜，耳内镜下经外耳道径路的镫骨手术具有如下优势：

1. 创伤小，无需做耳部切口来暴露术区，耳内镜下可在翻开外耳道皮肤 - 鼓膜瓣后直接观察到鼓室结构及镫骨情况。

2. 0° 耳内镜和 30° 耳内镜结合使用，容易观察到显微镜下难以暴露的结构及鼓室的细微特点，包括：①是否存在面神经低位、面神经骑跨镫骨表面等变异；②鉴别患者是耳硬化症、听骨链畸形，还是鼓室硬化；③镫骨的细节，如镫骨前脚、病变的范围等，尤其是外耳道狭窄的病例。

3. 对术中遮挡视野的结构的处理更加便捷,如术中存在面神经低位,或者鼓索遮挡术野,耳内镜下也可以绕开这些结构,顺利完成手术,无须进一步处理。

4. 耳内镜下放置人工镫骨活塞时,可以准确定位和观察的放置位置及活动情况。

5. 术后恢复快,无须拆线。

目前,耳内镜在镫骨手术中已经广泛应用,甚至超越传统显微镜手术成为镫骨手术的第一选择。

三、手术适应证与禁忌证

1. 手术适应证

（1）气导听力损失 30dB HL 以上,气 - 骨导差 15dB HL 以上,言语辨别率大于 60%,年龄为 13~80 岁的患者均可进行手术。

（2）先天性镫骨缺陷及其他原因,如鼓室硬化引起的镫骨固定者亦可行人工镫骨手术。对于颞骨 HRCT 提示镫骨畸形、单侧稳定传导性听力损失的可疑镫骨畸形病例,耳内镜下的镫骨手术依然适用。

（3）慢性粘连性中耳炎所致镫骨固定,证明为传导性听力损失,至少 6~12 个月鼓室无积液或炎症者。

（4）镫骨固定为双耳者,应先做听力较差的一侧;如一耳施行此手术后效果良好,另一耳于术后 3 个月或更早行手术治疗(耳内镜手术相较显微镜手术,创伤更小,恢复更快)。

（5）镫骨的二次修正手术,尤其适用于第一次显微镜下镫骨手术后效果欠佳的病例。

2. 手术禁忌证

（1）外耳、中耳、鼻窦等周围结构存在急、慢性炎症者,待炎症控制后再行手术。

（2）有严重的心血管疾病、血液系统疾病、营养不良、传染性疾病等全身系统性疾病而不耐受手术患者不宜手术。

（3）病灶发展迅速,听力检查纯音测听提示患耳为重度感音神经性听力损失,气 - 骨导差在 15~20dB HL 以内者,不宜手术。

（4）处于月经期、妊娠期的妇女不宜手术。

（5）术前观察外耳道情况,如存在外耳道畸形、弯曲、极度狭窄等情况影响耳内镜的使用及手术操作,这些病例对于部分医生而言是相对禁忌证,尤其是初学者。

第二节　镫骨手术步骤与技巧

一、手术步骤

1. 0° 耳内镜探查　了解外耳道后壁是否平滑、鼓膜是否穿孔,特别是松弛部有无内陷袋及胆脂瘤。

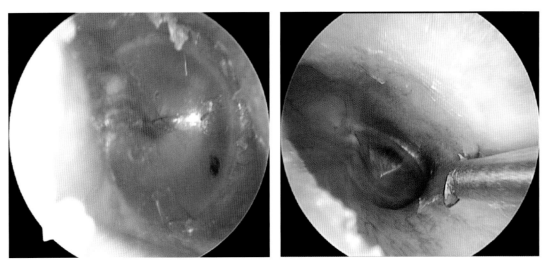

图 11-2-1 耳内镜下见外耳道通畅,无狭窄,后壁平滑,鼓膜完整,标志清,未见鼓室积液、鼓膜内陷袋及胆脂瘤

2. 掀起外耳道皮肤 - 鼓膜瓣后,更换 30° 耳内镜探查 重点了解:①镫骨是否畸形或硬化;②镫骨硬化灶的范围及程度;③面神经水平段是否低位或骑跨于镫骨表面;④面神经膝部是否高位或暴露。

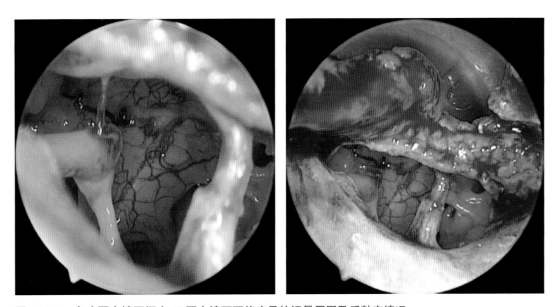

图 11-2-2 角度耳内镜下探查 0° 耳内镜下不能窥见的镫骨周围及后鼓室情况

3. **凿除外耳道后壁骨质后,0°耳内镜下观察**　观察能否暴露砧骨长脚、面神经、前庭窗、蜗窗、镫骨前后脚、镫骨肌腱、锥隆起。

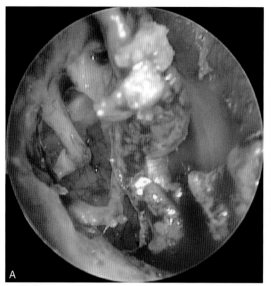

A. 凿除前

B. 凿除后,暴露镫骨及周围结构

图 11-2-3　凿除外耳道后壁骨质,暴露镫骨及周围结构

4. **镫骨足板钻孔及去除镫上结构后的耳内镜表现**

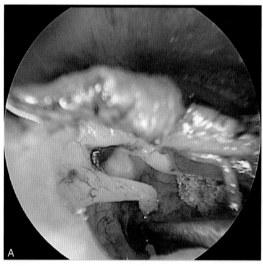

A. 钻孔中

B. 钻孔后

图 11-2-4　耳内镜下镫骨足板钻孔及去除镫上结构

5. 人工镫骨活塞放置后及外耳道皮肤 - 鼓膜瓣复位后的耳内镜表现

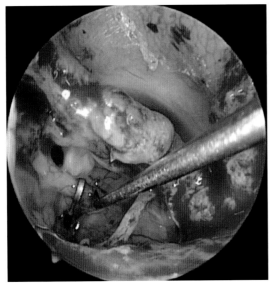

图 11-2-5 再次探查听骨链活动良好

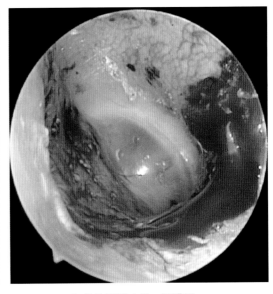

图 11-2-6 复位外耳道皮肤 - 鼓膜瓣

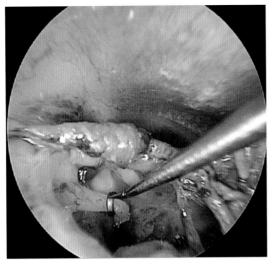

图 11-2-7 再次探查听骨链活动良好

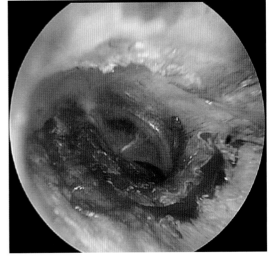

图 11-2-8 复位外耳道皮肤 - 鼓膜瓣

二、手术技巧

1. **外耳道皮肤 - 鼓膜瓣** 舌形外耳道皮肤 - 鼓膜瓣偏后上方。翻外耳道皮肤 - 鼓膜瓣时出血单手操作有时较困难,可以用肾上腺素棉粒止血。外耳道皮肤 - 鼓膜瓣下方近鼓膜处易穿孔,但沿此处掀起鼓环进处鼓室内较为安全。

2. **上鼓室外侧壁刮除** 因耳内镜下操作较困难,如暴力操作易致耳内镜前方镜头损坏。注意每次刮除少量骨质,多次去除。以耳内镜平行外耳道轴方向可见面神经水平段以及镫骨肌腱为宜。

3. **去除镫上结构** 去除镫骨后弓时应靠近镫骨足板处,如果靠近镫骨头侧切除镫骨后弓,容易因压力过大而导致镫骨足板骨折。术中如能保留镫骨肌腱,则能改善砧骨长脚的血流供应。当满足以下两个条件时可保留镫骨肌腱:①中耳腔内有宽且较浅的蜗窗龛;②面神经和镫骨足弓之间有足够的距离。

4. 镫骨足板钻孔

（1）三棱针法:在保持镫上结构情况下,镫骨足板钻孔时耳内镜对三棱针常有干扰,大多数情况下操作较为困难。可将耳内镜稍退出,可使钻孔操作更容易。并且,由于耳内镜的立体视感稍差,在钻孔时要注意把握深度,避免突然暴力将镫骨足板击碎或三棱针进入过深的情况;如先去除镫上结构,部分患者出现镫骨足板浮动,也会造成钻孔困难。另外,鼓索偶尔影响操作,可向前稍牵拉。也有出现看得见、够不着的情况,可适当再刮除上鼓室外侧壁骨质。

（2）电钻法:镫骨足板钻孔,选用 0.6mm 的切割钻或金刚钻。一般选用切割钻,如果有面神经裸露或者突出的情况,则选用金刚钻,以减少面神经损伤风险。钻头的直径要比活塞的直径大 0.1mm。钻头在足板上就位后,启动电钻,轻握住电钻手柄,移动钻头,不要在镫骨足板上紧压钻头,否则容易出现镫骨足板浮动或骨折。钻孔过程中,若出现镫骨底部变蓝,则提示足板已经很薄。当电钻突入到迷路时,术者常有阻力突然消失的感觉。钻孔过程中,如钻头可插入镫骨足板钻孔内,即提示已获得足够的钻孔直径。此时应停止钻孔,将其慢慢拿出。如果取出钻头时感觉有摩擦感,则应停止取出动作,保持电钻平稳,启动电钻磨除多余的骨质,然后轻轻拿出电钻。注意不要贸然移出电钻,以避免损伤周围结构。

（3）出血的处理:足板附近出血时,可以用小块可吸收性明胶海绵或浸有 0.9% 氯化钠溶液的棉粒来处理。使用前应浸湿吸收性明胶海绵,因为干的明胶海绵会黏附在邻近结构上,可能会吸收淋巴液或进入前庭。在足板操作时不要使用血管收缩剂。在足板钻孔附近要使用最小吸力的吸引器,并且不要直接对着足板钻孔吸引,这样可能会导致术后感音神经性听力损失。如果不小心进行了吸引,应马上用 0.9% 氯化钠溶液滴入足板钻孔内,以避免进一步损伤内耳。

5. 置入人工镫骨活塞
一般用鳄鱼钳将人工镫骨活塞送至镫骨足板附近。用钩针调整人工镫骨活塞置入钻孔处,再调整挂钩于砧骨长脚。用鸟嘴钳固定时,钳口不宜过于张开,以避免难以判断钳尖与挂钩的关系,造成固定镫骨困难。

6. 选择适度的光源亮度
过亮的光源容易使耳内镜镜头温度过高。应在充分照亮术腔的情况下选择较低的亮度。

7. 避免继发性损伤
中耳术腔空间较小,在移动耳内镜及持械操作时应避免继发性损伤,尤其是外耳道的出血及重要结构的损伤。所以应小心调整耳内镜位置,充分暴露术区,同时保持操作稳定性,当术者视线不在显示屏上时,应取出耳内镜及手术器械。

第三节　镫骨手术的不同术式

一、耳内镜下镫骨足板钻孔术 + 人工镫骨活塞置入术

1. 体位　患者取仰卧位,头向对侧转约 45°~60°,因配有 30° 耳内镜,故术中一般不需要改变手术台的倾斜度。耳内镜显示系统置于术者前方。

2. 0° 耳内镜检查　了解外耳道后壁是否平滑、鼓膜是否穿孔,特别是松弛部有无内陷袋及胆脂瘤。

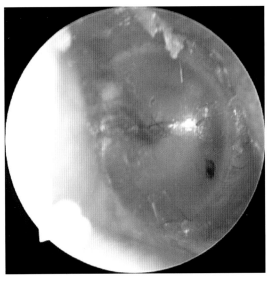
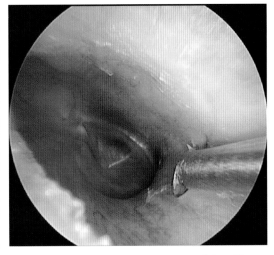

图 11-3-1　耳内镜下见外耳道通畅、无狭窄，后壁平滑，鼓膜完整、标志清，未见鼓室积液、鼓膜内陷袋及胆脂瘤

3. 局部麻药注射　外耳道骨 - 软骨交界处注入皮下，可在耳内镜下观察局麻药注射的程度，避免过度肿胀，影响手术操作。

4. 切口　在 0° 耳内镜直视下，在松弛部上方做向外并弧形向下的切口，及在 6 点处做向外并弧形向上的切口，两切口相交于距鼓环 5~7mm 处，做切口时需要予一定压力，深达骨膜，避免撕裂外耳道皮肤 - 鼓膜瓣，以减少出血。

5. 分离外耳皮肤 - 鼓膜瓣　钝性分离外耳道皮肤 - 鼓膜瓣。在分离外耳道皮肤 - 鼓膜瓣时应均匀用力，自上而下分离逐步向内，切忌单刀直入，撕裂外耳道皮肤 - 鼓膜瓣。如分离处粘连紧密，应从骨壁侧剪断。因单手操作，故带上肾上腺素棉粒进行可协助止血，亦可电凝止血，在进入中耳腔之前要完全止血。注意耳内镜与术区的距离，既要保证术野质量，也应避免过于靠近而损坏耳内镜或污染镜面，如果镜面有污渍，可用碘伏纱布进行擦拭。

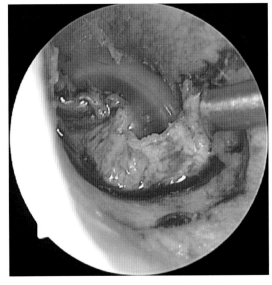
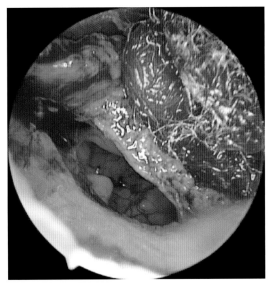

图 11-3-2　上下同步，逐步向内钝性分离外耳道皮肤 - 鼓膜瓣　　图 11-3-3　分离至鼓环后，将鼓环自鼓沟内分出，向前翻转

6. 掀起外耳道皮肤 - 鼓膜瓣　当外耳道皮肤 - 鼓膜瓣分离至鼓环后,用小号弯头剥离子将鼓膜边缘的纤维环自鼓沟中分出,至剥离子有落空感时表示已达鼓室。进一步由上至下分离,其范围上至 12 点,下至 6 点,将外耳道皮肤 - 鼓膜瓣向前翻转,暴露整个中耳腔的后部,在 0° 耳内镜下观和常规显微镜下暴露范围一致,部分患者还可看到蜗窗龛和锤骨短突,有时还可显露砧骨豆状突和镫骨头,但大多数情况下是不显露的。

7. 更换 30° 耳内镜探查　探查 0° 耳内镜下不能窥见的镫骨周围及后鼓室情况,要重点了解:①镫骨是否存在畸形或硬化;②镫骨硬化灶的范围及程度;③面神经水平段是否是低位或骑跨于镫骨;④面神经膝部是否高位或暴露。

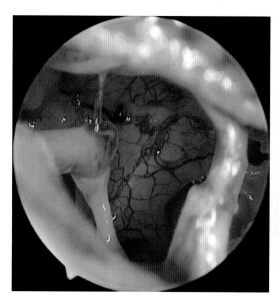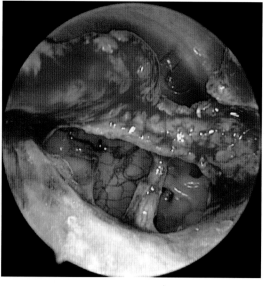

图 11-3-4　耳内镜下探查 0° 耳内镜下不能窥见的镫骨周围及后鼓室情况

8. 换回 0° 耳内镜,凿除外耳道后壁骨质　用骨凿凿除外耳道后壁(包括鼓室盾板),凿除范围以能够看到面神经水平部及锥隆起为度,最好能够暴露以下结构:砧骨长脚、面神经、前庭窗、蜗窗、镫骨前后弓、镫骨肌腱、锥隆起。术中对阻碍视线的鼓索的处理在 0° 耳内镜下较容易完成,因为可用耳内镜推开鼓索,使其不会影响前庭窗及蜗窗的暴露及操作,故一般不需要切断。耳内镜下凿除骨质时需要助手协助敲击骨凿并固定患者头颅,避免打滑及磕碰损坏耳内镜。部分病例仅运用刮匙刮除部分骨质,甚至有时无需去除外耳道后壁骨质亦可清楚观察到砧镫关节及锥隆起。

9. 测量人工镫骨所需长度　因耳内镜可实现与镫骨的零距离接触观察,能准确判断镫骨是否硬化及硬化程度,所以不需要再另用器械行镫骨探查。用特制的测量器,使其针芯露出并调节至适当长度,将针芯端抵于镫骨足板上,测量镫骨足板与砧骨长脚间的距离,耳内镜辅助观察更加精确。如人工镫骨长度过短,会影响其固定及术后听力效果;如人工镫骨长度过长则凸入前庭,会导致术后眩晕。准备人工镫骨的时候,可将棉片放在外耳道内,防止血液进入中耳。

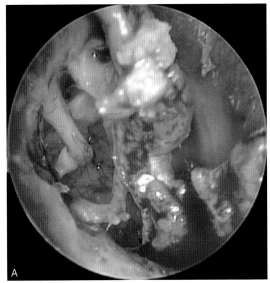
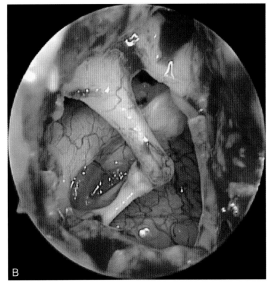

A. 凿除前

B. 凿除后，暴露镫骨及周围结构

图 11-3-5　凿除外耳道后壁骨质，暴露镫骨及周围结构

10. 镫骨足板钻孔　在切除镫上结构之前，先行镫骨足板钻孔，这样既可避免因镫骨足板浮动造成的钻孔失败，又可避免在切除镫上结构时误将镫骨足板一并取出，引起内耳负压吸引伤。钻孔部位选在镫骨足板前 1/3 处，用微型电钻或手摇矛头钻。镫骨足板钻孔直径以较人工镫骨活塞稍大为宜。目前常采用 Fisch 活塞，直径为 0.4mm，则钻孔大小为 0.6mm 左右即可。此时手术部位较深，可能存在手术器械遮挡术野的情况，注意调整耳内镜方向及保持操作稳定性，尽量避免无视野的盲目操作。

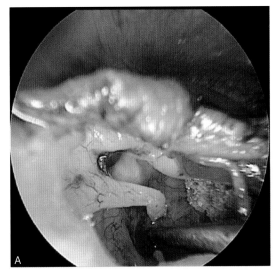
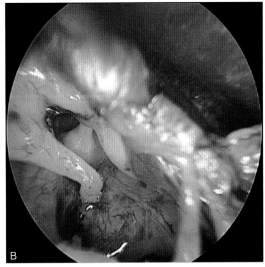

A. 钻孔前

B. 钻孔后

图 11-3-6　镫骨足板钻孔

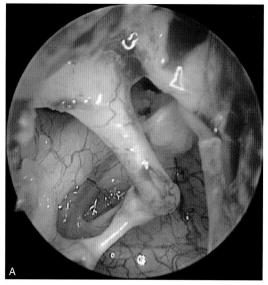

A. 钻孔前　　　　　　　　　　　　　　　　B. 钻孔后

图 11-3-7　用金刚钻行镫骨足板钻孔

11. 切断镫骨肌腱　用镰状刀或微型剪刀在近锥隆起处切断镫骨肌腱,注意勿损伤面神经。

12. 分离砧镫关节　用关节刀分离砧镫关节。为避免造成安装人工镫骨活塞的困难,应使关节盘附于镫骨头上。

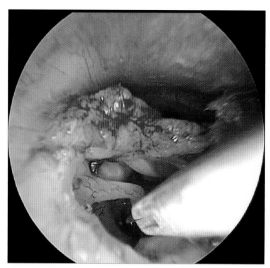

图 11-3-8　离断镫骨肌腱

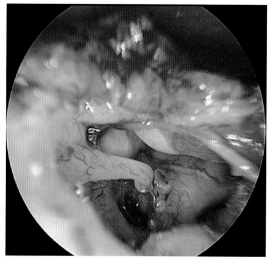

图 11-3-9　离断砧镫关节,去除镫骨前后弓

13. 去除镫上结构　用钩针将镫上结构向鼓岬方向骨折,并取出。操作时,部分患者硬化灶较轻微,镫骨前、后弓骨折时,可能使部分镫骨足板脱出,此时暴露的前庭窗用脂肪组织封闭即可。

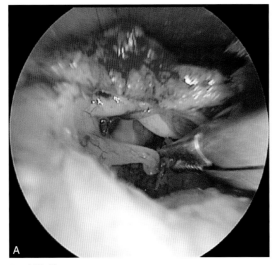

A. 去除前　　　　　　　　　　　　B. 去除后

图 11-3-10　去除镫骨上结构

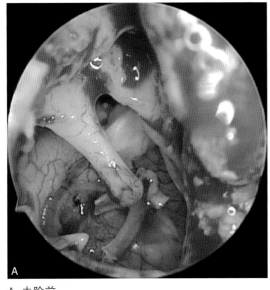
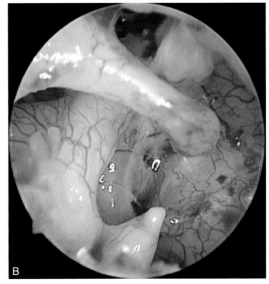

A. 去除前　　　　　　　　　　　　B. 去除后

图 11-3-11　去除镫骨上结构

14. 安装人工镫骨活塞　单手用镊子夹住人工镫骨活塞（直径 0.4mm）的挂钩，先将活塞送入镫骨足板钻孔内，再将挂钩用力推向砧骨即可挂上。在耳内镜下可以清晰地观察到放置情况。在操作时动作要精细，防止活塞挂钩变形，当把挂钩挂在靠近砧骨豆状突的适当位置上后，将挂钩夹紧在砧骨上，此时用力要适度，以免阻断砧骨血供，引起砧骨长脚部分坏死。

最后检查人工镫骨活塞的位置和活动度：用细针轻推锤骨，观察人工镫骨活塞能否上下活动，观察蜗窗龛内液体有无反射性波动。全麻患者术中听力监测见 AABR 听力良好。局麻患者自诉术耳听力提高，可用音叉检查，如术耳 RT（+），即手术成功。

15. 外耳道皮肤 - 鼓膜瓣复位、关闭术腔　外耳道皮肤 - 鼓膜瓣复位，外耳道以吸收性明胶海绵及碘仿纱进行宽松填塞。宽松填塞是为了避免人工镫骨活塞被推入过深至内耳中。无需缝合、包扎头部。

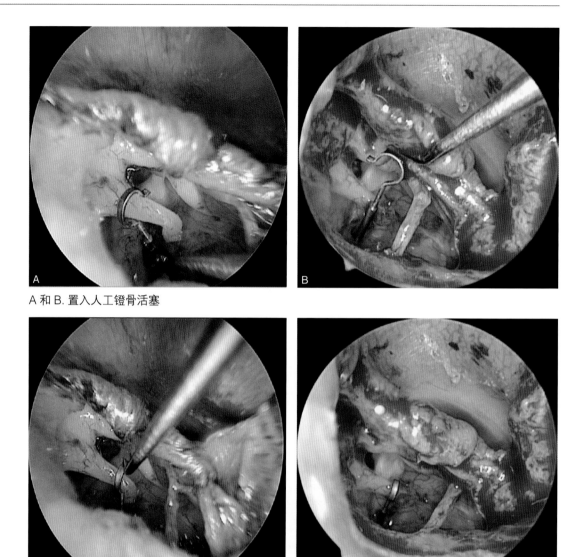

A 和 B. 置入人工镫骨活塞

C. 固定人工镫骨活塞

D. 探查人工镫骨活塞活动度

图 11-3-12　置入并固定人工镫骨活塞

图 11-3-13　固定人工镫骨活塞

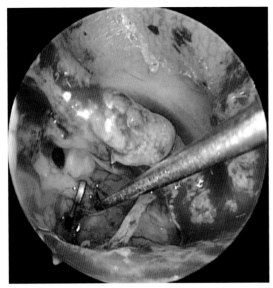

图 11-3-14　再次探查听骨链活动良好

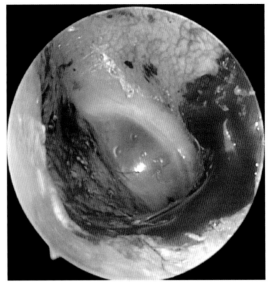

图 11-3-15　复位外耳道皮肤 - 鼓膜瓣

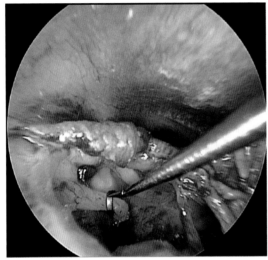

图 11-3-16　再次探查听骨链活动良好

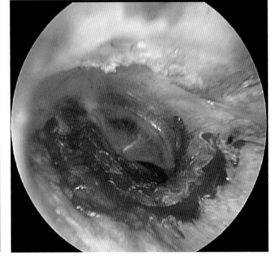

图 11-3-17　复位外耳道皮肤 - 鼓膜瓣

二、耳内镜下镫骨足板切除术 + 人工镫骨活塞置入术

术前耳内镜检查、术中翻开外耳道皮肤 - 鼓膜瓣、术中探查鼓室、去除镫上结构、确定人工镫骨长度的操作都与耳内镜下镫骨足板钻孔术 + 人工镫骨活塞置入术一致。不同处主要在于以下内容。

1. **镫骨足板全切除、部分切除**　镫骨手术中,在行砧镫关节离断、镫骨前后弓切断、镫骨足板钻孔、放置人工镫骨的过程,都有可能导致足板浮动或足板断裂,此时则需行镫骨足板全切除术或部分切除术。

（1）镫骨足板全切除术:去除镫骨上结构后,若镫骨足板浮动,则需行镫骨足板全切除术。具体步骤如下:①镫骨足板钻孔,即用三棱针在镫骨足板最薄处将其裂开或钻一细小的安全孔;②切除镫骨足板,即用足板钩插入钻孔,上下两次挑开镫骨足板使其横形断裂;③取出镫骨足板,即用足板钩将断裂的镫骨足板分前后两块分别取出。如果镫骨足板较厚,不易使其断裂,可先用刮匙或电钻磨薄后再钻孔,然后挑开、取出。

　　（2）镫骨足板前半部分切除术：适用于硬化灶局限于镫骨足板前缘者。具体步骤如下：①镫骨足板钻孔，即在镫骨足板中央横位钻数个小孔，使镫骨足板横裂成两半；②锯断前弓，即用足弓切开锯从前上至后下锯断前弓，避免从下到上，以保护面神经，用尖针分离镫骨足板前缘硬化灶，使镫骨足板前部分游离；③取出镫骨足板，即用板钩从足板中央横裂处伸入前庭窗，向外向上拉出镫骨足板，将镫骨足板连同部分前弓一并取出，防止镫骨足板向内脱位，落入前庭深处。

　　2. **人工镫骨活塞置入、再次探查听骨链、外耳道-鼓膜瓣复位**　操作过程与耳内镜下镫骨足板钻孔术＋人工镫骨活塞置入术大致相同。不同的是，人工镫骨活塞放置的位置是镫骨足板缺损的中央处，放置人工镫骨活塞后，需要用血液或者蘸有 0.9% 氯化钠溶液的吸收性明胶海绵封闭前庭窗，耳屏软骨膜覆盖在前庭窗开口，注意要密切结合，避免外淋巴漏；同时覆盖物不宜过小，以免深陷于前庭窗内。

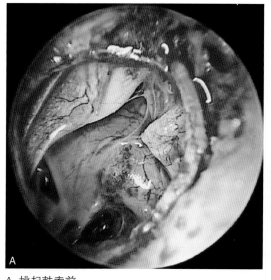

A. 挑起鼓索前

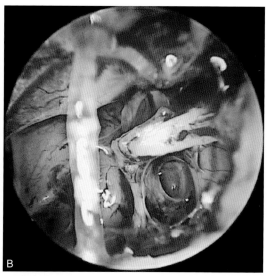

B. 挑起鼓索后，凿除上鼓室外侧壁部分骨质

图 11-3-18　挑起鼓索，凿除上鼓室外侧壁部分骨质

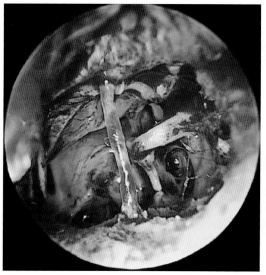

图 11-3-19　离断镫骨肌腱

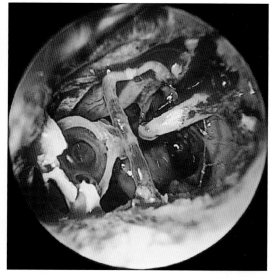

图 11-3-20　分离砧镫关节，剪断镫骨后弓，折断镫骨前弓，依次取出镫骨上结构及镫骨足板

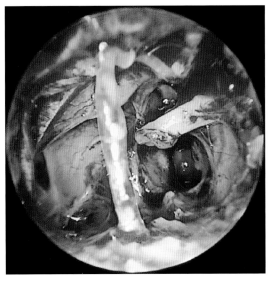
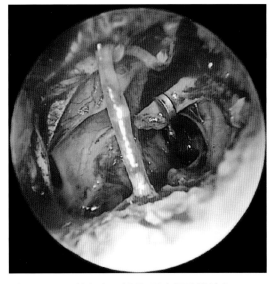

图 11-3-21　渗出少量淋巴液　　　　　　　　　图 11-3-22　植入人工镫骨，固定于砧骨长突

三、耳内镜下镫骨足板激光钻孔术 + 人工镫骨活塞置入术

耳内镜下行镫骨足板钻孔术或镫骨足板切除术 + 人工镫骨活塞置入术时，因只能单手操作，故术中出血较难处理。如有激光配合使用，则可提高该术式的临床应用价值。

该术式基本操作与耳内镜下镫骨足板钻孔术 + 人工镫骨活塞置入术大致相同，不同之处在于运用激光切除和 / 或钻孔替代了冷器械。

1. **激光切除镫骨肌腱**　由于激光本身的高温特点，在切断镫骨肌腱的同时可达到止血的目的。

2. **激光足板钻孔**　可根据镫骨足板表面血管分布情况预先运用低能量激光凝固镫骨足板上的小动脉，使其成为无血管区。具体步骤如下：①选择激光能量强度，即根据耳内镜下镫骨足板的颜色可估计镫骨足板厚度来调整激光能量强度，如镫骨足板色泽偏蓝，则镫骨足板厚度较薄，如色泽偏黄白，则较厚；②镫骨足板打孔，即可通过多次烧灼，制成聚集的焦坑小窗后，用钩针钩除炭化物后形成足板小窗。

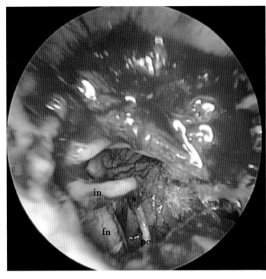
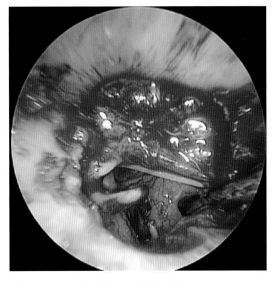

图 11-3-23　凿除上鼓室外侧壁部分骨质，充分显露　图 11-3-24　利用激光离断镫骨肌腱
　　　　　　　镫骨及其周围结构

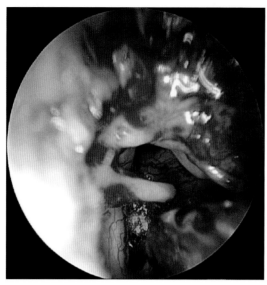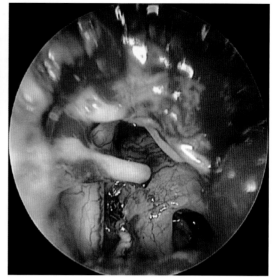

图 11-3-25　用激光行镫骨足板钻孔

第四节　并发症预防及处理

一、术中并发症及处理

1. 术中鼓膜穿孔　如果术中分离外耳道皮肤 - 鼓膜瓣不慎造成鼓膜穿孔,应马上用耳屏软骨 - 软骨膜、耳屏软骨膜、脂肪等材料内植法修补鼓膜。若穿孔为针状穿孔,用可吸收性明胶海绵放置于穿孔下修补;若穿孔为 2~3mm 小穿孔,可用吸收性明胶海绵填塞于鼓室内,耳屏软骨膜内植法修补。

2. 若面神经低垂至前庭窗上　小心去除前庭窗的下部骨质边缘,可在靠近鼓岬的下方行镫骨足板钻孔,此时主要不要损伤到环韧带。若面神经裸露,吸引器轻推面神经,磨掉前庭窗下方骨质,再行镫骨足板钻孔。注意不可损伤到面神经。

3. 脑脊液井喷　内耳外淋巴间隙通过耳蜗蜗轴的缺损与蛛网膜下隙沟通,导致镫骨足板钻孔时脑脊液喷射状涌出,等待数分钟直至脑脊液井喷停止。取耳垂脂肪填塞前庭窗,耳屏软骨膜放置于脂肪上,再用纤维蛋白胶固定。此时用人工镫骨活塞放在耳屏软骨膜上施加一定的压力。若镫骨足板钻孔时外淋巴液缓慢、持久地流出,此时可继续行镫骨足板钻孔,耳屏软骨膜放置于镫骨足板上再植入人工镫骨活塞。

4. 镫骨动脉损伤　探查时注意镫骨足板前部是否穿行镫骨动脉,镫骨足板钻孔需稍靠后,不要损伤到镫骨动脉,若损伤则会导致大出血。

5. 锤砧关节离断　锤砧关节离断常出现在离断砧镫关节、切断镫骨前后弓或放置人工镫骨活塞时。去除镫骨上结构、放置人工镫骨活塞时,砧骨在内侧没有支撑,故不要在砧骨上用力过大。

二、术后并发症及处理

1. 术后听力无明显改善　其原因主要分三种情况:①术中过度搔扰正常的听小骨致术

后感音神经性听力损失;②人工镫骨活塞长度过短、在砧骨长脚处固定不稳,造成术后人工镫骨活塞移位,甚至脱出;③人工镫骨活塞在砧骨长脚处固定得太紧造成砧骨缺血坏死。

2. **术后出现不可逆的感音神经性听力损失甚至极重度听力损失**　术中损伤内耳膜迷路,致术后不可逆的感音神经性听力损失,伴或不伴耳鸣、眩晕。

3. **前庭窗封闭不严致术后外淋巴漏、迷路炎、眩晕**　两种术式用于封闭前庭窗的材料有所不同,耳内镜下镫骨足板钻孔,一般用血液封闭,耳内镜下镫骨足板切除,多用脂肪封闭。封闭前庭窗之前,刮匙刮除前庭窗龛附近表面黏膜形成新鲜创面再封闭前庭窗。

4. **术后眩晕**　正常情况下患者术后会有轻度眩晕,通常 1 周内缓解。眩晕持续,甚至加重,考虑是否人工镫骨活塞长度过长突入前庭并刺激椭圆囊,或是否术中损伤内耳。如伴感音神经性听力损失、耳鸣加重,应立刻手术探查。

5. **术后术侧味觉改变、减退,甚至丧失**　术中任何不当操作所致的鼓索损伤甚至切断都会出现术后术侧味觉异常。

6. **咽鼓管堵塞**　中耳腔缺血、止血不当、引流不畅均会导致术后咽鼓管鼓室口堵塞,造成术后咽鼓管功能不良,术后可行咽鼓管吹张。

7. **术后出现周围性面瘫**　术中损伤面神经而不知,术后出现周围性面瘫,建议即刻行面神经减压术。

8. **激光损伤内耳或面神经,造成术后不可逆感音神经性听力损失或术后周围性面瘫**　行耳内镜下激光镫骨足板钻孔,激光参数需设置准确。

9. **术中操作不当致内耳损伤**　如耳内镜下钻孔或切除镫骨足板上 1/3,致损伤球囊。吸引器直接吸引外淋巴液。镫骨足板脱出致内耳负压性损伤。

三、术后处理

1. 术后卧床、头部制动 3 天。

2. 短期内避免用力擤鼻,防止术后强力主流通过咽鼓管进入中耳腔内致人工镫骨活塞移位甚至脱落。

3. 短期内勿乘坐飞机,避免飞机升降时的气压变化致人工活塞突入前庭而引起的眩晕或向外脱出移位、脱落。

4. 术后 7~10 天取出外耳道内填塞物。

5. 抗生素预防感染 1 周。

6. 术后 1 月复查听力。

第五节　典型病例分析及手术视频

病例一　耳内镜下右镫骨足板钻孔＋人工镫骨活塞置入术

1. **病史**　男,32 岁,4 年前无明显诱因下出现双耳听力下降,呈缓慢进行性加重,不伴耳鸣。无耳流脓病史。

2. 术前检查结果

（1）纯音测听：右耳中重度混合性听力损失，500、1 000、2 000、4 000Hz 平均气导听阈为 58dB HL。平均气 - 骨导差（A-B gap）为 34dB HL。

（2）耳内镜下见右鼓膜完整，无充血，标志清，未见鼓室积液征。

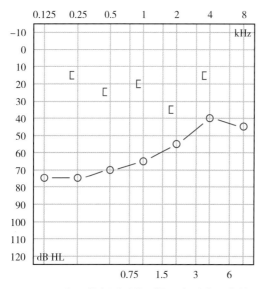 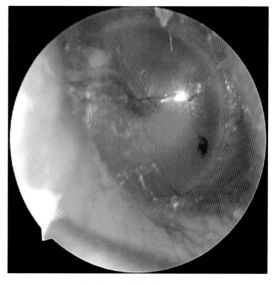

图 11-5-1　右耳纯音测听结果提示中重度混合性听　　图 11-5-2　耳内镜下见右鼓膜完整，标志清
　　　　　　力损失

（3）术前颞骨 HRCT：见右侧鼓室内结构清晰，鼓室壁骨质未见异常，听骨链大小及形态未见异常。右侧耳蜗、半规管大小及形态未见异常。右侧乳突呈气化型，其内未见异常密度影，蜂房骨质未见破坏。鼓室盖完整。右侧内耳道对称无扩大。

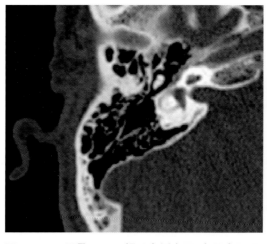 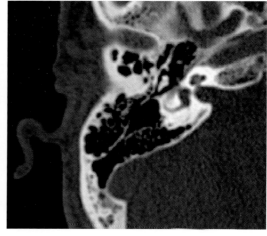

图 11-5-3　颞骨 HRCT 提示右侧中耳、内耳未见明显异常

3. 诊断　双侧耳硬化症。

4. 术式　耳内镜下右镫骨足板钻孔 + 人工镫骨活塞置入术。

5. 术中耳内镜下所见

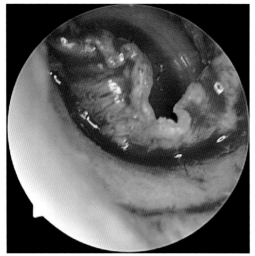

图 11-5-4　耳内镜下皮瓣刀制作外耳道皮肤 - 鼓膜瓣

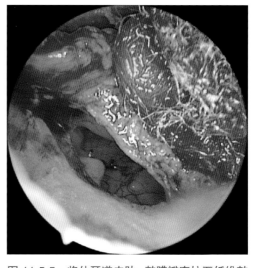

图 11-5-5　将外耳道皮肤 - 鼓膜瓣牵拉至纤维鼓环处

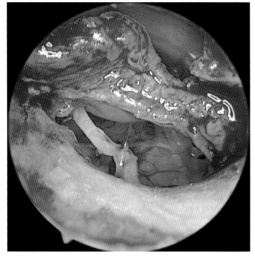

图 11-5-6　用钩针挑起鼓索

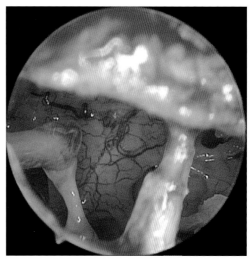

图 11-5-7　探查鼓室

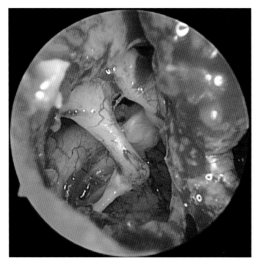

图 11-5-8　凿除上鼓室外侧壁部分骨质后,显露镫骨及周围结构

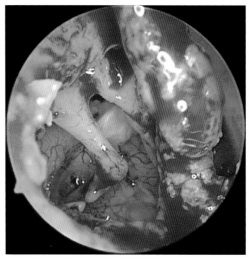

图 11-5-9　离断镫骨肌腱

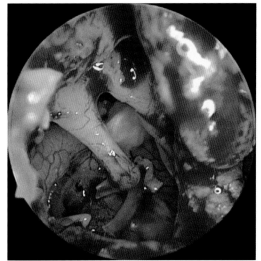

图 11-5-10　剪断镫骨后脚,折断前脚

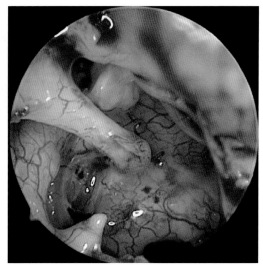

图 11-5-11　取出镫骨上结构,显露镫骨足板

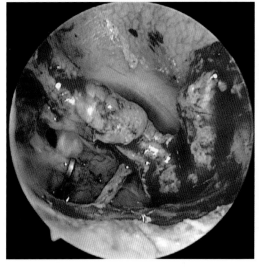

图 11-5-12　人工镫骨活塞植入后,探查听骨链活动可

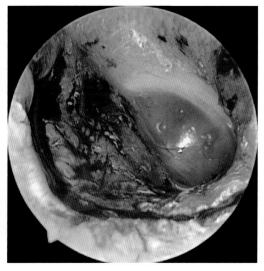

图 11-5-13　外耳道皮肤 - 鼓膜瓣复位

6. **术后检查结果**　术后 1 年纯音测听:右耳听力基本恢复正常,500、1 000、2 000、4 000Hz 平均气导听阈 15dB HL。平均气 - 骨导差(A-B gap)<10dB HL。

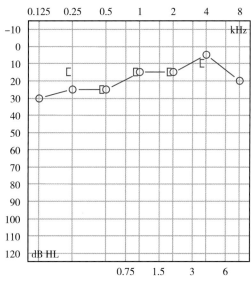

图 11-5-14　术后 1 年复查纯音测听提示右耳听力基本恢复正常

病例二 耳内镜下右镫骨足板钻孔 + 人工镫骨活塞置入术

1. 病史 男,21 岁,右进行性听力下降伴发作性"嗡嗡"耳鸣 3 年,左进行性听力下降伴发作性"嗡嗡"耳鸣 3 个月,不伴视物旋转,无头痛头昏,无耳流脓。

2. 术前检查结果

(1) 纯音测听:右耳中度混合性听力损失,500、1 000、2 000、4 000Hz 平均气导听阈为 54dB HL。平均气 - 骨导差(A-B gap)为 26dB HL。

(2) 耳内镜下见右鼓膜完整,标志清,未见鼓室积液征。

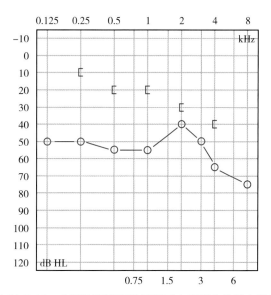

图 11-5-15 右耳纯音测听结果提示中度混合性听力损失

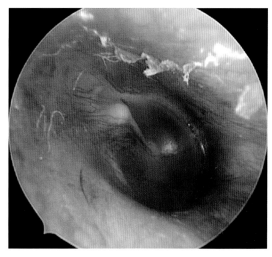

图 11-5-16 耳内镜下见右鼓膜完整,标志清,未见鼓室积液征

(3) 术前颞骨 HRCT:见右侧中耳鼓室结构清楚,未见异常密度影。右侧听骨链完整,未见破坏、硬化。右侧前庭窗前方见局灶性密度减低区。双侧耳蜗、半规管形态及骨质未见异常。右侧乳突呈气化型,乳突蜂房内未见异常密度影,蜂房骨壁未见破坏。

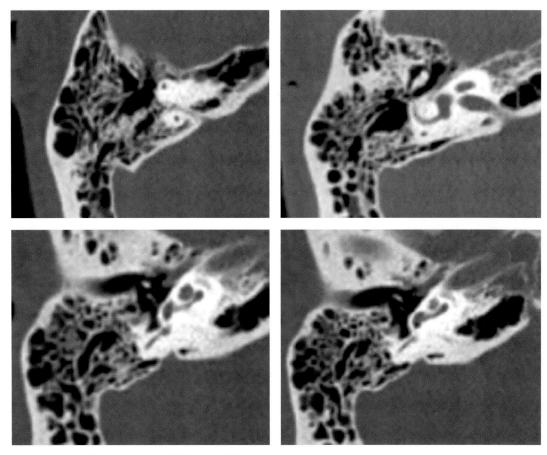

图 11-5-17　颞骨 HRCT 提示右侧符合耳硬化症

3. **诊断**　双侧耳硬化症。

4. **术式**　耳内镜下右镫骨足板钻孔 + 人工镫骨活塞置入术。

5. **术中耳内镜下所见**

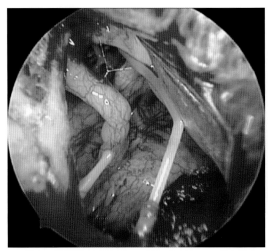

图 11-5-18　掀开外耳道皮肤 - 鼓膜瓣

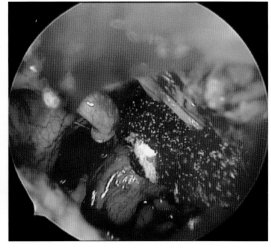

图 11-5-19　切断镫骨肌腱,取出镫骨前后弓

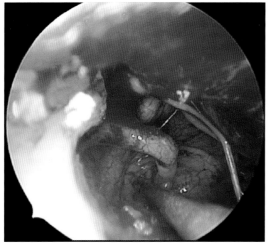

图 11-5-20 行镫骨足板钻孔

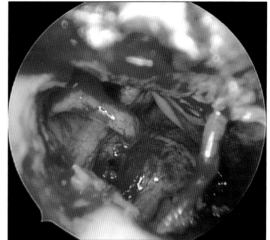

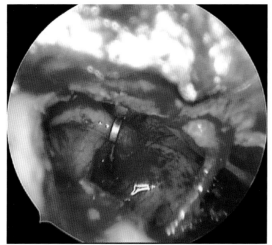

图 11-5-21 置入人工镫骨活塞

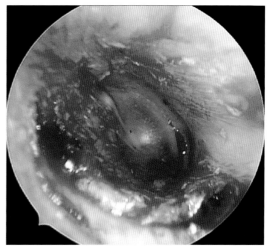

图 11-5-22 复位外耳道皮肤 - 鼓膜瓣

6. **术后检查结果** 术后 3 个月复查纯音测听:右耳轻度感音神经性听力损失,500、1 000、2 000、4 000Hz 平均气导听阈为 35dB HL。平均气 - 骨导差(A-B gap)<10dB HL。

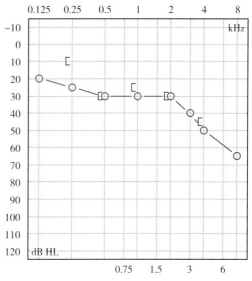

图 11-5-23 术后 3 个月复查纯音测听提示右耳轻度感音神经性听力损失

病例三　耳内镜下右镫骨足板激光钻孔＋人工镫骨活塞置入术

1. **病史**　男性,41 岁,双耳进行性听力下降 10 余年,加重 4 年,伴低调耳鸣,无耳痛,无耳流脓,无眩晕。

2. **术前检查结果**

(1)纯音测听:右耳中重度混合性听力损失,500、1 000、2 000、4 000Hz 平均气导听阈为65dB HL。平均气 - 骨导差(A-B gap)为 17.5dB HL。

(2)耳内镜下见右鼓膜完整,无充血,标志清,未见鼓室积液征。

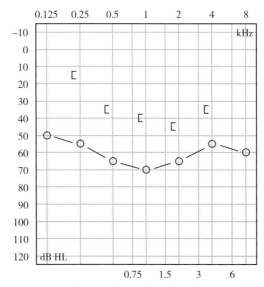

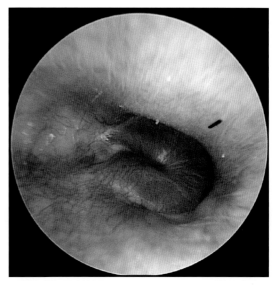

图 11-5-24　右耳纯音测听结果提示中重度混合性听力损失

图 11-5-25　耳内镜下见右鼓膜完整,标志清

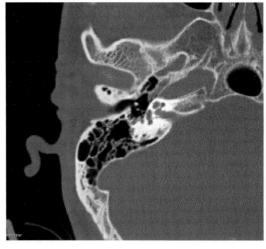

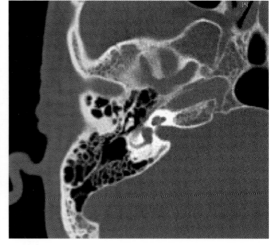

图 11-5-26　颞骨 HRCT 提示右侧中耳、内耳未见明显异常

（3）术前颞骨 HRCT：见右侧鼓室内结构清晰，鼓室壁骨质未见异常，听骨链大小及形态未见异常。右侧耳蜗、半规管大小及形态未见异常。右侧乳突呈气化型，其内未见异常密度影，蜂房骨质未见破坏。鼓室盖完整。右侧内耳道对称无扩大。

3. **诊断**　双侧耳硬化症。

4. **术式**　耳内镜下右镫骨足板激光钻孔＋人工镫骨活塞置入术。

5. **术中耳内镜下所见**

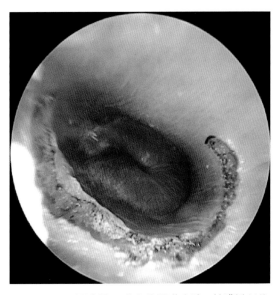
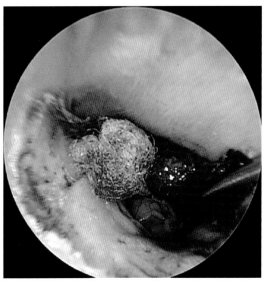

图 11-5-27　耳内镜下激光外耳道皮肤 - 鼓膜瓣制作　　图 11-5-28　将外耳道皮肤 - 鼓膜瓣向下牵拉至纤维鼓环处，暴露上鼓室

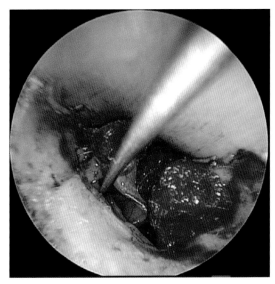
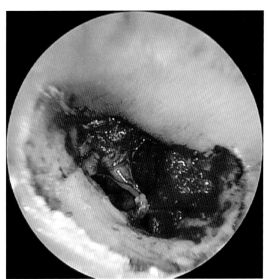

图 11-5-29　用钩针挑起鼓索

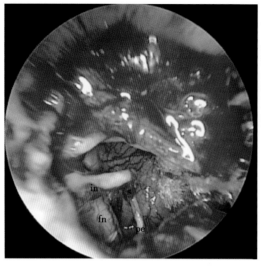

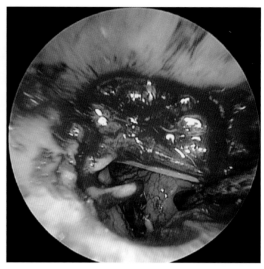

图 11-5-30　凿除上鼓室外侧壁部分骨质,充分显　图 11-5-31　激光离断镫骨肌腱
　　　　　　露镫骨及周围结构

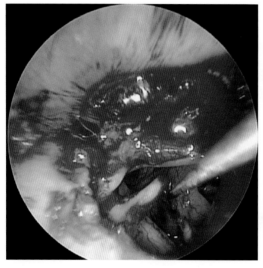

图 11-5-32　用钩针离断砧镫关节

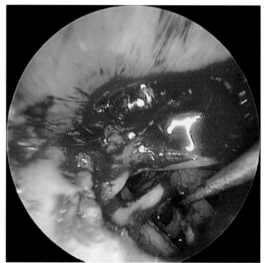

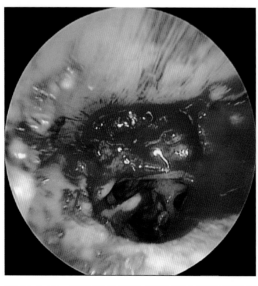

图 11-5-33　剪断镫骨后脚、折断前脚,用钩针取出镫骨上结构

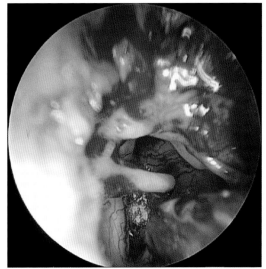

图 11-5-34　利用激光行镫骨足板钻孔

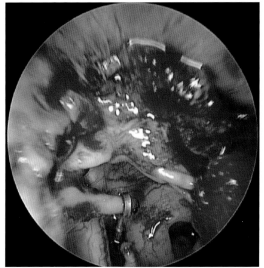

图 11-5-35　植入人工镫骨,固定

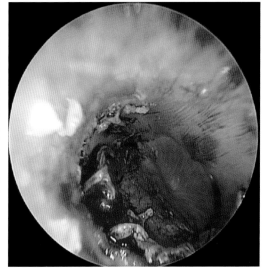

图 11-5-36　外耳道皮肤 - 鼓膜瓣复位

6. 术后检查结果　术后 3 个月复查纯音测听:右耳中重度混合性听力损失,500、1 000、2 000、4 000Hz 平均气导听阈为 56dB HL。平均气 - 骨导差(A-B gap)为 14dB HL。

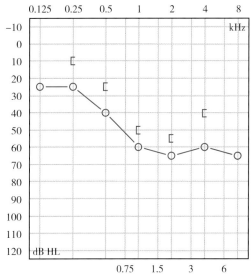

图 11-5-37　术后 3 个月复查纯音测听提示右耳
中重度混合性听力损失

病例四　耳内镜下左镫骨足板激光钻孔 + 人工镫骨活塞置入术

1. 病史　女,59岁,双耳听力下降40年,右耳人工镫骨植入术后17年。双耳听力下降,小声说话听不清,不呈进行性发展,伴耳鸣,呈"唧唧"声,无耳流脓、眩晕,无头痛、头昏。2010年在我院就诊,诊断为双耳硬化症,予以行右耳人工镫骨植入术 + 左耳镫骨撼动术,术后右耳听力恢复良好,左耳听力仍较差。

2. 术前检查结果

(1)纯音测听:左耳极重度混合性听力损失,500、1 000、2 000、4 000Hz平均气导听阈为93dB HL。平均气 - 骨导差(A-B gap)为50dB HL。

(2)耳内镜下见左鼓膜完整,标志清楚,未见鼓室内积液征。

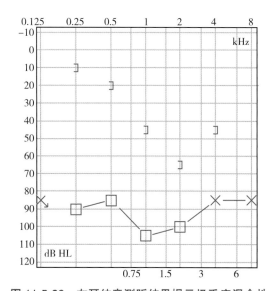

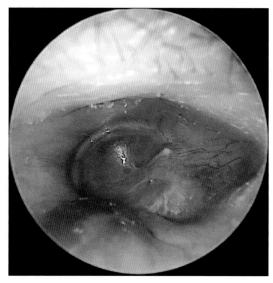

图 11-5-38　左耳纯音测听结果提示极重度混合性听力损失

图 11-5-39　耳内镜下见左鼓膜完整

(3)术前颞骨HRCT:见左侧镫骨足板增厚,其余左侧锤骨、砧骨形态及大小未见明确异常。左侧乳突呈气化型,左侧乳突内未见异常密度影,左侧蜂房骨质未见破坏。

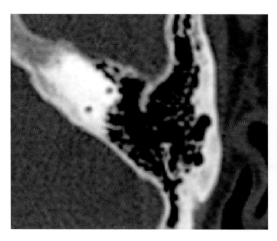

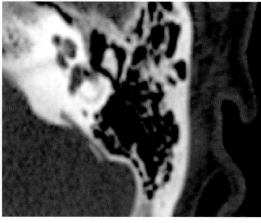

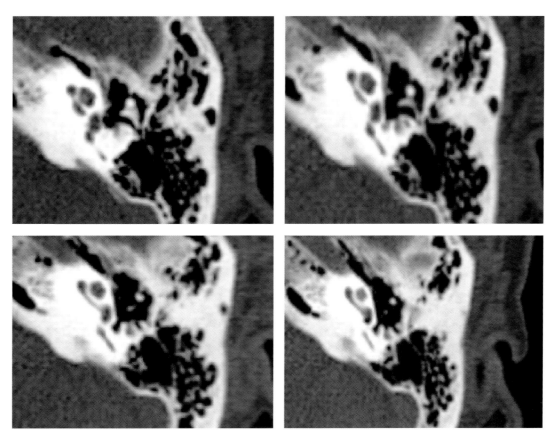

图 11-5-40　颞骨 HRCT 提示左侧中内耳骨质改变，可符合耳硬化症表现

3. **诊断**　左耳硬化症。

4. **术式**　耳内镜下左镫骨足板激光钻孔 + 人工镫骨活塞置入术。

5. **术中耳内镜下所见**

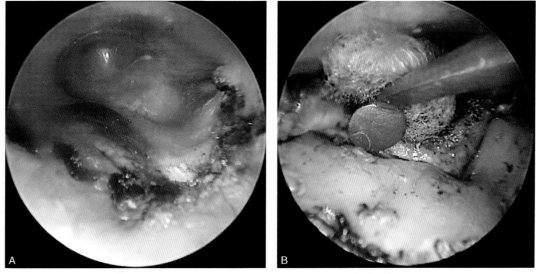

A. 激光制作外耳道皮肤 - 鼓膜瓣　　　　　　　B. 掀开外耳道皮肤 - 鼓膜瓣

图 11-5-41　激光制作外耳道皮肤 - 鼓膜瓣，基本没有出血

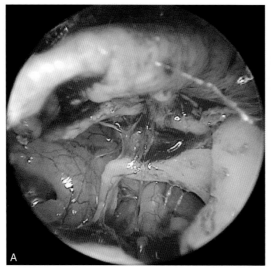

A. 耳内镜下探查听骨链

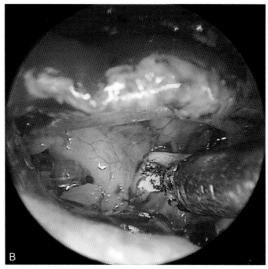

B. 激光切断镫骨肌腱前

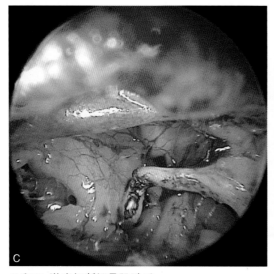

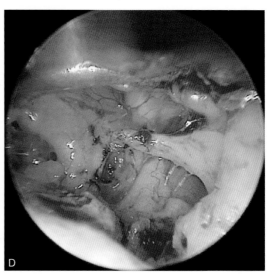

C 和 D. 激光切断镫骨肌腱后

图 11-5-42 激光切断镫骨肌腱

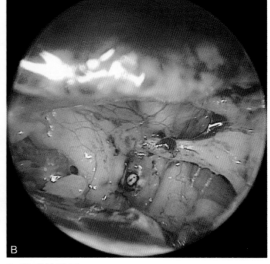

A. 激光钻孔前

B. 激光钻孔后

图 11-5-43 利用激光行镫骨足板钻孔

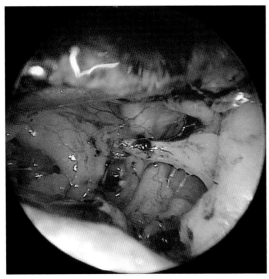 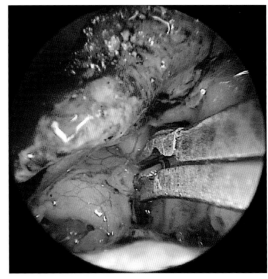

图 11-5-44　钻孔后可见镫骨足板表面少许澄清液体　　图 11-5-45　人工镫骨活塞置入

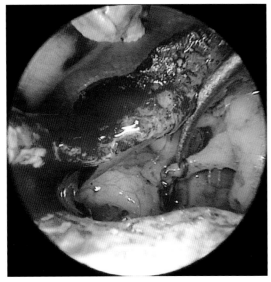 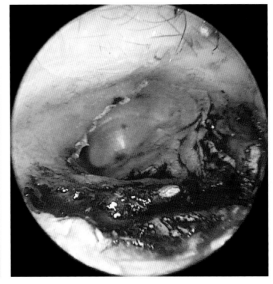

图 11-5-46　再次探查听骨链活动度　　图 11-5-47　外耳道皮肤 - 鼓膜瓣复位

6. 术后检查结果

（1）术后 3 个月复查纯音测听：左耳中重度混合性听力损失，500、1 000、2 000、4 000Hz 平均气导听阈为 58dB HL。平均气 - 骨导差（A-B gap）为 14dB HL。

（2）术后耳内镜：术后 15 天耳内镜下见左鼓膜完整。

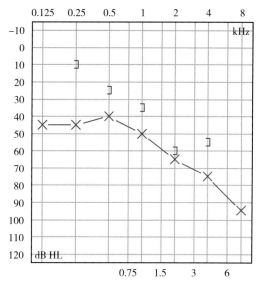

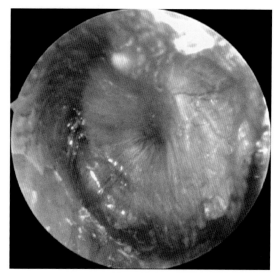

图 11-5-48　术后 3 个月复查纯音测听提示左耳中重度混合性听力损失

图 11-5-49　术后 15 天耳内镜下见左鼓膜完整

病例五　耳内镜下左镫骨足板切除 + 人工镫骨置换术

1. 病史　女,34 岁,双耳进行性听力下降,伴低调耳鸣 1 年余,无眩晕、耳痛、耳闷塞感、耳流脓病史。6 个月余前外院行显微镜下右镫骨足板钻孔 + 人工镫骨活塞术,术后患者自诉无明显改善。

2. 术前检查结果

(1)纯音测听:左耳中度传导性听力损失,500、1 000、2 000、4 000Hz 平均气导听阈为 51dB HL。平均气 - 骨导差(A-B gap)为 27.5dB HL。

(2)耳内镜下见左鼓膜完整,无充血,标志清,未见穿孔及鼓室积液征。

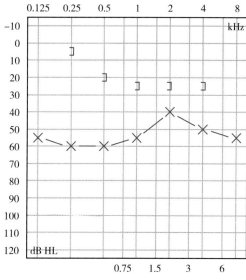

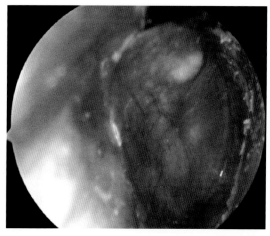

图 11-5-50　左耳纯音测听结果提示中度传导性听力损失

图 11-5-51　耳内镜下见左鼓膜完整,未见穿孔及鼓室积液征

（3）术前颞骨 HRCT：见左侧鼓室内结构清晰，鼓室壁骨质未见异常。左侧鼓岬见少许骨质吸收，宽 1.5~2mm。左侧乳突呈气化型，其内未见异常密度影，蜂房骨质未见破坏。鼓室盖完整。左侧耳蜗、半规管大小及形态未见异常。左侧内耳道与右侧对称，无扩大。

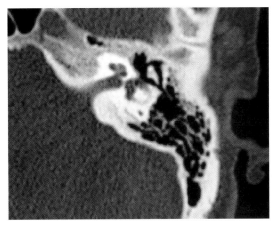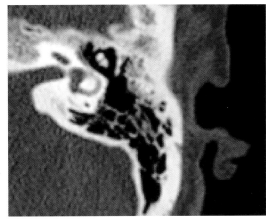

图 11-5-52　颞骨 HRCT 提示左侧中耳、内耳未见明显异常

3. **诊断**　双侧耳硬化症。

4. **术式**　耳内镜下左镫骨足板切除 + 人工镫骨置换术。

5. **术中耳内镜下所见**

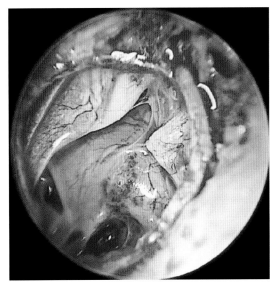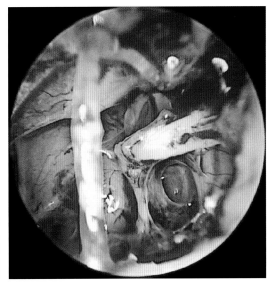

图 11-5-53　制作外耳道皮肤 - 鼓膜瓣并将其往下轻推至纤维鼓环处

图 11-5-54　挑起鼓索，凿除上鼓室外侧壁部分骨质

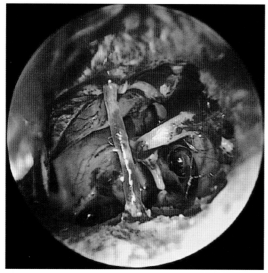

图 11-5-55　离断镫骨肌腱

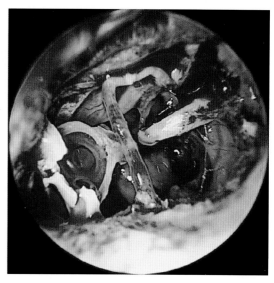

图 11-5-56　分离砧镫关节,剪断镫骨后弓,折断镫骨前弓,依次取出镫骨上结构及足板

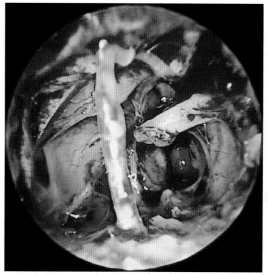

图 11-5-57　渗出少量淋巴液

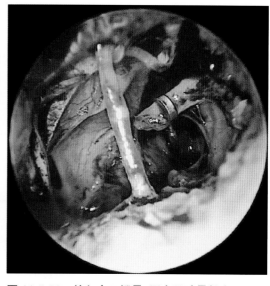

图 11-5-58　植入人工镫骨,固定于砧骨长突

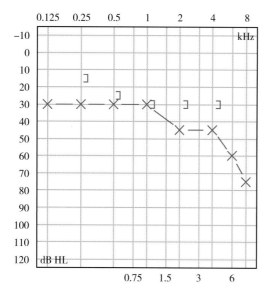

6. 术后检查结果　术后 3 个月复查纯音测听:左耳轻度传导性听力损失,500、1 000、2 000、4 000Hz 平均气导听阈为 38dB HL。平均气 - 骨导差(A-B gap)<10dB HL。

图 11-5-59　术后 3 个月复查纯音测听提示左耳轻度传导性听力下降

病例六　耳内镜下右镫骨足板切除（耳屏软骨膜封闭前庭窗）+ 人工镫骨置换术

1. **病史**　男,53 岁,右耳进行性听力下降 10 余年,无明显耳痛、耳流脓病史,当时未就诊,未行特殊治疗,之后听力下降逐渐加重,伴左侧听力下降、耳鸣,无眩晕、恶心。

2. **术前检查结果**

（1）纯音测听:右耳中重度混合性听力损失,500、1 000、2 000、4 000Hz 平均气导听阈 69dB HL。平均气 - 骨导差（A-B gap）为 26dB HL。

（2）耳内镜下见右鼓膜完整,标志清楚,未见鼓室内积液征。

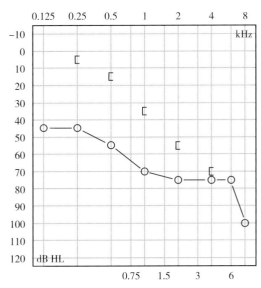

图 11-5-60　右耳纯音测听结果提示中重度混合性听力损失

图 11-5-61　耳内镜下见右鼓膜完整,标志清楚,未见鼓室内积液征

（3）术前颞骨 HRCT:见右侧听骨链大小及形态未见异常。右侧耳蜗、半规管大小及形态未见异常。右侧乳突呈气化型,其内未见异常密度影,蜂房骨质未见破坏。

3. **诊断**　右耳硬化症。

4. **术式**　耳内镜下右镫骨足板切除（耳屏软骨膜封闭前庭窗）+ 人工镫骨置换术。

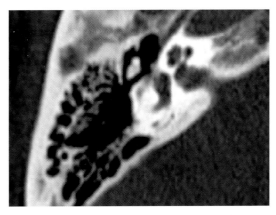
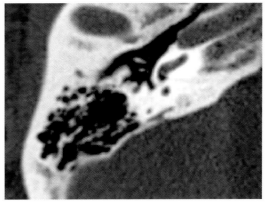

图 11-5-62　颞骨 HRCT 提示右中耳、内耳未见明确异常

5. 术中耳内镜下所见

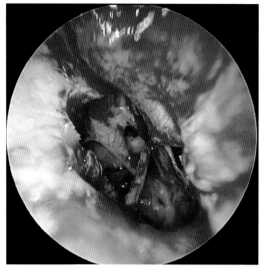
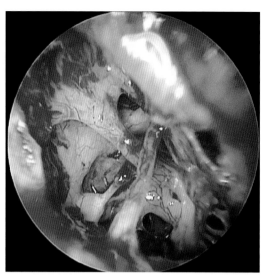

图 11-5-63　掀开外耳道皮肤 - 鼓膜瓣,探查鼓室

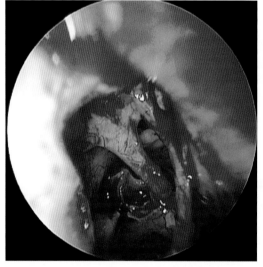
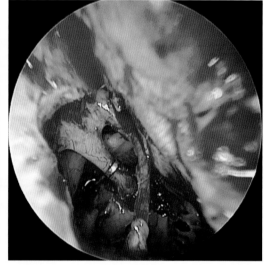

图 11-5-64　取出镫骨前后弓,切除镫骨足板　　图 11-5-65　人工镫骨活塞置入

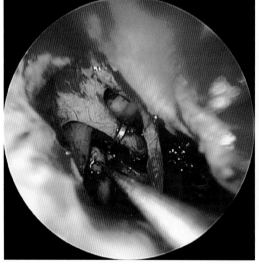
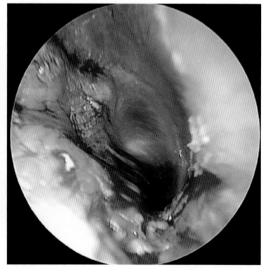

图 11-5-66　耳屏软骨膜封闭前庭窗　　图 11-5-67　复位外耳道皮肤 - 鼓膜瓣

6. 术后检查结果　术后 3 个月复查纯音测听：右耳中度感音神经性听力损失，500、1 000、2 000、4 000Hz 平均气导听阈为 49dB HL。平均气 - 骨导差（A-B gap）<10dB HL。

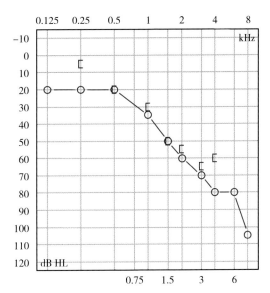

图 11-5-68　术后 3 个月复查纯音测听提示右耳中度感音神经性听力损失

（张志钢　杨海弟）

第十二章
耳内镜下听骨链畸形手术

先天性听骨链畸形是指由于一个或多个听骨先天性发育障碍,从而引起听骨链畸形、功能障碍,表现为传导性听力下降。1994 年,Cremers 等依据术中发现,将听骨链畸形分成四类:①单纯镫骨足板固定;②镫骨固定合并其他听骨链畸形;③听骨链畸形,但镫骨足板移动度尚可;④先天性发育不全或异常的蜗窗或前庭窗。

听骨链畸形有时合并外耳畸形。2006 年,国内张金平等研究 355 例(70 耳)先天性外、中耳畸形患者,发现先天性外、中耳畸形以重度耳郭畸形伴外耳道骨性闭锁所占比例最大,其患者同时伴有鼓室和/或听骨链发育不良,气导听力损失较重,为 70dB HL 以上。

临床上多采用耳内镜或显微镜下鼓室成形术 + 人工听骨听力重建,目的在于重建听骨链以恢复患者听力。本章介绍听骨链畸形的耳内镜下鼓室成形术 + 人工听骨听力重建。

第一节　概述

一、手术适应证与禁忌证

可参考第十一章"耳内镜下镫骨手术"。

二、耳内镜下鼓室探查术

耳内镜下鼓室探查,从四个方面探查:①镫骨及镫骨足板发育及活动情况;②镫骨上结构发育及活动情况;③两窗是否发育以及其结构、功能是否正常;④其他结构如面神经是否发育及其程度。

1. 探查镫骨及镫骨足板发育及活动情况,注意镫骨头、镫骨前后弓、镫骨足板是否发育及发育程度,轻触镫骨足板观察其是否固定。

2. 探查镫骨上结构发育及活动情况,探查锤骨、砧骨形态,观察其结构是否正常。轻触锤砧关节、砧镫关节,观察其是否未连接或形成假连接,以及其活动情况。

3. 探查两窗是否发育以及其结构、功能是否正常,若难以观察到蜗窗,可向蜗窗龛内滴入 1~2 滴清水,观察清水是否有"摆动",以间接了解蜗窗功能是否正常。

4. 探查其他结构,探查面神经是否发育及其程度,观察其是否异位、缺损等,如面神经是否低垂至前庭窗上。

三、耳内镜下人工听骨听力重建

依据术中探查所见的听骨链畸形类型，"对症下药"地选择听骨链重建材料及其术式。

若镫骨上结构存在且正常，活动良好，存在锤骨头、砧骨畸形或固定，或锤砧关节、砧镫关节假连接、未连接、缺如等单纯锤骨、砧骨畸形，切除砧骨、锤骨头，行耳内镜下人工听骨听力重建（PORP）。

若镫骨上结构发育不全或缺如、镫骨单足或足弓融合等镫骨上结构畸形和／或镫骨足板固定，可行耳内镜下镫骨足板钻孔或镫骨足板切除术＋人工镫骨活塞置入术。

若面神经低垂至前庭窗上，耳内镜下人工听骨听力重建时注意不要损伤面神经，防止术后面瘫。若前庭窗未发育、发育不良、畸形，可考虑行内耳开窗术，蜗窗未发育或严重畸形者不建议行耳内镜下人工听骨听力重建术。

第二节　并发症预防及处理

1. **术后继发性鼓膜穿孔**　三种情况下操作不当容易导致术后继发性鼓膜穿孔：一是耳内镜下外耳道皮肤 - 鼓膜瓣制作，向下掀开外耳道皮肤 - 鼓膜瓣或将鼓膜从锤骨柄剥离时导致鼓膜穿孔；二是耳内镜下人工听骨听力重建，人工听骨直接与鼓膜接触导致术后继发性鼓膜穿孔；三是耳内镜下未能准确复位外耳道皮肤 - 鼓膜瓣。

2. **术后感音神经性听力损失**　术中过度搔扰正常的听小骨造成术后感音神经性听力损失。此外，术中见镫骨发育异常或合并耳硬化症而行镫骨足板钻孔，钻孔太深损伤内耳膜迷路亦会导致术后感音神经性听力损失。

3. **听骨链重建不良导致术后听力恢复不佳或眩晕**　人工听骨的长度适宜系耳内镜下人工听骨听力重建成功的关键之一，人工听骨过短假连接于镫骨上结构或镫骨足板，致术后听力恢复不佳。人工镫骨活塞过长，深入内耳，致术后眩晕。

4. **术后脑脊液漏**　听骨链畸形常合并其他畸形，如内耳与蛛网膜下腔畸形交通。术中镫骨足板钻孔、切除或内耳开窗出现脑脊液漏，应用软组织（如自体脂肪）覆盖封堵，防止术后持续性脑脊液耳漏或鼻漏。

5. **术后面瘫**　听骨链畸形常合并面神经畸形，术中探查需仔细辨认面神经管、面神经隐窝、匙突、锥隆起等结构。如合并面神经畸形而术中未发现、未处理或处理不当而损伤面神经致术后面瘫。

第三节　典型病例分析及手术视频

病例一　耳内镜下右鼓室探查术＋人工镫骨活塞置入术

1. **病史**　男，7 岁，患者家属于 2 年前发现患者对声音反应差，看电视开大音量，说话需较大声才能听清,外院示"双耳中重度传导性听力下降,2 000Hz 可见切迹"。起病以来患者无耳痛、耳闷塞感、耳流脓、耳鸣症状,无面瘫、头痛头昏、发热症状,无复视、视力下降等不适。以"双耳听力下降 2 年"收治入院。

2. 术前检查结果

(1)纯音测听:右耳中重度传导性听力损失,500、1 000、2 000、4 000Hz 平均气导听阈为 60dB HL。平均气 - 骨导差(A-B gap)为 44dB HL。

(2)耳内镜下见右鼓膜完整,无穿孔,未见积液积脓。

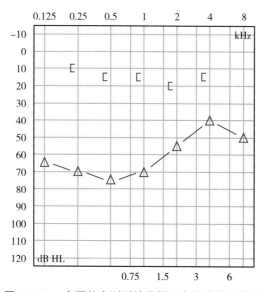

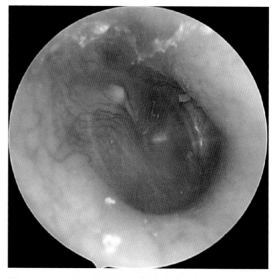

图 12-3-1　右耳纯音测听结果提示中重度传导性听力损失

图 12-3-2　耳内镜下见右鼓膜完整,未见积液积脓

(3)术前颞骨 HRCT:见右侧鼓室内结构清晰,鼓室壁骨质未见异常。右侧锤骨及砧骨形态尚可,右侧镫骨形态异常,与前庭窗对合不佳,稍向后移位。右侧耳蜗、半规管大小及形态未见异常。右侧鼓室窦口未见明显扩大。右侧乳突呈气化型,其内未见异常密度影,蜂房骨质未见破坏。鼓室盖完整。右侧内耳道与左侧对称,无扩大。右侧颈静脉球位置较高,达蜗轴水平。

3. 诊断　双侧听骨链畸形。

4. 术式　耳内镜下右鼓室探查术 + 人工镫骨活塞置入术。

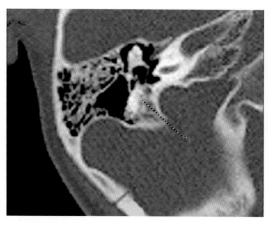

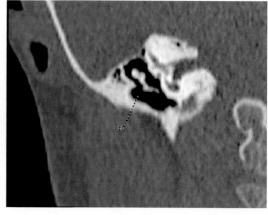

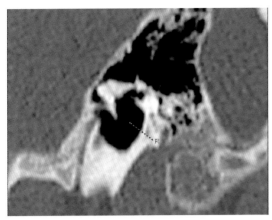
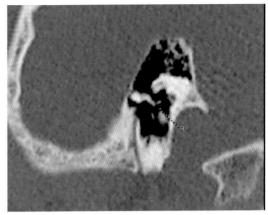

图 12-3-3　颞骨 HRCT 提示双侧镫骨与前庭窗对位不佳,稍向后移位,右侧较明显

5. 术中耳内镜下所见

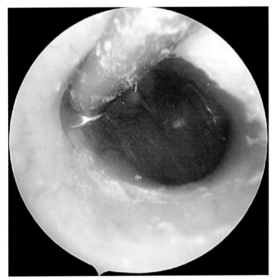
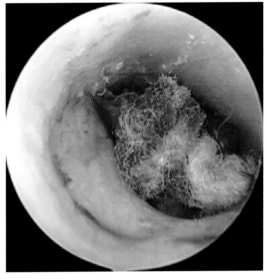

图 12-3-4　制作外耳道皮肤 - 鼓膜瓣

图 12-3-5　将纤维鼓环的周边紧贴骨性鼓环向内分离,松脱纤维鼓环

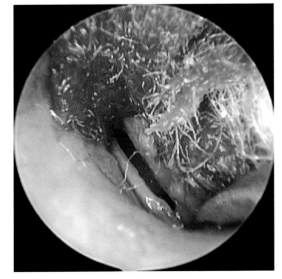
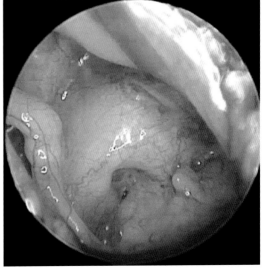

图 12-3-6　分离外耳道皮肤 - 鼓膜瓣,暴露上鼓室

图 12-3-7　耳内镜下可见蜗窗龛、锤骨颈、砧骨长脚部分结构、砧镫关节、镫骨部分结构

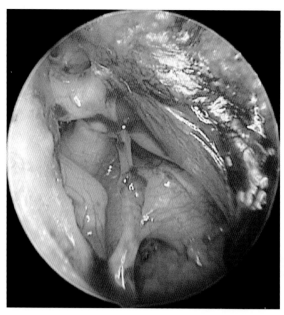
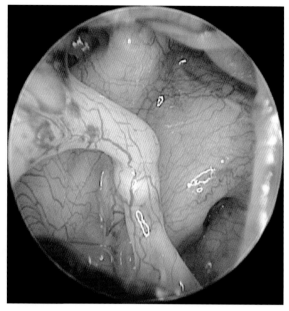

图 12-3-8　耳内镜下可见鼓索贴于骨性鼓环旁壁旁，钩针小心分离鼓索

图 12-3-9　凿除上鼓室外侧壁部分骨质后，耳内镜下充分暴露上鼓室，可见面神经、蜗窗龛、鼓索、砧骨长脚、砧镫关节、镫骨

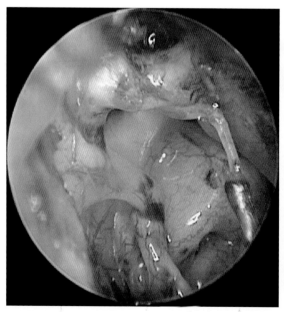
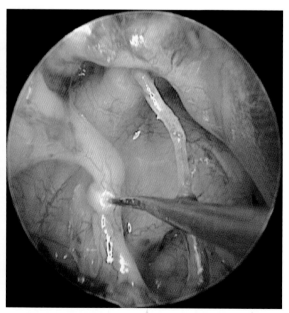

图 12-3-10　耳内镜下探查上鼓室，可见锤骨、砧骨发育正常

图 12-3-11　用探针轻触探查听骨链，此时可见锤骨、砧骨活动度可。两窗功能正常

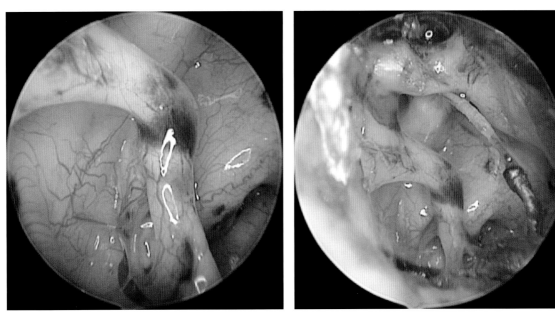

图 12-3-12 耳内镜可见镫骨足板发育不良位于前庭 图 12-3-13 耳内镜下离断镫骨肌腱
窗上

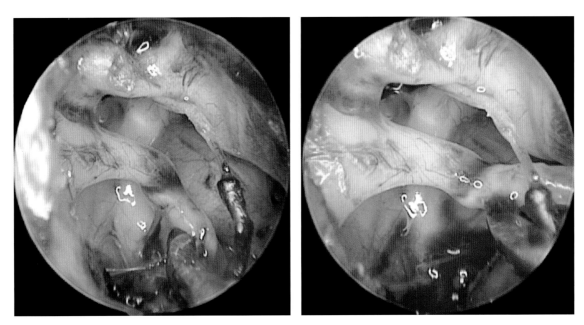

图 12-3-14 折断砧镫关节。用钩针勾住镫骨向上拉,拉至与砧骨长脚于同一水平面上

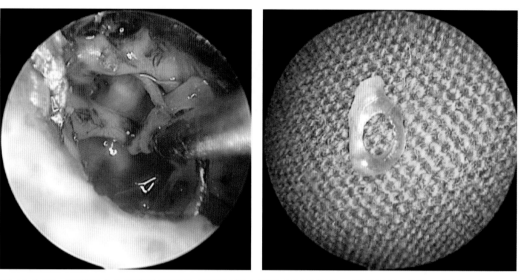

图 12-3-15　垂直反方向折断砧镫关节,折断过程中要注意不能损伤正常的锤骨、砧骨及其他正常结构,
　　　　　用齿鳄鱼钳将镫骨取出

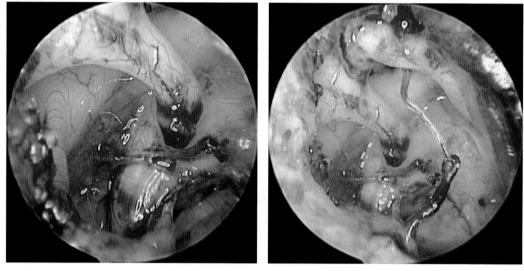

图 12-3-16　耳内镜下可见面神经鼓室段分叉从前庭窗穿过,可见前庭窗结构,耳内镜下用探针轻触前
　　　　　庭窗膜,并找准钻孔处

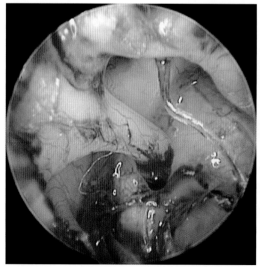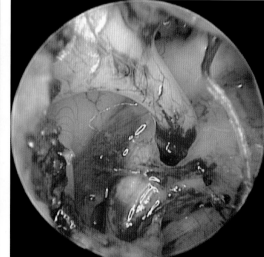

图 12-3-17　在前庭窗膜中前 1/3 处轻微钻孔

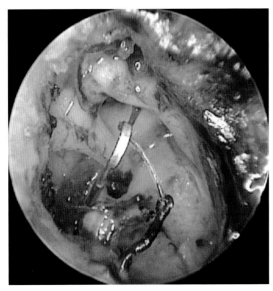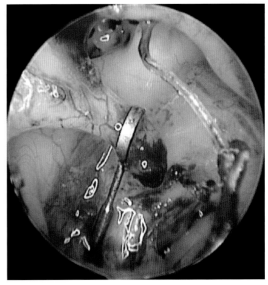

图 12-3-18　将人工镫骨放置于鼓室内,人工镫骨一端连接于钻孔处,再将另一端放置在砧骨长脚之间并固定

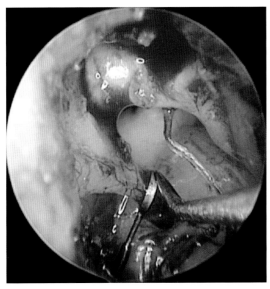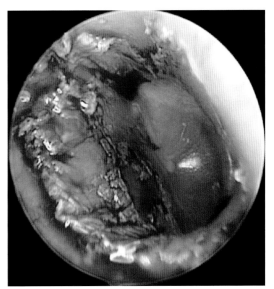

图 12-3-19　用钩针轻触砧骨长脚和人工镫骨连接处,探查此时听骨链活动度。配合术中听力监测,保证人工镫骨与钻孔处及砧骨长脚接触良好

图 12-3-20　复位外耳道皮肤 - 鼓膜瓣

6. 术后检查结果

（1）术后 3 个月复查纯音测听:右耳听力基本恢复正常,500、1 000、2 000、4 000Hz 平均气导听阈为 11dB HL。平均气 - 骨导差（A-B gap）<10dB HL。

（2）术后耳内镜:术后 1 周耳内镜下见右鼓膜完整。

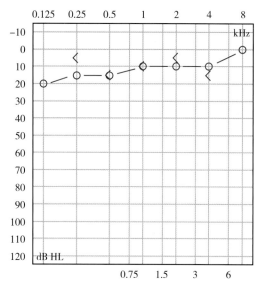

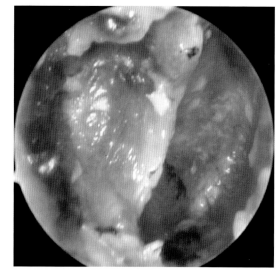

图 12-3-21 术后 3 个月提示右耳听力基本恢复正常　图 12-3-22 术后 1 周耳内镜下见右鼓膜完整

病例二　耳内镜下右鼓室探查术 + 右鼓室成形 Ⅱ 型 + 人工听骨听力重建

1. **病史**　女,11 岁,双耳听力下降 2 年,对声音反应差,无耳鸣、头晕、眩晕等,外院予以鼓室注射、口服药物(具体不详)等对症支持治疗后症状无明显改善。

2. **术前检查结果**

(1)纯音测听:右耳中度混合性听力损失,500、1 000、2 000、4 000Hz 平均气导听阈为 42dB HL。平均气 - 骨导差(A-B gap)为 25dB HL。

(2)耳内镜下见右鼓膜完整,无充血,标志清,未见鼓室积液征。

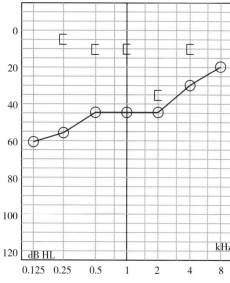

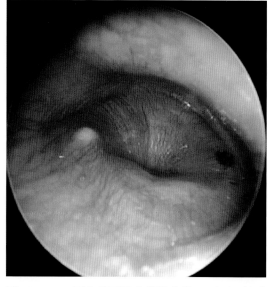

图 12-3-23 右耳纯音测听结果提示中度混合性听　图 12-3-24 耳内镜下见右鼓膜完整,无充血,鼓膜
　　　　　力损失　　　　　　　　　　　　　　　　　　　　　标志清,未见鼓室积液征

（3）术前颞骨 HRCT：见右侧听骨链大小及形态未见异常。右侧耳蜗、半规管大小及形态未见异常。右侧鼓室窦口未见明显扩大。右侧乳突呈气化型，其内未见异常密度影，蜂房骨质未见破坏。鼓室盖完整。

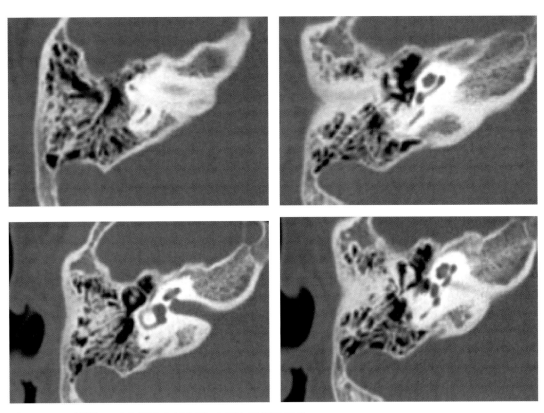

图 12-3-25　颞骨 HRCT 提示右侧中耳、内耳未见明显异常

　　3. **诊断**　双侧听骨链畸形。

　　4. **术式**　耳内镜下右鼓室探查术 + 右鼓室成形 Ⅱ 型 + 人工听骨听力重建。

　　5. **术中耳内镜下所见**

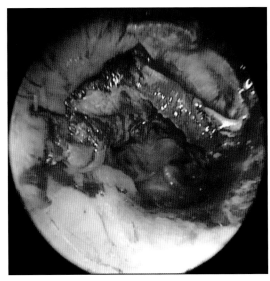

图 12-3-26　掀开外耳道皮肤 - 鼓膜瓣

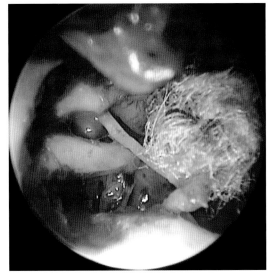

图 12-3-27　砧骨长脚稍增粗

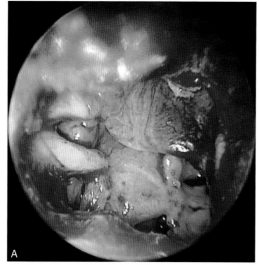

A. 取出前

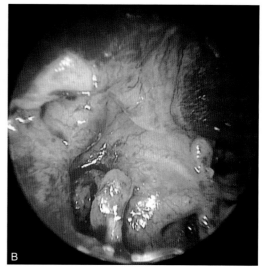

B. 取出后

图 12-3-28 取出砧骨

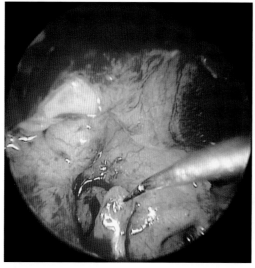

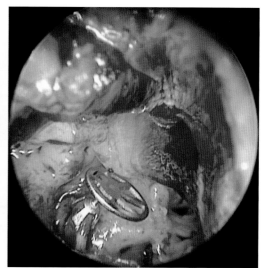

图 12-3-29 轻触镫骨足板活动度良好,两窗功能完整　图 12-3-30 植入人工听骨 PORP

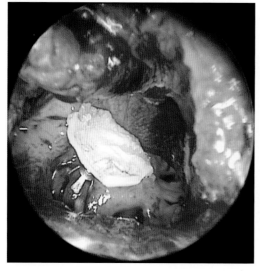

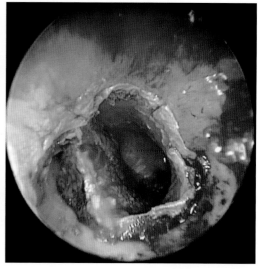

图 12-3-31 在人工听骨 PORP 表面垫一软骨片　图 12-3-32 复位外耳道皮肤 - 鼓膜瓣

6. 术后检查结果　术后 3 个月复查纯音测听：右耳中度传导性听力损失，500、1 000、2 000、4 000Hz 平均气导听阈为 51dB HL。平均气 - 骨导差（A-B gap）为 35dB HL。

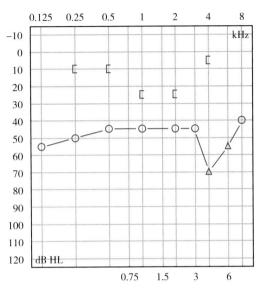

图 12-3-33　术后 3 个月复查纯音测听提示右耳中度传导性听力损失

病例三　耳内镜下左鼓室探查术 + 左鼓室成形Ⅲ型 + 人工听骨听力重建

1. 病史　男，7 岁，自诉听力差 5 年，小声说话听不清。

2. 术前检查结果

（1）纯音测听：

右耳重度传导性听力损失，500、1 000、2 000、4 000Hz 平均气导听阈为 74dB HL。平均气 - 骨导差（A-B gap）为 66dB HL。

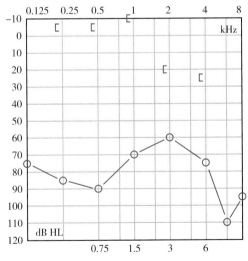

图 12-3-34　右耳纯音测听结果提示重度传导性听力损失

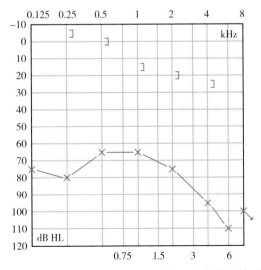

图 12-3-35　左耳纯音测听结果提示重度传导性听力损失

左耳重度传导性听力损失,500、1 000、2 000、4 000Hz 平均气导听阈为 75dB HL。平均气 - 骨导差(A-B gap)为 60dB HL。

(2)耳内镜下见双侧鼓膜完整,标志清,未见鼓室积液征。

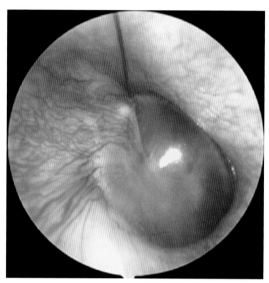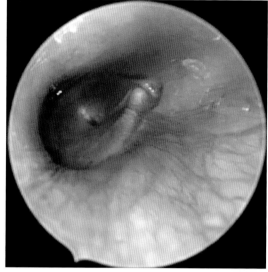

图 12-3-36　耳内镜下见双侧鼓膜完整,标志清,未见鼓室积液征

(3)术前颞骨 HRCT:见左侧鼓室内结构清晰,鼓室壁骨质未见异常,鼓室盖完整,听骨链大小及形态未见明显异常。左侧鼓室窦口未见扩大。左侧耳蜗、半规管大小及形态未见异常。

3. **诊断**　双侧听骨链畸形。

4. **术式**　耳内镜下左鼓室探查术 + 左鼓室成形Ⅲ型 + 人工听骨听力重建。

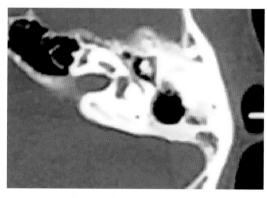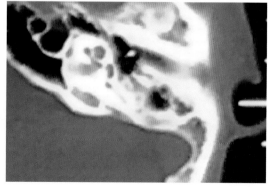

图 12-3-37　颞骨 HRCT 提示左侧中耳、内耳未见明显异常

5. 术中耳内镜下所见

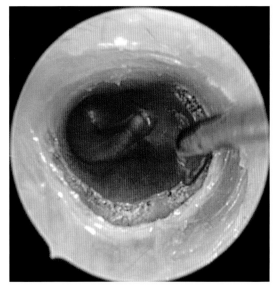
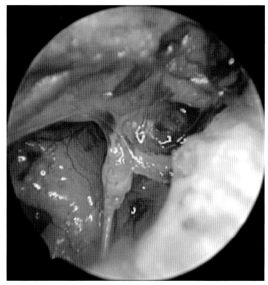

图 12-3-38　用自制针状电极制作外耳道皮肤 - 鼓膜瓣　　图 12-3-39　凿除上鼓室外侧壁部分骨质后探查鼓室

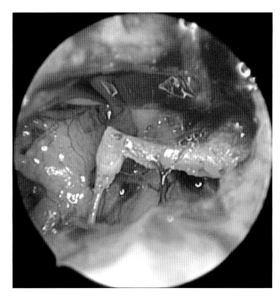
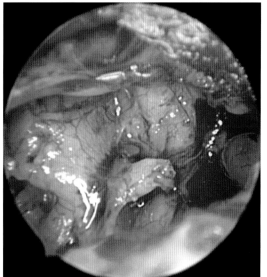

图 12-3-40　可见砧骨体发育不良,镫骨上结构缺失,只有镫骨足板发育

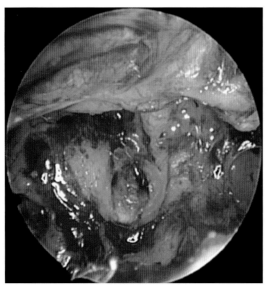

图 12-3-41　用软骨片封闭前庭窗

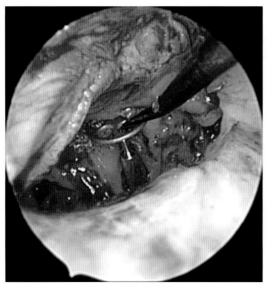

图 12-3-42　植入人工听骨 TORP

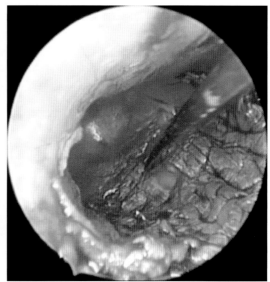

图 12-3-43　复位外耳道皮肤 - 鼓膜瓣

6. 术后检查结果　术后 1 年纯音测听：

右耳听力正常,500、1 000、2 000、4 000Hz 平均气导听阈为 11dB HL。平均气 - 骨导差（A-B gap）<10dB HL。

左耳听力正常,500、1 000、2 000、4 000Hz 平均气导听阈为 18dB HL。平均气 - 骨导差（A-B gap）<10dB HL。

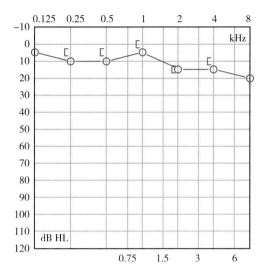
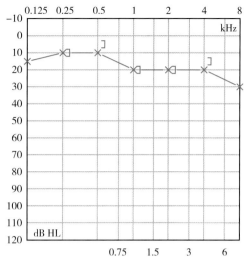

图 12-3-44　术后 1 年复查纯音测听提示右耳听力　　图 12-3-45　术后 1 年复查纯音测听提示左耳听力
　　　　　　 正常　　　　　　　　　　　　　　　　　　　　　　　　 正常

病例四　耳内镜下不同期双侧鼓室探查术 + 双侧鼓室成形Ⅱ型 + 人工听骨听力重建

1. **病史**　女,18 岁,无明显诱因下出现右耳听力下降 4 余年,呈缓慢进行性加重,之后出现左耳听力下降,不伴视物旋转,无头痛头昏,无耳鸣,无耳流脓病史。

2. **术前听力学和耳内镜检查结果**

（1）纯音测听：

右耳中重度传导性听力损失,500、1 000、2 000、4 000Hz 平均气导听阈为 65dB HL。平均气 - 骨导差（A-B gap）为 52.5dB HL。

左耳中度传导性听力损失,500、1 000、2 000、4 000Hz 平均气导听阈为 45dB HL。平均气 - 骨导差（A-B gap）为 31dB HL。

（2）耳内镜下见双侧鼓膜完整,无穿孔,未见积液积脓。

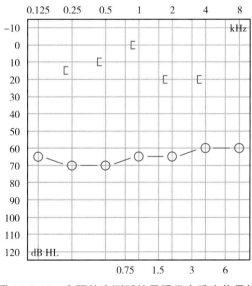
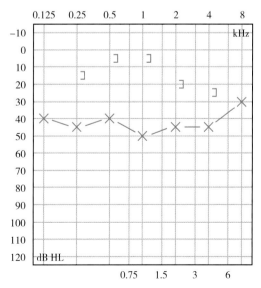

图 12-3-46　右耳纯音测听结果提示中重度传导性　　图 12-3-47　左耳纯音测听结果提示中度传导性听
　　　　　　 听力损失　　　　　　　　　　　　　　　　　　　　　　 力损失

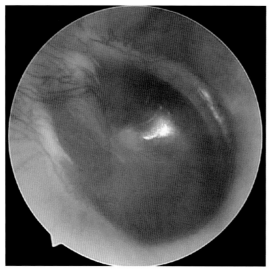

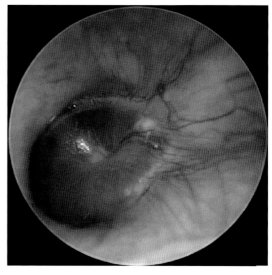

图 12-3-48　耳内镜下见右鼓膜完整　　　　　　　图 12-3-49　耳内镜下见左鼓膜完整

3. 影像学检查结果

（1）术前颞骨 HRCT 和听骨链重建（外院，双耳术前）：见双侧鼓室内结构清晰，鼓室壁骨质未见异常。由于外院 CT 扫描层厚较厚，听骨链部分欠清楚。双侧耳蜗、半规管大小及形态未见异常。双侧鼓室窦口未见明显扩大。双侧乳突呈气化型，其内未见异常密度影，蜂房骨质未见破坏。双侧内耳道对称，无扩大。听骨链三维重建提示右侧砧骨长脚缺如，镫骨倒伏可能性大。

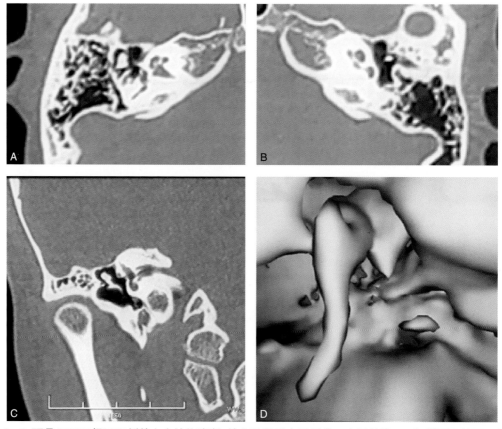

A~C. 颞骨 HRCT 提示双侧鼓室内结构清晰，鼓室壁骨质未见异常。由于外院 CT 扫描层厚较厚，听骨链部分欠清楚　　D. 听骨链三维重建可见右砧骨长脚缺如，镫骨倒伏

图 12-3-50　术前双侧颞骨 CT 及右听骨链三维重建结果

（2）颞骨 HRCT（右耳术后,左耳术前）:结合听骨链重建示双侧鼓室内结构清晰,鼓室壁骨质未见异常。双侧锤骨砧骨形态尚可,右侧人工听骨听力重建术后改变,左侧镫骨体部形态异常,砧镫关节异常,可见镫骨脚附着于前庭窗。双侧耳蜗、半规管大小及形态未见异常。双侧鼓室窦口未见明显扩大。双侧乳突呈气化型,其内未见异常密度影,蜂房骨质未见破坏。鼓室盖完整。双侧内耳道对称无扩大。

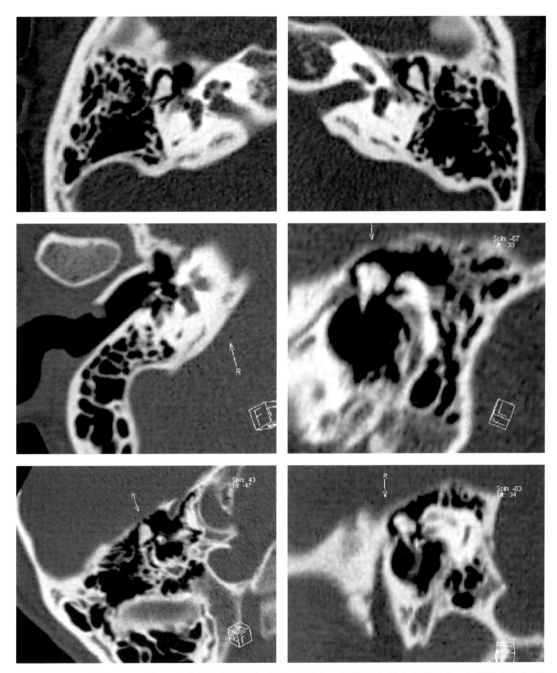

图 12-3-51 颞骨 HRCT 提示双侧锤骨砧骨形态尚可,右侧人工听骨听力重建术后改变,左侧镫骨体部形态异常,砧镫关节异常,可见镫骨脚附着于前庭窗

4. **诊断** 双侧听骨链畸形。

5. **术式** 耳内镜下不同期双侧鼓室探查术 + 双侧鼓室成形 Ⅱ 型 + 人工听骨听力重建。

6. 术中耳内镜下所见

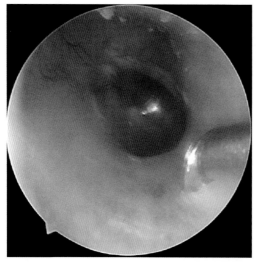 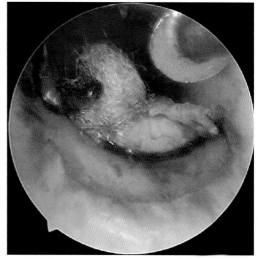

图 12-3-52　耳内镜下制作右外耳道皮肤 - 鼓膜瓣

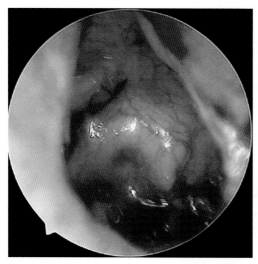 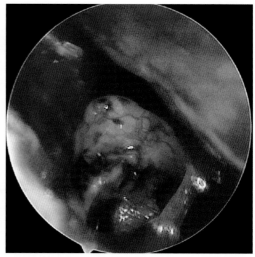

图 12-3-53　分离右外耳道皮肤 - 鼓膜瓣，凿除上鼓室外侧壁，充分暴露上鼓室，此时可见鼓索、蜗窗　　　　　　　　龛、锤骨颈。此时，耳内镜下可见镫骨发育畸形，呈斜向后外侧

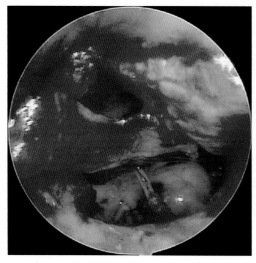 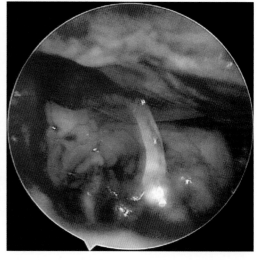

图 12-3-54　耳内镜下探查右鼓室（远观），可见　　图 12-3-55　耳内镜下探查右鼓室（近观），可见
　　　　　　　鼓索、蜗窗龛　　　　　　　　　　　　　　　　　　　镫骨足板、锤骨颈、鼓索、蜗窗龛

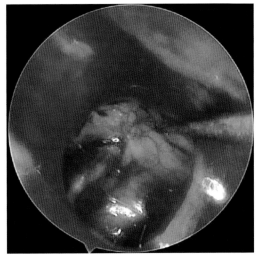

图 12-3-56　探查锤骨发育正常,活动度可

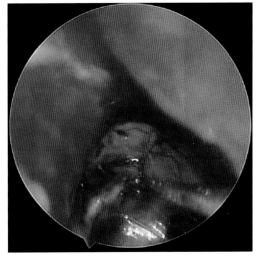

图 12-3-57　探查镫骨发育畸形,呈斜向后外侧,镫骨后弓短小,镫骨头未发育,听骨链完全离断。镫骨活动度好,蜗窗反射可

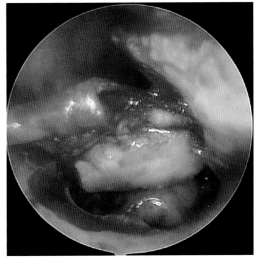

图 12-3-58　将耳屏软骨 - 软骨膜固定于鼓室内,呈"半开放状态"

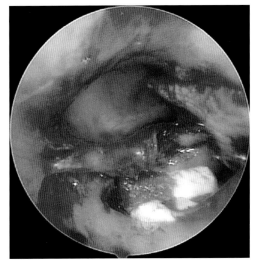

图 12-3-59　鼓室内填塞明胶海绵以作支撑

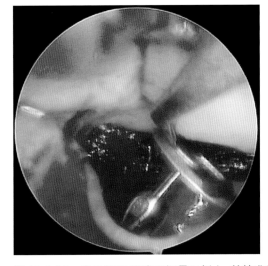

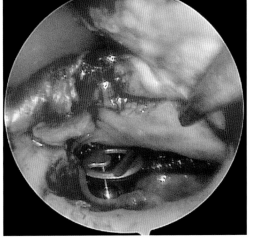

图 12-3-60　将 PORP 固定于镫骨足板上,并精准地连接耳屏软骨 - 软骨膜

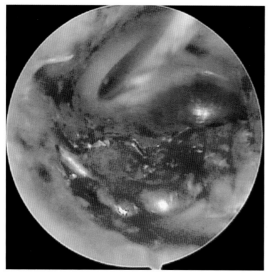

图 12-3-61　复位外耳道皮肤 - 鼓膜瓣

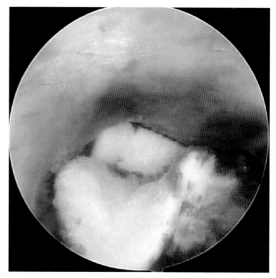

图 12-3-62　外耳道填塞金霉素眼膏纱条,右耳术毕

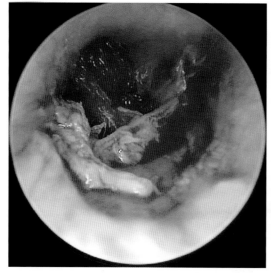

图 12-3-63　耳内镜下制作左耳外耳道皮肤 - 鼓膜瓣

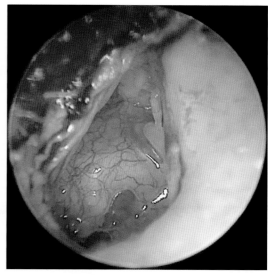

图 12-3-64　掀开外耳道皮肤 - 鼓膜瓣,耳内镜下见鼓索、蜗窗龛等结构

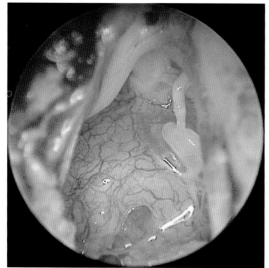

图 12-3-65　耳内镜下近观见左侧镫骨体部形态异常,砧镫关节异常

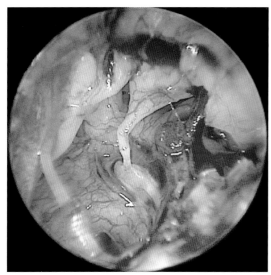

图 12-3-66　凿除上鼓室外侧壁后,可见镫骨脚附着于前庭窗

图 12-3-67　探查听骨链,活动度良好

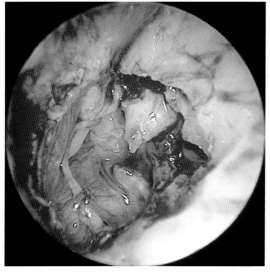

图 12-3-68　离断砧镫关节

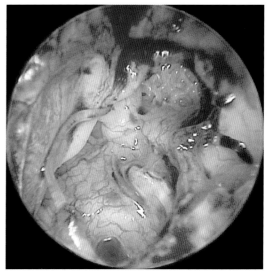

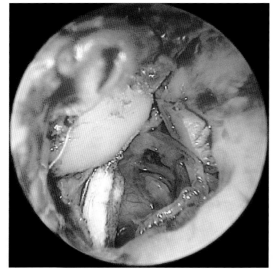

图 12-3-69　耳内镜下耳屏软骨 - 软骨膜修补鼓膜

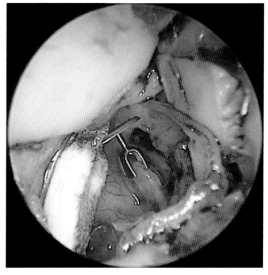

图 12-3-70　耳内镜下植入 PORP,人工听骨听力重建

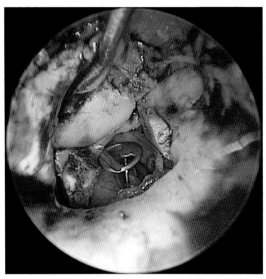

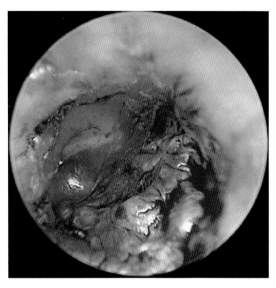

图 12-3-71 耳内镜下探查听骨链活动良好　　图 12-3-72 复位外耳道皮肤 - 鼓膜瓣

7. 术后检查结果 术后 3 个月复查纯音测听：

右耳轻度传导性听力损失，500、1 000、2 000、4 000Hz 平均气导听阈为 25dB HL。平均气 - 骨导差（A-B gap）为 25dB HL。

左耳轻度传导性听力损失，500、1 000、2 000、4 000Hz 平均气导听阈为 25dB HL。平均气 - 骨导差（A-B gap）为 15dB HL。

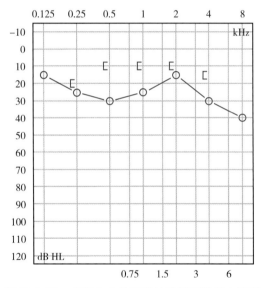

图 12-3-73 术后 3 个月复查纯音测听提示右耳轻　　图 12-3-74 术后 3 个月复查提示左耳轻度传导性
　　　　　　度传导性听力损失　　　　　　　　　　　　　　　　听力损失

病例五　不同期显微镜下右鼓室探查术 + 人工镫骨活塞置入术 + 耳内镜下左鼓室探查术 + 人工镫骨活塞置入术（左耳二次手术）

1. 病史 女，11 岁，双耳进行性听力下降 3 年，外院行"左鼓室探查术 + 鼓室成形Ⅱ型 + 人工听骨听力重建"后听力无明显提高，遂收入院。

2. 术前检查结果

（1）纯音测听：

右耳中重度传导性听力损失，500、1 000、2 000、4 000Hz 平均气导听阈为 65dB HL。平均气 - 骨导差（A-B gap）为 51dB HL。

左耳中重度传导性听力损失，500、1 000、2 000、4 000Hz 平均气导听阈为 69dB HL。平均气 - 骨导差（A-B gap）为 52.5dB HL。

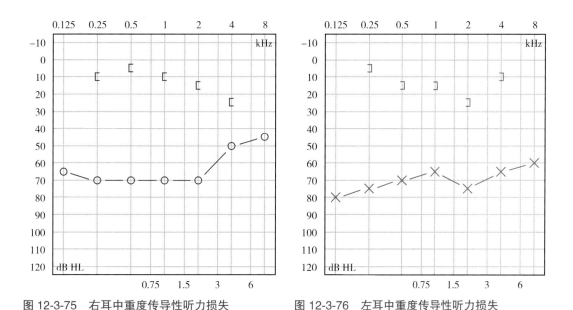

图 12-3-75　右耳中重度传导性听力损失　　图 12-3-76　左耳中重度传导性听力损失

（2）耳内镜下见：右鼓膜完整，无穿孔，未见鼓室积液征；左鼓膜完整，呈术后改变。

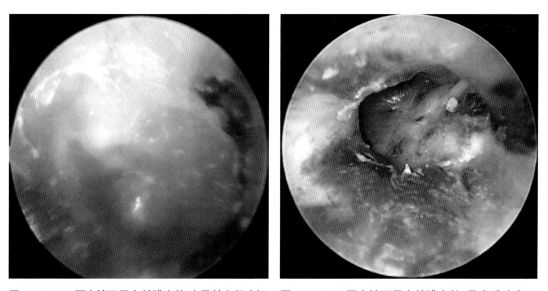

图 12-3-77　耳内镜下见右鼓膜完整，未见鼓室积液征　　图 12-3-78　耳内镜下见左鼓膜完整，呈术后改变

（3）术前颞骨 HRCT：见右侧锤骨、砧骨骨质完整。右侧镫骨骨质改变，考虑术后改变。左侧砧骨、镫骨及锤骨骨质欠完整，部分骨质缺如，左侧砧骨及镫骨内可见斑点状高密度影。双侧乳突气化良好，乳突及中耳骨质未见破坏，双侧乳突窦窦口未见扩大。双侧耳蜗及半规

管形态未见明确异常,双侧内耳道未见扩大,前庭水管未见扩张。双侧面神经管走行未见明确异常。左侧颈静脉球高位。

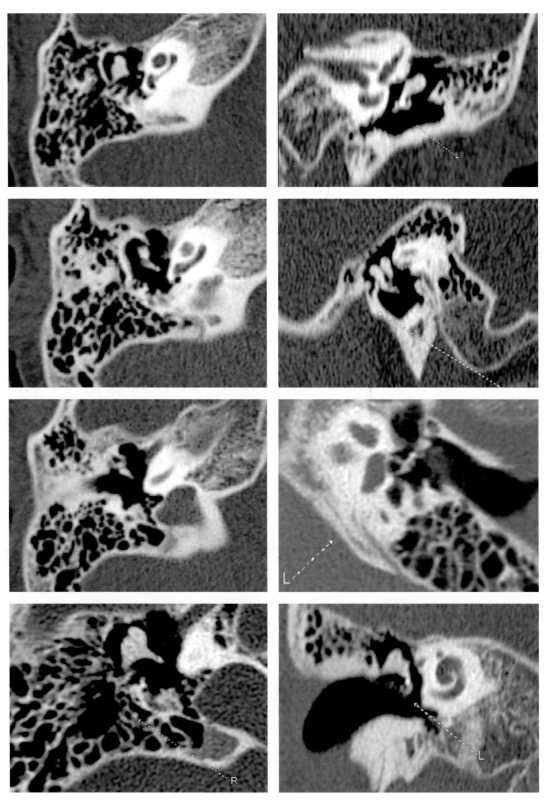

图 12-3-79　右侧镫骨骨质改变,考虑为术后改变　　图 12-3-80　左侧听骨链骨质部分缺如,左侧砧骨、
　　　　　　　　　　　　　　　　　　　　　　　　　　　　　　　　　镫骨骨质内高密度灶

3. **诊断**　双侧听骨链畸形合并耳硬化症。

4. **术式**　不同期显微镜下右鼓室探查术 + 人工镫骨活塞置入术 + 耳内镜下左鼓室探查术 + 人工镫骨活塞置入术（左耳二次手术）。

5. **术中情况**

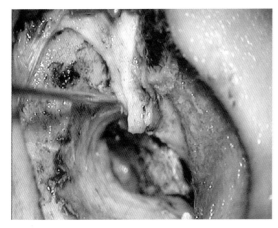

图 12-3-81　显微镜下制作右外耳道皮肤 - 鼓膜瓣

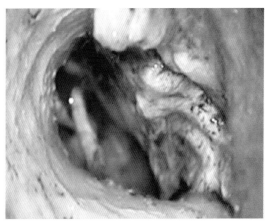

图 12-3-82　掀开右外耳道皮肤 - 鼓膜瓣,见鼓室内结构（鼓索、砧镫关节）

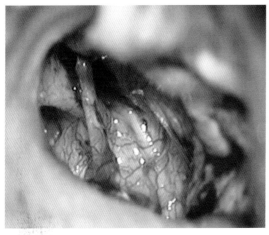

图 12-3-83　显微镜下近观探查,见鼓索、蜗窗龛等结构

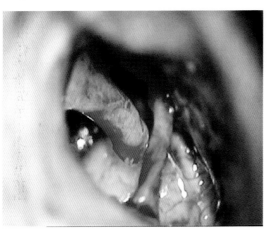

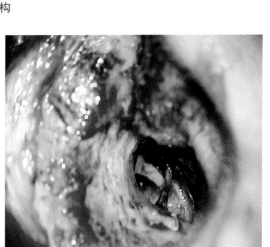

图 12-3-84　离断砧镫关节,取出砧骨

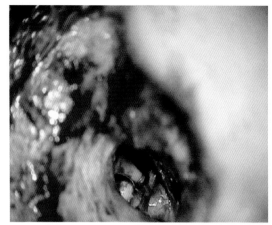

图 12-3-85　人工镫骨活塞植入

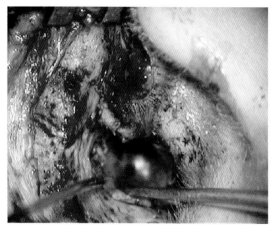

图 12-3-86　复位外耳道皮肤 - 鼓膜瓣

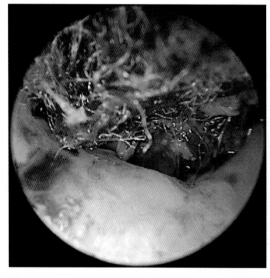

图 12-3-87　耳内镜下制作左外耳道皮肤 - 鼓膜瓣

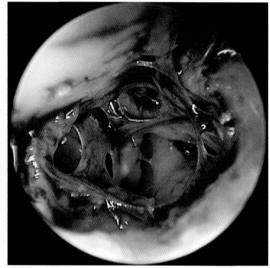

图 12-3-88　掀开右外耳道皮肤 - 鼓膜瓣见人工听骨 PORP 粘连

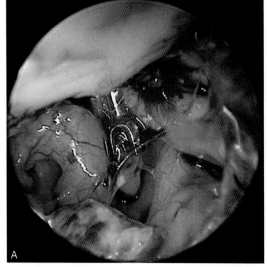

A. 取出 PORP 前

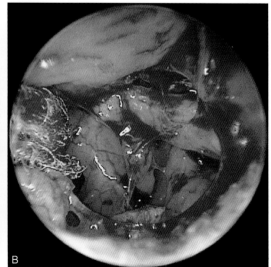

B. 取出 PORP 后

图 12-3-89　耳内镜下清理 PORP 周围粘连并取出 PORP

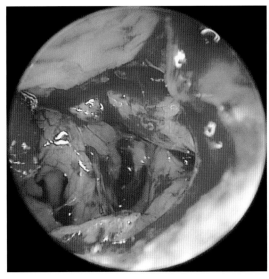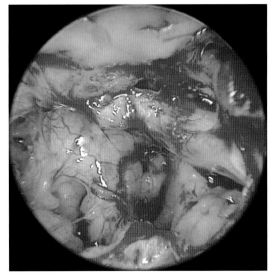

图 12-3-90 耳内镜下探查见左砧骨、镫骨及锤骨骨质欠完整,部分骨质缺如

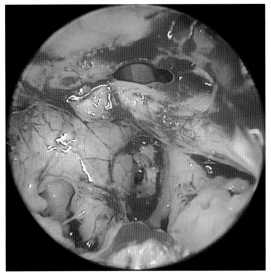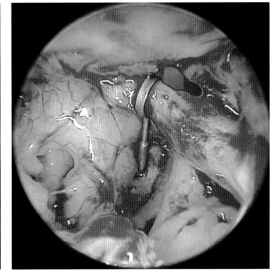

图 12-3-91 耳内镜下行镫骨足板钻孔　　图 12-3-92 植入人工镫骨活塞

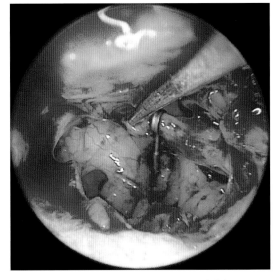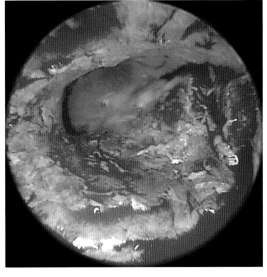

图 12-3-93 耳内镜下探查听骨链,活动良好　　图 12-3-94 复位外耳道皮肤 - 鼓膜瓣

6. 术后检查结果

（1）术后纯音测听：

术后 2 年右耳听力大致正常，500、1 000、2 000、4 000Hz 平均气导听阈为 19dB HL。平均气 - 骨导差（A-B gap）<10dB HL。

术后 1 年左耳听力大致正常，500、1 000、2 000、4 000Hz 平均气导听阈为 24dB HL。平均气 - 骨导差（A-B gap）<10dB HL。

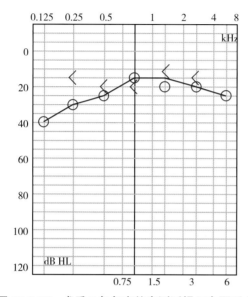

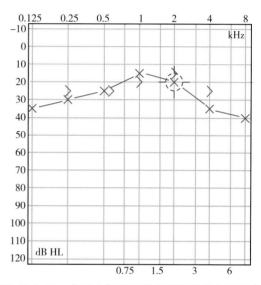

图 12-3-95　术后 2 年复查纯音测听提示右耳听力大致正常

图 12-3-96　术后 1 年复查纯音测听提示左耳听力大致正常

（2）术后 1 周耳内镜：耳内镜下见左鼓膜完整。

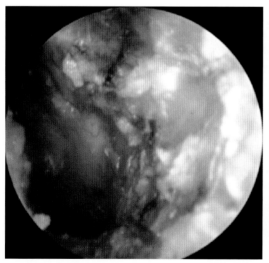

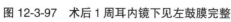

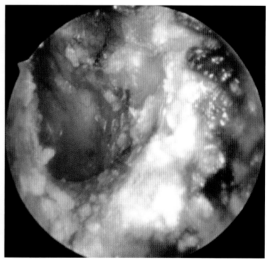

图 12-3-97　术后 1 周耳内镜下见左鼓膜完整

（张志钢　杨海弟）

第十三章

耳内镜的分期手术

由于中耳乳突手术感染程度大、病变范围广需要分期手术（即分次手术）。也可出于诊断的需要、基层医院手术条件的限制，而采取分期手术。分期手术既可以让手术获得最佳时机和最佳效果，又可以通过分期把复杂的手术简单化。此外，分期手术既可以均在耳内镜下完成，亦可以经过首次显微镜手术后进行耳内镜下Ⅱ期手术，反之亦然。

第一节　中耳乳突感染性疾病的分期手术

中耳乳突急慢性感染性疾病是中耳手术常见类型，大部分中耳乳突急性感染疾病均能在药物抗感染治疗后得到治愈，大部分中耳乳突慢性感染疾病均能通过一次手术达到病变清除以及功能重建的目的。但如因病变范围广、原发病性质未明、感染程度重，无法一次性清除病变或进行功能重建，需进行分期手术。

感染的分期手术适应证如下：

1. 急性中耳乳突炎抗感染控制欠佳或出现颅内外并发症，通常需要首次在显微镜下手术先予乳突开放、通畅引流，并予术后继续术腔冲洗、抗感染治疗。待炎症控制后如若上鼓室引流欠通畅、听力恢复不理想，可Ⅱ期在耳内镜下鼓室探查，改善引流、重建听力。

2. 以急性中耳乳突炎起病的儿童患者中，部分考虑为中耳乳突肿物或其他特殊感染，如嗜酸性肉芽肿或朗格汉斯细胞组织细胞增多症等。在未明确诊断时，有时需先行Ⅰ期乳突切开活检明确诊断，待病理结果明确后再行Ⅱ期手术治疗。

3. 对于慢性感染性疾病的手术，若病变范围广、怀疑内耳破坏或需要进行内耳开窗方能重建听力者，可在Ⅰ期清除病变、控制感染后，再予Ⅱ期手术进行听力重建。

第二节　鼓室硬化的分期手术

鼓室硬化是由于中耳长期慢性感染，导致鼓膜、鼓室或听骨链周围形成局灶性或广泛性的钙化斑或钙化灶形成，使得听骨链活动受限或固定。如若钙化灶较疏松，与听小骨固定不紧密，在去除钙化灶后，听骨链活动良好，或是镫上结构虽固定，但镫骨活动良好，均可在Ⅰ期手术完成听力重建及鼓膜修补。但如镫骨固定，则需予Ⅱ期内耳开窗手术。鼓室硬化是耳内镜下中耳手术中需要分期进行的常见病种。

鼓室硬化的分期手术适应证：中耳鼓室钙化灶较广泛，若明显累及镫骨，使其固定，且较难清除，可予以Ⅰ期进行病变清除、鼓膜修补，炎症控制后再行Ⅱ期听力重建（镫骨手术）。

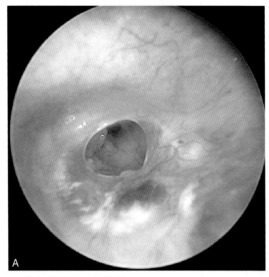 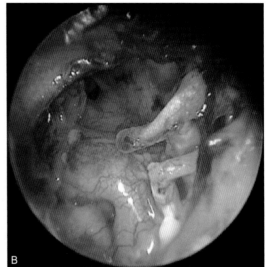

A. 残余鼓膜表面钙化灶   B. 鼓室硬化灶累及镫骨

图 13-2-1　耳内镜下见鼓室硬化灶累及镫骨

第三节　中耳胆脂瘤的分期手术

中耳胆脂瘤是耳科常见疾病，对于大部分中耳胆脂瘤均能在显微镜或者耳内镜下一次性进行清除并完成听力重建，但对于病变范围广的后天性胆脂瘤或者先天性胆脂瘤，乳突气化良好，病变沿气房、骨缝生长者，需要进行Ⅱ期鼓室探查和/或听力重建。

中耳胆脂瘤的分期手术适应证如下：

1. 中耳胆脂瘤病变范围广，尤其是先天性胆脂瘤，首次手术不能确保完全清除病变者，需要Ⅱ期鼓室探查（second look），视情况同时进行Ⅱ期听力重建、甚至需要行Ⅲ期听力重建。

2. 中耳胆脂瘤病变广、炎症程度重，术中发现镫骨活动受限或固定，需要进行镫骨手术方能重建听力者，需要Ⅰ期进行病变清除、鼓膜修补，炎症控制后再行Ⅱ期听力重建（镫骨足板钻孔或镫骨足板切除术）。

3. 中耳胆脂瘤术前听力检查结果显示为传导性听力损失或以传导性听力损失为主的混合性听力损失，术中发现内耳骨性结构有破坏。在清除病变后不能确定内耳膜迷路有无受累。在Ⅰ期清除病变后，若骨导听力保存良好，可进行Ⅱ期听力重建。

第四节 并发症预防及处理

1. **鼓膜移植物穿孔不愈合** 移植物过大或者过小,均可导致局部血供不足,以致部分移植片坏死脱落。移植片取材厚薄不均匀,过薄处血供不良,可导致移植物穿孔。移植片铺放和填塞不妥,未能与移植床密切接触和粘连,使得术后移植片收缩而出现裂隙状穿孔。

2. **术侧味觉减退** 术中鼓索损伤可导致术侧味觉减退。

3. **外耳道狭窄或闭锁** 外耳道创面过大和术后外耳道感染与肉芽增生,常引起外耳道狭窄。应磨去骨质使外耳道扩大后,移植全厚皮片,可防止狭窄。

4. **听力下降、眩晕、耳鸣** 术中处理听骨链或刮除锤骨柄处鼓膜上皮上,过度牵动镫骨可能引起听力下降、耳鸣;触动镫骨周围病变时,触动镫骨的力量过大或次数过多,特别是清理鼓室硬化灶,导致内耳损伤,镫骨脱位更易造成这种损伤,甚至内耳感染;在年老和内耳功能原以欠佳的病例中,内耳脆弱,更易受损。

5. **鼓膜内陷袋** 外耳道后上壁骨质去除过多,术后鼓膜较之术前面积扩大,即使咽鼓管功能正常,术后鼓膜后上方也可能会出现内陷袋,故术中可用耳屏软骨修补外耳道后上壁防止鼓膜内陷袋。

6. **面神经损伤** 术中使用过长的直角钩针进入鼓室后上部位盲目操作是损伤面神经引起面瘫的主要原因。面神经鼓室段骨管缺失或有裂隙使面神经裸露或疝出骨壁时,易导致面神经受损而引起面瘫。

(黄秋红)

第十四章

耳内镜下二次修正手术

患者在初次手术后因反复流脓、不干耳、听力改善不理想、鼓膜穿孔、鼓膜粘连、胆脂瘤复发、术后听小骨脱出、乳突腔通气及血流比例不协调,需行耳内镜下二次修正手术。

耳内镜下二次修正手术的难度在于:①初次手术常改变了正常中耳解剖结构,某些重要的解剖标志在初次手术中暴露、磨薄、甚至消失,术中定位常有一定的困难;②中耳结构瘢痕化;③清除初次手术后增生的鼓室内病变;④术野不够清晰等。因此,耳内镜下二次修正手术要求术者有丰富的临床经验,依据病史、初次术式等,针对患者术后出现的并发症,结合病史,辅以听力学表现、影像学结果找到并处理初次手术的"历史遗留问题",制订系统性的修正策略,再依据患者具体的术后症状、听力学表现、影像学结果等进一步制订出个性化的修正方案。本章总结了耳内镜下二次修正手术常见的原因及手术方法。

第一节 耳内镜下二次修正手术的常见原因及手术方法

一、术腔通气血流比例不协调、引流不畅

其常见原因是:初次手术未建立上鼓室的通气引流路径,初次手术中面神经嵴过高、乳突气房、乳突轮廓化不彻底,手术后鼓室黏膜分泌的黏液继发感染,分泌物很难排出中耳。

二次修正手术要关注以下几点:中耳黏膜、乳突、咽鼓管鼓室口。中耳腔内粘连带必须要清楚,特别是有无与听骨链粘连,这是术后耳闷塞感及听力提高不明显的罪魁祸首之一。其次是关注乳突,乳突是中耳压力的储备器,起缓冲中耳压力变化的作用。而肉芽组织堆积在乳突气房,往往导致术后反复感染、不干耳、引流不畅,因此要清理掉乳突气房的肉芽组织。

耳内镜下探查咽鼓管鼓室口是否闭锁或堵塞。咽鼓管鼓室口闭锁或堵塞其实是封闭了气体交换的路径。耳内镜下清除咽鼓管鼓室口表面的肉芽组织、明胶海绵等,可重建中耳通气引流系统 - 咽鼓管之间跨膜气体交换的路径。

二、病灶残留

其常见原因是:初次手术中术者未完全清除中耳内隐匿性病灶,术后鼓室炎性病变残留或残留病变发展,患者术后反复流脓、伴或不伴耳闷塞感。

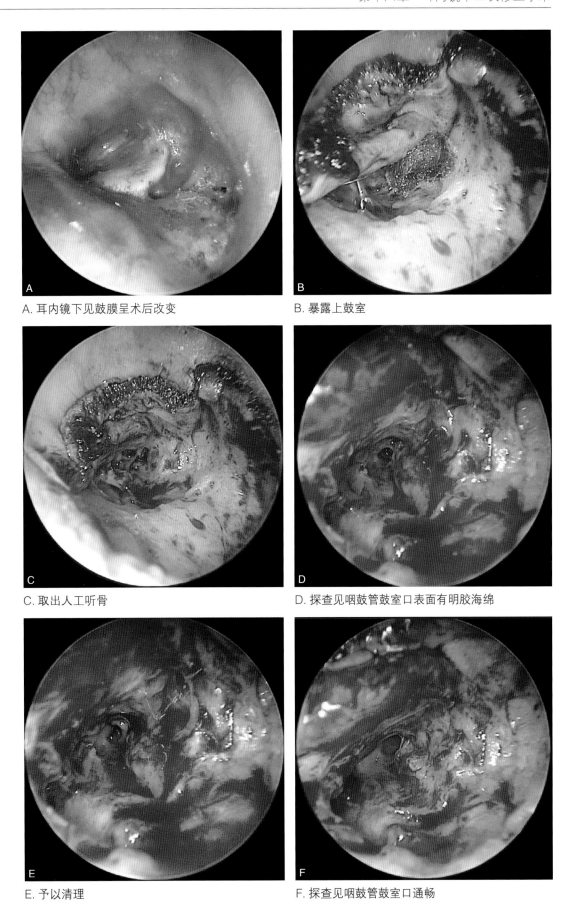

A. 耳内镜下见鼓膜呈术后改变

B. 暴露上鼓室

C. 取出人工听骨

D. 探查见咽鼓管鼓室口表面有明胶海绵

E. 予以清理

F. 探查见咽鼓管鼓室口通畅

图 14-1-1　耳内镜下取出人工听骨,清理咽鼓管鼓室口表面明胶海绵后探查咽鼓管鼓室口通畅

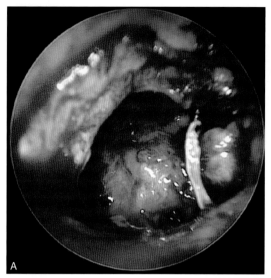

A. 清除中　　　　　　　　　　　　　　　　　B. 清除后

图 14-1-2　右中耳手术术后，清除病变组织

三、鼓膜穿孔

其常见原因是：初次手术中制作外耳道皮肤-鼓膜瓣不慎造成鼓膜穿孔，特别是分离外耳道后壁与纤维鼓环时损伤鼓膜、鼓膜移植物因没有固定好、感染等无法存活继发鼓膜穿孔。

修正手术中，需要重新制作移植床，获得新鲜创面，再次创造移植物存活的条件。注意钩针 360° 搜刮移植床边缘，确保无鳞状上皮残留。

四、胆脂瘤复发

其常见原因是：初次手术未彻底清除或初次手术后复发的胆脂瘤。复发原因可能是胆脂瘤上皮残留、病灶气房清除不彻底及术野不能充分暴露，特别是乳突小气房、面隐窝、咽鼓管上隐窝、窦脑膜角、鼓室窦、下鼓室窦间隙、岬小桥下的腔隙等的隐匿性胆脂瘤。

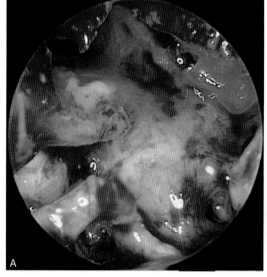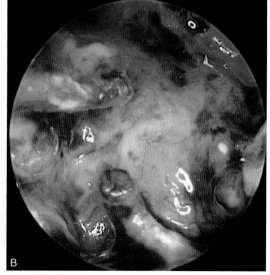

A. 耳内镜下探查上鼓室　　　　　　　　　　　B. 清除砧骨后

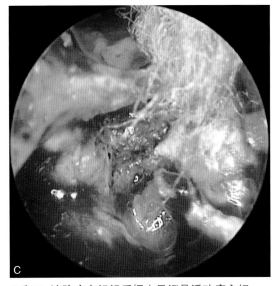 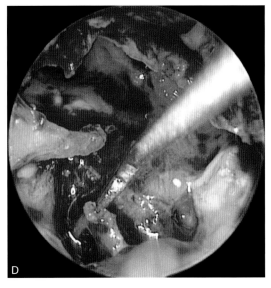

C 和 D. 清除病变组织后探查见镫骨活动度良好

图 14-1-3 两次手术失败,耳内镜下鼓室再探查 + 鼓室成形Ⅱ型,清除病变组织后探查镫骨活动度良好

第二节 典型病例分析及手术视频

病例一 耳内镜下左鼓室修正术 + 左鼓室成形Ⅱ型 + 人工听骨听力重建 + 耳屏软骨 - 软骨膜鼓膜修补 + 上鼓室外侧壁重建

1. **病史** 女,30 岁,左耳反复流脓伴听力下降半年,量不定,时有黄色腥臭味,无耳鸣,无头痛头晕,曾自行滴耳治疗,症状无明显好转。遂收入院。

2. **术前检查结果**

(1)纯音测听:左耳中重度传导性听力损失,500、1 000、2 000、4 000Hz 平均气导听阈为 58dB HL。平均气 - 骨导差(A-B gap)为 37.5dB HL。

(2)耳内镜下见左鼓膜次全穿孔,残余鼓膜稍增厚,鼓室内湿润。

(3)术前颞骨 HRCT:见左侧中耳、乳突腔内片状软组织样密度影,左侧听骨缺如。左侧耳蜗、半规管大小及形态未见异常。左侧鼓室窦口未见明显扩大。左侧内耳道对称无扩大。

3. **诊断** 左慢性化脓性中耳炎。

4. **术式** 耳内镜下左鼓室修正术 + 左鼓室成形Ⅱ型 + 人工听骨听力重建 + 耳屏软骨 - 软骨膜鼓膜修补 + 上鼓室外侧壁重建。

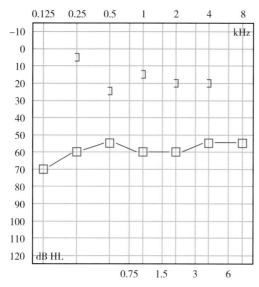

图 14-2-1　左耳纯音测听结果提示中重度传导性听　　图 14-2-2　耳内镜下见左鼓膜次全穿孔,残余鼓膜
力损失　　　　　　　　　　　　　　　　　　　　　　　　稍增厚,鼓室内湿润

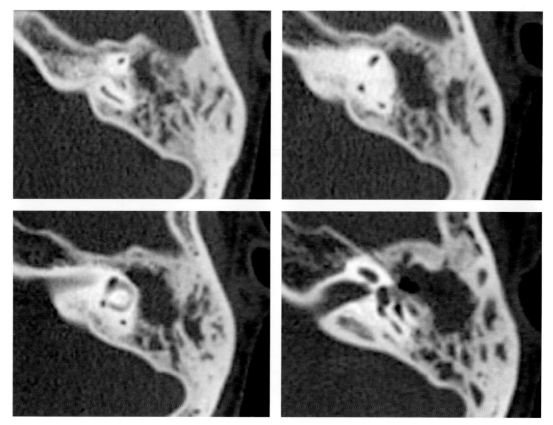

图 14-2-3　颞骨 HRCT 提示左侧中耳、乳突炎,左侧听小骨缺如

5. 术中耳内镜下所见

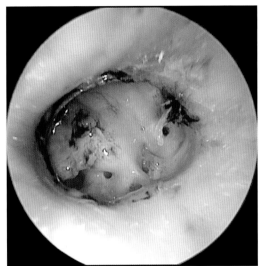

图 14-2-4　制作新鲜移植床

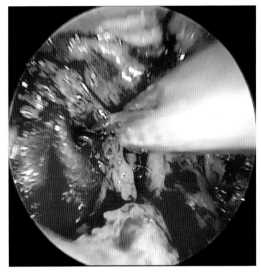

图 14-2-5　去除鼓室腔内肉芽组织

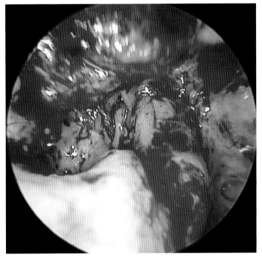

图 14-2-6　耳屏软骨 - 软骨膜鼓膜修补

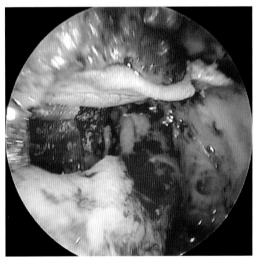

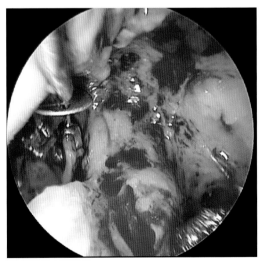

图 14-2-7　植入人工听骨 PORP

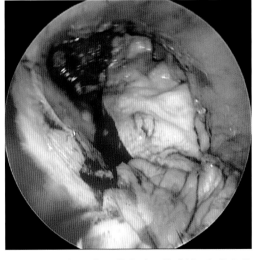

图 14-2-8　复位外耳道皮肤 - 鼓膜瓣，上鼓室外侧壁重建

6. 术后检查结果

（1）术后 3 个月复查纯音测听：左耳轻度传导性听力损失，500、1 000、2 000、4 000Hz 平均气导听阈为 25dB HL。平均气 - 骨导差（A-B gap）为 11dB HL

（2）术后耳内镜：①术后 1 周耳内镜下见左鼓膜移植物完整；②术后 1 个月耳内镜下见左鼓膜移植物完整，生长良好；③术后 2 个月耳内镜下见左鼓膜移植物完整，生长良好；④术后 3 个月耳内镜下见左术腔上皮化良好，鼓膜移植物完整，生长良好。

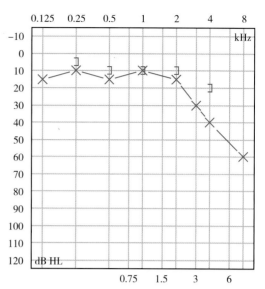

图 14-2-9　术后 3 个月复查纯音测听提示左耳轻度传导性听力损失

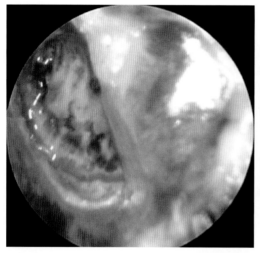

图 14-2-10　术后 1 周耳内镜下见左鼓膜移植物完整

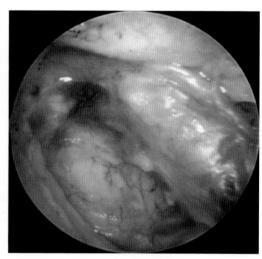

图 14-2-11　术后 1 个月耳内镜下见左鼓膜移植物完整，生长良好

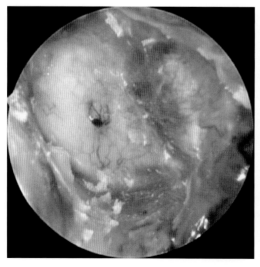

图 14-2-12　术后 2 个月耳内镜下见左鼓膜移植物完整，生长良好

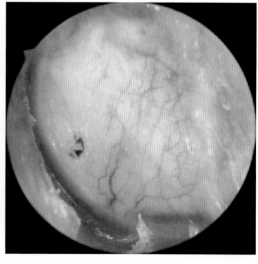

图 14-2-13　术后 3 个月耳内镜下见左术腔上皮化良好，鼓膜移植物完整，生长良好

病例二　显微镜联合耳内镜下左乳突修正术 + 乳突消融术 + 耳屏软骨 - 软骨鼓膜修补 + 上鼓室外侧壁重建 + 耳甲腔成形术

1. 病史　男,14 岁,左中耳炎术后 6 年余,右耳闷塞感半年。6 年前外院行左改良乳突根治术,术程顺利,术后左耳不干耳,常流脓,半年前出现右耳闷塞感,无伴右耳耳鸣,伴双侧耳听力下降。

2. 术前检查结果

（1）纯音测听:左耳中重度混合性听力损失,500、1 000、2 000、4 000Hz 平均气导听阈为 61dB HL。平均气 - 骨导差（A-B gap）为 37.5dB HL。

（2）耳内镜下见左鼓膜红肿、穿孔,鼓室内湿润。

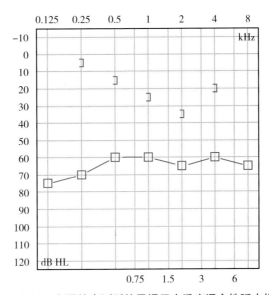

图 14-2-14　左耳纯音测听结果提示中重度混合性听力损失

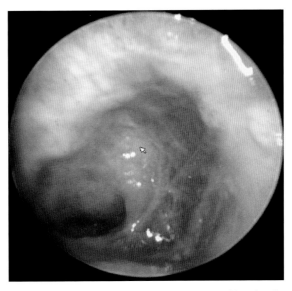

图 14-2-15　耳内镜下见左鼓膜红肿、穿孔,鼓室内湿润

（3）术前颞骨 HRCT：见左侧颞骨乳突部、听小骨缺如，术区局部少量积液。左侧耳蜗、半规管大小及形态未见异常。

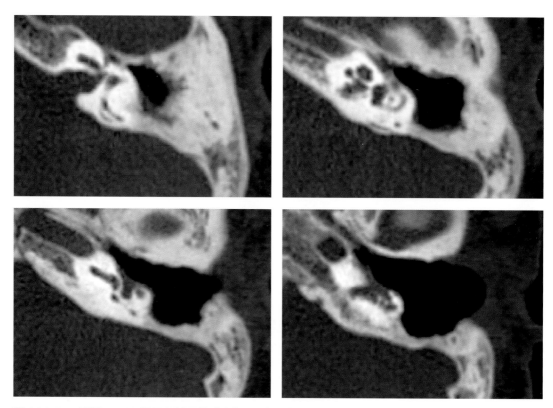

图 14-2-16 颞骨 HRCT 提示左侧颞骨乳突部、听小骨术后缺如

3. **诊断** 左中耳胆脂瘤术后复发（乳突尖胆脂瘤）。

4. **术式** 显微镜联合耳内镜下左乳突修正术 + 乳突消融术 + 耳屏软骨 - 软骨鼓膜修补 + 上鼓室外侧壁重建 + 耳甲腔成形术。

5. **术中耳内镜下所见**

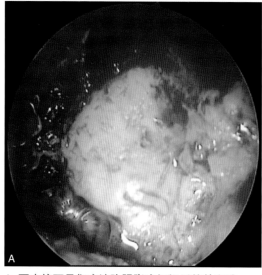

A. 耳内镜下见彻底清除胆脂瘤组织后的鼓室腔

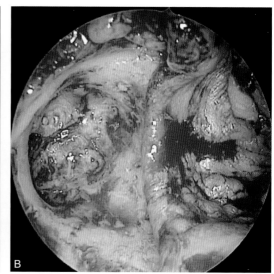

B. 耳屏软骨 - 软骨膜鼓膜修补

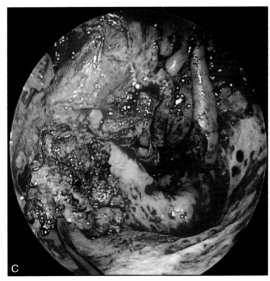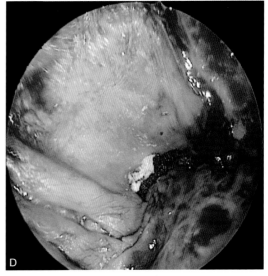

C. 乳突消融术（肌肉填塞）　　　　　　　　D. 上鼓室外侧壁重建＋耳甲腔成形

图 14-2-17　彻底清除胆脂瘤组织后，行耳屏软骨 - 软骨鼓膜修补，乳突消融术，上鼓室外侧壁重建，耳甲腔成形

6. 术后检查结果

（1）术后 3 个月复查纯音测听：左耳中度混合性听力损失，500、1 000、2 000、4 000Hz 平均气导听阈为 52dB HL。平均气 - 骨导差（A-B gap）为 32.5dB HL。

（2）术后耳内镜：①术后 1 周耳内镜下见左鼓膜移植物完整；②术后 20 天耳内镜下见左鼓膜移植物完整，生长良好；③术后 1 个月耳内镜下见左术腔上皮化良好，鼓膜移植物完整，生长良好；④术后 2 个月耳内镜下见左术腔上皮化良好，鼓膜移植物表面少许脓液予以清除；⑤术后 3 个月耳内镜下见左术腔上皮化良好，鼓膜移植物完整，生长良好；⑥术后半年耳内镜下见左术腔上皮化良好，鼓膜逐渐愈合。

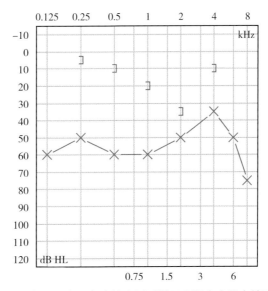

图 14-2-18　术后 3 个月复查纯音测听提示左耳中度混合性听力损失

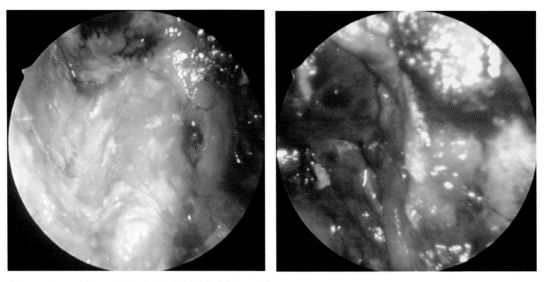

图 14-2-19 术后 1 周耳内镜下见左鼓膜移植物完整

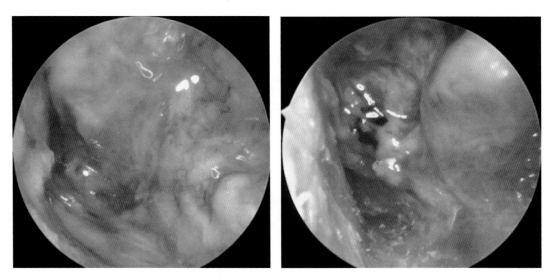

图 14-2-20 术后 20 天耳内镜下见左鼓膜移植物完整,生长良好

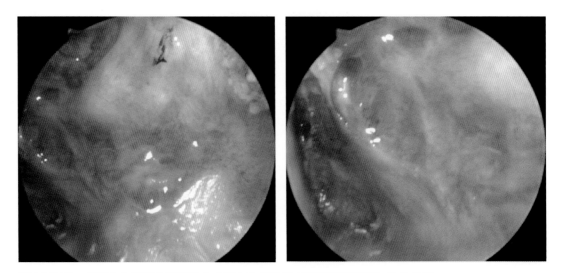

图 14-2-21 术后 1 个月耳内镜下见左术腔上皮化良好,鼓膜移植物完整,生长良好

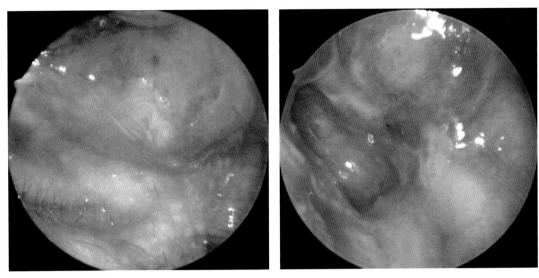

图 14-2-22 术后 2 个月耳内镜下见左术腔上皮化良好,鼓膜移植物表面少许脓液予以清除

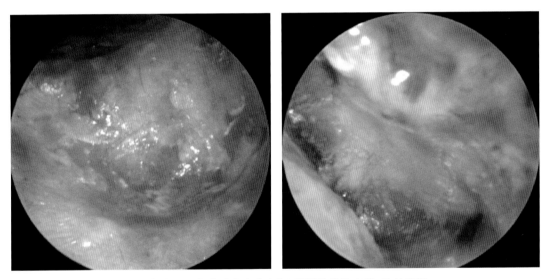

图 14-2-23 术后 3 个月耳内镜下见左术腔上皮化良好,鼓膜移植物完整,生长良好

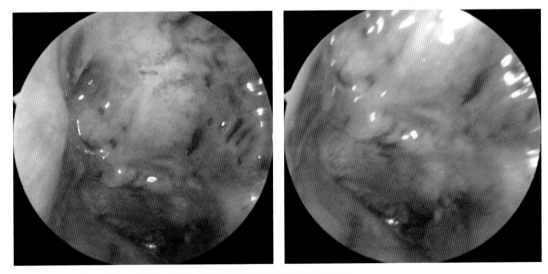

图 14-2-24 术后半年耳内镜下见左术腔上皮化良好,鼓膜逐渐愈合

(杨海弟)

扫一扫观看
精选手术视频

第十五章

耳内镜下其他手术

病例一　耳内镜下右镫骨肌离断术

1. **病史**　女,23岁,双耳鸣3月余,为"咯咯"声,以右侧为重,吞咽及活动舌头时出现,无听力下降、耳闷塞感、耳痛、眩晕等。外院予以药物治疗,效果不佳,为进一步诊治收入院。

2. **术前检查结果**

(1)纯音测听:右耳听力正常,500、1 000、2 000、4 000Hz平均气导听阈13dB HL。平均气-骨导差(A-B gap)<10dB HL。

(2)耳内镜下见右鼓膜完整,无充血,标志清,未见鼓室积液征。

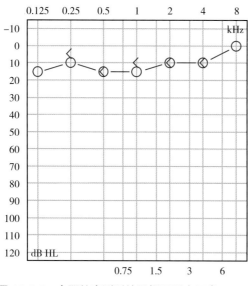

图15-0-1　右耳纯音测听结果提示听力正常

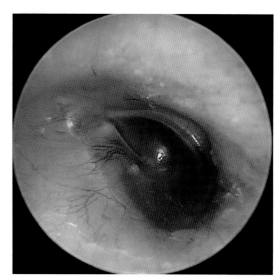

图15-0-2　耳内镜下见右鼓膜完整,无充血,标志清,未见鼓室积液征

3. **诊断**　双侧肌源性耳鸣(镫骨肌痉挛)。

4. **术式**　耳内镜下右镫骨肌离断术。

5. 术中耳内镜下所见

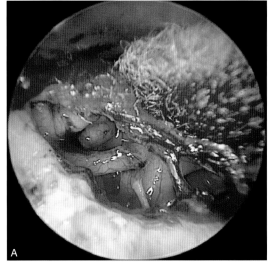

A. 耳内镜下见镫骨肌腱

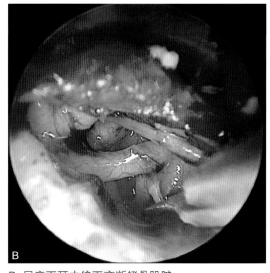

B. 局麻下耳内镜下离断镫骨肌腱

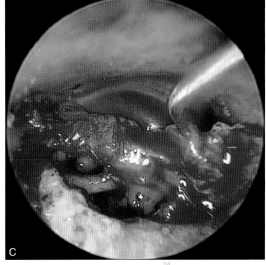

C 和 D. 复位外耳道皮肤 - 鼓膜瓣

图 15-0-3　局麻下耳内镜下离断镫骨肌腱,患者自觉耳鸣即刻消失

病例二　耳内镜下右鼓室探查术 + 右鼓室球体瘤切除术 + 右鼓室成形Ⅱ型 + 人工听骨听力重建 + 耳屏软骨 - 软骨膜鼓膜修补

1. **病史**　女,45 岁,右耳鸣伴听力下降 5 年。耳鸣呈搏动性,安静时耳鸣明显,伴听力下降,偶有耳痛,无耳闷塞感,无外耳道流脓、流血,无眩晕,无头痛。耳鸣未影响日常生活及睡眠,外院就诊予以药物等治疗后,症状无明显好转。

2. **术前检查结果**

（1）纯音测听：右耳轻度混合性听力损失,500、1 000、2 000、4 000Hz 平均气导听阈为 38dB HL。平均气 - 骨导差（A-B gap）为 19dB HL。

（2）耳内镜下见右鼓膜完整,鼓膜紧张部及锤骨柄后可见搏动性红色肿物。

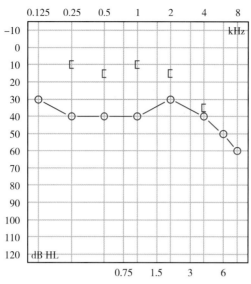

图 15-0-4　右耳纯音测听结果提示轻度混合性听力损失

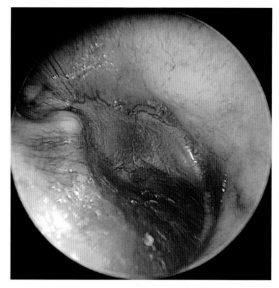

图 15-0-5　耳内镜下见右鼓膜完整,鼓膜紧张部及锤骨柄后可见搏动性红色肿物

（3）术前颞骨 HRCT：见右侧鼓室内听小骨周围少许条片状软组织密度影,增强强化较明显,右侧锤骨柄、镫骨脚显示欠清。右侧耳蜗、半规管大小及形态未见异常。右侧鼓室窦口未见明显扩大。右侧乳突呈气化型,右侧乳突少许软组织影。

3. **诊断**　右鼓室球体瘤。

4. **术式**　耳内镜下右鼓室探查术 + 右鼓室球体瘤切除术 + 右鼓室成形Ⅱ型 + 人工听骨听力重建 + 耳屏软骨 - 软骨膜鼓膜修补。

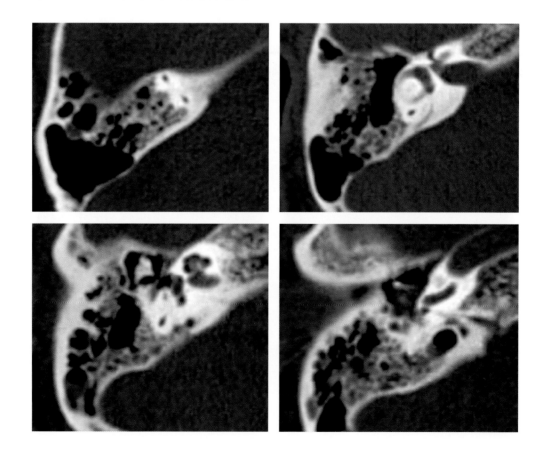

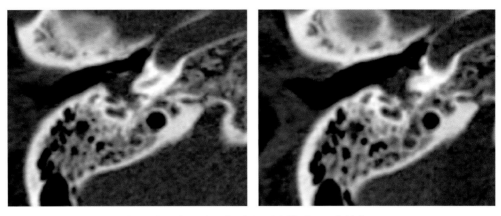

图 15-0-6 颞骨 HRCT 提示右侧中耳乳突炎，右侧听小骨受累可能性大

5. 术中耳内镜下所见

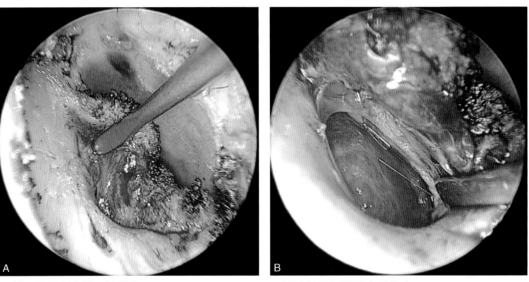

A. 掀开外耳道皮肤 - 鼓膜瓣　　　　　　　　　B. 耳内镜下暴露鼓室球体瘤

图 15-0-7 掀开外耳道皮肤 - 鼓膜瓣，暴露鼓室球体瘤

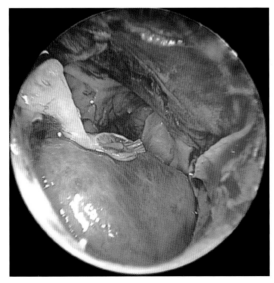 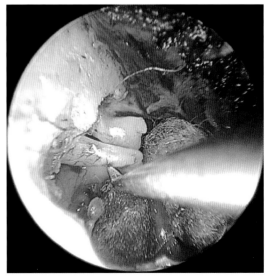

图 15-0-8 鼓室球体瘤突入鼓室腔　　　　　　图 15-0-9 取出砧骨

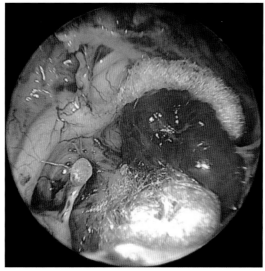

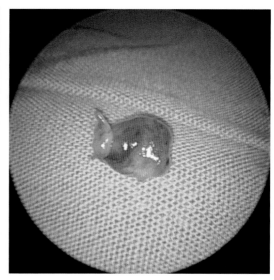

图 15-0-10　用浸润肾上腺素的明胶海绵反复收缩　　图 15-0-11　完整取出的鼓室球体瘤体
　　　　　　鼓室球体瘤

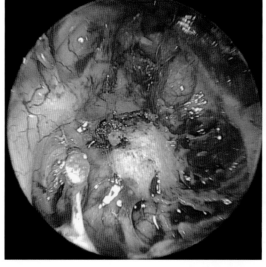

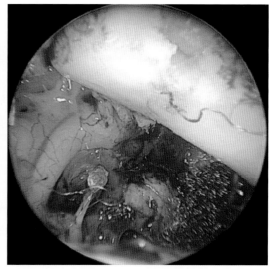

图 15-0-12　探查镫骨足板见活动度良好,两窗功能完整　　图 15-0-13　耳屏软骨 - 软骨膜鼓膜修补

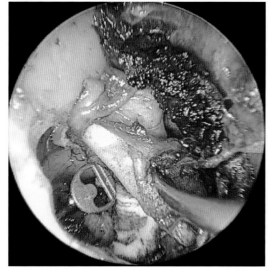

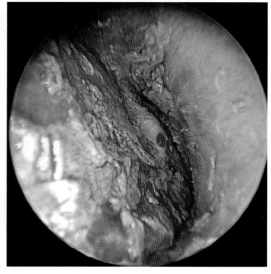

图 15-0-14　植入人工听骨 PORP　　　　　　　　　图 15-0-15　复位外耳道皮肤 - 鼓膜瓣

6. 术后检查结果

（1）术后3个月复查纯音测听：右耳轻度传导性听力损失，500、1 000、2 000、4 000Hz平均气导听阈为 20dB HL。平均气 - 骨导差（A-B gap）为 7.5dB HL。

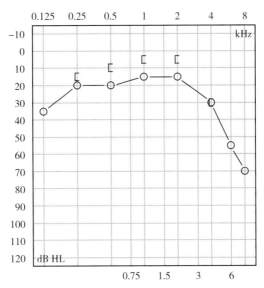

图 15-0-16 术后 3 个月复查纯音测听提示右耳轻度传导性听力损失

（2）术后耳内镜：①术后 1 周耳内镜下见右鼓膜移植物完整；②术后 20 天耳内镜下见右鼓膜移植物完整，生长良好，外耳道皮肤稍肿胀；③术后 1 个月耳内镜下见右鼓膜移植物完整，生长良好；④术后 2 个月耳内镜下见右术腔上皮化良好，鼓膜移植物完整，生长良好。

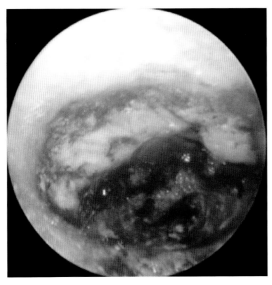

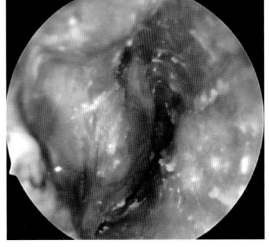

图 15-0-17 术后 1 周耳内镜下见右鼓膜移植物完整

图 15-0-18 术后 20 天耳内镜下见右鼓膜移植物完整，生长良好，外耳道皮肤稍肿胀

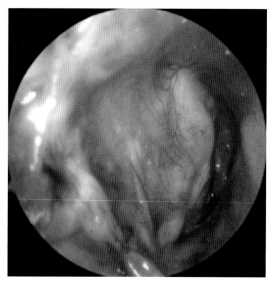 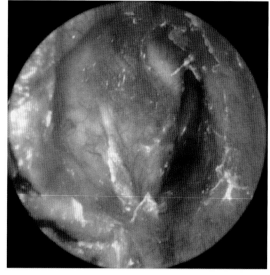

图 15-0-19　术后 1 个月耳内镜下见右鼓膜移植物　　图 15-0-20　术后 2 个月耳内镜下见右术腔上皮化
　　　　　　完整,生长良好　　　　　　　　　　　　　　　　　　　　良好,鼓膜移植物完整,生长良好

病例三　耳内镜下右鼓室探查术 + 右脑脊液耳漏修补术

1. 病史　男,3 岁,发热 4 天,睡眠中突发抽搐 1 次,为四肢抖动,无强直,持续 10 秒自行停止,无双目上翻、流涎、大汗淋漓、大小便失禁,抽搐后明显疲乏。咳嗽 2 天,伴咽痛、流清涕,为单声咳,有痰咳不出,明显颈强直 1 天,进一步诊治收入院。既往多次患脑膜炎,伴 2 次低热抽搐。1 岁半后随年龄增长听力及语言发育明显落后,现已配戴助听器 1 月余。

2. 术前检查结果

（1）ABR:右耳 ABR 测试考虑 100dB HL,click 声刺激未见 Ⅰ、Ⅲ、Ⅴ 波分化,ABR 测试考虑极重度异常。

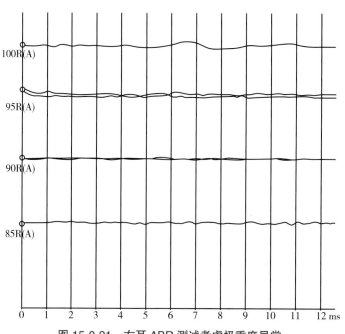

图 15-0-21　右耳 ABR 测试考虑极重度异常

（2）ASSR：提示右耳 500、1 000、2 000、4 000Hz 四个频率的平均气导阈值 >100dB HL。

（3）耳内镜下见右鼓膜完整。

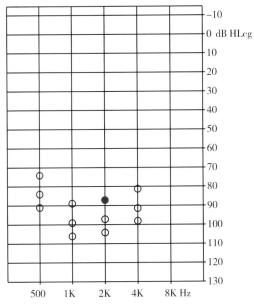

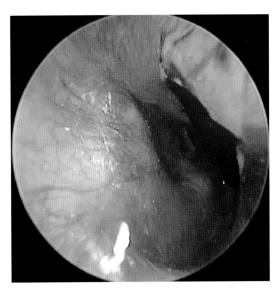

图 15-0-22　ASSR 提 示 右 耳 500、1 000、2 000、
4 000Hz 四个频率的平均气导阈值 >
100dB HL

图 15-0-23　耳内镜下见右鼓膜完整

（4）术前颞骨 HRCT：见右侧外耳道少许软组织密度影，右侧鼓室听小骨周围可见少许软组织密度影。双侧耳蜗形态异常，发育扁平，前庭扩大，可见增宽，双侧外半规管正常形态消失。

（5）术前颞骨 MRI：见右侧桥小脑角池明显增宽，约 16mm×31mm。脑干轻度受压略向左侧移位，右侧脑桥臂局部受压变扁，可见轻度占位效应。

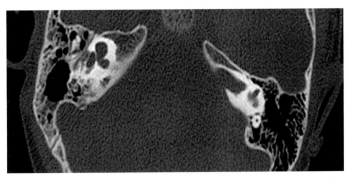

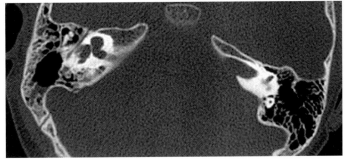

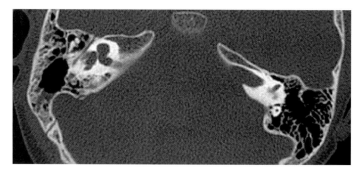

图 15-0-24　术前颞骨 HRCT 可见右侧鼓室听小骨周围可见少许软组织密度影,双侧耳蜗形态异常

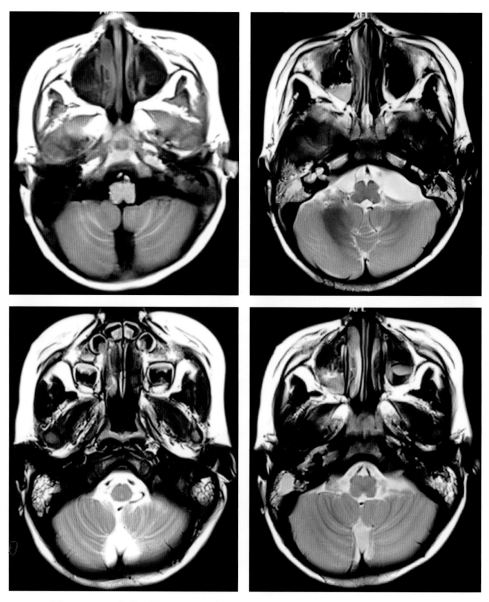

图 15-0-25　术前颞骨 MRI 可见右侧桥小脑角池明显增宽,可见轻度占位效应

（6）脑脊液电影:脑脊液曲线呈不规则型。舒张期上峰流速为 2.5cm/s,峰值流量为 0.51mL/s,收缩期下峰流速为 2.59cm/s,峰值流量为 0.15mL/s。净流量为 0.126mL。

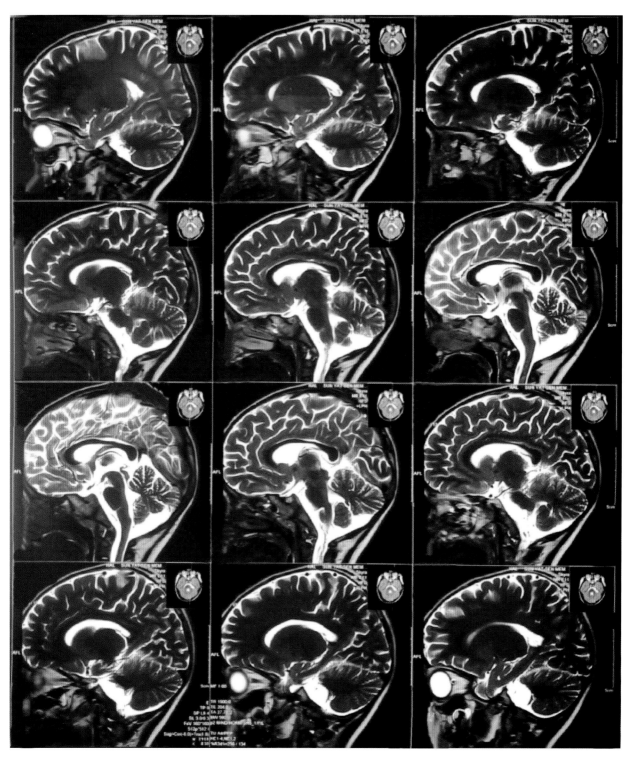

图 15-0-26　脑脊液曲线呈不规则型

3. **诊断**　右脑脊液耳漏。

4. **术式**　耳内镜下右鼓室探查术 + 右脑脊液耳漏修补术。

5. 术中耳内镜下所见

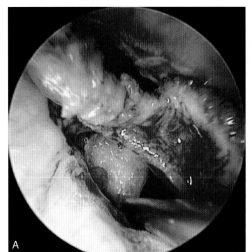
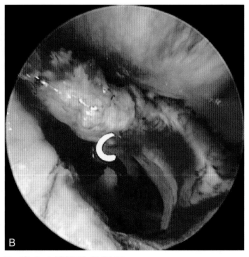

A. 掀开外耳道皮肤 - 鼓膜瓣　　　　　　　B. 鼓室内澄清液体涌出

图 15-0-27　掀开外耳道皮肤 - 鼓膜瓣见鼓室内澄清液体涌出

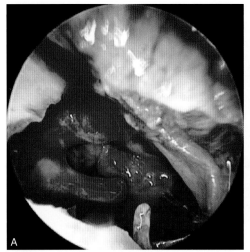
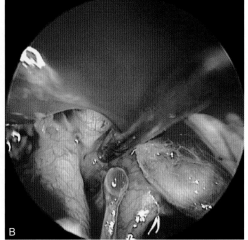

A. 凿除上鼓室外侧壁部分骨质后　　　　　B. 取出砧骨后,见脑脊液从镫骨足板处漏出

图 15-0-28　凿除上鼓室外侧壁部分骨质,取出砧骨,脑脊液从镫骨足板处漏出

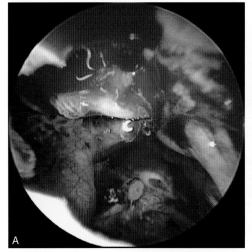
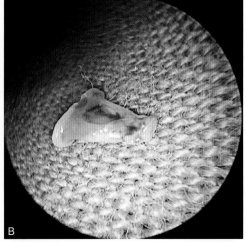

A. 取出镫骨前,脑脊液从镫骨足板处漏出　　B. 耳内镜下观察取出的镫骨

图 15-0-29　脑脊液从镫骨足板处漏出,镫骨予以取出

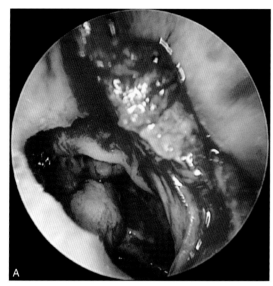

A. 颞肌筋膜封闭前庭窗　　　　　　　　　　　B. 外耳道皮肤 - 鼓膜瓣复位

图 15-0-30　颞肌筋膜封闭前庭窗,外耳道皮肤 - 鼓膜瓣复位

病例四　耳内镜下左乙状窦前壁缺损修复术

1. 病史　女,53 岁,左耳反复搏动性耳鸣 3 个月余。

2. 术前检查结果

(1) 纯音测听:左耳高频听力损失,500、1 000、2 000、4 000Hz 平均气导听阈为 10dB HL。平均气 - 骨导差(A-B gap)<10dB HL。

(2) 耳内镜下见左鼓膜完整,中央部菲薄,未见鼓室积液征。

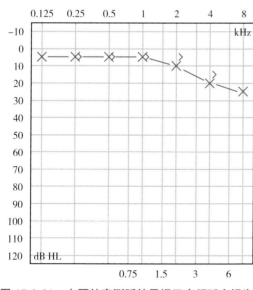

图 15-0-31　左耳纯音测听结果提示高频听力损失

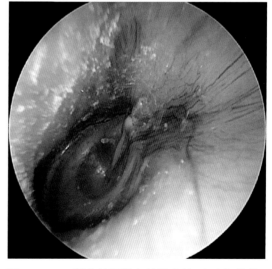

图 15-0-32　耳内镜下见左鼓膜完整,中央部菲薄,未见鼓室积液征

(3) 术前颞骨 HRCT:见左侧鼓室内结构清晰,鼓室壁骨质未见异常。听骨链大小及形态未见异常。左侧耳蜗、半规管大小及形态未见异常。左侧鼓室窦口未见明显扩大。左侧乳突呈气化型,其内未见异常密度影,蜂房骨质未见破坏。

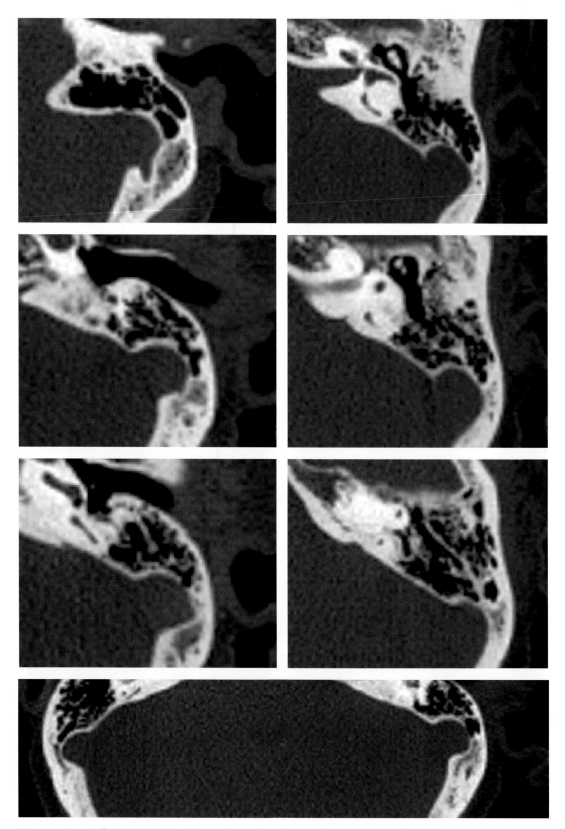

图 15-0-33　颞骨 HRCT 提示左侧中耳、内耳未见异常,左乙状窦前壁缺损可能性大

3. **诊断**　左乙状窦前壁缺损。

4. **术式**　耳内镜下左乙状窦前壁缺损修复术。

5. 术中耳内镜下所见

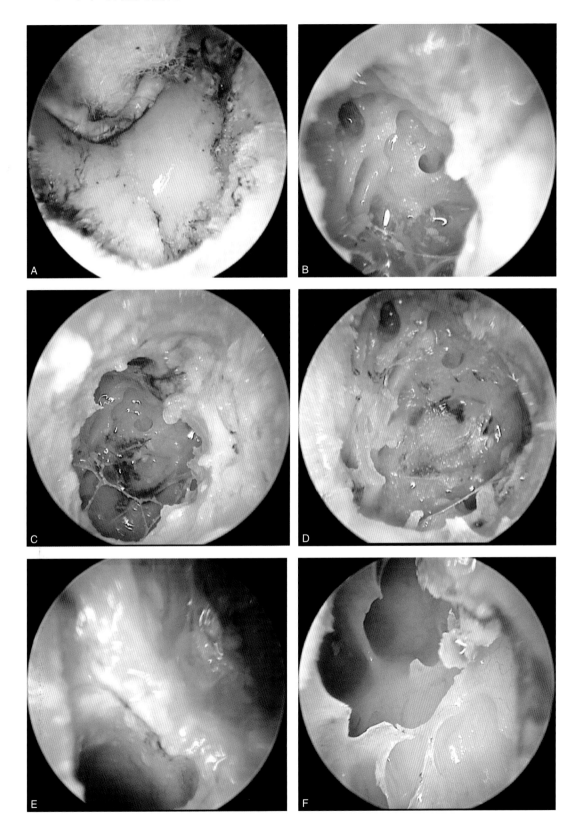

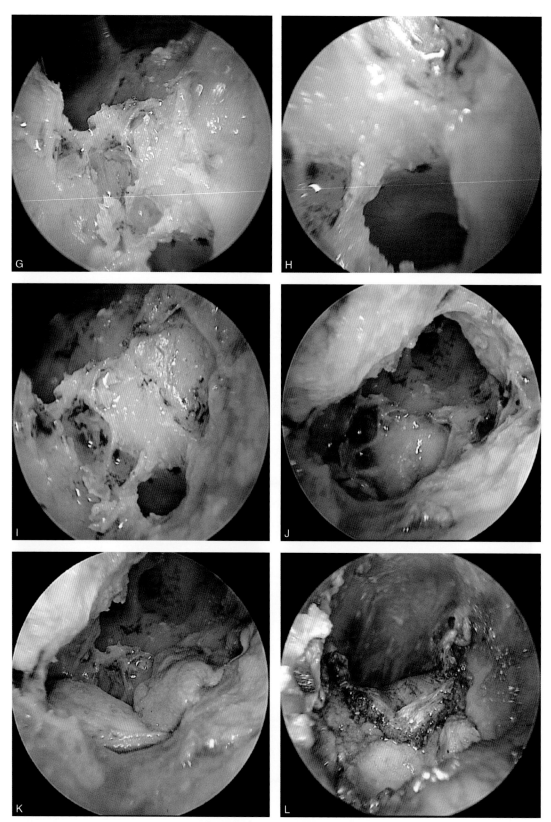

A. 掀开皮瓣　B~J. 耳内镜下见乙状窦前壁缺损　K.L. 耳内镜下乙状窦前壁缺损修复

图 15-0-34　耳内镜下左乙状窦前壁缺损修复术

病例五　显微镜联合耳内镜下左乳突径路开放式乳突根治术 + 左鼓室成形Ⅱ型 + 人工听骨听力重建 + 左面神经探查术 + 左面神经减压术

1. 病史　女,40岁,19天前车祸后当时意识丧失,半小时后恢复意识,左外耳道出血、左鼻出血,当时未注意是否有嘴角歪斜、闭目不全等面瘫表现,外院予以治疗后左外耳道出血、左鼻出血停止(具体治疗不详)。3天后家属发现患者左眼用力无法闭合,左侧额纹消失,嘴角向右侧歪斜。

2. 术前检查结果

(1)纯音测听:左耳中重度混合性听力损失,500、1 000、2 000、4 000Hz 平均气导听阈为60dB HL。平均气 - 骨导差(A-B gap)为19dB HL。

(2)耳内镜下见左鼓膜完整,无充血,标志清,未见鼓室积液征。

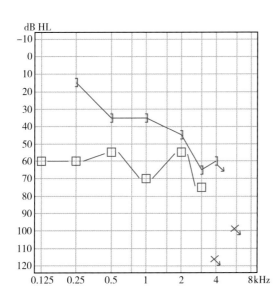

图 15-0-35　左耳纯音测听结果提示中重度混合性听力损失

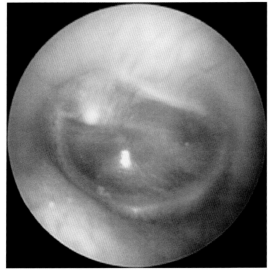

图 15-0-36　耳内镜下见左鼓膜完整,无充血,标志清,未见鼓室积液征

3. 诊断　外伤性面瘫。

4. 术式　显微镜联合耳内镜下左乳突径路开放式乳突根治术 + 左鼓室成形Ⅱ型 + 人工听骨听力重建 + 左面神经探查术 + 左面神经减压术。

5. 术中耳内镜下所见

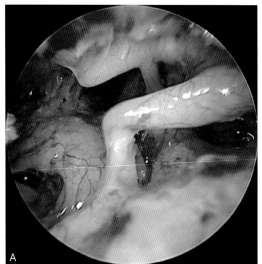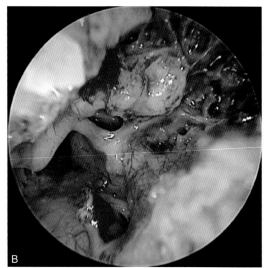

A. 去除前   B. 去除后

图 15-0-37 去除砧骨

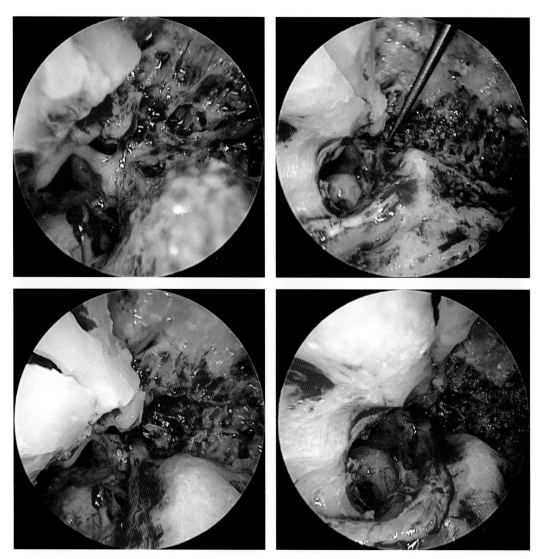

图 15-0-38 面神经探查 + 面神经减压术的耳内镜下观

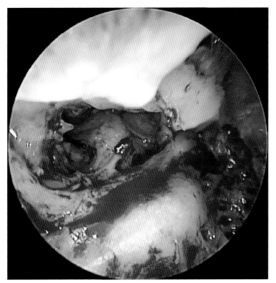

A. 植入前   B. 植入后

图 15-0-39 植入人工听骨 PORP

6. 术后检查结果

（1）术后 3 个月复查纯音测听：左耳轻度感音神经性听力损失，500、1 000、2 000、4 000Hz 平均气导听阈为 30dB HL。平均气 - 骨导差（A-B gap）<10dB HL。

（2）术后耳内镜：①术后 1 周耳内镜下见左鼓膜基本愈合；②术后 1 个月耳内镜下见左鼓膜愈合良好。

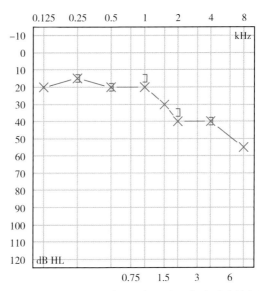

图 15-0-40 术后 3 个月复查纯音测听提示左耳轻度感音神经性听力损失

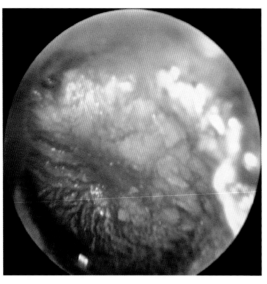
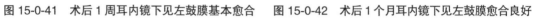
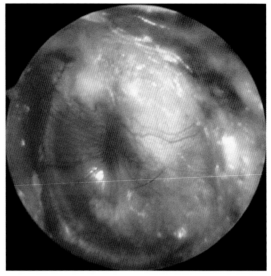

图 15-0-41　术后 1 周耳内镜下见左鼓膜基本愈合　　图 15-0-42　术后 1 个月耳内镜下见左鼓膜愈合良好

（杨海弟　高敏倩）

第五篇
耳内镜手术术后随访

第十六章

耳内镜手术术后随访

  耳显微外科手术的成功与三个重要阶段密切相关:术前评估、手术技术、术后随访。术前评估和手术技术是疾病整体治疗中彻底清除病变、保留及重建功能的关键阶段,但亦是起始阶段,还必须通过后续的治疗——术后的换药与随访处理,才能达到理想的治疗效果。临床实践表明,中耳手术术后不干耳的原因除与病变程度和手术技术密切相关外,还受到术后的换药、术腔处理是否得当、是否随访追踪处理的直接影响。无论外耳道后壁完整与否,均需要完善术后随访工作,这也是耳内镜外科手术不可分割的重要组成部分。

一、术后随访体系建立

  术后随访的关键是建立一套完善的随访体系,主要包括以下三个方面:

  1. **建立系统的术后随访计划** 在术前计划中应把术后随访的意义、目的、必要性及随访的方式与患者进行交代,引起患者对术后随访的重视。

  2. **建立随访病历本** 主要包括以下内容:

  (1)病史、术前耳内镜检查、术前听力学检查、术前颞骨 HRCT、术前诊断等。

  (2)术式及术中所见,包括病变范围、大小、性质。术中听骨链功能是否完整、咽鼓管是否通畅或是否存在膜性闭锁、面神经管是否完整或破损、硬脑膜是否完整、乙状窦是否暴露或损伤、迷路瘘是否存在等。在术式上是否有附加额外的技术,如鼓室成形术术腔有无填充、是否行上鼓室外侧壁和 / 或外耳道后壁重建术、外耳道成形术(耳甲腔成形术)等。

  (3)随访的次数及每次随访的情况及处理,可制成随访表格存档。

  3. **随访的时间及频率**

  (1)短期随访(术后 1 周 ~3 个月):一般情况下,要求患者首次随访在术后 1 周,伤口拆线(术后 1 周)及外耳道填塞物拔除。此后随访的时间及次数根据具体情况及处理效果决定。一般情况下每 2~3 周随访 1 次,此期也可以称为换药随访。

  (2)中期随访(术后 3 个月 ~1 年):一般情况下,干耳的状态需要 3~6 个月时间,并最终逐渐减少随访次数,可每 1~2 个月随访一次。此期以观察为主,注意观察听力情况(包括平均气导听阈及平均气 - 骨导差)、鼓膜愈合程度。

  (3)远期随访(术后 1 年以上):由于术后术腔自洁功能低下,存在上皮蓄积及合并感染的可能,需要不定期的术腔清理,一般为每年门诊清理 1~2 次,甚至要终身的随访。

  耳内镜作为耳科手术后随访中应用最为广泛的工具,在耳科手术后患者的随访特别是长期随访中占有很大的优势。结合不同角度的耳内镜能帮助医生对鼓膜愈合情况做出全面评估,同时能对术后并发症进行及时有效地处理,尽可能减少二次手术的发生。不同类型的耳科手术的术后关注内容及侧重点亦不同。根据外耳道后壁是否完整,本文将耳科手术后随访分为两部分阐述：外耳道后壁完整的术后随访和开放式乳突根治术的术后随访。

二、外耳道后壁完整的术后随访

主要包括耳内镜下鼓室成形术、改良乳突根治术、镫骨足板钻孔或切除术，伴或不伴上鼓室外侧壁和/或外耳道后壁重建术的术后随访。

耳内镜的优势在于直视下清理填塞物、血痂和分泌物等，防止误伤鼓膜移植物和外耳道皮瓣，同时可对鼓膜进行细致的观察，包括其血供情况、有无移位等。

1. **短期随访（术后 1 周~3 个月）**

（1）填塞物的清理：术后第 10~14 天，可以拔除外耳道填塞的碘仿纱条，在耳内镜下清理尚未完全吸收的明胶海绵，但对于和皮瓣粘贴较为紧密的明胶海绵，不可强行吸除，以免损伤皮瓣或移植物。

（2）对术腔分泌物的处理：对反复不干耳、流脓的术腔应进行细菌培养及涂片检查，排除特殊感染，如结核、真菌感染。若患者主诉耳痒，镜下可观察到术腔内菌丝、白色或黑褐色菌落或多呈糊状分泌物，应考虑真菌感染的可能。

如出现外耳道流出稀薄水样分泌物，持续治疗无效，且分泌物中未发现病原菌时，应考虑是否与变态反应相关。此时应停用所有药物包括滴耳液及其他处理，可予口服抗过敏药治疗观察。血性分泌物一般少见，在特殊感染（如结核等其他病变）的情况下才出现。

（3）术腔移植物或皮瓣因感染或血供不良导致液化坏死：如不及时处理会导致术腔长期流脓渗液，加重感染。移植皮瓣坏死多见于外耳道，鼓膜移植物坏死相对罕见。处理时要分清坏死皮瓣边界，失活坏死皮瓣要彻底剪除，病变范围较大不能一次处理者可分次剪除，仍有血供皮瓣要保留，使其能爬生修复创面，促进术腔愈合，如合并鼓膜移植物坏死亦需清除。术腔清理完毕后需使用敏感抗生素滴耳液控制感染，清理时可取分泌物行细菌及真菌培养。

（4）鼓膜移植物再穿孔：可由于血供不足、感染、鼓膜移植物挛缩、错位导致。细小鼓膜穿孔可通过搔刮或使用 50% 三氯醋酸烧灼穿孔边缘形成新鲜创面待其自行愈合。较大穿孔可待残余鼓膜移植物周边形成良好血供及感染控制下再次行鼓膜修补。

2. **中期随访（术后 3 个月~1 年）**　中期随访常发现的问题是术后外耳道狭窄或闭锁。多因炎症刺激或患者瘢痕体质引起外耳道瘢痕增生挛缩所致。对于病变范围局限的环状膜性狭窄可直接用钩针、息肉钳等器械去除。外耳道瘢痕增生狭窄明显者可在瘢痕处注射曲安奈德，同时外耳道填塞适合大小的膨胀海绵进行扩张，用含激素的抗生素滴耳液滴耳保持膨胀海绵扩张状态。隔 1~2 周复查及更换膨胀海绵 1 次，持续扩张 1~3 月。外耳道瘢痕闭锁患者在门诊使用传统耳科器械处理相对困难，一般需住院行手术治疗。但笔者发现在耳内镜下配合光纤 CO_2 激光也能取得很好的治疗效果，光纤 CO_2 激光对比传统耳科器械具有出血少、疼痛轻、精确控制切除瘢痕范围、大大缩短手术时间等优点，术后配合膨胀海绵填塞扩张能取得显著疗效。

3. **远期随访（术后 1 年以上）**　远期随访的常见问题是人工听骨脱出。其发生原因及处理如下：

（1）可由术腔感染、咽鼓管功能不良引起鼓膜移植物内陷粘连导致人工听骨显露，术中病灶清除不彻底导致术后病变复发，或人工听骨植入后的排异反应等引起。

（2）因咽鼓管功能不良引起鼓膜移植物内陷使人工听骨部分显露者可予改善咽鼓管功能，无特殊不适者暂无须取出人工听骨。需嘱患者定期复查。因术腔严重感染者需彻底清除病变组织，取出人工听骨，积极控制感染。术中病灶清除不彻底病变复发者一般需再次手术治疗。

三、开放式乳突根治的术后随访

一般来说，几乎所有乳突根治术后的患者都有进行随访的适应证，尤其是术腔不干耳的患者。耳内镜可进行细微精确的操作及提供放大、清晰的图像，因此对于术前及术中确诊及手术并发面神经骨管缺损破坏及面神经裸露、迷路瘘管、硬脑膜或乙状窦暴露等状况，耳内镜下随访可降低对这些病理结构误伤的发生率。因而在耳内镜探查前必须复查患者术前诊断、术式、术中具体情况及处理等，并进行耳内镜下探查对照。

1. **短期随访（术后1周~3个月）** 这一个阶段的随访相当重要，该阶段是术腔上皮化的过程。在临床实践中发现有一些病理状况会影响这一进程，甚至会影响干耳，应及时进行处理，具体如下：

（1）术腔填塞物的清除原则与外耳道后壁完整的原则相同。

（2）术腔分泌物的清除：由于在手术过程中形成大范围骨质暴露，使术后出现肉芽的生长覆盖，在未上皮化前会出现一定的渗出形成分泌物，在耳内镜下予吸取，对可疑感染，如脓性分泌物者可用抗生素液冲洗后再吸取；如分泌物量多且反复出现伴臭味时，须取分泌物进行细菌培养+药敏试验，以便对症处理。对于隐蔽于乳突尖、后鼓室及咽鼓管鼓室口等处分泌物，可在不同角度的耳内镜用适宜弯曲的吸引器吸取。

（3）肉芽组织的处理：对术腔肉芽组织的处理要恰当。并非所有的肉芽组织都要进行清理。开放式乳突根治术后大部分骨质暴露，术后初期术腔出现肉芽生长覆盖，有利于上皮化过程、并有助于缩小乳突术腔。其表面生长覆盖柱状上皮组织，经过一段时间后肉芽组织会缩小、变薄，其上面覆盖的上皮逐渐变为扁平上皮，因此这种肉芽组织无须清理。

但过度增生的肉芽组织会明显隆起突出于术腔的表面，出现渗液、感染并阻碍上皮化及其进程，特别是在后鼓室、下鼓室、咽鼓管鼓室口、原来的桥位等部分及邻近位置，还会阻碍术腔的引流，此时必须局部清除。0°、30°耳内镜下对不同部分的病变进行处理，应用不同角度的息肉钳钳取病变。对肉芽钳取后的创面或面积较广的肉芽，同时用三氯醋酸或硝酸银进行烧灼，创面较大的术腔必须再次填入抗生素纱条保护，其有助于上皮生长。同时应注意，勿损伤健康新鲜的薄层肉芽组织及已发生上皮化的地方。在用药上，含有类固醇激素的抗生素滴耳液，有助于抑制水肿及肉芽组织的过度增长。

（4）其他病变的处理：在术腔的上皮化过程中，还会出现其他的病变组织，有成为感染温床的危险：①血块、上皮脱落、纤维结构渗出物及液体的混合物；②高度水肿的组织，有形成肉芽的危险，应当钳取；③痂皮组织，对游离状态者则当清除，尤其是位于引流的解剖位置，对早期与术腔结合紧密者，只要不影响引流，应待其分离脱落后去除，强行清理会损伤痂周围结构及破坏痂下愈合的过程；④对伴血性分泌物的黑色囊肿样物注意是否存在胆固醇肉芽肿的可能。

2. **中期随访（术后3个月~1年）** 正常情况下，术后3~6个月术腔可完全上皮化并获得干耳，对不干耳者必须进行随访处理并分析其原因。对术腔病变广泛及严重且随访处理未能治愈者则需要再次住院手术。这一时期应重点观察的状况及相应的处理如下。

（1）胆脂瘤残留复发：虽然中耳胆脂瘤行开放式乳突根治术后胆脂瘤的残留、复发率一般而言低于完壁式乳突根治术，但仍存在 5% 的复发率。难以清除的胆脂瘤上皮常隐匿堆积于后鼓室，术中应用多角度耳内镜对后鼓室进行探查并清除胆脂瘤上皮可充分降低术后胆脂瘤复发的可能。此外还要注意镫骨及其周围的区域是否残留胆脂瘤上皮，需在耳内镜下探查并小心清理，切勿因过度骚扰听骨链造成术后感音神经性听力损失。对于隐匿性病变的清理，可采用角度耳内镜（如 30°、45°、70°）经术野面神经水平部进入探查，将远端弯曲适宜角度的吸管置入清除。而即使在术腔的非隐蔽结构中，若术中上皮基底的存留，仍然会发展成大块胆脂瘤，虽然不再出现危险并发症，但会严重影响干耳的进程。这种情况一般门诊耳内镜下即可清理，无须再次手术。

（2）未完全开放的残留气房：在术腔术后早期阶段，由于肉芽组织增厚覆盖而掩盖了一些未完全开放的残留气房，到术后晚期肉芽组织变薄，这些气房造成的隐蔽病变因导致不干耳反而更易暴露出来。残留气房的部位常见有面神经周围气房、乳突窦气房、半规管周围气房及后方的 Trautmann 三角区域气房。最根本方法就是要清除这些残留气房及刮取其内隐匿性病变，如肉芽、胆脂瘤上皮等。对不广泛分布的病变，在耳内镜下用骨刮匙将之开放。同时用吸管亦可进行搔刮，帮助其开放，对于深部、成骨壁厚的气房，可用电钻磨开，但注意钻头与耳内镜的位置，不要损伤耳内镜。如果初次手术中术者对解剖结构不熟悉，未按乳突根治术原则操作来充分开放的术腔，术后则需要在门诊条件下多次分步进行开放，必要时还需要住院行修正手术。

（3）术腔瘢痕的处理：由于术腔渗出物及肉芽组织的生长，在上皮化同时会形成瘢痕样组织。临床上发现存在这样一种状况：术腔表面似乎很干燥，但患者仍诉有流水的情况。耳内镜下仔细探查发现胆脂瘤痂皮、积存的分泌物经细小的缺口流出及积聚于术腔，发现这些引流口即予高度怀疑并进行清理。可用小吸管或黏膜刀沿缺口把残留的瘢痕组织剔开，即暴露下方的病变。将表面处的瘢痕完全切除，并将其下的病变去除，有利于创面的恢复，清理后填入碘仿纱条或抗生素油膏纱条，有助于创面的上皮化。1 周 ~10 天后再拔取。另外对病变亦可用化学药品进行烧灼治疗。该种情况常见于残留气房及术腔表面不平坦者，尤其是凹入的骨小窝，瘢痕从表面伸过形成下方的"岩洞"，潴留病变及分泌物。

（4）影响术腔引流的残留结构的评估及处理：由于Ⅰ期手术的处理不当，可导致术后的引流不通畅，是造成术后不干耳的最常见的原因。影响引流的结构及部位如下：

1）面神经嵴过高是最为常见的原因。由于解剖基础欠缺及对面神经损伤的过分担心，术中不敢对面神经嵴进行足够的削低，过高的面神经嵴易引起术中耳的引流不畅及术中术后耳内镜下对术腔的清理。

2）外耳道后壁底端过高是易被忽略处理的结构。正确的处理方法应使外耳道后壁的底端削低，并尽可能接近下鼓室的水平。术后一方面利于从该处引流，另一方面利于从鼓室下区域进入术腔清理病变。

3）乳突轮廓化与碟形化。在现代乳突根治术治疗中，许多学者认为乳突根治术并非一定需要轮廓化，只要能清理病变及改善引流，即使有残留的炎症亦可有自愈的可能，但有时界限的掌握较困难。亦有部分经验不足的术者，在手术中乳突及上鼓室外侧壁骨质尤其是术腔边缘开放不足,即未达到所谓的"碟形化"技术。这一方面会影响术中对病变的探查及清理;另一方面易对术后的换药及观察造成困难,还存在残留病变及影响引流的可能性。残留病变多隐匿于乳突尖及未开放的气房。

4)上鼓室的前壁、外侧壁及后上壁开放不充分,使鼓室盖与乳突盖未形成一平滑板。同时上鼓室前隐窝是最易遗留病变及影响术后通畅引流的区域。

5)断桥后"桥墩"的处理。乳突根治术的最重要步骤之一是"断桥"技术。在部分不干耳病例中"桥"虽然已断,但"桥墩"去除不充分,使病变易隐藏于其内侧面,并影响引流。实际上,"桥墩"与上鼓室前隐窝的开放是密切相关的。

上述残留的结构主要是骨性结构,因而在术后门诊的随访中处理较为困难。其处理需要电钻或骨刮匙去除骨质组织,才能达到改善引流的目的。耳内镜下单手操作使电钻的应用有一定的局限性,但对隐藏病变的探查及清除则有明显优势。因此若去除隐藏病变及其他病变后仍未获干耳,必须对这些阻碍引流的结构再次手术处理。

3. 远期随访(术后 1 年以上)　对上皮化完全且干燥的术腔,这一时期随访的目的在于清理脱落及积集在术腔深在部位的上皮和耵聍。若不定期清理,可发生感染流脓、出现耳闷塞感等。对术腔大而外耳道口欠宽者,耳内镜手术能明显发挥其优点,绕过阻挡的结构进行观察及清理,无死角存在。

四、耳内镜随访的注意事项

1. 在耳内镜随访前,应注意复查术前及手术的具体情况。

2. 耳内镜下对不明的组织不要随便吸引、钳取、搔刮或剪切,以免引起不必要的损伤。

3. 在应用三氯醋酸、硝酸银化学烧灼肉芽及炎症组织时要慎重,因为这些化学烧灼的深度很难掌握,且往往比视深观察到的范围要深。

4. 在开放乳突根治术后,术腔内侧壁的解剖结构标志及周围的参照标志在分辨上有一定的难度,加上表面上皮化组织的覆盖,故应引以注意,并加强基础解剖知识及经验的获取。

五、耳内镜术后随访治疗实例

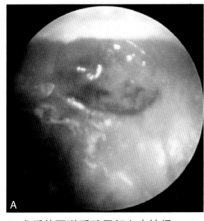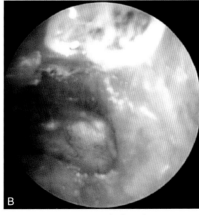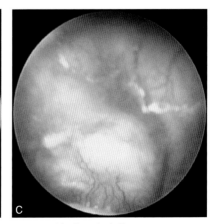

A. 术后外耳道后壁局部上皮缺损　　B. 50% 三氯醋酸烧灼破损处　　C. 1 周后复查已上皮化

图 16-0-1　术后外耳道后壁局部上皮缺损治疗

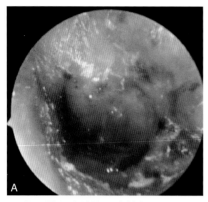

A. 术后鼓膜移植物上皮缺损

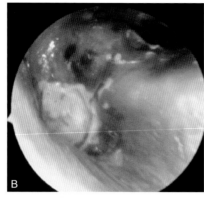

B. 50% 三氯醋酸烧灼上皮破损处

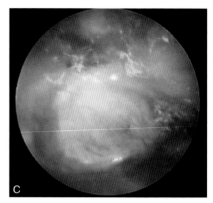

C. 2 周后复查已上皮化

图 16-0-2　术后鼓膜移植物上皮缺损治疗

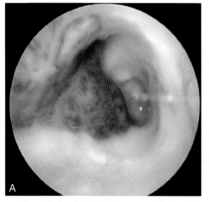

A. 术后乳突腔肉芽增生,可见较多脓性分泌物

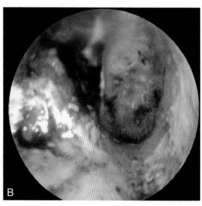

B. 予清理术腔,钳除肉芽,三氯醋酸烧灼肉芽基底部,敏感抗生素滴耳

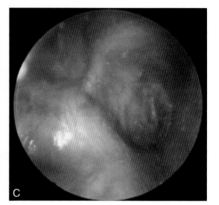

C. 2 周后复查,见术腔上皮化

图 16-0-3　术后乳突腔肉芽增生治疗

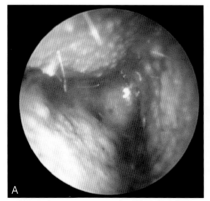

A. 中耳炎术后术腔较多黏脓分泌物

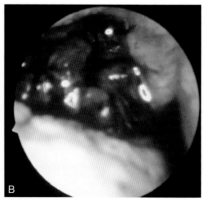

B. 清除后见术腔内弥漫水肿肉芽样增生,鼓膜移植物不能窥清

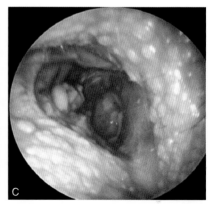

C. 使用含激素的抗生素滴耳液,1 周后复查见术腔肿胀明显减轻

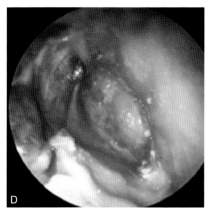

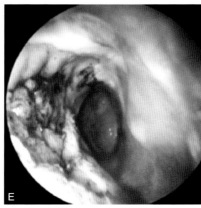

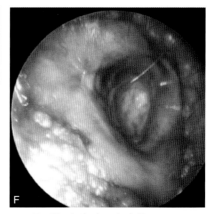

D. 使用含激素的抗生素滴耳液,1周后复查,见外耳道后壁残留少量肉芽组织

E. 50% 三氯醋酸烧灼残存肉芽组织

F. 2周后复查术腔已上皮化

图 16-0-4　中耳炎术后随访

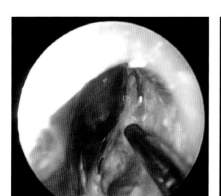

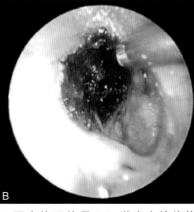

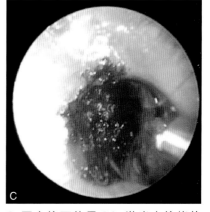

A. 术腔局部肉芽增生

B. 耳内镜下使用 CO_2 激光直接烧灼肉芽

C. 耳内镜下使用 CO_2 激光直接烧灼肉芽(放大)

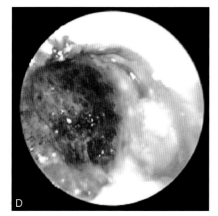

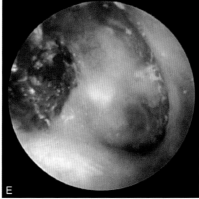

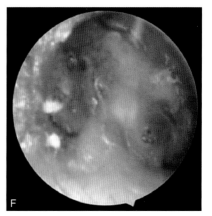

D. 烧灼后肉芽基底部

E. 2周后复查创面少许痂皮

F. 清除痂皮后见术腔已完全上皮化

图 16-0-5　术腔局部肉芽增生

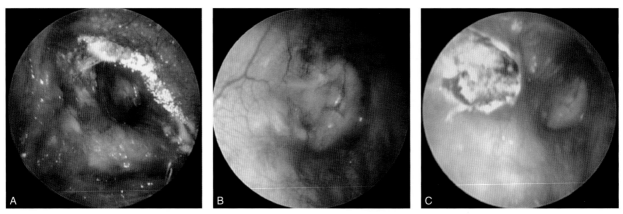

A~C. 中耳炎术后见外耳道真菌感染,清除真菌后见外耳道后壁局部上皮缺损,予 50% 三氯醋酸烧灼,外耳道涂抹复方间苯二酚洗剂

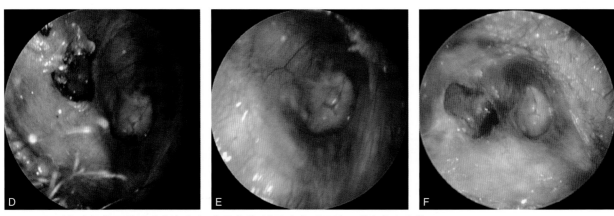

D~F. 2 周后复查见外耳道后壁少许痂皮,未见真菌,清除痂皮后见外耳道完全上皮化

图 16-0-6　中耳炎术真菌感染及其处理

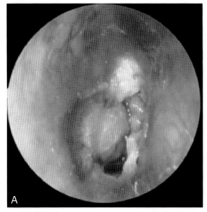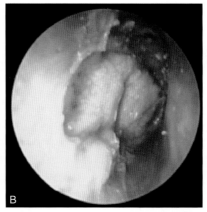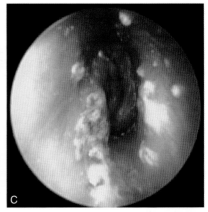

A. 外院"中耳炎"手术后不干耳,检查见外耳道白色黏性分泌物,清除后见外耳道后壁浅表溃疡,上皮缺损,鼓膜移植物膨隆增厚变白,予常规三氯醋酸烧灼,抗感染治疗

B. 1 周后复查见外耳道后壁缺损范围变大,术腔情况无改善,予溃疡病损处取活检,病理结果证实为结核感染

C. 给予利福平滴耳规范结核治疗,患者觉症状改善,检查原溃疡范围缩小,表面见上皮爬生,鼓膜移植物形态恢复正常

图 16-0-7　"中耳炎"术后不干耳随访

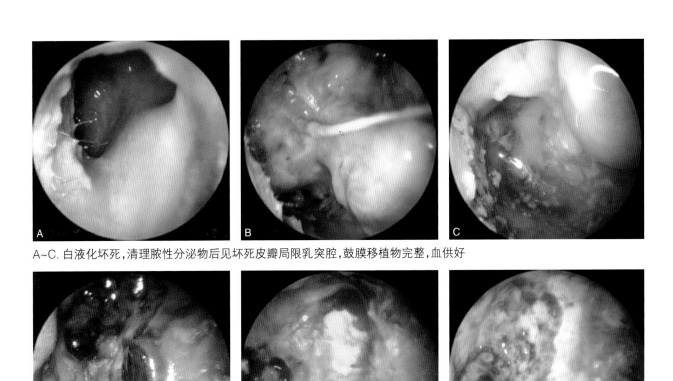

A~C. 白液化坏死,清理脓性分泌物后见坏死皮瓣局限乳突腔,鼓膜移植物完整,血供好

D~F. 彻底剪除坏死皮瓣,基底部肉芽予 50% 三氯醋酸烧灼

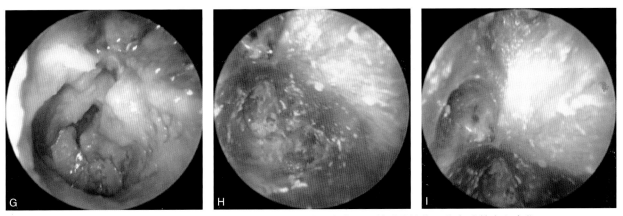

G~I. 1 个月后复查见鼓膜移植物及乳突腔表面少许黏性分泌物,清除后见鼓膜移植物及乳突腔基本上皮化

图 16-0-8 中耳炎术后术腔感染随访

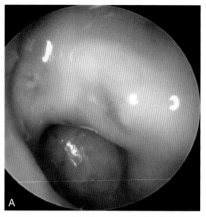

A. 外耳道后壁皮瓣表面局部液化坏死

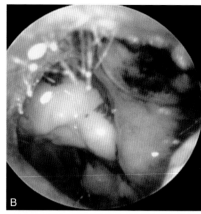

B. 皮瓣局部液化

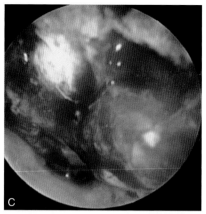

C. 予剪除表面坏死皮瓣,保留基底血供良好皮瓣

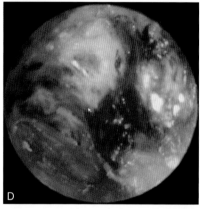

D. 1 周后复查,皮瓣肿胀消退,表面血供好

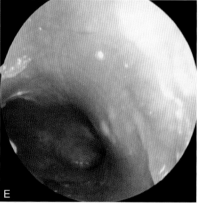

E. 1 个月后复查术腔已完全上皮化

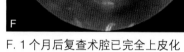

F. 1 个月后复查术腔已完全上皮化

图 16-0-9　中耳炎术后外耳道后壁皮瓣感染随访

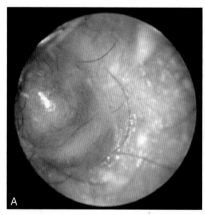

A. 术后外耳道瘢痕闭锁

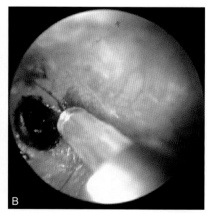

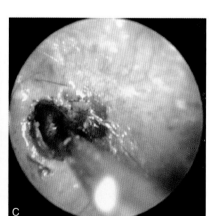

B 和 C. 局麻下予 CO_2 激光切除瘢痕组织

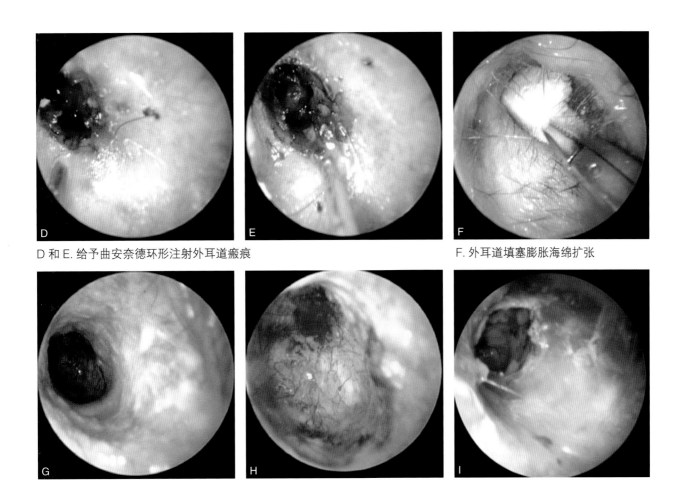

D 和 E. 给予曲安奈德环形注射外耳道瘢痕

F. 外耳道填塞膨胀海绵扩张

G 和 H. 2 周后复查见外耳道通畅，无狭窄，鼓膜移植物完整

I. 3 个月后复查见外耳道通畅，少许痂皮，未见瘢痕增生

图 16-0-10　术后外耳道瘢痕闭锁随访处理

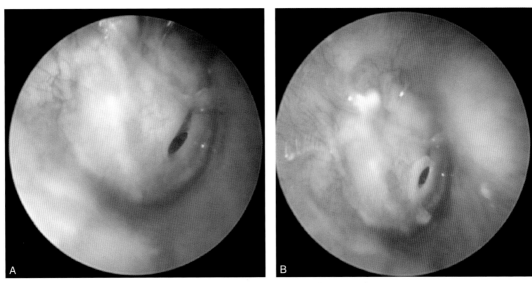

A 和 B. 术后鼓膜移植物前下方见小穿孔，予 50% 三氯醋酸烧灼穿孔边缘

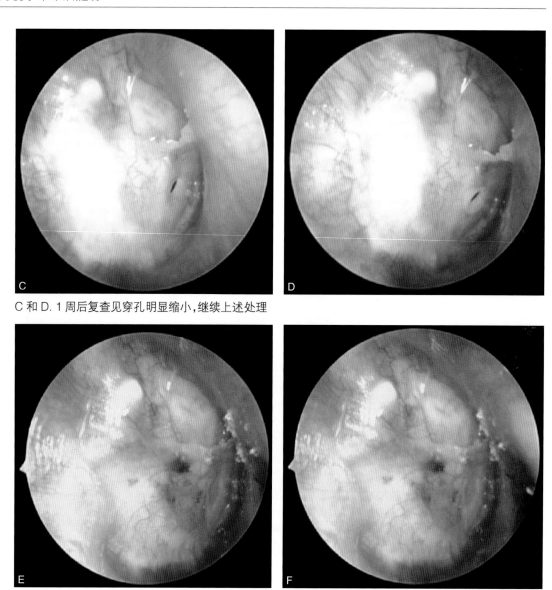

C 和 D. 1 周后复查见穿孔明显缩小,继续上述处理

E 和 F. 2 周后见穿孔已愈合

图 16-0-11　鼓膜移植后鼓膜小穿孔随访处理

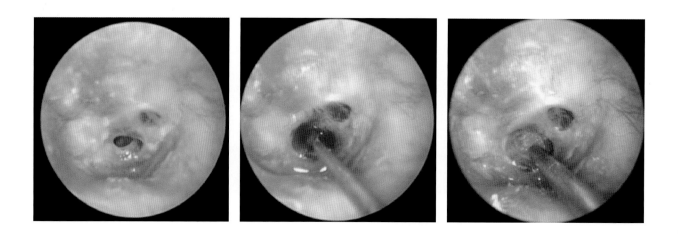

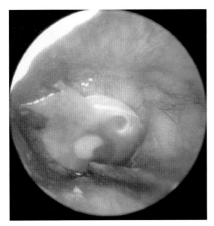
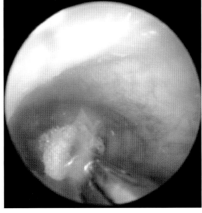
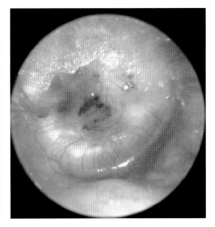

图 16-0-12　耳内镜下鼓膜置管术后穿孔不愈合,予鸡蛋膜贴补,2 周后穿孔愈合

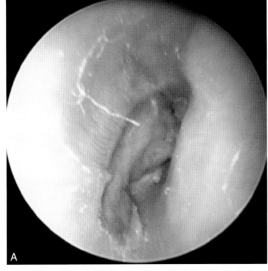
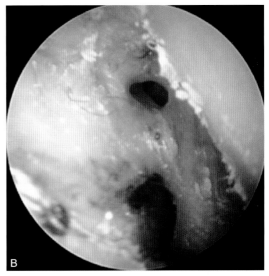

A. 见外耳道瘢痕增生累及鼓膜移植物,予曲安奈德注射瘢痕

B. 2 周后复查见瘢痕吸收,鼓膜移植物前上方小穿孔

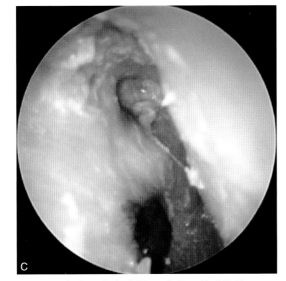
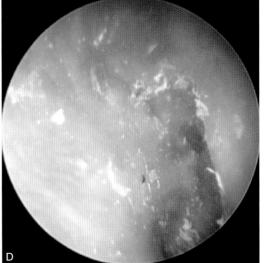

C. 2 周后复查见瘢痕消退,耳内镜下鼓膜修补

D. 1 个月后复查见鼓膜移植物完整,无瘢痕增生

图 16-0-13　中耳炎术后外耳道瘢痕增生随访

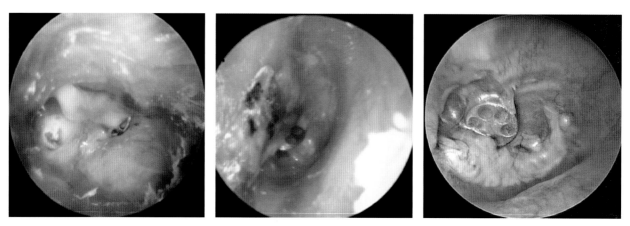

图 16-0-14　咽鼓管功能不良引起鼓膜内陷使人工听骨部分显露

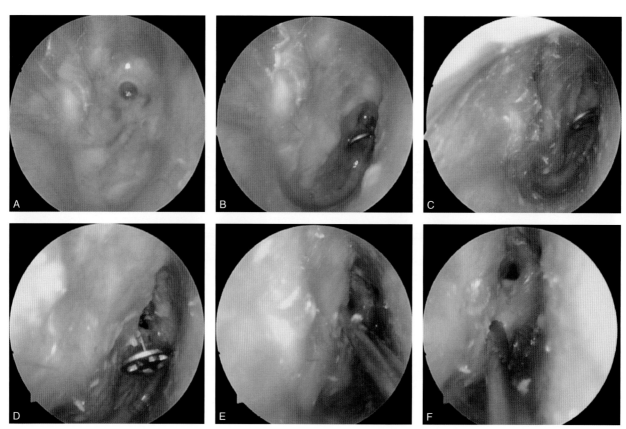

A～D. 术腔感染致人工听骨脱出，予清除脓性分泌物，取出人工听骨　E. 用敏感抗生素冲洗鼓室　F. 鼓膜移植物前上方小穿孔控制感染后如无愈合可在耳内镜下修补

图 16-0-15　术腔感染致人工听骨脱出的随访

（司　瑜　区永康　吴敏健　郑亿庆）

第六篇
耳内镜在侧颅底手术中的应用

第十七章
耳内镜在侧颅底手术中的应用分类

　　耳内镜在侧颅底手术中应用的相关报道近年来日益增多。由于侧颅底手术包括脑桥小脑角区、岩骨区、迷路区、颈静脉孔区及颞下窝区等区域的相关手术,故其具有手术全切除难度大、复发率高、并发症多的临床特点。显微镜及神经影像学和/或神经导航技术一直在侧颅底手术中占主导作用。但随着耳内镜导航设备和技术、术中神经监护设备和技术的组成与完善,耳内镜的应用使侧颅底外科可以做到更精准、微创,并且能更大程度保存功能结构和减少对外观的影响。

　　耳内镜纤细、多角度、可近距离观察等优点能为侧颅底外科相关区域的特殊解剖结构(部位深在、腔洞狭窄、解剖精细、构造复杂)提供满意的暴露,便于术者观察显微镜下无法窥及的部位,有利于清除病变和保留正常的解剖结构。其次,耳内镜光感明亮,图像清晰,使用方便,对周围组织的损伤小,且利于图像采集,便于临床资料的保存及教学和科研的应用。

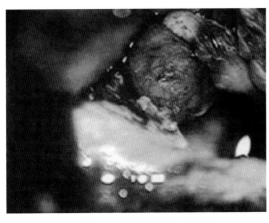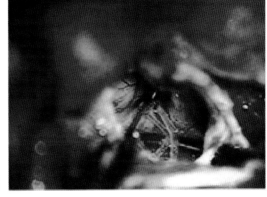

图 17-0-1　显微镜下对脑桥小脑角区观察

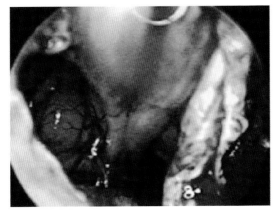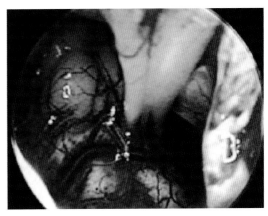

图 17-0-2　耳内镜下对脑桥小脑角区观察

随着 1993 年 O'Donoghue 和 O'Flynn 首次介绍了脑桥小脑角的耳内镜解剖,耳内镜技术在侧颅底外科的应用逐渐增加。术中应用耳内镜技术的优点在于,可就近多视角观察及帮助清除残留肿瘤,减少肿瘤残留及复发的机会,同时减少副损伤。作为一项重要的辅助手段,耳内镜技术近些年已应用于侧颅底外科手术中,在听神经瘤、岩尖胆脂瘤、前庭神经切断术、面肌痉挛、面神经肿瘤、三叉神经痛、舌咽神经痛等手术方面有较大进展,甚至少数手术完全可在耳内镜下完成。但应用耳内镜时只能单手操作,出血后耳内镜易被血液挡住视野,且耳内镜下呈二维图像缺乏、立体感,这是术中耳内镜技术应用的缺点。近年来,高清耳内镜的发展,耳内镜固定架的应用,及耳内镜手术相关器械(如超声骨刀/耳科激光)的发展,也拓展了部分耳内镜手术的范围。

耳内镜在侧颅底手术中的应用,分别为完全耳内镜下手术、耳内镜监控下显微外科手术、耳内镜联合显微镜下外科手术(双镜技术)。

完全耳内镜下完成的侧颅底手术目前仅有较少的报道,如耳蜗肿瘤、前庭肿瘤、内耳道底肿瘤、岩尖胆脂瘤或胆固醇肉芽肿切除术、面神经微血管减压术或三叉神经微血管减压术。耳内镜监控下显微外科手术是耳内镜最早在侧颅底外科应用的形式。特别在对脑桥小脑角解剖的定位中,借助耳内镜可清晰地看到 CPA 全貌以确定覆盖肿瘤表面的结构,清楚暴露肿瘤与脑神经(尤其是第Ⅶ、Ⅷ对脑神经)、血管(小脑前下动脉)的关系,可见其应用对于确定和切除残余肿瘤有很大的优势。耳内镜联合显微镜下手术是目前在侧颅底手术中最常用的形式,特别在岩部胆脂瘤的清除或神经源性肿瘤清除过程中,显微镜下清除大部分肿瘤后,耳内镜下可补充清除显微镜不能显露的区域。

第十八章

耳内镜在不同侧颅底疾病手术中的应用

第一节　耳内镜在听神经瘤切除术中的应用

听神经瘤切除术是侧颅底外科最常见的手术之一。手术径路主要有三种,分别为乙状窦后径路、经颅中窝径路、经迷路径路。耳内镜在不同径路的应用稍有差别,耳内镜的应用主要是用于早期明确面神经与肿瘤的关系,以及周围重要结构的走向。目前一般耳内镜的应用体现为耳内镜监控下显微外科手术。

(一) 耳内镜应用的适应证与禁忌证

三个径路听神经瘤切除,耳内镜一般作为辅助手段,耳内镜的使用与主刀医生的习惯有关,在此我们结合耳内镜使用经验提出建议。

1. **耳内镜应用的适应证**　①暴露肿瘤后或清除肿瘤过程中,绕过肿瘤,明确肿瘤后的结构情况,特别是重要结构如面神经、听神经、小脑前下动脉等的走向情况;②清除肿瘤后,检查及清除肿瘤残留,特别是内耳道底区域。

2. **耳内镜应用的禁忌证**　①术野出血,视野不清;②肿瘤难以剥离时。

(二) 耳内镜应用环节的操作步骤

乙状窦后入路显露肿瘤后,耳内镜常规操作检查为,在耳内镜下先观察到肿瘤下方的后组脑神经,再经过肿瘤上方观察三叉神经与岩静脉并观察其走向,经过肿瘤下方间隙可观察到后方的展神经;再观察肿瘤表面情况,部分患者可观察到被挤压的面神经、前庭神经、听神经,并且结合术中的神经监测,可尽量确定面神经的情况及走向。

据 Sanna 教授报道,70% 的面神经位于肿瘤的前下表面,15% 的面神经位于肿瘤的前上表面,10% 的面神经位于肿瘤的上表面,5% 的面神经位于肿瘤的后表面。国内也有学者报道采用经乙状窦后径路结合耳内镜技术切除脑桥小脑角肿瘤可有效地保存了面神经功能,部分能有效地保存患耳听力,具有重要的临床意义。特别地,对于内耳道底的肿瘤,乙状窦后径路显露常较困难,角度耳内镜可协助确定有无肿瘤残留或耳内镜下清除肿瘤,在充分止血的情况下利用神经探针将肿瘤剥出。如肿瘤较大,也可先去除脑桥小脑角部位的大部分瘤体组织,为耳内镜操作提供充分的空间。空间充足的情况下再行耳内镜检查。

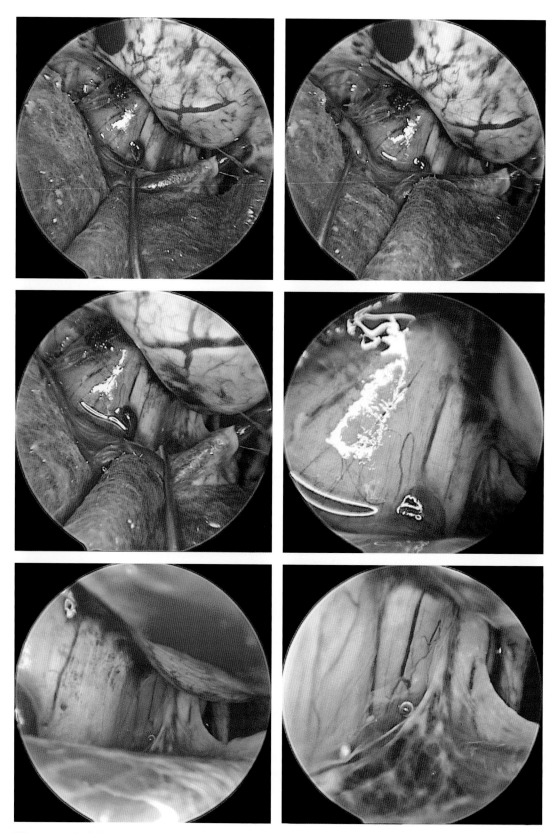

图 18-1-1 耳内镜下经乙状窦后径路观察后组脑神经

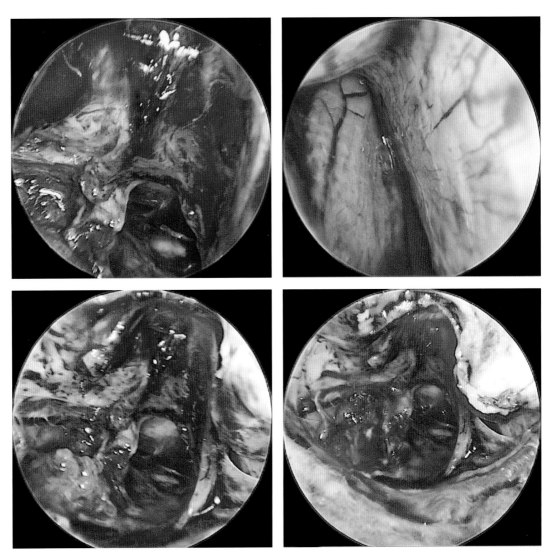

图 18-1-2　耳内镜下经乙状窦后径路显露肿瘤及清除

经颅中窝径路的操作空间狭小。由于经颅中窝径路的主要意义在于在保护面神经功能的同时保护听神经,因此要求操作对这两个神经的影响越小越好,同时要注意保护内听动脉。耳内镜常用于清除肿瘤过程中检查明确血管神经的位置,以及清除肿瘤后检查有无肿瘤残留。

经迷路径路听神经瘤手术中耳内镜的应用与经乙状窦后径路相似。由于内耳道底的暴露较好,不需耳内镜协助清除肿瘤,同时,经迷路径路直视视野较小,除了小的听神经瘤,一般需要清除部分肿瘤后才能进行耳内镜的检查。

除了这三个经典的径路,近年来也有一些会议报道经迷路后径路及经耳蜗径路的耳内镜手术。经迷路后径路可用于局限在内耳道口的较小的听神经瘤,一般采用耳内镜联合显微镜下外科手术,即双镜技术。显微镜显露迷路后脑膜,后压脑膜后再使用耳内镜下清除肿瘤。另外,也有报道经耳内镜迷路径路清除内耳道底或前庭的肿瘤,但建议必须有相关的显微镜技术支撑,以免术腔出血但耳内镜下无法止血时需显微镜手术。

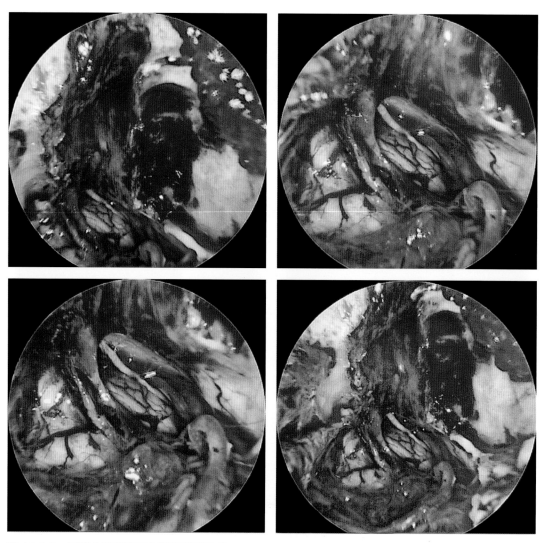

图 18-1-3 经颅中窝径路耳内镜下暴露肿瘤

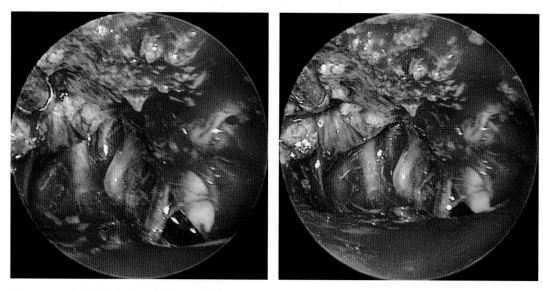

图 18-1-4 经颅中窝径路耳内镜下观察神经

由于脑桥小脑角区域的变异很大,应用耳内镜可以更易于明确重要结构的位置并加以保持,在显微镜显露不佳时则可应用耳内镜补充观察,并且部分区域可尝试在耳内镜下处理,但需注意控制出血的风险。同时,随着固定支持技术的应用,也可以开展耳内镜下的双手操作,对于一些暴露不佳的区域病变清除,也是一个很好的选择。

第二节　耳内镜在岩部胆脂瘤手术中的应用

岩部胆脂瘤可为岩尖先天性胆脂瘤,也可为中耳胆脂瘤向岩部生长所致。其暴露需要通过中耳到达岩尖,中间隔着迷路及面神经,使得这部分区域的暴露比较困难。另外,显微镜下或会存在"死角",且颈内动脉管位于岩部的下部,常与岩尖胆脂瘤关系密切,这也给手术带来更大的挑战。由于胆脂瘤手术必须彻底清除干净才能避免复发,因此可利用耳内镜进行多角度检查及清理。

一、耳内镜在经颅中窝径路岩尖胆脂瘤清除手术中的应用

经颅中窝径路可手术有效保留患者残余听力,且是到达岩尖最直接的径路,可谓是首选。但岩尖胆脂瘤处理涉及耳神经外科和侧颅底外科,手术难度本身而言就比较大。在耳内镜的辅助下,可以协肋清除中耳、乳突腔内胆脂瘤,以及岩尖下方及颈动脉管周的胆脂瘤。

（一）耳内镜应用的适应证与禁忌证

1. 耳内镜应用的适应证　岩尖、中耳、乳突显微镜暴露不佳的区域胆脂瘤清除。

2. 耳内镜应用的禁忌证　出血明显;面神经表面胆脂瘤清除也为相对禁忌证。

（二）耳内镜应用环节的操作步骤

1. 颅中窝拉钩固定硬脑膜,暴露胆脂瘤后,可使用耳内镜检查。注意观察中耳及岩尖的角度为从上至下。

2. 注意寻找定位标志:岩浅大神经、前半规管。如鼓室盖已打开,则以锤砧关节、鼓膜张肌、面神经水平段为标识。

3. 以面神经水平段及岩浅大神经确定膝神经节的位置及面神经的走向,在清除胆脂瘤时,注意颈内动脉管水平段位于术野岩部前下方。

4. 检查中耳及乳突有无胆脂瘤。

（三）手术表现及技巧

岩部胆脂瘤大多与膝神经节关系密切,可在耳内镜下沿胆脂瘤包膜清除,也可以先确定膝神经节清除。注意显微镜与耳内镜的交替使用,对于部分显微镜无法窥及的区域,可以耳内镜检查及清除。这样可减少岩部的去除。

二、耳内镜在经中耳乳突径路岩部胆脂瘤清除手术中的应用

当中耳胆脂瘤向岩部生长时,部分情况下显微镜受面神经及迷路的遮挡而缺乏观察角度,耳内镜下可帮助清除胆脂瘤。

（一）耳内镜应用的适应证与禁忌证

目前并没有统一的适应证,但一般来说需要耳内镜下可显示胆脂瘤的全貌,否则建议其他径路或联合径路。

（二）耳内镜应用环节的操作步骤

与耳内镜中耳手术步骤一致,但清除岩部部分胆脂瘤则需沿着胆脂瘤包膜剥除,大多为中耳胆脂瘤沿迷路上长至岩骨,但迷路上空间狭小。部分情况可向上稍牵拉硬脑膜,获得更好的术野。

近年来,也有通过解剖等探讨通过耳内镜下经耳蜗下径路暴露岩尖、经迷路上径路暴露膝神经节清除岩骨胆脂瘤的可能,但实际应用效果如何,尚无相关的临床证据。

第三节　耳内镜在脑桥小脑角区的神经功能相关手术中的应用

近年来,耳内镜在脑桥小脑角区的神经功能相关手术应用的报道越来越多。通过"锁孔"技术行面神经、三叉神经及舌咽神经微血管减压术,前庭神经切断术等,取得不错的效果。如 Magnan 等在 60 例面神经痉挛的患者中使用显微镜的责任血管检出率为 28%,使用耳内镜后检出率提高到 93%。Jarrahy 等比较了耳内镜辅助和单纯显微镜下三叉神经根微血管减压术的优缺点,发现耳内镜能更好地观察三叉神经根,对责任血管的识别率比显微镜下高 19%。

其他如颅内外沟通肿瘤、颈静脉孔区及颞下窝相关区域的手术,耳内镜的应用目前以辅助为主,主要用于难以暴露区域的检查及协助清除。

高清耳内镜和 3D 耳内镜的应用、机器人手术的辅助、支架的合理应用都将推进侧颅底外科的发展。然而,对于侧颅底外科而言,如果没有多学科、多技术的联合攻关,一些复杂区域复杂病变的手术治疗的水平是很难提高的。

第四节　典型病例分析

病例一　耳内镜辅助下经迷路径路听神经瘤切除术

1. **病史**　男,57 岁,进行性听力下降 10 年。

2. **术前检查结果**

（1）纯音测听结果

1）右耳听力正常,500、1 000、2 000、4 000Hz 平均气导听阈为 13dB HL。平均气 - 骨导差（A-B gap）<10dB HL。

2）左耳极重度感音神经性听力损失,500、1 000、2 000、4 000Hz 平均气导听阈 >100dB HL。平均气 - 骨导差（A-B gap）<10dB HL。

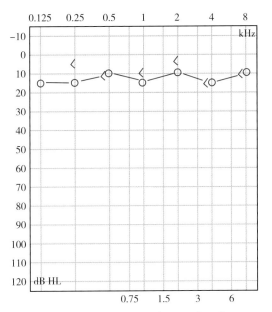

图 18-4-1　右耳纯音测听结果提示听力正常

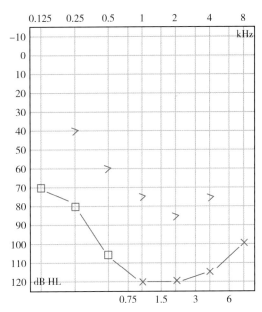

图 18-4-2　左耳纯音测听结果提示极重度感音神经性听力损失

（2）术前颞骨 HRCT 表现

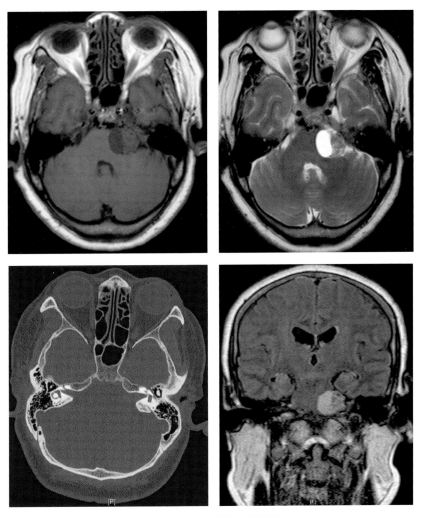

图 18-4-3　术前颞骨 HRCT 提示左侧内耳道占位病变

3. 术后颞骨 MRI 表现及患者情况

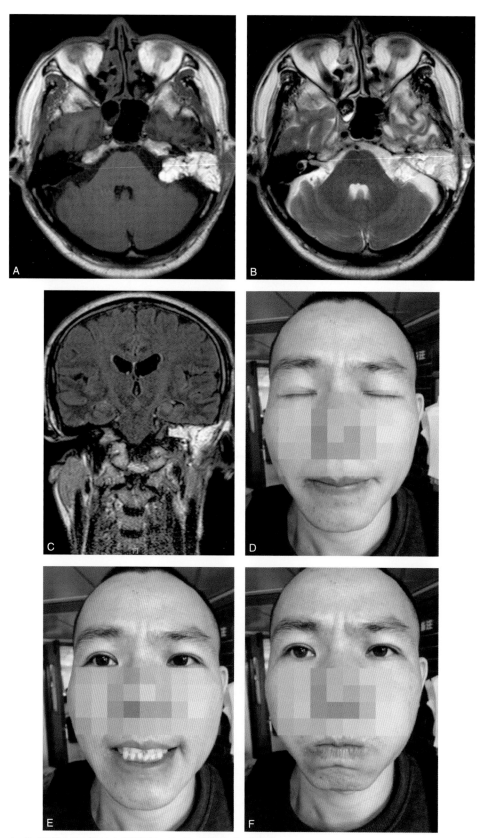

A~C. 颞骨 MRI 提示左耳填塞　D~F. 术后患者无面瘫

图 18-4-4　术后复查颞骨 MRI 结果和患者面部外观

病例二 耳内镜辅助下经颅中窝径路听神经瘤切除术

1. **病史** 女,26岁,右耳进行性听力下降1年,无面瘫。

2. **术前检查结果**

(1) 纯音测听结果

1) 右耳低频听力损失,500、1 000、2 000、4 000Hz平均气导听阈为19dB HL。平均气-骨导差(A-B gap)<10dB HL。

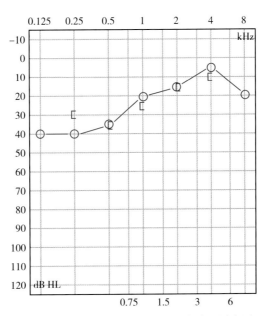

图18-4-5 右耳纯音测听结果提示低频听力损失

2) 左耳听力大致正常,500、1 000、2 000、4 000Hz平均气导听阈为16dB HL。平均气-骨导差(A-B gap)<10dB HL。

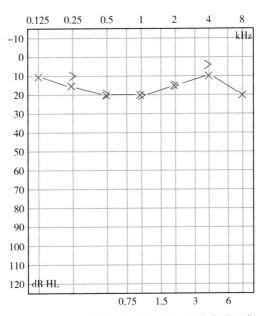

图18-4-6 左耳纯音测听结果提示听力大致正常

（2）术前颞骨 MRI 表现

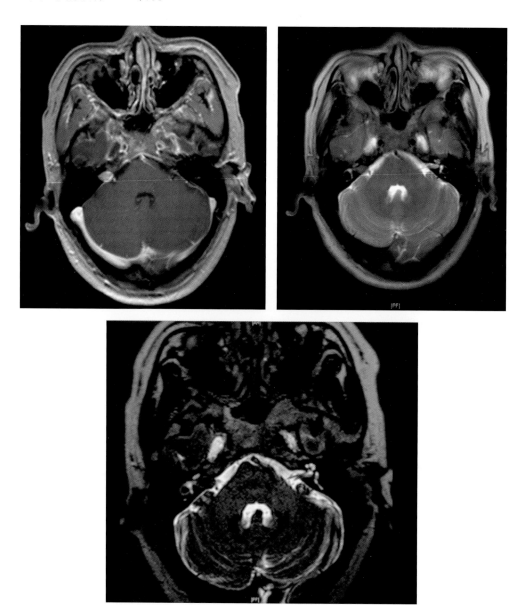

图 18-4-7　术前颞骨 MRI 提示右侧内耳道占位病变

3. 术后检查结果

（1）术后 3 个月纯音测听检查结果

1）右耳中度感音神经性听力损失，500、1 000、2 000、4 000Hz 平均气导听阈为 41dB HL。平均气 - 骨导差（A-B gap）<10dB HL。

2）左耳高频听力损失，500、1 000、2 000、4 000Hz 平均气导听阈为 24dB HL。平均气 - 骨导差（A-B gap）<10dB HL。

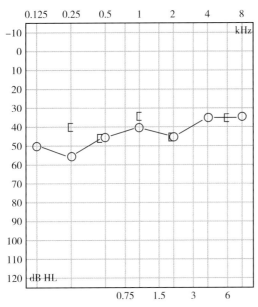

图 18-4-8　术后 3 个月复查提示右耳中度感音神经性听力损失

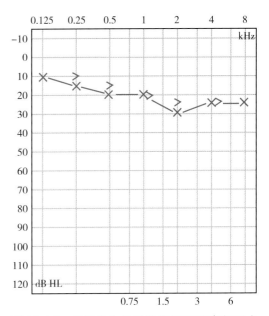

图 18-4-9　术后 3 个月复查提示左耳高频听力损失

（2）术后颞骨 MRI 表现

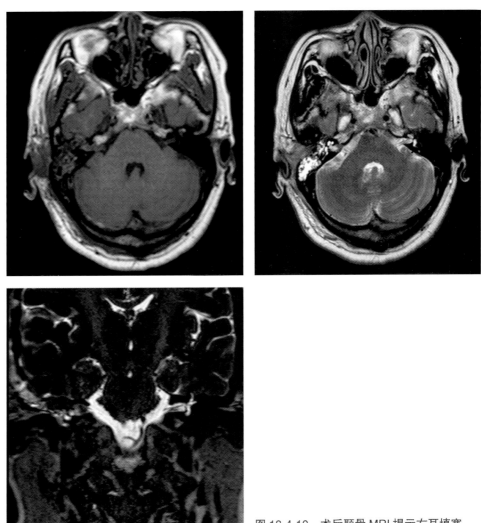

图 18-4-10　术后颞骨 MRI 提示右耳填塞

病例三　耳内镜辅助下经颅中窝径路岩部胆脂瘤切除术

1. 病史　女,26 岁,右耳听力下降伴面瘫 10 年,右侧用力闭眼不能完全闭合。

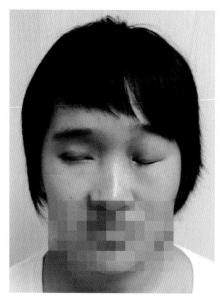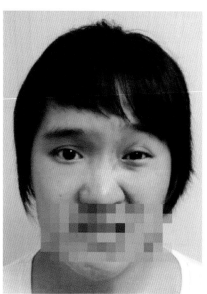

图 18-4-11　右侧用力闭眼不能完全闭合

2. 术前检查结果

（1）纯音测听：

1）右耳极重度听力损失,500、1 000、2 000、4 000Hz 平均气导听阈 >100dB HL。平均气 - 骨导差（A-B gap）<10dB HL。

2）左耳听力大致正常,500、1 000、2 000、4 000Hz 平均气导听阈为 16dB HL。平均气 - 骨导差（A-B gap）<10dB HL。

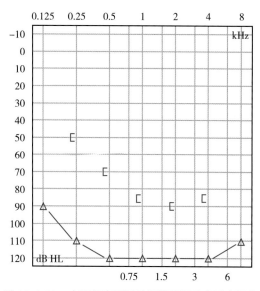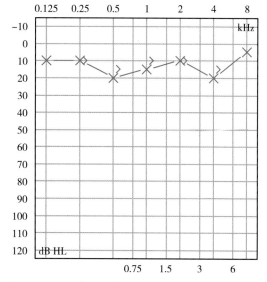

图 18-4-12　右耳纯音测听结果提示极重度听力损失　图 18-4-13　左耳纯音测听结果提示听力大致正常

（2）术前颞骨 HRCT 表现

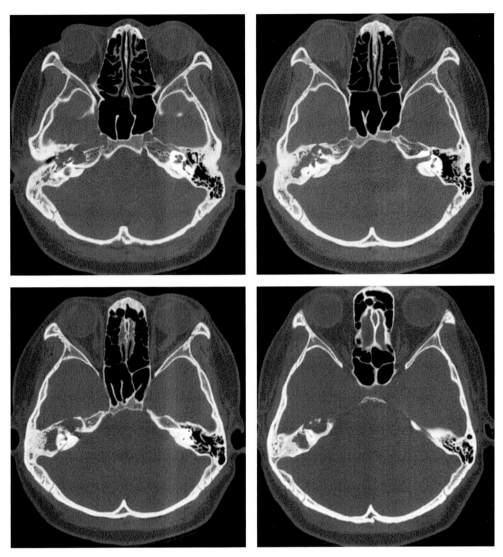

图 18-4-14　术前颞骨 HRCT 提示右侧中耳乳突炎

3. 术后面瘫恢复情况

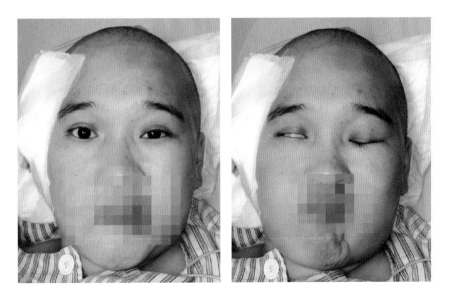

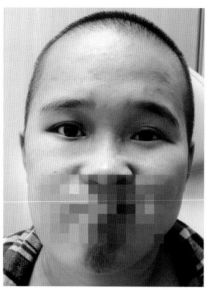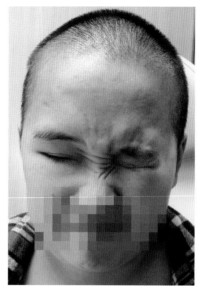

图 18-4-15　右侧用力闭眼可完全闭合

病例四　耳内镜辅助下经耳囊径路岩尖、中耳胆脂瘤切除术

1. **病史**　男,26 岁,左耳流脓伴听力下降 10 年,声嘶 1 月余。

2. **术前检查结果**

（1）查体:左鼓膜完整、混浊、内陷,音叉提示左耳传导性听力下降,左侧声带固定于旁正中位,声门闭合欠佳。

（2）术前颞骨 HRCT 表现

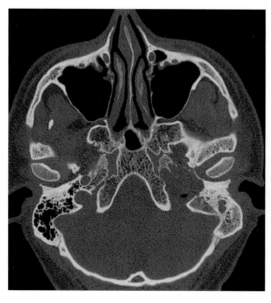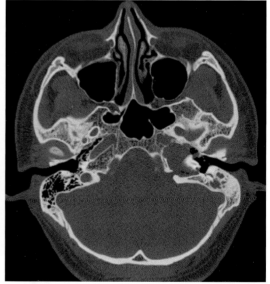

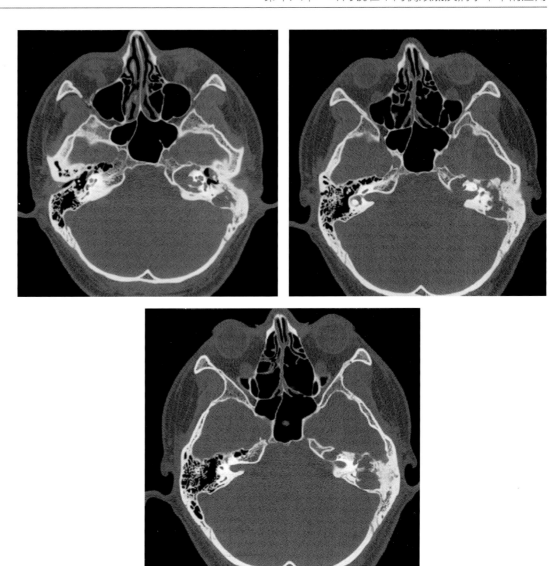

图 18-4-16　颞骨 HRCT 提示左侧中耳、乳突、岩尖炎症

（3）术前颞骨 MRI 表现

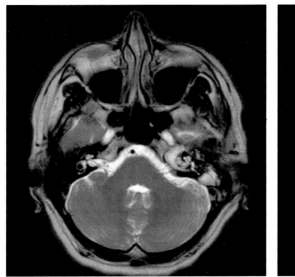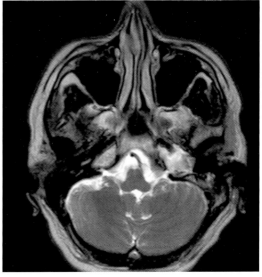

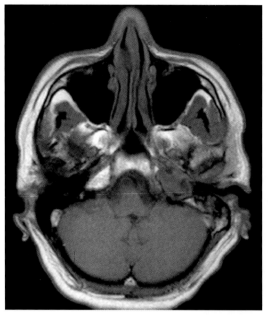
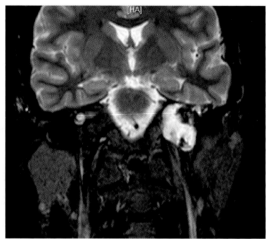

图 18-4-17　颞骨 MRI 提示左侧中耳、乳突、岩尖炎症

3. 术中耳内镜表现

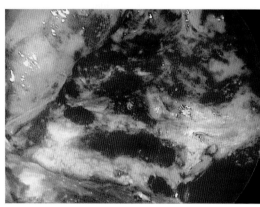
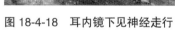
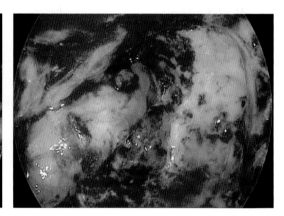

图 18-4-18　耳内镜下见神经走行

（陈穗俊　梁茂金　郑亿庆）

参考文献

1. ACAR M,YAZICI D,SAN T,et al. Fat-plug myringoplasty of ear lobule vs abdominal donor sites. Eur Arch Otorhinolaryngol, 2015,272(4):861-866

2. ALICANDRI-CIUFELLI M,MARCHIONI D,PAVESI G,et al. Acquisition of surgical skills for endoscopic ear and lateral skull base surgery:a staged training program. Acta Otorhinolaryngol Ital,2018,38(2):151-159

3. ANSCHUETZ L,BONALI M,GUARINO P,et al. Management of bleeding in exclusive endoscopic ear surgery:pilot clinical experience. Otolaryngol Head Neck surg,2017,157(4):700-706

4. ASHRAF N,CAPPER R. Should we still be using bismuth iodoform paraffin paste-impregnated gauze as an ear canal dressing following ear surgery? Clinical Otolaryngology,2013,38(4):357-360

5. AYACHE S,TRAMIER B,STRUNSKI V. Otoendoscopy in cholesteatoma surgery of the middle ear:what benefits can be expected. Otol Neurotol,2008,29(8):1085-1090

6. AYDIN K,MAYA M M,LO W W M,et al. Jacobson's nerve schwannoma presenting as middle ear mass. AJNR Am J Neuroradiol. 2000,21(7):1331-1333

7. BENNETT M L,ZHANG D,LABADIE R F,et al. Comparison of middle ear visualization with endoscopy and microscopy. Otol Neurotol,2016,37(4):362-366

8. BISTA M,MAHATO N B,REGMI D. Innovative method of using endoscope in postoperative canal wall down mastoid cavity. JNMA J Nepal Med Assoc,2018,56(211):650-653

9. CELIK H,SAMIM E,OZTUNA D. Endoscopic "push-trough" technique cartilage myringoplasty in anterior tympanic membrane perforations. Clinical and Experimental Otorhinolaryngology,2015,8(3):224-229

10. COHEN M S,BASONBUL R A,KOZIN E D,et al. Residual Cholesteatoma during Second-Look Procedures following Primary Pediatric Endoscopic Ear Surgery. Otolaryngol Head Neck Surg,2017,157(6):1034-1040

11. COULSON C J,POTHIER D D,Lai P,et al. Bismuth iodoform paraffin paste hypersensitivity reactions in mastoid cavities following isolation of mucosal lining:a series of 587 patients. J Laryngol Otol. 2012,126(3):240-243

12. COX M D,PAGE J C,TRINIDADE A,et al. Long-term complications and surgical failures after ossiculoplasty. Otol Neurotol, 2017,38(10):1450-1455

13. CROWSON M G,RAMPRASAD V H,CHAPURIN N,et al. Cost analysis and outcomes of a second-look tympanoplasty-mastoidectomy strategy for cholesteatoma. Laryngoscope,2016,126(11):2574-2579

14. DAHN J,ANSCHUETZ L,KONISHl M,et al. Endoscopic ear surgery for external auditory canal cholesteatoma. Otol Neurotol, 2017,38(5):e34-e40

15. DAS A,SEN B,GHOSH D,et al. Myringoplasty:impact of size and site of perforation on the success rate. Indian J Otolaryngol Head Neck Surg,2015,67(2):185-189

16. DJERIC D,SAVIC D. Anatomical variations and relations of the bony portion of the eustachian tube. Acta Otolaryngol,1985,99

（5-6）:543-550

17. EAVEY R D. Inlay tympanoplasty:cartilage butterfly technique. Laryngoscope,1998,108（5）:657-661

18. IACOVOU E,VLASTARAKOS P V,PAPACHARALAMPOUS G,et al. Is cartilage better than temporalis muscle fasciain type I tympanoplasty? Implications for current surgical practice. Eur Arch Otorhinolaryngol,2013,270（11）:2803-2813

19. ERICKSON N,SIU A,SHERMAN J H,et al. Endoscopic transnasal transclival approach to a pontine cavernoma with associated developmental venous anomaly. World Neurosurg,2018,118:212-218

20. FARAHANI F,YAZDI A K,GHASEMI M,et al. Results of acellular dermis matrix graft used for tympanoplasty in guinea pig model. Iranian Journal of Otorhinolaryngology,2015,27（79）:95-100

21. FAYAD J N,BAINO T,PARISIER S C. Preliminary results with the use of AlloDerm in chronic otitis media. Laryngoscope, 2003,113（7）:1228-1230

22. FIORINO F,BARBIERI F. Fat graft myringoplasty after unsuccessful tympanic membrane repair. Eur Arch Otorhinolaryngol, 2007,264（10）:1125-1128

23. FISCH U,MAY J S,LINDER T. Tympanoplasty,mastoidectomy and stapes surgery. 2nd ed. New York:Thieme,2008

24. FISHMAN A J,MARRINAN M S,Huang T C,et al. Total tympanic membrane reconstruction:AlloDerm versus temporalis fascia. Otolaryngol Head Neck Surg,2005,132（6）:906-915

25. FRANZEN A. Fully endoscopic vascular decompression of the trigeminal nerve. Journal of Craniofacial Surgery,2002,45（01）: 32-35

26. GAO F Q,WANG L E,GONG S S,et al. Cause analysis of non-dry ear after canal wall down mastoidectomy. Journal of Clinical Otorhinolaryngology Head & Neck Surgery,2018,32（7）:530-533

27. GUN T,SOZEN T,BOZTEPE O F,et al. Influence of size and site of perforation on fat graft myringoplasty. Auris Nasus Larynx, 2014,41（6）:507-512

28. HAN SY,LEE D Y,CHUNG J,et al. Comparison of endoscopic and microscopic ear surgery in pediatric patients:A meta-analysis. Laryngoscope,2018,129（6）:1444-1452

29. HAWKE M. Telescopicotoscopy and photography of the tympanic membrane. J Otolaryngol,1982,11（1）:35-39

30. Ho M L,JULIANO A,EISENBERG R L,et al. Anatomy and pathology of the facial nerve. American Journal of Roentgenology, 2015,204（6）:W612-W619

31. Holt J J. Posterior sinus of the middle ear. Ann Otol Rhinol Laryngol,2007,116（6）:457-461

32. ISAACSON B,HUNTER J B,Rivas A. Endoscopic Stapes Surgery. Otolaryngol Clin North Am,2018,51:415-428

33. KANONA H,VIRK J S,OWA A. Endoscopic ear surgery:A case series and first United Kingdom experience. World J Clin Cases,2015,3（3）:310-317

34. KARANDIKAR A,TAN T Y,NGO R Y. Diagnosing features of Jacobson's nerve schwannoma. Singapore Med J,2014. 55（6）: e85-e86

35. KARCHIER E,MORAWSKI K,BARTOSZEWICZ R,et al. Application of endoscopy in the middle ear surgery. Otolaryngol Pol, 2012,66（3）:191-195

36. KARCHIER E B,NIEMCZYK K,ORŁOWSKI A. Comparison of visualization of the middle ear by microscope and endoscopes of 30° and 45° through posterior tympanotomy. Wideochir Inne Tech Maloinwazyjne,2014,9（2）:276-281

37. KHAN M M,PARAB S R. Average thickness of tragal cartilage for slicing techniques in tympanoplasty. J Laryngol Otol,2015, 129（5）:435-439

38. KONSTANTINIDIS I,MALLIARI H,TSAKIROPOULOU E,et al. Fat myringoplasty outcome analysis with otoendoscopy:Who is

the suitable patient? Otology & Neurotology,2012,34（1）:95-99

39. KUO C H,WU H M. Comparison of endoscopic and microscopic tympanoplasty. Eur Arch Otorhinolaryngol,2017,274（7）:2727-2732

40. LANDSBERG R,FISHMAN G,DEROE A,et al. Fat graft myringoplasty:results of a long-term follow-up. J Otolaryngol,2006,35（1）:44-47

41. MAHMOOD S,ABOLHASAN F,AYEH T. A Short-term comparison between result of palisade cartilage tympanoplasty and temporalis fascia technique. Iran J Otorhinolaryngol,2012,24（3）:105-111

42. MARCHIONI D,ALICANDRI-CIUFELLI M,GRAMMATICA A,et al. Lateral endoscopic approach to epitympanic diaphragm and Prussak's space:a dissection study. Surgical & Radiologic Anatomy,2010,32（9）:843-852

43. MARCHIONI D,MATTIOLI F,ALICANDRI-CIUFELLI M,et al. Transcanal endoscopic approach to the sinus tympani:a clinical report. Otology & Neurotology,2009,30（6）:758-765

44. MARCHIONI D,ALICANDRI-CIUFELLI M,GRAMMATICA A,et al. Pyramidal eminence and subpyramidal space:an endoscopic anatomical study. Laryngoscope. 2010,120（3）:557-564

45. MARCHIONI D,ALICANDRI-CIUFELLI M,PICCININI A,et al. Inferior retrotympanum revisited:an endoscopic anatomic study. Laryngoscope. 2010,120（9）:1880-1886

46. MARCHIONI D,ALICANDRI-CIUFELLI M,RUBINI A,et al. Endoscopic transcanal corridors to the lateral skull base:Initial experiences. Laryngoscope,2015,125（Suppl 5）:S1-S13

47. MARCHIONI D,ALICANDRI-CIUFELLI M,RUBINI A,et al. Exclusive endoscopic transcanal transpromontorial approach:a new perspective for internal auditory canal vestibular schwannoma treatment. J Neurosurg,2017,126（1）:98-105

48. MARCHIONI D,MATTIOLI F,ALICANDRI-CIUFELLI M,et al. Endoscopic evaluation of middle ear ventilation route blockage. Am J Otolaryngol Head Neck Surg,2010,31（6）:453-466

49. MARCHIONI D,MATTIOLI F,ALICANDRI-CIUFELLI M,et al. Endscopic approach to tensor fold in patients with attic cholesteatoma. Acta Otolaryngol,2009,129（9）:946-954

50. MCKENNAN K X. Endoscopic 'second look' mastoidoscopy to rule out residual epitympanic/mastoid cholesteatoma. Laryngoscope,1993,103（7）:810-814

51. MIGIROV L,SHAPIRA Y,HOROWITZ Z,et al. Exclusive endoscopic ear surgery for acquired cholesteatoma:preliminary results. Otol Neurotol,2011,32（3）:433-436

52. MOR N,FINKEL D A,HANSON M B,et al. Middle ear cholesteatoma treated with a mastoidectomy:a systematic review of the measures used. Otolaryngol Head Neck Surg,2014,151（6）:923-929

53. MUNDRA R K,SINHA R,AGRAWA L R. Tympanoplasty in subtotal perforation with graft supported by a slice of cartilage:a study with near 100% results. Indian J Otolaryngol Head Neck Surg,2013,65（3）:631-635

54. NASSIF N,BERLUCCHI M,REDAELLI de ZINIS L O. Tympanic membrane perforation in children:Endoscopic type I tympanoplasty,a newly technique,is it worthwhile? Int J Pediatr Otorhinolaryngol. 2015,79（11）:1860-1864

55. NOMURA Y. Effective photography in otolaryngology-head and neck surgery:endoscopic photography of the middle ear. Otolaryngol Head Neck Surg,1982,90（4）:395-398

56. OHNSORGE P. Intraoperative endoscopy of middle-ear and endoscopic diagnostic of middle-ear by a new endoscopic unit. Arch Otorhinolaryngol,1977,216:511

57. ONAL K,VAN HAASTERT R M,GROTE J J. Structural variations of the supratubal recess:the anterior epitympanic space. Am J Otol,1997,18（3）:317-321

58. ÖZGÜR A,DURSUN E,TERZI S,et al. Endoscopic butterfly cartilage myringoplasty. Acta Oto-Laryngologica,2015,136(2):144-148

59. OZGURSOY O B,YORULMAZ I. Fat graft myringo-plasty:a cost-effective but underused procedure. J Otolaryngol,2005,119(4):277-279

60. PALVA T,JOHNSSON L G. Epitympanic compartment surgical considerations:reevaluation. Am J Otol,1995. 16(4):505-513

61. PALVA T,RAMSAY H. Incudal folds and epitympanic aeration. Am J Otol,1996,17(5):700-708

62. POE D S,BOTTRILL I D. Comparison of endoscopic and surgical explorations for perilymphatic fistulas. Am J Otol,1994,15(6):735-738

63. POE D S. Laser-assisted endoscopic stapedectomy:a prospective study. Laryngoscope,2000,110(5 Pt 2 Suppl 95):1-37

64. POTHIER D D. Introducing endoscopic ear surgery into practice. Otolaryngol Clin North Am,2013,46(2):245-255

65. PRESUTTI L,ALICANDRI-CIUFELLI M,BONALI M,et al. Expanded transcanal transpromontorial approach to the internal auditory canal:pilot clinical experience on 10 cases. Laryngoscope,2017,127(11):2608-2614

66. PRESUTTI L,ALICANDRI-CIUFELLI M,CIGARINI E,et al. Choclear schwannoma removed trough the external auditory canal by a transcanal exclusive endoscopic technique. Laryngoscope,2013,123:2862-2867

67. PRESUTTI L,MARCHIONI D. Endoscopic Ear Surgery Principles,Indications,and Techniques. New York:Thieme Medical Pub,2014

68. PROCTOR B,BOLLOBAS B,NIPARKO J K. Anatomy of the round window niche. Ann Otol Rhinol Laryngol,1986. 95(5 Pt 1):444-446

69. PROCTOR B. Surgical anatomy of the posterior tympanum. Ann Otol Rhinol Laryngol,1969,78(5):1026-40

70. QUESNEL S,BENCHAA T,BERNARD S,et al. Congenital middle ear anomalies:anatomical and functional results of surgery. Audiol Neurootol,2015,20(4):237-242

71. RAGHAVAN P,MUKHERJEE S,PHILLIPS C D. Imaging of the facial nerve. Neuroimaging Clin N Am,2009. 19(3):407-425

72. ROOSTAEIAN J,ROHRICH R J,STUZIN J M. Anatomical considerations to prevent facial nerve injury. Plast Reconstr Surg,2015,135(5):1318-1327

73. SANNA M,SUNOSE H,MANCINI F,et al. Middle ear and mastoid microsurgery. 2nd ed. New York:Thieme Publishing Group,2012

74. SCHROEDER H W,OERTEL J,GAAB M R. Endoscope assisted microsurgical resection of epidermoid tumors of the cerebellopotine angle. Neurosurg,2004,101(2):227-232

75. SHREEYA K,VINAY K,KIRAN B,et al. Cartilage support for fascia graft in type I tympanoplasty. Surg,2014,66(3):291-296

76. SINGH V,ATLAS M. Obliteration of the persistently discharging mastoid cavity using the middle temporal artery flap J. Otolaryngol Head Neck Surg,2007,137(3):433-438

77. TARABICHI M,NOGUEIRA J F,MARCHIONI D,et al. Transcanal endoscopic management of cholesteatoma. Otolaryngol Clin North Am,2013,46(2):107-130

78. TARABICHI M. Endoscopic management of acquired cholesteatoma. Am J Otol,1997,18(5):544-549

79. TARABICHI M. Endoscopic middle ear surgery. Ann Otol Rhinol Laryngol,1999,108(1):39-46

80. TEKDEMIR I,ASLAN A,TÜCCAR E,et al. An anatomical study of the tympanic branch of the glossopharyngeal nerve(nerve of Jacobson). Ann Anat. 1998,180(4):349-352

81. THOMASSIN J M,DANVIN B J,COLLIN M. Endoscopic anatomy of the posterior tympanum. Rev Laryngol Otol Rhinol(Bord),

2008,129（4-5）:239-243

82. THOMASSIN J M,KORCHIA D,DORIS J M D. Endoscopic-guided otosurgery in the prevention of residual cholesteatoma. Laryngoscope,1993,103（8）:939-943

83. THOMASSIN J M. Otoendoscopically guided surgery. New York:Springer,1994

84. ULKU C H. Endoscopy-assisted ear surgery for treatment of chronic otitis media with cholesteatoma,adhesion,or retraction pockets. J Craniofac Surg,2017,28（4）:1017-1020

85. WALKER P C,MOWRY S E,HANSEN M R,et al. Long-term results of canal wall reconstruction tympanomastoidectomy. Otol Neurotol,2014,35（1）:e24-30

86. 布莱克曼 D E,谢尔顿 C,阿瑞尔戈 M A. 耳外科学. 3 版. 孙建军,译. 北京:北京大学医学出版社,2013

87. 戴俨若,杨海弟,郑亿庆. 耳内镜下同期双侧鼓室成形术疗效观察. 临床耳鼻咽喉头颈外科杂志,2018,32（16）:1271-1274

88. 郭洁,范崇盛,张杨,徐帅. 不同材料听小骨在Ⅲa 型鼓室成形术中的临床疗效比较. 中国耳鼻咽喉颅底外科杂志,2015,21（4）:327-329

89. 韩宇,李俊,岳波,等. 54 例分期鼓室成形术的随访分析. 临床耳鼻喉头颈外科杂志,2017,31（16）:1251-3

90. 黄选兆,汪吉宝,孔维佳. 实用耳鼻咽喉头颈外科学. 2 版. 北京:人民卫生出版社,2008

91. 姜泗长,顾瑞,杨伟炎. 耳鼻咽喉 – 头颈外科手术学. 2 版. 北京:人民军医出版社,2005

92. 姜泗长,田钟瑞,张素珍. 耳科学. 2 版. 上海:上海科学技术出版社,2002

93. 李特,李洪涛,张民,等. 脱细胞真皮基质黏膜组织补片在内外植法鼓膜修补术中的应用. 检验医学与临床,2015,（5）:614-615

94. 李晓华,杨洁,朱伟栋,等. 内镜在迷路后进路手术中的应用. 中华耳科学杂志,2017,15（4）:398-401

95. 刘阳,孙建军. 分期鼓室成形术 112 例临床分析. 第二军医大学学报,2005,26（12）:1432-4

96. 普莱苏提 L,玛奇奥尼 D. 耳内镜外科学:原理、指征和技术. 赵宇,陈阳,译. 西安:世界图书出版社,2018

97. 区永康,许耀东,陈穗俊,等. 嵌入法鼓膜成形术的临床应用. 山东大学耳鼻喉眼学报,2011,25（4）:20-23

98. 区永康,郑亿庆,陈穗俊,等. 耳内镜在经耳道鼓膜修补术的应用. 临床耳鼻咽喉科杂志,2003,4（1）:237-238

99. 区永康,郑亿庆,陈穗俊等. 嵌入法脂肪鼓膜修补术的临床研究. 临床耳鼻咽喉头颈外科杂志,2007,13（1）:609-610

100. 桑那 M,桑诺斯 H,曼奇尼 F,等. 中耳乳突显微外科学. 2 版. 李永新,龚树生,译. 北京:北京大学医学出版社,2013

101. 王启华. 实用耳鼻咽喉头颈外科解剖学. 2 版. 北京:人民卫生出版社,2002

102. 王正敏. 激光镫骨外科. 中国眼耳鼻喉科杂志,2012,12（3）:202-204

103. 肖辉良,张伟华,区永康. 不同技术和材料在鼓膜修补术的应用. 山东大学耳鼻喉眼学报,2009,23（6）:35-37

104. 杨海弟,高敏倩,熊浩等. 耳内镜下中耳手术及鼓室成形术效果分析. 中华耳科学杂志,2017,15（4）:403-407

105. 杨仕明,韩东一,杨伟炎. 耳内镜辅助下桥小脑角手术. 中华耳科学杂志,2005,3（2）:81-85

106. 张天宇. 先天性外中耳畸形临床处理策略专家共识. 中华耳鼻咽喉头颈外科杂志,2015,50（3）:182-186

107. 张志钢,陈穗俊. 三种不同活塞小柱在人工镫骨手术中疗效分析. 中山大学学报（医学科学版）,2010,1（31）:898-900

108. 张志钢,陈穗俊,刘翔,等. 两种放大设备下人工镫骨手术的对比研究. 中国医师进修杂志,2009,32（z2）:46-47

109. 张志钢,郑亿庆,陈穗俊. 先天性外 - 中耳畸形听力重建疗效观察. 中国中西医结合耳鼻咽喉科杂志,2008,16（5）:335-337

110. 赵宇,郑永波,娄麟. 耳内镜和显微镜下镫骨手术的比较. 中华耳科学杂志,2017,1（1）:408-411

111. 郑亿庆,张志钢,杨海弟. 耳内镜治疗诊断学. 北京:人民卫生出版社,2018

112. 中华医学会耳鼻咽喉头颈外科学分会耳科学组．中耳炎临床分类和手术分型指南（2012）．中华耳鼻咽喉头颈外科杂志，2013,48（1）:5

113. 邹嘉平,杨超．异种脱细胞真皮基质修复膜修复鼓膜穿孔的临床应用．南京医科大学学报（自然科学版）,2011,31（1）:94-95